Beate Handler

Monster von nebenan

Beate Handler

MONSTER VON NEBENAN

Wie gut kennen Sie Ihren Nachbarn?

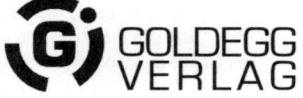

Bildrechte Autorenfoto: Beate Handler
Bildrechte Umschlag: © bilderstoeckchen – Fotolia.com, © vlntn – Fotolia.com

Alle Rechte, insbesondere das Recht der Vervielfältigung und Verbreitung sowie der Übersetzung, vorbehalten. Kein Teil des Werks darf in irgendeiner Form (durch Fotokopie, Mikrofilm oder ein anderes Verfahren) ohne schriftliche Genehmigung des Verlags reproduziert werden oder unter Verwendung elektronischer Systeme gespeichert, verarbeitet, vervielfältigt oder verbreitet werden.

Die Autorin und der Verlag haben dieses Werk mit höchster Sorgfalt erstellt. Dennoch ist eine Haftung des Verlags oder der Autorin ausgeschlossen. Die im Buch wiedergegebenen Aussagen spiegeln die Meinung der Autorin wider und müssen nicht zwingend mit den Ansichten des Verlags übereinstimmen.

Der Verlag und seine Autorin sind für Reaktionen, Hinweise oder Meinungen dankbar. Bitte wenden Sie sich diesbezüglich an verlag@goldegg-verlag.at.

ISBN Print: 978-3-902729-45-3
ISBN E-Book: 978-3-902729-46-0

© 2011 Goldegg Verlag GmbH, Wien
Mommsengasse 4/2 • A-1040 Wien
Telefon: +43 (0) 1 5054376-0
E-Mail: office@goldegg-verlag.com
http://www.goldegg-verlag.com
Herstellung: Goldegg Verlag GmbH, Wien
Druck: CPI Moravia Books

Dieses Buch ist allen Menschen dieser Welt gewidmet, denen durch andere oder von anderen Menschen Leid zugefügt wurde.

Des Menschen Tätigkeit kann allzu leicht erschlaffen,
Er liebt sich bald die unbedingte Ruh';
Drum geb' ich gern ihm den Gesellen zu,
Der reizt und wirkt und muss als Teufel schaffen.
(Aus Goethes „Faust")

Vorwort

„Was ist normal? Aus soziologischer Sicht ist normal, was in einer Gesellschaft betreffend soziale Normen und konkrete Verhaltensweisen als selbstverständlich gilt und worüber nicht mehr entschieden werden muss. Vermittelt wird es durch Erziehung und Sozialisation."

„Jeder Mensch, auch ein Krimineller, ist ein einzigartiges Individuum, mit speziellen Problemen und/oder Störungsbildern, der mit bestimmten genetischen Vorgaben zur Welt kam, unter individuellen Lebensbedingungen aufwuchs und nun in einem bestimmten sozialen Umfeld lebt und von Umgebungsfaktoren beeinflusst wird."

Zwei markante Sätze aus diesem spannenden Buch, in dem Beate Handler versucht, die vielen Facetten der menschlichen Psyche zwischen „normal", „auffällig" und „krank" zu beleuchten. Was diese Untersuchung von vielen anderen, die heute auf dem Markt sind, unterscheidet, ist, dass die Autorin ihre Darstellungen durch unzählige Beispiele aus ihrer eigenen psychotherapeutischen Praxis, aber auch aus hochaktuellen Missbrauchsfällen der letzten Jahre illustriert und so auch für den psychologisch nicht versierten Leser verständlich macht. Sie widmet dieses Buch allen Menschen dieser Welt, denen durch andere oder von anderen Menschen Leid zugefügt wurde, und man merkt in jeder Zeile ihr tiefes Mitgefühl mit den Opfern, aber auch den Versuch, das Verhalten der „Täter" zu verstehen und daraus Möglichkeiten der Behandlung und Prävention zu gewinnen. Gerade damit gewinnt dieses Buch seine ungeheure Aktualität.

Udo Jesionek

Inhaltsverzeichnis

Vorwort 7

I. Mensch – Mitmensch – Unmensch 11
   1. Der Durchschnittsmensch 11
   2. Abgründe – Bizarre und unglaubliche Taten 22
   3. „Er war nie auffällig" – Was lauert in uns? 31
   4. Warum keiner etwas gemerkt hat – oder hat ohnehin jeder etwas gemerkt? 42

II. Gibt es in jedem eine dunkle Seite? 55
   5. Was ist „normal"? 55
   6. Zwischen Fantasie und Realität 63
   7. Wann werden dunkle Wünsche gefährlich? 77

III. Die Kindheit – Schlüssel unserer Psyche 90
   8. Welche Rolle spielt die Kindheit? 90
   9. Schlüsselerlebnisse und ihre Verarbeitung 106
  10. „Mörderische Triade" – Bettnässen, Tierquälerei, Brandstiftung 119

IV. Zwischen „normal", auffällig und krank 131
  11. Der (lange) Abstieg 131
  12. Wird jeder seelisch „gesund" geboren? 145
  13. Verhaltensoriginell oder krank? 157
  14. Aggressionen 168
  15. Ängste und Phobien 183
  16. Die gestörte Psyche 195
  17. Was bedeutet „geistig abnorm"? 207
  18. Der Soziopath (wohnt um die Ecke) 221
  19. Der Narzisst im Zerrspiegel der Selbstliebe 241
  20. Stalken – Pirschjagd auf Menschen 261
  21. Gibt es „das Böse"? 290

V. Ist Heilung möglich? 315
  22. Geheilt in ein neues Leben entlassen – geht das? 315
  23. Möglichkeiten der Behandlung 333

VI. Epilog 351
VII. Dankesworte und fromme Wünsche 354
VIII. Anhang 356
    Was bedeutet geistig abnorm? 356
    Über die Autorin 359
    Literatur 361

I. Mensch – Mitmensch – Unmensch

1. Der Durchschnittsmensch

Der Begriff Durchschnitt kommt aus der Mathematik, wird in der Statistik mit Mittelwert bezeichnet und wir kennen ihn aus der Mengenlehre als Schnittmenge. Im alltäglichen Sprachgebrauch möchten wir damit oft nur zum Ausdruck bringen, dass etwas ein Mittelmaß ist und somit einen Vergleichswert darstellt.

StatistikerInnen halten sich jetzt vermutlich verzweifelt die Hand vor die Augen und schütteln angewidert den Kopf, da sie den Durchschnitt oder Mittelwert alleine nicht als aussagekräftig erachten, was jedoch den durchschnittlichen Bürger ebenso wenig wie im Durchschnitt die Medien davon abhält, ihn weiter sorglos zu benutzen. Dem schließe ich mich nun an und gehe auf die Suche nach allem, was einen Durchschnittsmenschen auszeichnet.

Beginnen wir mal ganz harmlos beim Materiellen. Was verdient der „Durchschnittsmensch" im Monat? Geht man dabei von einer Weltbevölkerung mit ungefähr 6.600.000.000 Menschen aus, so kommt man auf 417 Euro. Für manche ist diese Summe unglaublich hoch und sie werden diese auch nie als Monatslohn erhalten, andere wiederum werten sie als lächerlichen Betrag, den man, ohne nachzudenken, für Schuhe oder anderes Kleinod auf den Markt wirft. Beraubt und dabei umgebracht wurden Menschen jedoch schon für weit geringere Geldsummen.

Der Durchschnittsmensch verschlingt, ohne es zu wollen, in seinem gesamten Leben 10 Spinnen und 70 Insekten während der Nacht. Das ist etwas, das ich eigentlich nicht unbedingt wissen wollte, auch wenn es sein kann, dass diese Zahl für unsere Breiten nicht einmal zutrifft. Ich finde, dass es schon zu viel ist, eine einzige Spinne zu verschlucken!

Der Durchschnittsmensch in Deutschland hat 1,5 Mal pro

Woche Geschlechtsverkehr, was 97 Mal pro Jahr ergibt. Zwei Mal pro Woche üben die ÖsterreicherInnen Beischlaf aus und liegen daher knapp über dem weltweiten Durchschnitt von 103 Mal pro Jahr. Was helfen diese Zahlen jenen Menschen, die mit der eigenen Sexualität unzufrieden sind oder die an einer sexuellen Funktionsstörung leiden? Jenen, die mit sich und ihrer Sexualität völlig im Reinen sind, egal ob oder wie diese vom Durchschnitt abweicht, ist diese Statistik vermutlich völlig egal.

Untersuchungen der Universität Essen haben für den erigierten Penis eine Durchschnittsgröße von 14,48 cm ermittelt, einen Durchmesser von 4 cm und somit einen Umfang von 12 cm. Im schlaffen Zustand ist er zwischen 7 und 10 cm lang. Welchen Beitrag leistet nun dieses Durchschnittsmaß zu einem durchschnittlich befriedigenden Sexualleben? Wie kann man überhaupt beim Sexualleben einen befriedigenden Durchschnitt erheben oder beschreiben? Trägt dieses Durchschnittsmaß dazu bei, dass ein Mann nun einen unterdurchschnittlichen, durchschnittlichen oder überdurchschnittlichen Selbstwert aufweist?

Der Brustumfang der österreichischen Frau liegt zurzeit bei 96,8 cm, jener der Schweizerin bei 95,7 cm und der Deutschen bei 94,7 cm. Wäre jede Frau mit diesen Durchschnittsmaßen zufrieden? Wohl kaum, wie an der explodierenden Zahl von Brustvergrößerungen oder -verkleinerungen erkennbar ist.

Weiters beträgt die durchschnittliche Körpergröße bei Frauen in Deutschland 163,3 cm und bei Männern 176,2 cm. Die durchschnittliche Körpergröße in Europa beträgt heute bei Männern und Frauen gesamt 169,9 cm. Und warum sind mir dann als durchschnittsgroßem Menschen alle Hosen zu lang? Das mag wohl an meinen Beinen liegen, die die Abartigkeit besitzen, sich nicht an das durchschnittliche Größenverhältnis zu halten!

ÖsterreicherInnen wünschen sich im Durchschnitt zwei Kinder. Tatsächlich bekommen Familien derzeit jedoch durchschnittlich nur 1,4 Kinder. Abgesehen von der grauenvollen Vorstellung eines 0,4 Kindes frage ich mich, ob jene Familien, die den durchschnittlichen Kinderwunsch perfekt erfüllen konnten, so das Privileg erworben haben, zur österreichischen Durchschnittsfamilie zu zählen? Beim Kinderwunsch klingt der Begriff Durchschnitt noch positiv, bei der Durchschnittsfamilie bekommt er in meinen Ohren hingegen einen schalen Beigeschmack.

Ein Mensch ist durchschnittlich begabt, der Urlaub war durchschnittlich schön, eine Person hat ein durchschnittliches Einkommen, jemand kann durchschnittlich kochen – es ist nicht gut und nicht schlecht, es ist „so lala".

Nicht nur das mathematische Mittel ist ein Wert, der immer in einem bestimmten Zusammenhang betrachtet werden muss, auch bei dem Wort an sich verhält es sich so. Der Begriff „Durchschnitt" ist noch neutral, „durchschnittlich" hingegen kann in unserem Sprachgebrauch bereits wertend sein: „Seine Schulleistungen sind durchschnittlich", oder „das Essen in dem Restaurant ist durchschnittlich". Ich betrachte diese Aussage nicht als Empfehlung und würde das Lokal vermutlich nicht aufsuchen, obwohl ich selbst eine unterdurchschnittliche Köchin bin und somit häufig durchschnittliche Speisen zu mir nehme.

Weist jemand einen Intelligenzquotienten von 100 (+/- 15) auf, so bezeichnet man ihn als durchschnittlich intelligent. Was sagt das nun aus? Aus meiner Sicht rein gar nichts, denn diese Person kann trotz der durchschnittlichen Intelligenz „dumm" sein. Ebenso kann ein Mensch, der unterdurchschnittlich intelligent ist, also einen IQ von maximal 94 aufweist, sehr kluge Ansichten und tolle Ideen haben.

Psychologische Testwerte haben nur dann eine Aussagekraft, wenn man sie in einem Zusammenhang mit einer Fragestellung betrachtet. Beispielsweise: „Warum hat ein Kind Lernschwierigkeiten?", oder „Welche Ursachen können Konzentrationsschwierigkeiten haben?"

Es gibt immer wieder Berichte über Menschen, die grauenhafte Verbrechen begangen haben und überdurchschnittlich intelligent sind, wie z.B. der Serienkiller Ted Bundy mit einem IQ von 124. Auch von Serienvergewaltigern weiß man, dass diese mit einem IQ von 120 über dem Durchschnitt der Normalbevölkerung liegen.

Interessantes Detail am Rande: Im Durchschnitt braucht die Polizei für die Überführung eines Täters mit niedrigem Intelligenzquotienten doppelt so lange wie für die eines durchschnittlich bis sehr intelligenten Serienmörders. So blieb der Serienkiller Joachim Georg Kroll, auch „Kannibale vom Rhein" genannt, der seine Opfer tötete und danach verspeiste und der einen unter dem Durchschnitt liegenden IQ von 76 aufwies, zwanzig Jahre lang unentdeckt.

Ist es nun erstrebenswert, überdurchschnittlich intelligent zu sein, damit man sich im Durchschnitt der Hochbegabten befindet und somit auch Mörder, Sexualstraftäter oder Betrüger zu seinesgleichen zählen darf?

Ja, rügen Sie mich jetzt ruhig, denn mein Vergleich ist natürlich fahrlässig einseitig, denn ich hätte ja auch Sonnenkinder und Prominente wie Sharon Stone, die einen IQ von 154 haben soll, Jodie Forster (IQ 132) oder Alan Gore (IQ 134) dazu heranziehen können. Aber so ist das, wenn man sich im Durchschnitt nicht an den Durchschnitt hält, sondern verantwortungslos die bevorzugten Vergleichsobjekte aus der Durchschnittsmenge herauspickt.

Abgesehen davon ist der Durchschnitts-IQ nicht international, denn ein IQ-Wert, der aus amerikanischen Tests resultiert, ist unter Umständen nicht mit einem aus Europa vergleichbar. Bei in den USA eingesetzten Intelligenztests geht der IQ-Wert oft weit über 200. Bei europäischen Tests erreichen etwa nur zwei Prozent, also sehr wenige Menschen, einen IQ über 130.

Zum Glück sind aktuelle standardisierte Intelligenztests so aufgebaut, dass auch zahlreiche Fähigkeiten und Fertigkeiten getrennt vom Gesamt-IQ erhoben und beschrieben werden. Abschied vom Gesamt-IQ hat man jedoch noch immer nicht genommen.

Vor Kurzem nagte der Zweifel jeglichen Durchschnitt betreffend an mir, denn ich war mit meinen beiden Katzentieren bei verschiedenen TierärztInnen, die zum Gewicht der Tiere sehr unterschiedliche Stellungnahmen tätigten. Meine Katze Schizo ist sehr klein und bringt mit Mühe 3,2 kg auf die Waage. Mein muskulöser und großer Kater Bandit betritt die Waage nur auf Krallenspitzen, aus Angst vor Futterrationierung, denn bei ihm zeigt sie stolze 6,3 kg. Das Durchschnittsgewicht einer europäischen Kurzhaarhauskatze liegt zwischen drei und sechs Kilo. Also liegen die beiden eigentlich im Durchschnitt. Tierarzt Nr. 1, selbst ein Bär von einem Mann, rund zwei Meter groß und von sehr stattlicher Statur, antwortete auf meine Frage, ob mein Kater zu dick sei, mit einem Grinsen: „Da er sehr groß ist, passt sein Gewicht. Außerdem, was soll ich denn dann von mir selbst sagen?!" Hingegen kommentierte er Schizos Statur mitleidsvoll mit: „Na, dein Frauchen hält dich aber sehr kurz!"

Tierärztin Nr. 2, eine sportliche, schlanke Frau, sah den Kater zuerst als tendenziell zu schwer an und konstatierte schließlich das Gewicht meines kätzischen Helden mit: „Nun ja, er ist sehr groß, hat aber das typische Bauchfett des kastrierten Katers", was wiederum den Kater überdurchschnittlich konsternierte. Schizo sah sie als gewichtsmäßig unauffällig an – man kann auch durchschnittlich dazu sagen.

Wieder zeigt sich, dass der Durchschnitt wenig Aussagekraft hat, weil man auch Statur, Größe und andere Kriterien bei einem Tier berücksichtigen muss. Trotz hoher Kompetenz beider Tierärzte wird ersichtlich, dass der Mensch dazu neigt, das zum Vergleichsmaß und zum Durchschnitt zu machen, was für ihn selbstverständlich oder normal ist.

Die Mehrzahl der Menschen lernt von Geburt an, sich an dem zu orientieren, was für ihr unmittelbares soziales Umfeld als Selbstverständlichkeit gilt. Keiner gibt vorerst einmal einem Kleinkind den Hinweis, dass seine Familie unter Umständen nicht dem Durchschnitt der Bevölkerung entspricht. Dieses „nicht in einer Durchschnittsfamilie Aufwachsen" kann verschiedene Bereiche betreffen, wie z.b. den finanziellen Background, die kulturelle Herkunft, den Erziehungsstil, die Persönlichkeit der Bezugspersonen, das Aussehen, die Zugehörigkeit zu einer Religion, den Wohnort, das elterliche Weltbild und vieles andere.

Zwar erkennen Kinder, je nach Bereich, früher oder später, dass da irgendetwas anders ist, aber klar identifizieren können sie es noch nicht. So ist es für ein Kind, das auf einem Bauernhof aufwächst und hier täglich mit Kühen, Ziegen, Schafen, Schweinen oder Kleintieren sowie landwirtschaftlichen Maschinen zu tun hat, durchschnittlich aufregend, ein Schaf zu streicheln, eine Kuh zu füttern, auf einem Schwein zu reiten oder mit auf dem Traktor zu fahren. Für ein Großstadtkind hingegen können solche Aktivitäten ein außergewöhnliches Erlebnis sein, welches es sich bis ins Erwachsenenleben merkt. Beide Kinder und deren Familien zählen jedoch in ihrem eigenen Lebensraum zur „Durchschnittsfamilie", dennoch kann es sein, dass jeder den anderen in durchaus positiver Form, als eine Art „Wesen von einem anderen Stern" wahrnimmt.

Durchschnittsgefühle oder „Stimmt noch alles bei mir?"

Fühlt man als „Wesen von einem anderen Stern" abweichend vom Durchschnitt der Menschen oder gibt es eine Grundgefühlspalette für alle Wesen unseres Universums? Zwar kann man niemandem vorschreiben, wie er sich zu fühlen hat, trotzdem weiß man, dass es Grundgefühle gibt. Grundgefühle oder Basisemotionen gehören zum Menschen, so wie sein Blut, sein Herz oder sein Hirn. Ohne Emotionen würde ein Wesen den seelischen Kältetod erleiden. Eine emotionale Vernachlässigung, man spricht dann von emotionaler Deprivation, führt bei Babys und Kleinkindern zum sogenannten Hospitalismussyndrom. Die Folgen solcher „Gefühlsmangelkrankheiten" sind gravierende und kaum aufholbare schwere Entwicklungsstörungen. Zwar kann man solche offenen, eitrigen seelischen Wunden durch konstante emotionale Zuwendung reinigen und wieder verschließen, aber die Narben bleiben und zeigen sich im späteren Leben als Störungen im zwischenmenschlichen Kontakt. Sie kennen sicher die Geschichte von Kaspar Hauser, einem Jungen, der unter den Folgen der Gefühlsmangelkrankheit gelitten hatte. Tragisch ist, dass es auch heute noch erwachsene und mündige Menschen gibt, die sich jahrelang hinter der Maske des Durchschnittsmenschen verstecken können, während sie das Verbrechen begehen, hilflose Kinder vorsätzlich mit dem todbringenden Virus der Gefühlsmangelkrankheit zu infizieren. Auf diese Art des Seelenmordes gehe ich in einem späteren Kapitel über die Kindheit ein.

Eines ist jedoch gewiss: Wenn in einem Kinderzimmer, egal wo auf der Welt, die warmen Farbtöne der Grundgefühlspalette fehlen, können die Wände noch so bunt bemalt sein, die Farbe wird schnell abblättern und schleimiger, schwarzgrüner Schimmel wird Wände und Kinderseelen überziehen.

Die Grundgefühlspalette beinhaltet in allen Kulturen gleichermaßen idente Gefühlsfarben. Hierzu zählen Furcht, Zorn, Freude, Traurigkeit, Vertrauen, Ekel, Überraschung und Neugierde. Die Gefühlsintensität kann natürlich verschieden stark ausgeprägt sein. So kann Furcht zu kopfloser Panik, Zorn zu blinder Wut, Freude zu überirdischer Ekstase oder Ekel zu verkrampfender Abscheu mutieren. Traurigkeit kann sich zu dauerhaftem Kummer entwickeln oder der erfrischenden Neugierde können Pestbeulen aus Gier nach Sensationen wachsen. Vertrauen kann sich, wenn es zu oft verloren oder zu Bruch geht oder gar widerrechtlich verwendet wird, zu Misstrauen wandeln.

Grundlegend haben die Basisemotionen in unserer Evolutionsgeschichte und auch heute noch sehr wichtige Funktionen. Furcht, auch wenn sie nur in milder Form als Vorsicht auftritt, dient dazu, unser Überleben zu sichern. Der Durchschnittsmensch wird nicht aus einem fahrenden Zug springen, sich eine steile Klippe hinab ins Meer stürzen oder ähnliche lebensgefährliche Aktionen à la Agent 007 durchführen. Wenn die Vorsicht jedoch eines Tages beschließt Karriere zu machen, um zur mächtigen Angst aufzusteigen, dann besteht dringender Handlungsbedarf. Denn beginnt die Vorsicht Soldaten zu akquirieren, ist schnell ein Angstheer aufgebaut, das gegen den Menschen in den Krieg zieht, um ihn völlig zu okkupieren. Das bedeutet, wenn ich mich durch Ängste eingeschränkt fühle, sind diese bereits überdurchschnittlich und ich sollte mir psychologische Unterstützung holen. Angsterkrankungen gehören übrigens zu den häufigsten psychischen Störungen. Ungefähr zehn Prozent der österreichischen Bevölkerung, das sind rund 850.000 Menschen, sind davon betroffen.

Schutzpatrone der Seele sind Ärger und Wut dann, wenn sie als Ausdruck von Wehrhaftigkeit auftreten. Fühlt sich ein Mensch in seiner Freiheit bedroht oder ungerecht behandelt, so schützen diese Emotionen vor Gefühlen der Hilflosigkeit und können konstruktive Handlungen in Gang setzen. Beginne ich in einer übervollen U-Bahn wild um mich zu schlagen, weil ich in meiner Bewegungsfreiheit eingeschränkt werde, wäre das eine gewaltige destruktive Überreaktion. Wehrt sich hingegen beispielsweise eine Frau gegen ihren kontrollsüchtigen, patriarchalischen und grenzüberschreitenden Partner, indem sie ihn nach jahrelangen Demütigungen verlässt, ist das keine Überreaktion. Wenngleich misshandelte Frauen leider unterdurchschnittlich oft diesen Schritt wagen.

Ekel hält uns davon ab, etwas Schlechtes zu essen. Den Durchschnittsmenschen ekelt auch vor Erbrochenem. Es gibt aber auch zahlreiche Menschen, die Erbrechen selbst herbeiführen, ohne dabei Ekel zu empfinden. Erbricht eine Person regelmäßig selbst herbeigeführt, handelt es sich um eine psychische Problematik, die als Bulimie bezeichnet wird. Man kann auch als menschenliebende Zeitgenossin manchen Mitmenschen als ekelerregend empfinden, ein durchaus normales Gefühl. Eine Überreaktion hingegen wäre es, seinen Mageninhalt in einem Schwall auf die Füße solcher Ekelpakete zu entleeren. Der Gedanke, es zu tun, mag zwar sehr reizvoll sein und kann auch von munterer Neugierde auf die Reaktion begleitet sein. Die Befriedigung dieser Neugier würde jedoch mit großer Wahrscheinlichkeit keine ungefährliche Durchschnittshandlung darstellen. Andererseits ist Neugier der Motor in der Entwicklung des Menschen. Infolge von Neugier und Entdeckungsdrang erforschen und erobern kleine Kinder die Welt. Neugier ist gesund, solange ein Mensch weder sein Leben noch das eines anderen gefährdet. Schneidet ein Kind einem Teddybären den Bauch auf, weil es wissen will, was darin ist, so kann diese Tat unter gewissen Umständen als unauffällig gelten. Dabei darf es sich nicht um das Lieblingskuscheltier handeln und es sollte auch im Durchschnitt nur ein Mal geschehen. Im Erwachsenenalter hingegen ist diese Art der Neugierde, außer bei MedizinerInnen mit ausschließlich berufsbedingter Intention, als abartig zu bezeichnen.

Natürlich sollen Eltern nicht alle Scheren aus dem Lebensbereich eines Kindes verbannen, um so zu verhindern, dass ein Stofftier aus Neugierde „aufgeschlitzt" werden könnte, denn Vertrauen in sein Kind zu haben ist überdurchschnittlich wichtig! Auch dürfen wir Erwachsenen Kindern infolge solcher Taten nie unsere Liebe und Zuneigung entziehen, denn ohne Vertrauen und Zuneigung ist der Mensch unfähig, Beziehungen aufzubauen.

Trauer hilft Verluste und Seelenschmerz zu verarbeiten. So wäre es durchaus normal, wenn ein Kind, nachdem es aus Neugier und Unwissen um die Unwiederbringlichkeit ein Stofftier zerstört hat, um dieses trauert. Wenn ein Mensch infolge eines Todesfalles im Familien- oder Freundeskreis trauert, so kann es im Durchschnitt zwei Jahre dauern, bis dieser Verlust durch Trauer verarbeitet ist. Aber es kann manchmal auch länger dauern, so widerspenstig kann der Durchschnitt auftreten.

Freude, Glücksgefühle und Ekstase tragen zum Seelenwohl bei und stärken das Immunsystem, da sie den Körper zur Produktion von Endorphin, auch als Glückshormon bekannt, anregen. Schwebt jedoch eine Person nur mehr auf der Wolke eines ekstatischen Hochgefühls und ist dabei so aufgedreht, dass sie kaum Schlaf benötigt, mutet dieser Zustand bereits als manisch an. Also nicht einmal die Freude ist ungefährlich, wenn sie bestimmte Grenzen überschreitet.

Überraschungen und Staunen regen zum Denken an und tragen zu einer prickelnden, aktivierenden Gehirn- und Seelenmassage bei.

Auch wenn sich ein Mensch mit seinen Gefühlslagen nicht an den Durchschnitt hält, hat niemand das Recht, ihm seine Gefühle abzusprechen. Fühle ich mich himmelhochjauchzend oder zu Tode betrübt, so ist es unmöglich zu sagen, das kann oder darf nicht so sein. Egal ob einem Menschen seine Gefühle nun guttun oder nicht, man fühlt, wie man fühlt.

Von Vorteil ist es, wenn man durchschnittlich gut dazu in der Lage ist, Gefühle an sich selbst wahrzunehmen. Einen überdurchschnittlichen Vorteil hat der Mensch, wenn er intensive Gefühle aushalten kann, zu ihnen steht und lernt damit umzugehen. Dieser Vorgang dient unter anderem der Selbstreflexion und fördert die Selbsterkenntnis sowie das Mitgefühl.

Kinder, die erfahren, dass Gefühle nicht erwünscht sind und man sie besser nicht haben und zeigen sollte, laufen große Gefahr, in ein Seelenbeben zu geraten, welches Spalten und Risse hinterlässt, die später im Erwachsenenalter zu Abgründen aufreißen können. Abgründe, in die auch Mitmenschen gerissen werden, wie bei einem Amoklauf oder Mord im Affekt oder einem erweiterten Suizid.

Das Vorhandensein und der Einsatz einer durchschnittlich ausgeprägten Gefühlspalette mit einer ausreichenden Portion Einfühlungsvermögen verhindert, dass ein Mensch in seinem Leben überdurchschnittlich viele Probleme im Kontakt mit Mitmenschen bekommt, egal von welchem Stern oder Land diese stammen.

Internationales Durchschnittsverhalten

Zu einer Gratwanderung nahe einem Abgrund kann es werden, wenn Menschen unterschiedlicher Kulturen aufeinanderprallen und sich jeder nach seinen durchschnittlichen Gepflogenheiten verhält, die er für normal und selbstverständlich erachtet und somit auch vom anderen erwartet. Daraus können sich harmlose Konflikte, aber auch Orgien der Gewalt entwickeln. Die Seelenfarbe der daran Beteiligten kann jedoch variieren – es handelt sich dabei sicher nicht um grundlegend schwarze Seelen, sondern um ein Spektrum aller Grautöne. Denn – geben wir es zu – eine wie mit „Weißer Riese gewaschene" und weichgespülte Seele hat, außer kleinen Kindern, wohl niemand! Diese Erkenntnis kann man sogar bei durchschnittlichen Tätigkeiten in Arbeit und Freizeit im Durchschnitt mehrmals die Woche gewinnen.

Bei meiner Laufstrecke auf der Donauinsel, die sich im Übrigen für psychologische Feldforschung hervorragend eignet, laufe ich auch durch eine sogenannte Grillzone. Mein „Weltbild eines durchschnittlichen Grillevents" umfasst zwei Varianten: Die erste Variante ist, dass sich Menschen im Garten ein Grillgerät aufstellen und dort je nach Vorliebe oder Anlass im familiären Kreis oder mit Freunden grillen. Die zweite Variante ist, im Grünen einen idyllisch gelegenen Grillplatz aufzusuchen oder, wenn erlaubt, ein Lagerfeuer anzufachen und dort mit einer Gruppe von Freunden und Bekannten zu grillen.

In der Grillzone auf der Donauinsel, die ungefähr die Fläche von zwei durchschnittlich großen Fußballfeldern umfasst, schaut ein Grillvergnügen hingegen ganz anders aus.

Ich schweife ganz kurz ab, um Sie zu fragen, ob Ihnen die Angabe „durchschnittlich großes Fußballfeld" ausreichend Information gibt. Vermutlich reicht das für eine ungefähre Vorstellung, aber hätten Sie den Auftrag, diese Fläche mit einem Handrasenmäher zu mähen, wären Sie mit dem Durchschnittsmaß wohl nicht zufrieden – oder? Denn ein Fußballfeld kann damit zwischen 4.050 und 10.800 Quadratmeter haben. Für die Größe eines Weltmeisterschaft-Fußballfeldes z.B. gibt es das exakte Maß von 7.140 Quadratmetern. Und um Sie nun vollends zu verwirren, gestehe ich Ihnen auch noch, dass meine Schätzung der Grillzonenfläche eine sehr vage ist, da ich noch nie, weder über ein überdurchschnittlich noch unterdurchschnittlich großes Fußballfeld gelaufen bin. Und schon wieder hat sich der Durchschnitt als keine große Hilfe erwiesen!

Zurück zum Eigentlichen, dem Grillvergnügen auf der Donauinsel: An Wochenenden morgens ab ungefähr neun Uhr sieht man Männer die raren Schattenplätze sowie die spärlich vorhandenen Holztische mit Decken und anderen Utensilien reservieren. Nach und nach stoßen die Familien dazu. Mittags herrscht bereits reges Treiben und es reiht sich Menschengruppe an Menschengruppe. Ich vermute, dass es sich hier im Durchschnitt um Großfamilien handelt, da sich jeweils sehr alte Menschen hin bis zum Baby um das Grillgerät scharen. So hat jedes Grüppchen seinen eigenen Grill, auf dem duftendes Grillgut zubereitet wird. Am frühen Nachmittag ist fast kein Fleckchen Gras, Erde oder Beton mehr frei. Menschen und Grillgeräte reihen sich dicht aneinander. Sogar die Wiesenstücke unmittelbar oberhalb der Autobahn sind von Freizeit genießenden und zufrieden dreinblickenden Menschen in Besitz genommen. Überall spielen Kinder, laufen oder springen über Wege und Wiese. Für jene Grillfreudigen ein Bild der Freizeitidylle.

Obwohl mir beim Vorbeilaufen, verursacht durch den herrlichen Essensduft, oft das Wasser im Munde zusammenrinnt, wäre dieses Ambiente für mich nicht einmal ein unterdurchschnittlicher Grillgenuss. Jedoch kam mir schon oft der dunkle Gedanke, mir flugs ein Grillstück zu klauen, damit nach Hause zu spurten, um es dort in Ruhe, Kühle und Ein- oder Zweisamkeit zu genießen.

Mit dieser nicht ausgelebten Fantasie und meinen Grillbedürfnissen tue ich jedoch niemandem etwas Böses an. Anders hingegen sieht es aus, wenn radikale RadfahrerInnen es als selbstverständlich erachten, dass die Donauinsel ihr Freizeitgebiet ist und sie ungehindert und ohne überdurchschnittlich oft bremsen zu müssen, auch diese Grillzonen durchqueren können. Da dem natürlich nicht so sein kann und sie streckenweise nur in unterdurchschnittlichem Tempo vorankommen, tun sich plötzlich dunkle Seiten der menschlichen Seele auf. Zuerst offenbart sich „das Böse" in der Handlung, alle Wesen, die im Wege stehen, nahezu niederzufahren. Gepaart damit, dass diese PedalritterInnen das grillende Volk und die spielenden Kinder auch aufs Unflätigste beschimpfen und bedrohen. Die Vulgarität der Ausdrücke sprengt meines Erachtens das durchschnittliche Schimpfwortrepertoire eines Durchschnittsbürgers.

Hier tun sich Abgründe auf, und das alles nur deshalb, weil ein Mensch über eine Länge von durchschnittlich 800 m in seinem durchschnittlichen Radfahrtempo beeinträchtigt ist.

Aber nicht nur radfahrende PassantInnen verhalten sich überdurchschnittlich übel, auch die Gemeinschaft der Grillenden birgt wahre Musterstücke an Brutalität unter sich. So soll es im Frühjahr 2011 unter den Grillfans auf der Donauinsel zu einem Streit um einen Grillplatz gekommen sein. Dieser uferte in eine brutale Schlägerei aus, bei der eine schwangere Frau in den Bauch getreten und deren Familie mit Holzlatten krankenhausreif geprügelt wurde.

Können denn solche Banalitäten Menschen zu völlig bizarren Taten veranlassen?

2. Abgründe – Bizarre und unglaubliche Taten

Bei meiner Internetrecherche das Thema „Abgründe der menschlichen Seele" betreffend, stieß ich bei „Online Focus" auf den Artikel „Großbritanniens berüchtigtste Serienmörder". Da wurde z.B. über den von der Presse „Dr. Tod" genannten Arzt Harold Shipman berichtet, der über 20 Jahre hinweg vermutlich insgesamt 250 Menschen, die seine PatientInnen waren, ermordet hatte. Oder über die Hausfrau Rosemary West, die zehn Frauen und Mädchen ermordet hatte, darunter auch die eigene 16-jährige Tochter.

Gleich daneben gab es Hinweise auf Artikel zu verwandten Themen. Diese will ich Ihnen nicht vorenthalten und füge nun dieses Infokästchen ein:

ZUM THEMA:
Mordserie: Die Opfer des Ipswich-Mörders
England: Ipswich-Mörder tötet im Akkord
England: „Ripper" tötete offenbar weitere Frauen

ONLINE FOCUS – FRAGEN:
Wie kann ich fremde Katzen aus meinem Garten fernhalten oder vertreiben? *Gefragt von Max Mustermann*

Sie irren, falls Sie meinen, ich habe die „Katzenfernhaltefrage" infolge meiner Unachtsamkeit angefügt. Diese Frage stand genau so dort! Solch unbedachte Kombinationen aus Grauen und Banalität sind keine Seltenheit und so auch immer wieder in zahlreichen Tageszeitungen zu finden. Handelt es sich dabei nun um bizarre Taten der Layout-Verantwortlichen oder ist es schlichtweg aus platztechnischen und somit wirtschaftlichen, also Kostengründen, so geschehen? Ich nehme an, obwohl es bizarr anmutet, ist es ein ökonomisches Unterfangen. Tun sich aber nicht gerade dadurch bereits kleine Abgründe auf? Wie fühlen sich Angehörige, die über einen ihnen lieben Menschen, der bei einem schrecklichen Unfall getötet wurde, den Bericht in der Zeitung lesen und unmittelbar daneben Berichte finden wie „28 kg weniger in 10 Tagen" oder „Das Katzi von Baumeister Trugner will eine Brust-OP"? Vermutlich sind sie in ihrer Trauer und ihrem Schmerz so gefangen, dass sie es nicht wahrnehmen – bizarr, unglaublich oder geschmacklos empfinde ich es allemal.

So gesehen ist unser Alltag voll von Abgründen und bizarren wie unglaublichen Taten oder Sachverhalten, über die es jedoch keine mediale Berichterstattung gibt. Nicht, dass ich damit den Schrecken und das Leid, welches SerienkillerInnen, AmokläuferInnen oder andere GewalttäterInnen verursachen, bagatellisieren will, sondern ich möchte nur darauf hinweisen, dass sich leider tagtäglich unspektakuläre Abgründe der menschlichen Seele auftun, in die viel zu viele Menschen hineinstürzen. Viele von ihnen können sich aus diesem Abgrund nie wieder retten. Sie erfahren auch höchst selten Anteilnahme der medialen Öffentlichkeit an ihrem Leid.

Zwar ist der Begriff „Mobbing" in aller Munde und somit natürlich auch in den Medien, aber das Geschehen selbst wird in unserer Gesellschaft häufig bagatellisiert. Ich vernehme leider viel zu oft Berichte von Menschen, die von KollegInnen oder Vorgesetzten psychisch misshandelt werden, ohne je das Wort Mobbing oder Bossing zu verwenden. Sie leiden einfach still unter oft unglaublichen Verhaltensweisen und Taten von KollegInnen. So erschütterte mich kürzlich der Bericht einer jungen engagierten Frau ihren Vorgesetzten betreffend, in dessen Abteilung sie schon ein Jahrzehnt arbeitet:

Die Eltern der Frau betreiben eine kleine Landwirtschaft. Mitten in der Heuernte wurde die Mutter der Frau durch einen Autounfall außer Gefecht gesetzt und im Spital mit der Diagnose schwere Gehirnerschütterung zur Beobachtung aufgenommen. Da eine Heuernte auch an Schönwetter gebunden ist, muss sie rasch und zügig erfolgen, dabei ist jede Arbeitskraft unabdingbar. Die junge Frau erklärte ihrem Vorgesetzten den Sachverhalt und erbat sich drei Tage Urlaub um als Hilfe im elterlichen Betrieb einzuspringen. Dabei bot sie dem Chef sogar an, ihren in drei Wochen geplanten Urlaub um eben diese drei Tage zu verkürzen. Und nun tat sich ein Abgrund auf, den ich als sehr, sehr tief erachte: Diese Führungskraft nutzte den Leidensdruck seiner Mitarbeiterin schamlos aus, um seine Macht zu demonstrieren, indem er sie vor die Wahl stellte: Sie könne diese drei Tage frei haben, jedoch nur dann, wenn sie den in drei Wochen geplanten Urlaub storniere, oder sie trete diesen Urlaub wie geplant an, dann jedoch sei leider nichts mit den drei Tagen „Kurzurlaub"!

Um dieser Tat noch zu etwas mehr Unglaublichkeit zu verhelfen, füge ich an, dass in dieser Institution Vorgesetzte die Option haben, ihre MitarbeiterInnen für unvorhergesehene Ereignisse mit akutem Handlungsbedarf drei Tage arbeitsfrei zu stellen.

Dieser Mann ist kein Serienkiller, kein Massenmörder, ja nicht mal straffällig ist er in seinem ganzen „Nullachtfünfzehn"-Leben geworden! Er ist ein unauffälliger Angestellter des mittleren Managements, mit übergeordneten Personen, die wie das Sinnbild der „drei Affen" dem Motto „nichts (Böses) sehen, nichts (Böses) hören, nichts (Böses) sagen" nachgehen. Die ursprüngliche Bedeutung der drei Affen im asiatischen Raum war „über Schlechtes weise hinwegsehen". Im europäischen Kulturraum hingegen werden sie als „alles Schlechte nicht wahrhaben wollen" interpretiert. Wo ist die Grenze? Wann werden aus harmlosen, bizarren, schrulligen Taten, über die es weise ist hinwegzusehen, grausame bizarre Taten?

Wo Macht zu Hause ist, macht das Wesen Mensch von ihr Gebrauch. Dort wo Gebrauch möglich ist, ist auch Missbrauch möglich. Ich kann eine Rasierklinge zweckgebunden verwenden, ich kann sie aber auch missbrauchen, um eine Verletzung zuzufügen. Ich kann mit einem Bleistift zeichnen, ich kann mit einem Bleistift jemanden stechen. Ich kann mir mit Zahnseide penibel und hygienisch die Zähne säubern, ich kann mit einer Zahnseide aber auch jemanden erdrosseln.

Macht birgt immer zwei Seiten in sich. Denken Sie an den Filmklassiker Star Wars, hier existiert die helle und die dunkle Seite der Macht. Macht, definiert als „das alles durchdringende Energiefeld, das die Galaxis zusammenhält". Die helle Seite der Macht hat ihren Fokus im Verteidigen und Unterstützen, das Ziel der dunklen Seite ist hingegen Zerstörung und persönlicher Machtgewinn.

Ich kann einen Menschen oder ein Tier lieben, ich kann jedoch auch zu viel an Liebe geben und andere dadurch „erdrücken".

KatzenfreundInnen kennen sicher die sogenannten Liebesbisse dieser Tierart?! Ich habe die Erfahrung gemacht, dass solche Bisse schnell schmerzhaft werden können, ohne dass das Katzentier es beabsichtigt. Hier unterscheiden wir uns nur wenig vom Tierreich oder besser gesagt: Menschliches Verhalten ist bizarrer. Tiere kann man von diesem Verhalten recht leicht abbringen – Menschen zeigen da wesentlich weniger Einsicht und mehr Widerstand.

Kennen Sie die Abgründe der Liebe? Wozu Menschen infolge

dieser Emotion fähig sind, ist unglaublich! So hört man immer wieder von bizarren, aber leider auch oft fürchterlichen Taten, als deren ursprünglicher Kern Liebe angegeben wird. So soll, nach Berichten der chinesischen Tageszeitung China Daily, ein Pärchen einen Mann, der der Frau Avancen gemacht hatte, ermordet, zerstückelt und die Leichenteile an ihnen unbekannte Menschen per Post verschickt haben. Als Absender habe „Song Deyuan" draufgestanden, was übersetzt „weit weggeschickt" bedeutet.

Die tödliche Kraft, die von Liebe, Eifersucht, Hass und Rache ausgeht, ist viel zu oft in den Schlagzeilen. Menschen, die von ihrem sozialen Umfeld als unauffällig beschrieben werden, wechseln plötzlich zur „dunklen Seite der Macht". Aus Liebe kann, auch ohne vorhandene Eifersucht, Hass werden, wenn tiefe Kränkungen stattfinden. Eifersucht kann zu Hass mutieren. Ja, und Rache? Rache gibt es, seit es die Menschheit gibt, und es gibt sie in unterschiedlich großen Portionen. Die kleinen Portionen, die der Großteil der Menschen unter „Schadenfreude" kennt, und die großen, die tsunamigleich Menschen hinwegfegen, wie z.B. die Blutrache, Ehrenmorde oder Kriege.

Aus Rache, weil sie seine Ehre verletzt hatte, soll ein junger Mann auf seine Ehefrau mit einem Messer eingestochen, eingeprügelt haben und danach soll er mit dem Auto mehrmals über die schwer verletzte Frau gefahren sein. Dann habe er sie auf dem Feldweg liegen lassen, wo sie verblutet ist.

Unglaublich, dass hier einmal Liebe im Spiel gewesen sein könnte. War sie es tatsächlich? Wenn ja, was muss geschehen, dass aus Liebe Hass wird, dass sich derartige Abgründe auftun können? Man hört sehr oft von sogenannten Rosenkriegen nach Trennungen, die zwar selten so enden wie im gleichnamigen Film „Der Rosenkrieg" aus dem Jahr 1989 von Danny DeVito. Oft aber sind diese „Kriege der Liebe" mit sehr bizarren Handlungen des vormals sich liebenden Paars gespickt.

Ich weiß von einem Mann, der den Ehering seiner Exfrau mit einer Zange zerstückelte, sämtliche Fotos von ihr zerriss, damit ein fein säuberlich aufgeschichtetes Häufchen formte und es auf dem ehemals gemeinsamen Doppelbett hinterließ. Rache und Bosheit sind natürlich genauso beim weiblichen Geschlecht zu finden.

Ist jeder Mensch in Extremsituationen zu grausamen Taten fähig?

Ich behaupte mal provokant: Ja, das ist er! Vielleicht nicht jeder, aber doch recht viele Menschen. Damit meine ich jedoch ausschließlich, dass sich Abgründe und dunkle Seiten unter bestimmten Bedingungen in vielen von uns auftun können, jedoch nicht, dass viele Menschen emotional dazu in der Lage sind, Tötungsdelikte auszuführen. Oft sind Menschen auch nur in der Fantasie, nie aber in der Realität in der Lage, einen Unmenschen zu töten, wenn dieser Verbrecher ihnen oder Menschen, die sie lieben, etwas Schreckliches angetan hat. So bleiben auch Unmenschen, wie Josef Fritzl, von Lynchjustiz verschont.

Josef Fritzl, ein Ingenieur der Elektrotechnik, vergewaltigte seine Tochter Elisabeth, seit deren elften Lebensjahr, mehr als 3.000 Mal. Als sie 18 war, überwältigte und betäubte er sie und entführte sie in das von ihm erbaute Kellerverlies unter dem Wohnhaus der Familie.

Der Bau dieses Raumes war Ende der 1970er-Jahre als Luftschutzbunker behördlich genehmigt worden. Sich Luftschutzräume zu schaffen war zu dieser Zeit nichts Ungewöhnliches, da mit einem Angriff des Warschauer Paktes gerechnet wurde. Unglaublich hingegen ist es, wofür Fritzl den Raum nutzte. 24 Jahre hielt er dort seine Tochter Elisabeth gefangen und zeugte mit ihr sieben Kinder. Diese von ihm erschaffene Zweitfamilie lebte dann „unter Tag", ohne das Verlies jemals verlassen zu dürfen. Gesichert war der Eingang mit einem Zugangscode und mit Drohungen. Drohungen, bei Aufbegehren alle dort unten verhungern zu lassen. Drohungen, dass durch Stromfallen und Giftgas ein Ausbruchversuch auf jeden Fall tödlich enden würde.

Infolge der aus den Medien hinlänglich bekannten Ereignisse und einer achtsamen Staatanwältin, der bestimmte Sachverhalte so bizarr und unglaublich erschienen, dass sie ein Verbrechen witterte, wurde „Fritzls schöne zweite Welt" mit einem Donnerschlag zerschmettert. Alle seine Gräueltaten kamen nach und nach ans Tageslicht. Auch die Doppeldeutigkeit dieser Aussage ist bizarr und schrecklich!

Josef Fritzl musste sich schlussendlich wegen Mordes, Vergewaltigung, Freiheitsentziehung, schwerer Nötigung und Blutschande vor Gericht verantworten und wurde schuldig gesprochen, eine lebenslange Freiheitsstrafe in einer geschlossenen Anstalt zu verbüßen.

Josef Fritzl, ein Ingenieur der Elektrotechnik, sieht sich jedoch immer noch als Lebensretter seiner im Verlies gezeugten und lebenden Tochter Kerstin. Als Kerstin lebensbedrohlich erkrankte, ermöglichte er ihr die Versorgung im Krankenhaus. Natürlich nicht, ohne vorher eine Lügengeschichte zum Hergang erfunden zu haben. Er sieht sich auch als liebender Ehemann und Vater. Er soll ausgesagt haben, immer für alle gut gesorgt und es immer gut gemeint zu haben. Er brüstet sich damit, seine Tochter Elisabeth vom Lotterleben befreit zu haben, indem er sie ins Verlies sperrte. Unter Lotterleben versteht er, dass Elisabeth, die damals in der Pubertät war, Diskotheken besucht und aufgehört hatte, ihm zu gehorchen.

Wäre es nachvollziehbar, wenn Fritzls Opfer ihn lieber tot sehen würden, als lebenslänglich in einer Anstalt für geistig abnorme Rechtsbrecher untergebracht zu wissen? Aus meiner Sicht wäre es nachvollziehbar. Jedoch weiß wohl keiner, ob die Tochter und deren Kinder tatsächlich so empfinden. Es weiß auch keiner, wie diese Menschen in der Zeit ihrer Gefangenschaft empfunden haben und welche Folgen die jahrelangen Misshandlungen ihrer Seelen haben.

Bizarr, unglaublich und erschreckend ist für mich, dass es Fritzl möglich war, seine abnorme Parallelwelt, die er in seinem Keller erschaffen hat, ein knappes Vierteljahrhundert vor seinem Umfeld zu verbergen. Warum keiner etwas merkte – oder doch merkte –, ist das Thema des nächsten Kapitels, in dem ich solch sehender Blindheit ein unrühmlich großes Podium geben werde.

Setzt man sich nun mit Fritzls Einstellungen und seinem Weltbild auseinander, so müssen diese unweigerlich Entsetzen und Schreckensschauer hervorrufen. Andererseits findet man solche Eigenschaften und Gedankenwelten oft bei narzisstischen Soziopathen wie aber auch bei Diktatoren, Despoten und Patriarchen. Da solche Persönlichkeitszüge in verschiedener Intensität und Gefährlichkeit auch in unserer Bevölkerung nicht so selten sind, ist diesen Wesenszügen, ihren möglichen Ausprägungen und daraus resultierenden potenziellen Gefahren für das soziale Umfeld ebenfalls in späterer Folge ein Buchabschnitt gewidmet.

Ich entferne mich jetzt wieder von jenen Abgründen, die ähnlich einer Gletscherspalte kein Leben mehr freigeben, und begebe mich hin zu solchen, die auf den ersten Blick nur wie kleine Unebenheiten wirken. Solche Unebenheiten, die jedoch gut getarnte Fallen sind. Fallen, durch die man in tiefe Abgründe der menschlichen Seele blicken kann. Die Folgen sind für die Betroffenen zwar nicht tödlich, aber sie können zu einer manchmal sogar lebenslangen Seelengefangenschaft führen. So hörte ich kürzlich, dass eine Mutter zu ihren Kindern wiederholt gesagt hat, dass sie alle nur ein Unfall gewesen seien, denn sie hätte nie Kinder haben wollen. Kindern wird mit solchen Aussagen vermittelt: „Ich bin unangenehm." Solche Erfahrungen brennen sich tief in die kindliche Seele ein und hinterlassen Spuren. So kann daraus die Annahme entstehen, dass die Welt feindlich gesinnt ist. Das macht Angst und lässt Unsicherheit entstehen. Man zweifelt daran, dass man liebenswert ist und das Recht auf Wertschätzung hat, und geht wie ein „geschlagener Hund" mit Seelenschmerz durchs Leben.

Wie fühlt sich ein Kind im Volksschulalter, wenn es versucht, seine Mutter vom Nachmittagsschläfchen auf der Couch wachzurütteln, diese jedoch nicht die Augen aufmacht und wie tot liegen bleibt? Es fühlt sich völlig hilflos. Schrecken mutiert zu nackter Angst und diese ergießt sich in einem Schwall schleimig-schwarzer Lähmung über die zarte Kinderseele.

Was geht aber dann in diesem Kind vor, wenn die Mutter sich plötzlich lachend aufsetzt und sagt „Ich wollte nur sehen, wie du reagierst, wenn du glaubst, ich bin tot!"? Bizarr, unglaublich, aber wahr! Eine Mutter stellt sich tot, um die Liebe ihres Kindes zu testen! Und von einem solchen, fast identen Szenario aus ihrer Kindheit haben mir zwei verschiedene Frauen berichtet. Wie viele gibt es jedoch noch auf dieser Welt, die Opfer grausamer, bizarrer Ideen ihrer Eltern wurden?

Diese schrecklichen Gefühle sowie die Erschütterung darüber, was die Mutter ihnen damals angetan hatte, brannten sich tief und fest in die Seelen dieser Frauen, sodass sie sich auch noch rund vierzig Jahre danach detailgetreu an das unglaubliche Totstellen-Schauspiel der Mutter erinnerten.

Ich werde vermutlich auch nie vergessen, was mir einst eine junge Frau berichtete, deren Mutter an Bosheit die Stiefmutter von Schneewittchen übertroffen hatte. Ihre bösen Taten, so bizarr es klingt, übte sie aus Eifersucht auf ihre Tochter aus. Die junge Frau hatte als Kind ein Kätzchen bekommen. Als sie eines Tages von der Schule nach Hause kam, lag ihr Kätzchen von einem Auto angefahren tot auf der Straße vor dem Haus. Der Seelenschmerz dieses Kindes war unbeschreiblich groß. Was dann passierte, fällt mir schwer zu Papier zu bringen, da mir die richtigen Worte fehlen, so grässlich empfinde ich es und so greife ich auf karge Sachlichkeit zurück: Es stellte sich heraus, dass die Mutter absichtlich das Tor zur Straße hin öffnete und das Kätzchen hinauslaufen ließ, weil sie es loswerden wollte, da es sie nervte (und sie auch eifersüchtig auf das Kätzchen war?). Es kann sogar sein, dass die Hassgefühle dieser Frau ihrem Kind gegenüber so groß waren, dass sie sich an dem unsäglichen Leid ihres Kindes über den Tod ihres geliebten Kätzchens weidete!

Wo bleibt der Vater, was tat er? Falls Sie sich das fragen, hier eine kurze und wieder sachliche Antwort: Der Vater war gewalttätig seiner Frau und seiner Tochter gegenüber. Als die Tochter ungefähr vierzehn war, brach er ihr mit einem Faustschlag die Nase und verbot ihr danach ärztliche Hilfe in Anspruch zu nehmen.

Diese junge Frau hat aus eigener Kraft, mit viel Energie, mit Lebensmut, Kreativität und durch ihre unwahrscheinliche Lebensfreude ihre Lebensgeschichte mit all diesen Kränkungen bearbeitet. Sie ließ sich nie brechen und steht mittlerweile als starke, liebenswerte Frau erfolgreich und eigenständig in ihrem lebenswerten Leben.

Es ist alles andere als selbstverständlich, dass eine Kindheit und Jugend, die von körperlicher Gewalt und permanenter Seelenfolter geprägt sind, ein gesundes Erwachsenenleben zulassen. Oft genug werden Opfer später selbst zu TäterInnen oder ihre Seele zerbricht. Viele von ihnen empfinden dadurch ihr Leben nicht mehr als lebenswert oder fühlen sich nicht mehr in der Lage, es weiterzuleben. Die Konsequenz ist sehr häufig der Suizid.

20 bis 60 Millionen Menschen begehen jährlich einen Suizidversuch. Rund eine Million Menschen verstirbt daran. Laut Daten der Weltgesundheitsorganisation – WHO – stirbt alle 47 Minuten ein Mensch in Deutschland durch Suizid, alle drei Minuten kommt es zum Suizidversuch.

Blickt man in diese Abgründe tiefer Verzweiflung, so tun sich weitere Abgründe auf. Nämlich dann, wenn man sich mögliche Folgen einer Suizidhandlung genau ansieht.

Sogar die ganz „stillen" Suizide, die aus dem unendlichen Bedürfnis nach Ruhe und Freiheit vom Seelenschmerz entstehen, schlagen tiefste Kerben in die Psyche der Hinterbliebenen. Nicht nur Schmerz und Trauer über den Verlust wühlen diese Menschen auf, sondern auch tiefe Schuldgefühle, den Suizid nicht verhindern haben zu können. So wird der Suizid nicht nur als Selbstzerstörung gesehen, sondern birgt unglaubliche Aggressionen nach außen in sich. Von Menschen, die Suizidgedanken äußern, wird nicht selten beschrieben, dass es ihnen Genugtuung verschafft, sich vorzustellen, wie die, von denen sie sich tief gekränkt fühlen, ums Grab stehen und trauern. „Da sehen die dann, was sie angerichtet haben", „Das haben sie davon, dass sie so gemein zu mir waren" – solche Aussagen werden von Menschen, denen starke Kränkungen zugefügt wurden, auch getätigt. Die Tatsache, dass sie in der Realität dieses befriedigende Gefühl der erfolgreichen Rache nie auskosten können, weil sie zu diesem Zeitpunkt bereits tot sind, wird außer Acht gelassen. Es wird außer Acht gelassen, weil die Abgründe, die sich in Momenten unbändigen Hasses und schmerzender Verzweiflung auftun, so tief sind, dass rationales Denken versagt. Die Folgen können völlig unglaubliche Handlungen sein, die einen verzweifelten Selbstmörder schlussendlich auch zu einem von der Öffentlichkeit an den Pranger gestellten Mörder werden lassen.

Wie beispielsweise einen jungen Mann namens Eric E., der in voller Fahrt gegen die Zapfsäule einer Tankstelle gefahren war und dabei einen Menschen, der gerade tankte, mit in den Tod gerissen hat. Es hieß in den Medien, dass er mit einem spektakulären Tod und mit einer Irrsinnstat in die Geschichte eingehen wollte. Sein großes Vorbild sei der Schriftsteller und Journalist Hunter S. Thompson gewesen, der seinem Leben ebenfalls selbst ein Ende gesetzt hatte. Eines von Thompsons Zitaten trifft hier auf grausame Weise zu:

> *Wenn die Sache irre wird, werden die Irren zu Profis.*
> HUNTER S. THOMPSON

Irre ist hier nicht mit krank gleichzusetzen, sondern mit einem Irrsinn, der leider jeder Normalität entspringen kann.

Bei Eric E. soll zwar ungefähr zwei Monate vor dem Suizid eine Depression diagnostiziert worden sein, aber keine Aggression und so auch keine Fremd- oder Selbstgefährdung. Beim behandelnden Psychiater hinterließ er laut Medienberichterstattung „einen guten Eindruck".

Dieser Mensch war kein Monster. Wurde er plötzlich zu einem, als sich tiefe Abgründe seiner Seele auftaten? Haben ihn erst die

Medien zu einem Monster gemacht? Niemand weiß es wirklich – aber viele meinen zu wissen, dass man „dem Typen doch ansieht, dass der nicht ganz dicht ist".

Rasch und fast unbemerkt können sich auch so kleine Abgründe öffnen: die Abgründe der Sensationslust, die Abgründe des Weidens am möglichen Wahnsinn, die Abgründe wohligen Schauers beim Verfolgen der Bestrafung des Bösen, die Abgründe der Denunzierung, die Abgründe des Rassismus und viele andere.

Letztere gab es in verheerender Form in der Vergangenheit und es gibt sie in unglaublicher Weise auch in der Gegenwart. Ein Großteil unserer Gesellschaft und deren gewählte Vertreter blicken ruhigen Auges in diese Abgründe oder sehen geflissentlich darüber hinweg.

Meist sind das Menschen, die in ihrem Leben noch nie auffällig geworden sind. Lauern trotzdem ungeahnte Gefahren in ihnen?

3. „Er war nie auffällig" – Was lauert in uns?

In entspannter Urlaubsstimmung wandere ich durch die Ramsauer Bergwelt, als ich einen blondgelockten rund fünfjährigen Jungen den Weg heraufstapfen sehe. Ein Gesicht, als könnte er kein Wässerchen trüben, fast engelsgleich. Er kniet nieder und gräbt mit den Händen in der Erde herum. Ach, wie nett, ein naturverbundenes Kind! Es sammelt vielleicht schöne Steine statt Computerspiele voll Action und Gewalt?! Beim Näherkommen erkenne ich, dass es tatsächlich ein Stein ist, den der Junge im Schweiße seines Angesichts ausbuddelt. Ein sehr großer Stein, der in der Mitte des Weges tief in der Erde sitzt. Das Kind lässt sich durch mein Vorbeigehen nicht ablenken und arbeitet fleißig weiter. Als ich mich dann später umdrehe, sehe ich, dass der Junge den Stein nun fertig ausgegraben hat und ihm eine neue Stellung gibt. Er platziert ihn mit der Spitze nach oben, senkrecht in eine kleine Vertiefung. Mein erster Gedanke: „Tut er das, damit seine nachkommenden Eltern oder andere Wanderer darüber stolpern?"

Ich werde die wahre Intention des Jungens nie erfahren, aber wenn meine Annahme richtig war, ist er dann auffällig? Oder ist sein Unterfangen ein harmloser Streich? Oder bin gar ich auffällig, weil ich ihm Bosheit unterstelle, obwohl er seine Ausgrabung nur stolz in voller Größe präsentieren wollte?

Was genau ist nun auffällig? Ja, natürlich, all das, was ins Auge springt, wie beispielsweise Werbung? Aber wie ist das beim Menschen? Salopp gesagt sehr ähnlich, nur häufig mit negativen Konsequenzen. Alles, was anders und ungewohnt ist, fällt auf. So fallen Menschen mit einem sichtbaren körperlichen Handicap auf, ebenso aber auch Menschen, die sich abweichend von der Norm verhalten. Jedoch fällt zum Beispiel ein Mensch, der in einem Rollstuhl sitzt, zwar auf, aber ist natürlich nicht unweigerlich verhaltensauffällig. Verhaltensauffällig ist auch kein neutraler Begriff, sondern negativ behaftet und wird oft gleichgesetzt mit einem gestörten Verhalten. Als Versuch, eine Diskriminierung zu verhindern, wurde im pädagogischen Bereich der Begriff „verhaltensoriginell" geboren. Das ist jedoch nichts anderes als ein sogenannter Euphemismus, also eine beschönigende Formulierung für einen Sachverhalt.

Wo finden wir nun einen Anhaltspunkt, was ein auffälliges Verhalten auszeichnet? Obwohl ein solches noch keine Verhaltensstörung ist, kann man sich dennoch an die Definition einer solchen halten, wenn man den Fokus nur auf den kulturellen Kontext legt. Das Verhalten eines Menschen fällt dann auf, wenn es den erwarteten Normen, die in einer Kultur und der jeweiligen Zeitepoche vorherrschen, nicht angepasst erscheint – wenn der jeweilige Verhaltenskodex nicht eingehalten wird.

Es gibt jedoch weder eine einheitliche Kultur auf unserem Kontinent, noch gibt es eine solche innerhalb eines Landes, diese unterscheidet sich bereits deutlich zwischen Städten und ländlichem Raum. Bedenkt man weiters, dass Kultur nicht gleich Kultur ist, sondern es Landeskultur, Esskultur, Trinkkultur, Sprachkultur, Firmenkultur, Freizeitkultur und noch weitere Kulturen gibt, so folgt daraus, dass es für jeden Menschen zahlreiche Möglichkeiten gibt, sich unangemessen zu verhalten und so als auffällig in seinem Verhalten wahrgenommen zu werden.

So widerfuhr es mir kürzlich im Urlaub, als ich vor dem Hotel einparkte, gewohnheitsmäßig die Lenkradkralle zwecks Diebstahlsicherung anbrachte und unbeschwert und fröhlich aus dem Auto stieg. Da stand er plötzlich vor mir, der Hotelchef: mächtig, vorwurfsvoll blickend, verständnislos den Kopf schüttelnd. Nur der erhobene strafende Zeigefinger fehlte noch. Was hatte ich getan? Nun, ich erfuhr es umgehend, in nicht minder vorwurfsvollen Worten: „Hier bei uns in der Ramsau braucht man das nicht. Hier kann man sogar die Haustüre unversperrt lassen!" Ich hatte den Verhaltenskodex missachtet! Nun hatte ich die Wahl, ab sofort als verhaltensauffällig zu gelten oder Angst um mein Auto zu haben. Wofür ich mich entschieden habe? Nun ja, ich bin nun mal ein auffällig vorsichtiger Mensch, aber deshalb nicht verhaltensgestört.

Eine Störung des Verhaltens liegt dann vor, wenn anzunehmen ist, dass ein schlecht angepasstes Verhalten hirnorganisch bedingt ist und/oder mitverursacht ist durch das Milieu, in dem die Person lebt, und durch ihre Verhaltensweisen negative Konsequenzen für die Person selbst oder ihre Umwelt eintreten. Das bedeutet, wenn ein Mensch durch sein Verhalten in seiner Entwicklung eingeschränkt ist und die Fähigkeit zu lernen und zu arbeiten beeinträchtigt ist sowie wenn seine sozialen Fertigkeiten nicht oder unzureichend ausgeprägt sind. Und eben diese Defizite ohne pädagogisch-therapeutische Unterstützung nur unzureichend oder gar nicht zu überwinden sind.

Was stört nun eigentlich an einer Verhaltensstörung? Meist stört uns jenes Verhalten von anderen, das sehr offensichtlich ist und für Mitmenschen als unangenehm oder gefährlich wahrgenommen wird. Im Diagnoseschema der Weltgesundheitsorganisation (WHO), aktuell ist es das ICD-10, gibt es die Diagnosekategorie „Verhaltens- und emotionale Störungen mit Beginn in der Kindheit und Jugend". Hier sind für das soziale Umfeld fast unübersehbare Störungen beschrieben, die hyperkinetische Störung, allgemein unter ADHS bekannt, und die „Störungen des Sozialverhaltens". Diese reichen von „auf den familiären Rahmen beschränkten", über „oppositionelle, aufsässige" Verhaltensweisen bis hin zu „nicht näher bezeichneten" und „kombinierten Störungen des Sozialverhaltens und der Emotionen". Wenngleich auch sehr schwierig zu stellen, gibt es bereits ab dem Säuglingsalter Diagnosen wie „Störungen im Verhalten und in den Emotionen".

Dieses Kapitel heißt jedoch „Er war NIE auffällig" und nicht „Er war auffällig" – das habe ich nicht vergessen! Jedoch besteht das große Problem darin, dass es auch zahlreiche Diagnosen gibt, die Verhaltensweisen beinhalten, die keineswegs für das Umfeld störend sind und so unauffällige Auffälligkeiten darstellen.

So liegt es nahe, sich nicht zu wundern, wenn ein Kind, welches in einem extremen Ausmaß andere Kinder sowie Erwachsene beschimpft, provoziert, schlägt, sehr schadenfroh ist, andere auf niederträchtige Art ausspottet, hinterhältige körperliche Angriffe startet, Kinder und Tiere quält, fremdes Eigentum mutwillig zerstört und grausame Taten setzt, im jungen Erwachsenenalter infolge diverser Delikte polizeibekannt wird. Wenn ein Mensch mit einer solchen Vergangenheit dann später eine spektakuläre Gewalttat verübt, heißt es nur lapidar: „Das war ja vorauszusehen. Das musste ja so kommen!"

Dem ist übrigens nicht immer so, denn viele Kinder und Jugendliche mit auffälligem Verhalten, also einer dunklen kindlichen Vergangenheit, entwickeln sich nicht unweigerlich zu Verbrechern. Aber diese Tatsache wird oft von der Flut menschlicher Sensationsgier aus den Hirnen weggespült.

Bei Kindern, die hingegen ruhig und angepasst sind, schüchtern, unsicher oder ängstlich wirken, liegt der Schluss ferner als fern, dass diese in ihrer Zukunft Verhaltensweisen und Handlungen mit verheerenden Konsequenzen zeigen könnten. Mauerblümchen, Angsthase, Traummännlein, Hosenschisser, Mimose, Streberleiche und Co, na, die haben doch keinen Mumm, die können kein Wässerchen trüben! Warum eigentlich nicht?

Ich lernte eine nahe Verwandte eines Freundes kennen, als sie gerade mit der Volksschule begann. Annelie war ein sehr ruhiges Kind, das Anweisungen von Erwachsenen befolgte, kaum widersprach und mit Eifer den Schulalltag in Angriff nahm. Jene Bereiche, die ihr nicht so lagen, wurden durch Förderung seitens der Familie ausgeglichen. Annelie übte hier eben noch mehr als in jenen Fächern, die ihr leicht fielen. Sie durfte natürlich auch Kind sein und spielen – jedoch nur das, was ihre Eltern und Großeltern als angemessen empfanden, und auch nur mit ausgewählten anderen Kindern. Kein schlechter Einfluss sollte hinterhältig und kriecherisch die Möglichkeit haben, sich in die heile Welt von Annelie einzuschleichen. Dass Fluchen oder Schimpfen für Annelie „tabuer" als tabu war, brauche ich nicht zu erwähnen. „Bravsein" hieß die oberste Lebensregel. Dazu zählte brav aufzuessen, brav zu lernen, brav zu hören, was Erwachsene sagen, brav vorsichtig zu sein und auch brav in der Schule mitzuarbeiten. Letzteres fiel Annelie etwas schwer, da sie meist zu schüchtern war, um sich im Unterricht freiwillig zu melden. Annelie wurde älter. Hin und wieder war jetzt sanftes Aufbegehren zu erkennen. Dieses wurde aber rasch mit einem engen Freizeitterminplan erstickt. Er enthielt Mannschaftssportarten ebenso wie Lerncamps oder Unternehmungen mit der Familie. Der Wechsel ins Gymnasium stand an und Annelie durfte eine von der Familie ausgewählte Schule besuchen. Keine ihrer leider immer nur spärlich vorhandenen Schulfreundinnen wechselte dorthin. Die Lebensregeln wurden noch etwas ausgeweitet, da jetzt noch das Fernhalten vom anderen Geschlecht hinzukam. Denn sie sei ein ordentliches Mädchen, nicht so eine kleine Lolita. Der Begriff Lolita wurde natürlich nicht ausgesprochen, denn dann hätte man ja den Begriff erläutern und so ein „Pfui-Thema" ansprechen müssen. Annelie hielt sich weiter recht brav an die Lebensregeln. Ihr Leben wurde von Eltern und Großeltern genau kontrolliert. Privatsphäre gab es kaum für Annelie. Lernmäßig kam sie nun sehr gut voran, hier war keine Rede mehr von Defiziten. Das einzige Problem waren KlassenkameradInnen, die begannen Annelie auszuspotten, zu beschimpfen und auszugrenzen. Sie hatte den Status der pummeligen, uncoolen „Hosenschisser-Streberleiche". Da die familiären Überlebensregeln den Gebrauch von Schimpfworten unterbanden, verfügte Annelie auch nicht über ein Repertoire solcher. Auch weibliche Wehrhaftigkeit zählte nicht zu den in der Familie erwünschten Tugenden, wodurch hier ein wahrhaft kraterartiges Defizit bestand. Was tut man in einem solchen Fall? Man wechselt schnellstens die Schule und bricht den Stab über all den missratenen MitschülerInnen. Ungefähr zu diesem Zeitpunkt verlor ich Annelie für einige Jahre aus den Augen. Die Augen geöffnet wurden mir dann, als Annelie fünfzehn war und ich von einem Familienmitglied kontaktiert wurde, um ihm Einrichtungen zu nennen, in denen jungen Menschen mit Essstörungen Hilfe angeboten wird. Annelie litt zu diesem Zeitpunkt unter einer schweren Magersucht. Ich erfuhr von Annelie persönlich, dass sie mit dreizehn begonnen hatte, auffälliges Essverhalten zu zeigen, welches von Phasen des Nichtessens sowie Essattacken mit Erbrechen durchwachsen war. Viele Monate später traf ich Annelie wieder. Das brave, angepasste, unauffällige Mädchen hatte sich zu einer auffallenden junge Frau gewandelt, deren Erscheinung unweigerlich Blicke auf sich zog: langes rot gefärbtes Haar, Augen mit schwarzem Khajal umrandet, enges, tief ausgeschnittenes Top und eine Tätowierung am Unterarm, die eine Liebesbeziehung zum Tod bekundete.

Man könnte jetzt denken, gut so, sie hat nun ihre Identität gefunden und sich vom Bravsein, ihrer Unscheinbarkeit und aus den engen Familienbanden gelöst. Ja, hat sie, aber sie hat die engen Familienbande nur getauscht. Getauscht mit den Banden zum Tod. Annelie ist süchtig. Süchtig nach Essen, nach Hungern und nach Drogen. Annelie war sogar bereit Drogen mit ihrem Körper zu bezahlen, da sie kein Geld mehr hatte. Als Annelie nach einem Drogenexzess mit Herzstillstand ins Krankenhaus eingeliefert wurde, nahm sie das mit großer Gelassenheit. Annelie scheint auch süchtig nach dem Tod zu sein.

Annelie war nie auffällig – jedoch lauerten in den Tiefen ihrer Seele diese „dunklen Mächte". Trotz meiner psychologischen Profession dachte ich in all den Jahren ihrer Kindheit nicht, dass es so dramatisch werden könnte. Ich hoffte nur immer, dass Annelie sich der strengen Kontrolle und Vereinnahmung durch ihre Familie auf konstruktive Art entziehen werde. Das ist leider misslungen – zumindest bis heute.

Auf allgemeine Ursachen, warum in den Tiefen der menschlichen Psyche Seelenmonster sesshaft werden können, gehe ich in späteren Kapiteln ein. Vorerst möchte ich noch mögliche Gefühle von Mauerblümchen, Angsthase, Traummännlein, Hosenschisser, Mimose, Streberleiche und Co beleuchten.

Aus meiner Sicht sind Mauerblümchen nicht unweigerlich weiblich, sondern können durchaus auch männlich sein. Es handelt sich um unauffällige Personen, die in zahlreichen Situationen von Mitmenschen wenig bis gar nicht beachtet werden. Wie könnte sich ein Kind oder junger Mensch fühlen, wenn er abseits der Gruppe von Gleichaltrigen ein Schattendasein führt? Ausgeschlossen! Nun, ausgeschlossen sein ist nicht gerade ein Gefühl, sondern beschreibt eine Situation. Was tut nun eine solche Situation mit mir? Es könnte sein, dass ich am ganzen Körper und besonders in der Gegend um den Magen herum ein unangenehmes Ziehen verspüre – also Schmerz empfinde. Es tut tief drinnen weh, ich fühle mich traurig. Ich kränke mich. Ich weiß aber nicht, was ich damit tun soll. Wenn ich weine, dann lachen mich die anderen sicher aus. Wenn ich nicht weine, dann bekomme ich so einen großen Kloß im Hals. Der Kloß ist besser, der verschwindet dann bald. Aber sicherheitshalber gehe ich weg von der Gruppe und tue so, als würden mich die anderen nicht interessieren. Obwohl ich eigentlich gerne dabei wäre. Aber ich weiß ja eh, ich bin langweilig und hässlich – „Außenseiter sein" nennt man das.

Oft werden AußenseiterInnen von anderen Kindern oder Jugendlichen nicht nur passiv ausgegrenzt, sondern auch aktiv gedemütigt, geschlagen, verspottet, misshandelt oder gequält. Sie leiden aus Angst vor weiteren Demütigungen und Schlägen oft nur still vor sich hin. Oder aber sie haben auch nie gelernt sich zur Wehr zu setzen, zu widersprechen oder es gibt niemanden, der ihnen zuhören würde.

Wenn sich dann auch noch Autoritäten im Leben dieser Menschen breitmachen, von denen sie abhängig sind, die eine Machtposition innehaben und diese Macht schamlos missbrauchen und die ihrerseits wieder und immer wieder ihren Finger in die offene Seelenwunde ihrer Schützlinge bohren, so hinterlässt das Spuren. Tiefe Spuren! Folgt man solchen Spuren, so führen manche davon auch in den Tod. Und das nicht nur bei Menschen, die AußenseiterInnen sind. Der österreichische Schriftsteller Thomas Hartl erzählt in dem Buch „Die kleine Angst" eine solche Geschichte über einen jugendlichen Realschüler, der sich vom Leistungsdruck und der Autorität seines Klassenvorstandes fast in den Tod treiben lässt.

Jahrelange Kränkungen hinterlassen immer Spuren. Wohin diese führen, ist sehr unterschiedlich. Spuren der Kränkung können in psychosomatische Krankheiten führen – körperliche Krankheiten als Hilferuf der Seele. Das geschieht meist dann, wenn Kränkungen verdrängt und Leid und Gram hinuntergeschluckt werden. Andere Spuren wieder führen so lange im Kreis, dass eine Art Seelenpanzer entsteht, welcher undurchdringlich für Empfindungen wird – leider auch für angenehme! Hin und wieder gibt es auch Spuren, die mit der Zeit aussehen, als hätte ein vor einem Feind flüchtender Hase in großer Angst Haken geschlagen. Diese Haken werden dann immer enger und enger, so als wäre der Hase völlig kopf- und planlos hin und her gerast. Ausweglos! Ausweglos auf eine Katastrophe zusteuernd. Wie solche dann aussehen können, ist völlig unterschiedlich. Es können gefährliche, gegen sich selbst gerichtete Handlungen sein, ebenso auch gegen andere Menschen oder Objekte gerichtete.

Begegnen Menschen zum richtigen Zeitpunkt einem erfahrenen Spurenleser, so kann sie dieser zu jener Stelle führen, an der sie sich seelische Unterstützung holen können. Aber da das Leben vor Ungerechtigkeiten noch nie zurückgeschreckt ist, hat nicht jeder das Glück, auf einen Spurenleser zu treffen.

Das Empfinden von Hilflosigkeit und Ausweglosigkeit wird nicht nur bei AußenseiterInnen wach, es kann auch unter bestimmten Umständen gesellschaftlich gut integrierte Menschen überwältigen. Wozu sind wir fähig, wenn das eigene Leben oder das unserer Liebsten bedroht wird? Wie schon in meinem Buch „Wie der Mensch denkt. Die Milliarden im Kopf" ausgeführt, ist eine Tat im Affekt dadurch gekennzeichnet, dass die Gefühlsüberflutung, die zu der Tat führte, im Verhältnis zu ihrem Anlass für einen Durchschnittsmenschen nachvollziehbar ist. Der besagte Durchschnittsmensch muss sich auch vorstellen können, dass selbst er unter den gegebenen besonderen Umständen zu einer solchen Gemütsverfassung fähig wäre. Nach dem Gesetz gelten Situationen als akzeptabler Anlass, in denen einem selbst oder Angehörigen Gewalt zugefügt wird, ohne jedoch den Gewaltakt selbst mitprovoziert zu haben.

Aus diesem Blickwinkel betrachtet würde das bedeuten, dass in jedem Menschen, der zeit seines Lebens nie aufgefallen ist, ungeahnte Kräfte lauern.

Ist Ihnen aufgefallen, dass der letzte Satz in seiner Aussage neutral ist? Auch wenn das Thema dieses Buches, also die „dunkle Seite des Menschen", vorrangig Assoziationen zu Gefahr auslöst, muss es nicht unweigerlich so sein. Eine dunkle Stelle ist eine, wo kein Licht hinfällt, die ungeahnt im Verborgenen liegt. Auch konstruktive Kräfte und Fähigkeiten können dort ruhen. Meerestiefen sind dunkel, Tropfsteinhöhlen sind dunkel – beides birgt außergewöhnlich Wunderbares wie Gefährliches in sich.

Kennen Sie den Spruch „Wie eine Löwin um ihr Kind kämpfen"? Eine Löwin wird einen Feind, der ihre Jungen bedroht, töten. Auch wenn sich der Mensch ein klein wenig vom Tier unterscheidet, ist er dazu, auch unter Einsatz des eigenen Lebens, ebenso fähig. Handlungen, die im Affekt durchgeführt werden, werden oft auch ohne Rücksicht auf das eigene Leben vollzogen.

Ich erinnere mich noch gut an eine Klassenkollegin in der Unterstufe des Gymnasiums, die ohne Rücksicht auf ihr eigenes Leben auf eine stark befahrene, mehrspurige Straße rannte, um einen Hund, der sich dorthin verirrt hatte, zu retten. Was würde sie mit einem Menschen anstellen, der vor ihren Augen ein Tier quält?

Wozu denken Sie, sind Sie fähig, wenn jemand vor Ihren Augen ein hilfloses Wesen quält? Wozu fühlen Sie sich fähig, wenn jemand Menschen, die Sie lieben, qualvolle Misshandlungen zufügt? Wenn Sie es sich jetzt nicht vorstellen können, sind Sie keineswegs verhaltensauffällig. Es ist völlig normal, denn es dient dem Erhalt unseres seelischen Gleichgewichts, dass wir solche Szenarien des Grauens nur sehr schwer bis gar nicht vor unser geistiges Auge führen können. Menschen, die ein solches in der Realität erleben mussten, haben oft große Schwierigkeiten, das Erlebte zu verarbeiten, und leiden darunter, dass sich diese schrecklichen Bilder immer wieder ungewollt in Form von „Flashbacks" aufdrängen. Sie wegzubekommen ist sehr schwierig. Je jünger Menschen sind, die traumatische Ereignisse durchleben müssen, und je häufiger sich solche wiederholen, umso eher leidet die Persönlichkeitsentwicklung dieser Menschen. So kann es auch vorkommen, dass jemand nie auffällig war, jedoch „dem Bösen" über Jahre hinweg ausgesetzt war und seine Seele dabei so schwer verwundet wurde, dass schließlich ihr Tod eingetreten ist. Zurück bleibt ein seelenloser Mensch, der nie auffällig war!

Sicher hat auch Fritzl im Schutz seiner Festung, getarnt als unauffälliger Bürger, seinen Kindern die Seelen geraubt. Er hat sie als Zeichen seiner unsäglichen Macht gesammelt und sich unauffällig an ihren Klagen geweidet.

Vorab sei gesagt, dass Fritzl jedoch alles andere als unauffällig gewesen war, hatte er doch in seinem jungen Erwachsenenleben eine Haftstrafe wegen Vergewaltigung abgesessen. So soll auch eine Zeitung damals berichtet haben, dass ein „mehrfacher Vater von der Polizei als gemeiner Sittenstrolch entlarvt" wurde. Eine sehr liebevolle Bezeichnung für einen Vergewaltiger. Aber das war noch eine andere Zeit. Später, als sein Verhalten als Zeichen höchster Auffälligkeit gewertet worden wäre, war die Tat bereits verjährt. Hier stellt sich auch die Frage, ob eine Strafe wegen Vergewaltigung je verjähren sollte. Eine gegenteilige Art, mit Sexualverbrechern umzugehen, herrscht in den USA, wo es ortsbekannt wird, wenn ein solcher nach Verbüßung seiner Haftstrafe in eine neue Wohngegend ziehen will. Hier wird mit dem Finger auf ihn gezeigt und er kann so nie mehr unauffällig bleiben, egal wie unauffällig er sich auch verhält. Gut oder schlecht? Wird in unserem Land zu fürsorglich auf die Privatsphäre von Sexualtätern geachtet oder sind die Amerikaner in ihrem Umgang mit solchen zu radikal?

Fritzl war in seinem Leben zwar auffällig, aber in einer Art und Weise, wie es zahlreiche andere Männer auch sind. Diese „Fritzl-Doubles" sind jedoch nicht unweigerlich auch Mörder und Vergewaltiger. Letzeres stelle ich dabei infrage, da in meinen Augen Sextourismus einer „erlaubten Vergewaltigung" gleichkommt.

Nach Medienberichten soll Fritzl in Thailand in einem für Sextourismus berüchtigten Urlaubsort seinen Perversionen freien Lauf gelassen haben, während seine Frau zu Hause bei den Kindern blieb. Männer, die solches als ihr unantastbares Recht empfinden, gibt es leider zur Genüge.

Fritzl soll gerne geflirtet haben und der Schwarm vieler Frauen gewesen sein. Es wird beschrieben, dass er immer perfekt gekleidet war und ein sehr charmantes Auftreten hatte. Er wird mit einem Diplomaten wie einem Dandy verglichen. Ein Mann, der auffällt. Männer wie er fallen auf, aber sie müssen nicht unweigerlich auffällig sein.

Fritzl soll gerne derbe Witze mit sexuellem Inhalt erzählt haben und darüber selbst am lautesten gelacht haben. Ich kenne Menschen, die gebildet sind, in einem hochgeachteten Beruf stehen und ihren ekelerregenden, seichten Humor auf eine ähnliche Weise zum Besten geben. Meines Wissens nach sind sie weder Mörder noch Vergewaltiger, sondern nur auffällig bemitleidenswert, wenn sie solches Verhalten nötig haben. In solchen Wesen lauert auch selten etwas Tiefes, sondern vorrangig sehr Seichtes!

Tief, in Sinne von niveaulos, war so manche Aussage von unauffälligen BürgerInnen aus Göstling, einem kleinen Ort in Niederösterreich. Der Grund dafür liegt in einer Gräueltat, die halt einfach nicht zu schmucken Vorgärten, romantisch gelegenen Bauernhöfen und ländlicher Idylle passt.

Ein Landwirt, der in einer Staffel der Fernsehsoap „Bauer sucht Frau" mitgewirkt hatte, beging eines Frühlingstages im Jahr 2011 einen erweiterten Suizid, bei dem er ein Blutbad anrichtete. Er erstach seine Freundin Cornelia und danach sich selbst.

Glaubt man Presseberichten, so war der Tenor betreffend diese unfassbare Tat in etwa: „Mein Gott, so was, unser Fredl! Dass so was denn sein darf?" War er doch ein so hilfsbereiter, lieber Mensch. Er hatte sich in der Ortsgemeinde engagiert und als Schuhplattler immer die Leute begeistert. Und jetzt so etwas. Fredl war nie auffällig gewesen!

Dass für die Kinder des Landwirtes die Welt zusammenbricht, ist nachvollziehbar, aber dass eine Zeitung nicht davor zurückschreckt zu ergänzen, dass auch für die Menschen im Ort dasselbe gilt, ist anmaßend. Übelkeitserregend empfinde ich auch jene Textpassage, die davon berichtet, wie schrecklich geschockt der Bürgermeister Franz H. ist, und dass er dann auch noch ausgerechnet an diesem Unglückstag 60 Jahre alt geworden ist.

Unauffällig ist hier weder die Berichterstattung, noch verhalten sich zahlreiche EinwohnerInnen von Göstling unauffällig. In Menschen können nicht nur Gefahren lauern, sondern auch abgrundtiefe Niveaulosigkeit.

Laut Zeitungsbericht sollen sich die meisten Menschen in Göstling darüber einig sein, dass dem unauffälligen und netten Fredl die neue, scheinbar auffällige, faule und zickige Freundin nicht gut getan habe: „Seit die Frau da war, ging es mit ihm bergab." Also gab es doch Auffälligkeiten, die NachbarInnen und weitere BewohnerInnen Göstlings bemerkt zu haben schienen?!

So scheint auch eine Nachbarin des Landwirtes bemerkt zu haben, dass, „wenn der Fredl nicht so gespurt hat, wie seine Freundin das wollte, dann hat sie ihm gedroht auszuziehen. Und das hat ihm halt eine Riesenangst gemacht."

Auffällig ist, dass dem Opfer, also der Freundin von Fredl, sehr übel nachgeredet wird, hingegen wird Fredl, der zum Mörder wurde, in den Himmel gehoben. Cornelia soll die Mutter von Fredl und dann auch seine 16-jährige Tochter vom Hof gejagt haben. Ihr soll die Arbeit am Hof zu mühsam gewesen sein. Sie solle unzufrieden gewesen sein, weil Fredl zu wenig Zeit für sie gehabt hatte.

Ganz plötzlich lässt sich ein erwachsener, bodenständiger Mann unter den „Pantoffel" einer neuen Frau stellen? Das klingt merkwürdig.

Als Psychologin vermute ich, dass der Landwirt schon länger mit seelischen Problemen kämpfte und die neue Beziehung das „Fass zum Überlaufen" brachte. Wenn sich ein Mensch selbst mehrfach mit einem Messer in Bauch und Arme sticht, also versucht sich selbst niederzumetzeln, geschieht dies nie aus dem Nichts und es bedarf eines großen Kraftaufwandes wie einer großen Selbstüberwindung. Verzweiflung, Ausweglosigkeit, Hass oder Wut fallen nicht vom Himmel. Wenn die Wurzeln nicht in einer schweren psychischen Erkrankung liegen, dann zumindest in einem auffälligen Persönlichkeitsstil. Einen solchen will nun niemand aus Göstling an Fredl bemerkt haben. Darum ist es auch einfacher, der auffälligen Cornelia jene Schuld zuzuschieben, dass sie den unauffälligen Fredl dazu gebracht hat auszurasten.

Sonst hätte ja so etwas nicht sein dürfen! So etwas hätte man ja bemerken müssen!

4. Warum keiner etwas gemerkt hat – oder hat ohnehin jeder etwas gemerkt?

> *Mich interessiert nicht, wessen Schuld es ist,*
> *vor allem nicht, wenn es meine eigene ist!*
> Dr. Gregory House (TV-Serie)

Es ist zu beobachten, dass fast jeder Mensch hin und wieder so tut, als würde er etwas oder jemanden nicht sehen, obwohl er die Person oder Situation blitzschnell in allen Kleindetails wahrgenommen hat. So tut man das (oder „man tut" es eigentlich nicht), wenn einem Menschen über den Weg laufen, die man, aus welchem Grund auch immer, nicht treffen will, geschweige denn mit ihnen reden will. Auch wenn „man es nicht tut", weil es gegen die Regeln der Höflichkeit verstößt, hat jeder Mensch das Recht, diesem Bedürfnis nachzukommen. Mit dieser Unterlassung füge ich niemandem Schaden zu. Vorausgesetzt ich mache es nicht ungeschickt und plump, indem ich hinschaue, mein Erkennen erkennbar ist und ich dann einfach wegschaue. Andererseits schädige ich auch durch ein solch plumpes Verhalten noch niemanden. Es könnte zwar sein, dass sich die Person kränkt, weil sie zur Unperson degradiert wurde, aber das Verhalten hat sicher eine Vorgeschichte.

Kenne ich die Person nicht, nehme jedoch eine Situation als unangenehm war und sehe weg, wird es schon kritischer. Die harmlose Variante sind UnterschriftensammlerInnen für gute Zwecke. Wobei es ein wahres Meisterstück ist, diese professionell zu übersehen. Sie springen ihr Opfer meist aus dem Hinterhalt an, begleiten dieses dann auch noch im Rückwärtsgang ein Stück des Weges und versuchen es mit charmanten Worten gehunfähig zu machen.

Bedenklich wird es, wenn beispielsweise ein Mensch mit einem Handicap Alltagshilfe benötigt. Auch hier sehen Menschen gerne weg. Meist nicht aus mangelndem Mitgefühl, sondern aus Angst, sich unter Umständen bei der Hilfeleistung ungeschickt anzustellen, oder aus dem Gefühl der Hilflosigkeit, weil sie nicht wissen, wie sie mit dem Handicap der Person umgehen sollen.

Bei solchen unterlassenen Hilfeleistungen ist nicht mal ein Handicap Voraussetzung, denn es reicht schon, wenn eine Mutter mit Kinderwagen in öffentlichen Verkehrsmitteln unterwegs ist. Was es da plötzlich an allen Ecken und Enden der kleinen Welt eines Busses oder einer Straßenbahn zu sehen gibt, ist wahrlich erstaunlich – da kann eine Mutter mit Kinderwagen als Attraktion natürlich nicht mithalten.

Wenn schon eine ungefährliche Mutter so viel Angst und Unsicherheit verbreiten kann, wie kann man da das Leisten von Hilfe erwarten, wenn eine Person an einer Straßenecke am Boden liegt? Das könnte ein betrunkener Obdachloser sein oder ein Drogensüchtiger, der einen plötzlich anspringt oder an dem man sich mit einer Krankheit infizieren könnte. Alles in allem sind es Befürchtungen, die nicht von der Hand zu weisen sind, aber es sind keine Freikarten fürs Wegsehen. Auch dann nicht, wenn es sich dabei tatsächlich um eine obdachlose oder drogensüchtige Person handelt, die regungslos im öffentlichen Raum liegt.

Ebenso könnte es aber auch ein nüchterner Mensch mit festem Wohnsitz sein, der gestürzt ist. So geschehen ist das einem Tiroler Altlandeshauptmann. Er stürzte im stark frequentierten Stiegenhaus einer Tiefgarage und blieb dort fast sechs Stunden schwer verletzt, stark blutend und bewusstlos „unentdeckt" liegen.

Da infolge von Bauarbeiten alle anderen Zugänge zur Garage gesperrt waren, ist das Wort unentdeckt eine schamlose Beschönigung. Es müssen zahlreiche GargenbenutzerInnen an diesem verletzten Mann vorbeigegangen oder besser gesagt sogar über ihn hinweggestiegen sein und mit scheinbar gutem Gewissen weggesehen haben.

Kurze Zeit später hat ein politischer Widersacher des Altlandeshauptmanns mehr als genau auf diesen Vorfall geblickt, etwas bemerkt und auch sofort medial angemerkt. Der Altlandeshauptmann soll nämlich betreffend die Zeitspanne, in der ihm niemand geholfen habe, geschwindelt haben. Die Wahrheit sei, dass der Politiker nach einem Fest im Landhaus mit Freunden an einer Bar bis in den Abend hinein gezecht habe und dann sturzbetrunken über die Treppe gefallen sei. Er habe somit sehr rasch Hilfe erhalten. Der Altlandeshauptmann soll diese Geschichte erfunden haben, damit seine stundenlange Zechtour nicht an die Öffentlichkeit dringt.

Sollte es eine Lügengeschichte gewesen, sagt das viel über die Persönlichkeit aus. Aber auch darüber, dass er große Angst davor gehabt haben muss, dass man etwas bemerken könnte, das seine weiße Weste beschmutzt. Hier gilt dann wohl, hoffentlich bemerkt keiner etwas – oder hat bereits jeder etwas bemerkt?

Wenn es jedoch eine wahre Begebenheit war, muss sie schrecklich gewesen sein! Wie fühlt es sich an, wenn man sich vorstellt, verletzt zu sein, Hilfe zu brauchen, und alle potenziellen HelferInnen gehen an einem vorbei, als wäre man mit einem Tarnmantel bedeckt? Ich weiß nicht, ob man sich das wirklich so richtig vorstellen kann, denn es macht große Angst. Diese Angst äußern auch oft alleinlebende Menschen. Sie fürchten sich, dass sie durch einen Sturz oder Krankheit in ihrer Wohnung plötzlich zusammenbrechen, und keiner merkt etwas davon. Und bis einer etwas merkt, ist es schon zu spät!

Ist man selbst von der Möglichkeit betroffen, verletzt, hilflos, oder gar im eigenen Blut zum Liegen zu kommen, erhält die Situation einer fehlenden Hilfeleistung ein ganz anderes Gesicht.

Ich konnte eine solche Situation einmal selbst erleben, zum Glück jedoch nicht verletzt liegend, sondern verletzt gehend. Nach einem Sturz am Ende meiner Laufrunde wankte ich im Laufoutfit, mit aufgeschundenem Gesicht und bluttriefender Nase die letzten hundert Meter zu meiner Wohnanlage. Mir begegneten dabei vier Menschen mittleren Alters, die mich entsetzt anstarrten und starrend weitergingen. Keiner fragte nach meinem Befinden oder ob er mir helfen könne. Trotz meines Entsetzens über meinen Sturz und meine blutende Nase konnte mich dieses Verhalten noch ein Stückchen weiter schockieren.

Was hat diese Menschen davon abgehalten, mir Hilfe oder wenigstens ein Papiertaschentuch anzubieten? Ich kam zu dem Schluss, dass ich von ihnen vermutlich als hochaggressive Läuferin wahrgenommen wurde, die in eine Prügelei verstrickt war. Diese Erklärung erscheint Ihnen absurd? Ist sie auch, aber was sonst als die Angst, selbst Schaden zu erleiden, könnte die PassantInnen von einem Hilfsangebot abgehalten haben?

Und das, obwohl jeder Mensch dazu verpflichtet ist, einer Person Hilfe zu leisten, wenn die Situation es verlangt. Mit der Einschränkung, dass man dabei weder sich selbst noch anderen dabei unzumutbaren Schaden zufügt. Welchen Schaden trägt ein Mensch davon, wenn er den Euronotruf 112 wählt? Oder ist es auch schon schädlich, wenn man in entsprechenden Situationen einfach nur mal nachfragt, ob man helfen kann oder Hilfe rufen soll?

„Echte Helden holen Hilfe" ist der Werbeslogan einer Zivilcourage-Kampagne. Das bedeutet, ich soll mich nicht voller Tatendrang ins Geschehen stürzen, sondern schlicht und einfach zum Telefon greifen.

Unterlassene Hilfeleistung ist jedoch nicht nur völlig „unheldenhaft", sondern auch strafbar – vorausgesetzt diese mit großer Feigheit gesegnete Person wird entlarvt. Hingegen wird es nicht bestraft, wenn eine Person nach ihren Möglichkeiten versucht zu helfen, diese Hilfe jedoch nicht optimal verläuft. Aber zum Helfen gehört Mut, denn das Risiko, dabei zu versagen, ist immer gegeben.

Zivilcourage bedeutet „Bürgermut" oder „Mut im täglichen Leben". Für mich beinhaltet es, sich für jemanden (öffentlich) einzusetzen, der Unterstützung braucht. Manchmal kann es dabei notwendig sein, dass man sich in der Öffentlichkeit exponiert, gegen den Strom schwimmt, den Mund aufmacht, wenn andere schweigen, sich anders verhält, als eine breite Masse es erwartet, oder auch das Risiko eingeht, dabei etwas nicht perfekt zu machen. Es kann somit auch dazu kommen, dass man plötzlich zur Zielscheibe oder zur „Buh-Person" wird.

Zivilcourage bedeutet auch, sich in eine Angelegenheit aktiv einzumischen, die einen augenscheinlich selbst nicht unmittelbar betrifft. Der sogenannte Augenschein neigt bekannterweise jedoch dazu, gerne zu betrügen. Denn wenn zum Beispiel der Verdacht besteht, dass einem hilflosen Wesen Gewalt angetan wird, ist es unabhängig von unseren Gesetzen doch so, dass Menschlichkeit der Motor dafür sein sollte, etwas zu unternehmen.

Selbstverständlich sollte es so sein, aber nicht immer ist es so. Manchmal ist es sogar alles andere als menschlich, wenn etwas unternommen wird. Worauf ich hinaus möchte, ist, dass sich beim „Einmischen in fremde Angelegenheiten" eine Gratwanderung ergeben kann. Eine Gratwanderung zwischen Verleumdung und echter Besorgnis. Der Psychologe Dr. Reimer Eggers, der an der Hamburger Polizeihochschule lehrt, konterte auf Fragen der Medien, wie es sein kann, dass solch monströse Taten, wie beispielsweise der „Fall Fritzl", über Jahre hinweg unentdeckt bleiben: „Wollen wir ein Land, bei dem jeder, der sich über seinen Nachbarn wundert, zur Polizei läuft?" So bringe die Normalbevölkerung unspezifische Auffälligkeiten auch nicht gleich mit Schreckensszenarien in Verbindung. Deshalb sind diese Menschen aber noch lange nicht IgnorantInnen! Sind dann jedoch jene Menschen, die sehr rasch Aktionen setzen, QuerulantInnen?

Rufe ich bei der Polizei an, weil die Kinder der Nachbarsfamilie wie am Spieß brüllen, weil die Eltern ihrer nicht Herr werden, und melde Verdacht auf Gewalt, kann es als Verleumdung ausgelegt werden. Mir kann vorgeworfen werden, dass es mich nervt und ich mich deshalb räche, indem ich ihnen die Polizei oder das Jugendamt auf den Hals hetze.

Wie aber soll ich nun entscheiden, ob Kinder nur einfach aus Jux und Tollerei schreien oder ob sie misshandelt werden und vor Schmerz und Angst brüllen? Dazu muss ich in jedem Fall ein Risiko eingehen. So kann ich regelmäßig bei den Nachbarn anläuten, wenn der Lärmpegel steigt, und nachfragen, ob etwas passiert ist. Es kann mir nun, je nach geistigem Niveau der Nachbarsfamilie, selbst Gewalt angedroht werden oder ich kann rüde zurückgewiesen werden oder ich kann lieblich säuselnd belogen werden, dass alles in Ordnung sei. Oder aber es ist keine Lüge, sondern es sind tatsächlich nur stimmgewaltige Kinder, die antiautoritär erzogen werden. Ja, ein Risiko gehe ich in jedem Fall ein, auch dann, wenn ich meine Sorge einer Behörde melde. Greift die Behörde ein und es ist tatsächlich alles in Ordnung, kann es sein, dass ich mir diese Nachbarn zu Feinden bis in den Tod mache. Ist Gewalt im Spiel und es setzen Konsequenzen ein, laufe ich ebenfalls Gefahr, dass mir diese Menschen dadurch feindlich gesinnt sind. Die Anonymität ist nämlich auch oft nur augenscheinlich, da es von Nachbarn nur eine beschränkte Anzahl gibt, die verdächtige Geräusche hören können. Hier sind wir wieder bei Zivilcourage angelangt, die Voraussetzung dafür ist, etwas zu bemerken und es nicht unbemerkt zu lassen.

Wenn etwas Bemerktes zu wenig bemerkenswert erscheint
Aber auch dann, wenn jeder etwas merkt und darüber nicht schweigt, kann dieser Sachverhalt von behördlicher Stelle als „nicht bemerkenswert" oder zu „wenig sichtbar" eingestuft werden. Aber womöglich gar nicht deshalb, weil die Behörden untätig bleiben oder lasch sind, sondern weil die Gesetzeslage ein radikales Einschreiten verhindert.

So ist es auch in meinem Bekanntenkreis geschehen. Ein engagierter Pädagoge beobachtete, dass es einem achtjährigen Mädchen in seiner Klasse nicht gut ging. In einem Gespräch stellte sich heraus, dass diesem Kind vom Vater regelmäßig psychisch und physisch Gewalt angetan wurde. Die Hebel wurden in Bewegung gesetzt, um dieses Kind zu schützen. Schlussendlich wurden das Mädchen und seine Geschwister aus der Familie genommen und in einer Einrichtung des Jugendamtes untergebracht. Das Mädchen war gleichzeitig erleichtert und todtraurig. Erleichtert, weil die Gefahr vorerst gebannt war, todtraurig, da sie ihren sadistischen und gewalttätigen Vater trotz allem liebte und bei ihrer Familie sein wollte.

Sie kam auch bald wieder in die Familie zurück. Die Behörden sahen keine unmittelbare Gefahr durch den Vater. Warum nicht? Dies ist darauf zurückzuführen, dass sich dieser Mann, ähnlich wie Fritzl, sehr gut darstellen kann und er darauf bedacht war, keine erkennbaren Anzeichen oder Spuren von Gewalt zu hinterlassen. Man könnte ihn auch als professionellen Folterknecht bezeichnen.

Der Vater misshandelte seine gesamte Familie, das Mädchen, ihre Brüder und seine Frau. Die Frau schlug im Übrigen ihre Kinder ebenfalls, wenngleich nicht mit derselben Kraft und Intensität wie der Vater! Vermutlich auch nicht aus Machtgier und Sadismus, sondern aus Hilflosigkeit und Überforderung, was aber die Gewaltanwendung keinesfalls entschuldigt.

Bei seinen sadistischen Taten hinterließ der Vater niemals sichtbare Spuren am Körper der Kinder. Es gab somit nur die Aussagen des Mädchens, welche zwar von ihren Brüdern bestätigt wurden, die sie selbst jedoch bald wieder abstritt.

Das Mädchen stritt in Folge alles ab, weil sie Angst vor möglichen Konsequenzen durch ihren Vater hatte und außerdem ja wieder zurück nach Hause wollte, was ja auch bald der Fall war.

Das Jugendamt veranlasste zum Zeitpunkt der Rückkehr der Kinder ein regelmäßiges Familiencoaching, bei dem Fachleute zur

Familie nach Hause kamen und mit der gesamten Familie arbeiteten.

Nach der Rückkehr wurde es jedoch für das Mädchen noch viel schlimmer, denn der Vater rächte sich für den Verrat, den seine Tochter aus seiner Sicht an ihm begangen hatte. Wiederum mit diffizilen Methoden des Psychoterrors, der keine sichtbaren Spuren hinterließ. Auch wenn Sie keine Kostprobe seiner Folterkunst möchten, bedränge ich Sie jetzt mit einer solchen: Er verfütterte die Wüstenspringmäuse seiner Tochter vor ihren Augen an seine Reptilien.

Das Mädchen vertraute in dieser Zeit ihren großen Kummer und Schmerz wieder ihrem Lehrer an, jedoch mit dem Hinweis, dass es auf keinen Fall nochmals die Familie verlassen und wo anders wohnen möchte. Auch habe sie Sorge, dass die Quälerei durch den Vater noch schlimmer werde, wenn dem Jugendamt erneut Probleme gemeldet würden.

Eine Pattsituation, denn meldet die Lehrkraft die weiterbestehende Misshandlung des Mädchens beim Jugendamt, verliert sie das Vertrauen des Kindes und riskiert dabei auch, dass der Vater rascher agiert, als die Behörden aktiv einschreiten, und das Mädchen in dieser Zeit noch größeren Qualen ausgesetzt ist. Auch die Wahrscheinlichkeit, dass das Kind wieder einen Rückzieher ihre Aussagen betreffend macht, ist sehr groß. Und was ist dann? Dann befindet sich dieses hilflose Wesen in der tiefsten Hölle, denn der Vater wird gekränkt durch den neuerlichen Verrat, seinem Sadismus und seiner Abartigkeit freien Lauf lassen. Vielleicht ginge er sogar so weit, seine Tochter zu töten und es wie einen Unfall aussehen zu lassen?!

Bleibt der Lehrer untätig, quälen ihn Schuldgefühle, weil das Mädchen weiterhin schutzlos den Misshandlungen des Vaters ausgesetzt ist und auch so keine Sicherheit gegeben ist, dass der Vater seine grauenvollen Taten nicht noch weiter steigert. Vielleicht sogar so weit steigert, dass das Kind dabei zu Tode kommt. Was er natürlich auch in diesem Fall wie einen Unfall aussehen lassen könnte.

Zwar ist es sehr wahrscheinlich, dass der Tod des Mädchens, auch als Unfallvariante, dem Vater endgültig zum Verhängnis würde, aber das wäre wohl das schrecklichste und traurigste Ende dieser „Geschichte".

Der Lehrer fand einen Kompromiss, er versicherte dem Mädchen jetzt das Jugendamt nicht erneut einzuschalten, aber das Mädchen habe jederzeit die Möglichkeit, sich anders zu entscheiden. Das Mädchen könne auch immer mit ihren Sorgen und Problemen zu ihm kommen. Was die Lehrkraft jedoch noch machte, war, dass sie die zuständigen SozialarbeiterInnen kontaktierte und insistierte, dass dem Mädchen nun die schon länger zugesicherte Psychotherapie endlich ermöglicht werden solle.

Warum Psychotherapie hier dringlich notwendig ist, auch wenn das Kind noch keine psychische Störung aufweist, sondern der Vater die Ursache allen Übels ist, erfahren Sie im Schlusskapitel.

Der Lehrer wird auf jeden Fall weiter die emotionale Befindlichkeit des Mädchens beobachten. Er wird mit Fernrohr, Lupe und bewaffnet mit Zivilcourage achtsam hinsehen und notfalls eingreifen, obwohl er und die KollegInnenschaft Furcht gegenüber diesem Vater empfinden und ihm auch zutrauen, dass er jemandem von der LehrerInnenschaft Gewalt antut.

Ein schreckliches Ende widerfuhr erst kürzlich in Vorarlberg einem kleinen Buben namens Cain. Auch hier merkten Menschen aus der Umgebung etwas und meldeten diese beobachtete Gefahr den Behörden, die ihrerseits jedoch keinen Handlungsbedarf sahen. Ob nun menschliches Versagen vorliegt oder ein Mangel an Kompetenz oder ob die Sachlage nicht „bemerkenswert" war oder keine Missstände sichtbar waren oder ob die Gesetzeslage ein Einschreiten verhinderte, das alles kann ich nicht beurteilen. Fakt ist, dass der Bub sein Leben nur sehr kurz leben durfte und einen Tod erleben musste, den man vermutlich seinem ärgsten Feind nicht wünscht. Fakt ist, dass sein Bruder, der mit ansehen musste, wie Cain zu Tode geprügelt wurde, schwerstens traumatisiert ist und ihn Schreckensbilder und Seelenschmerzen unter Umständen sein Leben lang quälen werden.

Fakt ist, dass couragierte Mitmenschen lange vor der Tat Auffälligkeiten im Verhalten der Kindesmutter bemerkten und nicht wegsahen, sondern die Initiative ergriffen. So soll es eine Verwandte der Mutter von Cain gewesen sein, die den für das allgemeine Kindeswohl zuständigen Behörden mehrfach zutrug, dass ein drogensüchtiger Mann als neues Familienmitglied eingezogen war. Die Jugendwohlfahrt nahm Kontakt mit der Mutter von Cain auf und stellte fest, dass dieser Mann völlig ungeeignet war, kleine Kinder zu betreuen. Da aber nichts auf mögliche Gewalttaten hinwies, waren den Behörden nun die Hände gebunden oder gab es Seufzer der Erleichterung, nicht die schwierige Entscheidung treffen zu müssen, ob man die Kinder in einem Krisenzentrum unterbringen solle?

Eine zusammengeräumte, saubere Wohnung, adrett gekleidete Kinder, die sich angepasst verhalten, ein zuvorkommender, charmanter Mann, eine stille, schüchterne, bemühte Frau, das alles sind zwar keine Hinweise auf Gewalttaten, aber auch keine Ausschlusskriterien.

Stille Wasser können sehr tief sein, vor dem Sturm herrscht oft Ruhe und Idylle kann sehr trügerisch sein. Das sind alte Weisheiten.

In welcher Farbe leuchtet das Signal der Gewalt?

Wie haben Zeichen für Gewalttaten eigentlich auszusehen, damit sie als bemerkenswert eingestuft werden?

Ist es ein Zeichen für Gewalttätigkeit, wenn über einen Menschen infolge von Gewaltbereitschaft ein Waffenverbot sowie ein Betretungsverbot der elterlichen Wohnung verhängt werden? Über Miroslav M., den Ersatzvater von Cain, der den Jungen getötet hat, waren diese Verbote lange vor der Tat, laut Presseberichten, verhängt worden. Er soll auch als Gewalttäter bekannt gewesen sein, da er mehrfache Vorstrafen wegen Körperverletzung hatte. Aggressionspotenzial war ausreichend vorhanden, aber es scheint keinen Hinweis auf Gewalt gegen die Kinder gegeben zu haben. Oder war das dem Jugendamt alles nicht bekannt, da Mirsolav M. nicht weiter „durchleuchtet" wurde, weil die häuslichen Verhältnisse der Sorgerechtsträgerin bemerkenswert ordnungsgemäß schienen?

In jedem Fall muss die Mutter von Cain bemerkt haben, dass ihr Freund die Kinder misshandelte. Ich denke nicht, dass sie das leichten Herzens tat, sondern ich vermute, dass sie diesem gewalttätigen Mann hörig war. Es kann sein, dass sie sich infolge ihrer eigenen Lebensgeschichte zu einer abhängigen Persönlichkeit entwickelt hat und sich vom Sog der blinden Unterwürfigkeit in die Tiefe ziehen ließ.

Mitschuld am Tod des eigenen Kindes zu tragen, das ist ein Abgrund, dem diese Frau nie wieder entfliehen können wird. Einstmals sah sie weg, hoffte damit alles Übel ungeschehen zu machen. „Schau ich nicht hin, ist es nicht da." Kindliche Magie, die im Erwachsenenalter zum bösen Zauber werden kann. Der böse Zauber heißt Realität. Die Realität ist, dass Cain tot ist. Diese Bilder des realen Grauens werden sie vermutlich bis an ihr Lebensende verfolgen.

Mir fiel auf, dass viele Menschen bei diesem Kindesmord ihr Augenmerk wie ihren Unmut darauf richteten, dass Miroslav M. eine befristete Invaliditätspension bezog. Viele mokierten sich auch darüber. Warum, kann ich bis heute nicht so richtig nachvollziehen. Ist es nicht völlig egal, ob ein Mörder nun einer Arbeit nachgeht, Arbeitslosengeld, Mindestsicherung oder eine Pension bezieht? Auch Mörder, Gewalttäter oder sonstige Verbrecher können bis zum Zeitpunkt der Verhaftung völlig berechtigt soziale Unterstützung beziehen. Mir ist keine Klausel bekannt, die besagt, dass Nutznießer solcher Bezüge keine Gewalttaten begehen dürfen. Gerecht ist es sicher nicht, aber es ist auch nicht gerecht, angesichts eines so schrecklichen Ereignisses wie der Tötung eines Kindes nicht in der Lage zu sein, Gefühle des Neides oder der Wut ob der Ungerechtigkeit hintanzuhalten. Da merken plötzlich viele, dass etwas nicht so ist, wie es sein soll, aber sie merken nicht, dass sie damit die Grenzen der Pietät überschreiten.

Grenzen der Pietät werden auch überschritten, wenn Menschen Ausflüge nach Amstetten machen, um das „Horrorhaus" zu beäugen, in dem die Familie Fritzl lebte. Dieses Mehrfamilienhaus birgt aktuell wesentlich mehr Sensationen als jenes, in dem Wolfgang Priklopil Natascha Kampusch rund acht Jahre lang gefangen hielt. Die Geschehnisse sind düsterer, mehrere Menschen wurden jahrelang eingekerkert und misshandelt, das gesamte Martyrium dauerte 24 Jahre, ein Kind kam dabei zu Tode, das Tabu des Inzests wurde gebrochen, vieles ist undurchsichtig, viele Fragen sind offen. Und die Entdeckung des Grauens ist noch recht frisch.

Der Fall Natascha Kampusch ist schon „alt". Sie hat überlebt, es geht ihr scheinbar gut. Bemerkenswert gut, merken manche Menschen mit süffisantem Lächeln an. Wenn es ihr so schnell gut geht, kann es doch nicht so schlimm gewesen sein. Publicity hat sie auch dadurch bekommen, da merkt doch jeder, dass da etwas nicht stimmt – meinen manche Menschen. Ob diese Menschen auch die Courage hätten, etwas zu tun, wenn sie merken, dass jemandem Gefahr droht, oder sagen sie dann völlig erstaunt, dass sie nichts gemerkt haben?

Welche Personen hätten etwas merken können, in der langen

Zeit, in der Josef Fritzl eine Tochter in einem schalldichten Bunker gefangen hielt, sie schlug, sexuell nötigte und mit ihr und den Kindern, die diesen Vergewaltigungen entstammen, eine „Zweitfamilie" erschuf?

Nimmt man die Berichterstattung als Grundlage, so kommen doch einige Personen infrage, die etwas bemerkt haben könnten. Nachdem Fritzl in dem Haus Wohnungen vermietet, gab es potenzielle Zeugen. Diese MieterInnen könnten nun bemerkt haben, dass Fritzls strikte Verbote, den Hinterhof und den Keller zu betreten, eigenartig sind. Wie in der Presse zu lesen war, haben sie gemerkt, dass Fritzl zu den Kindern streng und autoritär gewesen ist, aber zu seinen außerfamiliären Mitmenschen stets freundlich und umgänglich.

Würde jeder, wie zu Beginn dieses Kapitels angeführt, der seine Nachbarn als schrullig empfindet oder nicht mit deren Erziehungsstil, Einstellungen oder Weltbild übereinstimmt, zur Polizei gehen, hätte das unangenehme Folgen. Dann kann es jedem von uns passieren, im Zuge solcher Meldungen selbst von der Polizei aufgesucht zu werden. Nicht weil alle Menschen mörderische, sondern eben sehr unterschiedliche Einstellungen aufweisen und entsprechend eigenartige Verhaltensweisen an den Tag legen.

Fritzl hatte es sich außerdem zu seinem Lebensinhalt gemacht, seine bizarre Welt geheimzuhalten und Macht und Kontrolle über sein „Königreich" zu haben. Über Intelligenz verfügt Fritzl ausreichend, jedoch macht Intelligenz Menschen nicht unabdingbar zu guten Menschen. Fritzl nutzte seine auf jeden Fall akribisch, um seine widerwärtige Lebensphilosophie und seine abartigen Bedürfnisse umzusetzen und vor der Außenwelt zu verschleiern. Er kostete sicher auch das Machtgefühl aus, klüger und überlegener zu sein als der nichtsahnende Teil der Bevölkerung in seinem Umfeld, das ihm, dem Genie, nicht auf die Schliche kommt.

Eine nichtsahnende, unbedarfte Außenwelt hat es schwer, einen intelligenten, weltgewandten Soziopathen zu durchschauen oder sich abartige Schreckensszenarien, die solche Unmenschen erschaffen können, überhaupt auch nur vorzustellen.

Wer auf jeden Fall etwas bemerkt haben müsste, ist die Ehefrau von Fritzl. Eine jugendliche Ausreißerin als Tochter, die sich einer Sekte anschließt, zählt nicht als völlig außergewöhnlicher Einzelfall. Eines von sieben Kindern kann natürlich ein „schwarzes Schaf" sein. Aber kein Kind wird von einem Tag zum anderen plötzlich so auffällig, dass es von seiner Familie wegläuft und kein Lebenszeichen von sich gibt. Ist das der Fall, dann ist das Weglaufen mehr als auffällig, und eine „echte" Mutter setzt alle Hebel in Bewegung, um Klarheit zu gewinnen, wo sich ihre Tochter aufhält. Wenn es nicht der Fall ist und ein Kind schon davor über Jahre hinweg auffällig ist, liegt es einer kompetenten und liebevollen Mutter am Herzen, der Sache auf den Grund zu gehen. Zumal Frau Fritzl vom sozialen Umfeld als liebevolle und fürsorgliche Mutter und Großmutter beschrieben wird.

Liebe und Fürsorge können jedoch auch aus einem tiefen Schuldgefühl heraus gespeist werden. Schuld, die Rosemarie Fritzl empfunden haben könnte, weil ihr tiefstes Inneres, ihr Unterbewusstsein, ein durchaus klares Bild von ihrem Ehemann und dessen möglichen Taten hatte. Zumal sie ja auch wusste, dass ihr Mann ein verurteilter Vergewaltiger ist. Die von ihr gelebte Fürsorge könnte als Wiedergutmachung dafür gedient haben, dass sie willentlich nichts merkte, obwohl sie mehr als genug bemerkte.

Es ist in der Psychologie auch hinlänglich bekannt, dass in Familien, in denen Kinder von Vätern, Stiefvätern oder Ersatzvätern sexuell benutzt werden, die Mütter sehr häufig wegsehen und sich in die Magie des Ungeschehen-Machens flüchten. Oft handelt es sich nicht um sadistische oder ignorante Frauen, sondern um Wesen mit einer abhängigen Persönlichkeitsstörung. Kranke Menschen, die nicht den Mut haben, die Fessel der Gewaltkette, die sie oft seit Kindheit einschnürt, zu durchtrennen und endlich Verantwortung zu übernehmen. Verantwortung für sich selbst und ganz besonders für ihre eigenen Kinder.

Ist ein Mensch körperlich krank, hat er ebenso die Verantwortung, etwas dagegen zu unternehmen. Andere wissentlich mit HIV zu infizieren ist strafbar. Wo ist der Unterschied dazu, eine psychische Problematik, durch die ich meine Kinder gefährde, totzuschweigen?

Frau Fritzl mag eine unterdrückte, devote Frau sein, wenn ihr aber gewisse Sachverhalte nicht eigenartig erschienen, dann müsste sie dümmlich sein, was bekanntlich nicht der Fall ist.

Begonnen hat alles mit der Tatsache, dass ihr Mann, mit dem sie seit 1957 verheiratet ist, 1967 infolge Vergewaltigung einer 24-jährigen Frau und einer weiteren versuchten Vergewaltigung zu einer

Haftstrafe verurteilt wurde. Nicht wegen Einbruchs oder Betrugs, nein, wegen Vergewaltigung! Und sie bleibt bei ihm, lässt sich nicht scheiden. Das ist in jedem Fall ein Hinweis darauf, dass psychische Abwehrmechanismen wie Verdrängung und Verleugnung bei dieser Frau ein schädliches Ausmaß angenommen haben.

Später zeigt sich beispielsweise die auffällige Tatsache, dass die untergetauchte Tochter in Abständen von wenigen Jahren drei kleine Kinder mit herzzerreißenden Briefen vor die Haustüre legt, von keiner Menschenseele dabei beobachtet wird und wieder bei Nacht und Nebel verschwindet.

Eigenartig müsste es für Frau Fritzl doch auch gewesen sein, dass ihr Mann ihr strengstens untersagte, in den Keller zu gehen. Sie durfte diesen auch nicht betreten, wenn er dort unten weilte, um seine angeblichen arbeitsmäßigen Tätigkeiten im Keller durchzuführen.

Welche Frau würde sich bei einem solch abstrusen Verbot nichts dazu denken und es 24 Jahre ohne Widerrede hinnehmen? Eine Frau tat das vermutlich – Frau Fritzl. Warum bemerkte sie nichts? Oder bemerkte sie ohnehin sehr vieles? Vermutlich wird niemand Licht in diese dunkelschwarze Seite der siebenfachen Mutter und hörigen Ehefrau bringen können.

II. Gibt es in jedem eine dunkle Seite?

5. Was ist „normal"?

$$N = \frac{n_{val}}{V}$$

Durch diese Gleichung ist Normalität definiert. Sie fragen sich gerade, ob ich noch normal bin? Aus meiner Sicht ja – aus Sicht eines Chemikers im Augenblick sicher nicht. Der Grund ist, dass ich einfach eine Gleichung, die Normalität definiert, nicht nur völlig aus dem Zusammenhang gerissen, sondern außerdem noch völlig sinnwidrig eingesetzt habe. Für all jene, die chemisch so unbedarft sind wie ich, es handelt sich dabei um eine Konzentrationsangabe in der Chemie, die Äquivalentkonzentration. Ich habe nicht den blassesten Schimmer einer Ahnung, was das ist, und werde mich auch nicht weiter damit beschäftigen. Was ich jedoch damit zum Ausdruck bringen möchte, ist, dass eine Aussage, ob etwas „normal" ist, immer unter Berücksichtigung der Umgebungsfaktoren zu tätigen ist.

Aus soziologischer Sicht ist das normal, was in einer Gesellschaft betreffend soziale Normen und konkrete Verhaltensweisen als selbstverständlich gilt und worüber nicht mehr entschieden werden muss. Vermittelt wird es durch Erziehung und Sozialisation. Es dient dazu, Sicherheit im zwischenmenschlichen Umgang innerhalb einer Gesellschaft zu gewährleisten. Eine Gesellschaft ist jedoch nicht nur riesiger Einzeller, sondern auch gleichzeitig ein hochkomplexer mehrzelliger Organismus mit sogenannten Subkulturen. In Subkulturen werden häufig ein eigenes Selbstverständnis und eigene Verhaltensmuster für deren Mitglieder entwickelt. Jeder Mensch gehört nun nicht nur dem Einzeller Gesellschaft an, sondern kann sich auch verschiedenen gesellschaftlichen Untergruppen zugehörig fühlen.

Haben Sie sich die KundenbetreuerInnen am Bankschalter schon einmal aufmerksam angesehen oder ÄrtzInnen oder BackfrischwarenverkäuferInnen oder die LehrerInnen Ihrer Kinder? Die Berufsgruppen sind willkürlich austauschbar, ich wählte einfach solche, die gewissen Kleidungs- oder Uniformvorschriften unterliegen, durch die auch Seriosität vermittelt wird. Wir sehen nun eine solche Person und uns werden Vertrauenswürdigkeit und Ernsthaftigkeit vermittelt und damit gleichzeitig auch eine gewisse Normalität der Person.

Durch Zufall sind wir nun Zaungäste bei der Regenbogenparade, einem Event in Wien, bei dem für die Gleichberechtigung von homosexuellen Menschen demonstriert wird. Das Outfit der TeilnehmerInnen reicht von lustig und bunt hin bis hocherotisch – unabhängig davon, ob sie nun metro-, hetero- oder homosexuell sind. Bei diesem Umzug entdecken wir nun plötzlich den Kundenbetreuer unserer seriösen Bank, den wir nur mit Hemd und Krawatte kennen, in einer Bondage-Uniform, die seinen Waschbrettbauch erotisch in Szene setzt. Jetzt könnte es passieren, dass ein Mensch von einer Sekunde auf die andere nicht mehr als normal wahrgenommen wird, sondern vielleicht als abartig. Aber da wir ja aufgeschlossene und reife Menschen sind, schieben wir dieses Urteil schnell wieder beiseite und sagen uns, dass es ja wohl seine Sache ist, was er so im Privatleben tut. Außerdem hat er uns bisher gut beraten und zur Anhäufung unseres Vermögens beigetragen.

Wie sieht dieses Szenarium nun aus, wenn Sie auf dieser Parade die Lehrerin Ihres Kindes in einer kurzen Latexhose, Netzstrümpfen und engem schwarzen Mieder, welches die Brüste stark betont, entdecken? Gestehen Sie ihr auch zu, weiterhin als normal von Ihnen wahrgenommen zu werden? Oder beginnen wir geschockt zu befürchten, dass sie einen schlechten Einfluss auf die Kinder nehmen könnte? Oder ist sie in Ihren Augen plötzlich, obwohl sie bis dato eine pädagogische Koryphäe war, plötzlich unfähig zum Lehrberuf?

Sollten Sie die Verkäuferin aus der Bäckerei im selben Outfit sehen, so wird Sie das vermutlich wenig tangieren, da deren andersartige Gesinnung keinen Einfluss auf Ihr eigenes Leben oder auf die Frische Ihrer Frühstücksbrötchen nimmt.

Hingegen werden Menschen, die selbst ein Faible für Bondage oder Sadomaso haben, erfreut reagieren, da es die Person in ihren Augen noch normaler macht. Meistens hängen Menschen ihre sexuellen Vorlieben nicht an die große Glocke, zumal sonst Zuschreibungen von Abartigkeit daraus resultieren könnten und auch weil Sexualität einfach etwas Intimes ist. Sexualität gehört einem selbst und geht außer PartnerInnen niemanden etwas an. So, jetzt bin ich bereits in ein Fettnäpfchen gestiegen, denn wer sagt, dass die Sexualität etwas Intimes ist? Die Einzellergesellschaftsnorm sagt das so, aber der mehrzellige Gesellschaftsorganismus lässt als Subkultur Parkplatzsex oder Swingerclubs durchaus zu, und flugs ist Sexualität fast öffentlich und Zusehen beim Sex auch normal. Unterm Strich bedeutet das, es ist normal, Sexualität als etwas Intimes zu behandeln, und es ist ebenso normal, Sexualität zur Schau zu stellen.

Nicht normal wäre es, wenn Menschen, die ihre Sexualität intim behandeln möchten, beispielsweise gezwungen werden, Parkplatzsex zu praktizieren. Dasselbe gilt auch für die sexuelle Spielart des Sadomasochismus sowie für alle Arten von Sexualpraktiken. Es muss freiwillig sein und es darf durch die jeweilige Sexualpraktik niemandes Leben gefährdet sein. Um das zu verhindern, gelten in diesen Subkulturen auch sehr strenge Regeln und der Einsatz von Codeworten ist üblich, damit nie die Grenzen der individuellen sexuellen Bedürfnisse einer Person überschritten werden. Wäre es ebenso normal, sich im Beziehungs- und Berufsalltag strikt an solche Regeln zu halten, gäbe es meines Erachtens wesentlich weniger emotionale Kränkungen und Verletzungen.

Es kommt auch immer wieder vor, dass Menschen sich psychologische Unterstützung holen, weil sie verunsichert sind, ob ihr „abweichendes" Sexualverhalten normal ist oder ob sie deswegen nun abnormal sind. Die aus solchen psychologischen Sitzungen gewonnene Erkenntnis der Normalität entlastet und befreit meist sehr. Was daran soll nun zum Beispiel „verrückt" sein, wenn eine Frau es als erotisch, stimulierend empfindet, ohne Unterhöschen zur Arbeit zu gehen, sie dort mit ihrem Partner telefoniert und diese nur durch Oberkleidung bedeckte Nacktheit zum heißen Telefonsex nutzt? Zu argumentieren wäre höchstens, dass es ArbeitgeberInnen gegenüber unmoralisch ist, deren „gekaufte" Zeit zum genussvollen Eigenbedarf zu nutzen. Was aber ist dann beispielsweise mit RaucherInnen und deren Rauchpausen oder Kaffeesüchtigen und deren Kaffeepausen oder gesundheitsbewussten VielwassertrinkerInnen und deren Pinkelpausen?

Die Freiwilligkeit und das beidseitige Einverständnis der

PartnerInnen ist auch bei „Nullachtfünfzehn"-Sex – wie auch immer dieser für den jeweiligen Menschen aussehen mag – Voraussetzung, um ein Sexualverhalten als normal bezeichnen zu können. Alles andere ist Missbrauch und Vergewaltigung und somit alles andere als normal. Es ist jedoch nicht verrückt, sondern ein Verbrechen, für das TäterInnen die volle Verantwortung mit allen Konsequenzen zu tragen haben. Das gilt auch für die Rahmenbedingung „Ehe"!

Normal ist es auch, wenn bei Liebesspielen jeglicher Art, egal ob „nullachtfünfzehn", Kamasutra oder Sadomaso, obszöne Worte fallen oder sogar Beschimpfungen stattfinden, vorausgesetzt es ist allen Beteiligten ein Bedürfnis. Auf keinen Fall jedoch darf darauf vergessen werden, dass all diese Obszönitäten ausschließlich ihren Platz im Rahmen von Liebesspielen haben. Es ist absolut tabu, PartnerInnen im Alltag beispielsweise mit „Du Sau" oder anderen Schimpfworten zu beleidigen und dann unschuldig zu meinen: „Was hast du denn plötzlich, das magst du doch sonst so gerne?!"

Ob etwas als normal zu bezeichnen ist, hängt auch immer davon ab, in welche „Rolle" ein Mensch gerade im „Drehbuch seines Lebens" geschlüpft ist. Der Begriff „Soziale Rolle" ist dem Theater entlehnt und bedeutet, dass sich der Mensch in seinem Alltag den jeweiligen Rahmenbedingungen angepasst verhält. Wir verhalten uns unterschiedlich, wenn wir nun gerade zum Beispiel als Freund oder Freundin agieren, als Eltern, ArbeitnehmerIn, KollegIn oder Geschwister. Je nachdem, welche Rolle wir einnehmen, werden wir unser Verhalten so ausrichten, wie wir es im Zuge unserer Sozialisation gelernt haben oder infolge bestimmter Beobachtungen annehmen, dass es für diese Situation angemessen ist. Wir sind dadurch keine SchauspielerInnen, die ihre Rollen streng nach Anweisung eines Regisseurs spielen müssen, sondern wir haben Einfluss auf die Gestaltung und ebenso darauf, wie authentisch die jeweilige Rolle für uns ist. Je mehr wir von unserem Verhalten, Handeln und den Konsequenzen überzeugt sind, desto mehr „sind" oder „leben" wir die Rollen und „spielen" sie nicht nur.

Kürzlich belauschte ich beim Mittagessen ein Gespräch am Nachbartisch. Ergötzte ich mich eben noch genüsslich an den Köstlichkeiten auf meinem Teller, gefror mir nun plötzlich das Blut in den Adern ob des Inhalts meines Lauschangriffs: „Mit einem Schnitt unterhalb des Lidrandes durchtrennt man die Haut und Muskelzüge bis auf die faserreiche Gewebeschicht der knöchernen Augenhöhle und löst stumpf den das Auge ringförmig umgreifenden Skelettmuskel in Zusammenhang mit dem Hautlappen ab. Dann folgt das Aufklappen der Oberwange nach Durchschneiden des Unteraugennervs. Mit der oszillierenden Säge wird der Oberkiefer durchschnitten. Anschließend wird ein paramedialer Sägeschnitt durch den harten Gaumen geführt. Mit einem Meißel, der seitlich hinter dem Oberkiefer angesetzt wird, wird der Oberkiefer dann abgesprengt, ..."

Das ist doch kein normales Tischgespräch? War ich eben Zeugin einer Plauderei unter MörderInnen geworden? Nein, war ich nicht und meine Sensationsgier wurde somit auch nicht befriedigt, denn es handelte sich um ein völlig normales Tischgespräch. Ein Tischgespräch, welches im Speisesaal eines Krankenhauses von zwei ChirurgInnen geführt wurde. Unter diesen Rahmenbedingungen ganz normal, wenngleich für ungebetene LauscherInnen wie mich nicht sehr appetitlich. Hier wäre eher meine Schlussfolgerung, dass es sich dabei um Serienkiller & Co handeln könnte, abnormal. Andererseits auch wieder nicht, denn eine krimibegeisterte Person darf einen solchen Gedanken durchaus mal kurz andenken, ohne gleich als abnormal zu gelten. Sofort die Polizei zu rufen und zwei mutmaßliche MörderInnen beim Mittagstisch zu melden, wäre hingegen nicht normal!

Wir haben ebenso die Freiheit, Rollen auch zu „spielen", um damit ein bestimmtes Ziel zu erreichen oder Bedürfnis zu befriedigen. Solches „gespielte" Verhalten fällt zum Teil auch unter manipulatives Verhalten, ist jedoch grundlegend weder normal noch abnormal, solange es nicht für andere Menschen schädlich ist. Diese ÄrztInnen haben keine Rolle gespielt, sondern in diesem Moment „gelebt", sie wollten niemanden manipulieren oder beeindrucken – schädlich war es auch für mich nicht, denn ich wusste ja, an welchem Ort ich mich befand.

Ich vollziehe nun einen Ortswechsel und begebe mich in meiner Rolle als Fan von „Crime & Horror" vor eine Leinwand oder einen Fernsehbildschirm, um in einen Film des genannten Genres mit Leib und Seele einzutauchen. Dabei bevorzuge ich es zu sitzen oder zu liegen, die Luft anzuhalten, die Augen schützend mit den Händen zu bedecken, jedoch zwischen den Fingern durchzublinzeln, dabei alle Muskeln in höchster Anspannung parat zu halten, um im geeigneten Augenblick des Schreckens hochzufahren und laut aufzukreischen. Dieses Gesamtpaket bereitet mir auch noch himmlisches Vergnügen! Das ist Normalität pur! Vorausgesetzt natürlich ich sitze und liege nicht, wenn ich den Film in einem Kino sehe. Im Kino zu liegen zählt nicht zu einem normalen Verhalten.

Sie finden auch alles andere davon nicht normal? Es reiche schon, wenn man die tagtäglichen Berichterstattungen über Krieg, Naturkatastrophen oder Verbrechen sehen muss? Da ist es doch nicht normal, sich auch noch freiwillig so widerliche Kost zuzuführen!? Sich an einem romantischen Liebesfilm oder einem Film- und Literaturklassiker zu erfreuen ist hingegen durchaus normal? Warum? Der Reiz in so manchen Liebesfilmen liegt doch auch darin, in gespannter, freudiger Erwartung des Happy Ends vorher noch so richtig genüsslich schluchzen zu können! Warum soll das nun normaler sein? Oder warum soll es normaler sein, sich ernste, intellektuell hochstehende Problemfilme anzusehen? Es gibt keinen einzigen Grund, die Bevorzugung eines legalen Genres als abnormal zu bezeichnen, solange es den BetrachterInnen bewusst ist, dass es sich dabei um Spielfilme und nicht um die Realität handelt.

Man darf natürlich in die Geschehnisse auf einer Leinwand eintauchen und sich auch mit ProtagonistInnen identifizieren. Aber wenn ich plötzlich der Überzeugung bin, dass ich selbst im Emergency Room arbeite und morgen ein Date mit George Clooney habe, bewege ich mich bereits sehr am Rande der Normalität. Handelt es sich ausschließlich um Tagträume und versüße ich mir mit solchen hin und wieder das Leben, bleibe ich noch auf dem Territorium der Normalität. Im wahrsten Sinne verrückt, also weggerückt von der Realität, ist es, wenn ich Herrn Clooney aufsuchen möchte, um ihn zur Rede zu stellen, weil er nicht zum vereinbarten Date erschienen ist.

Wenn Prominente in solch irreale Ideen eingebunden werden, ist die Absurdität sehr offensichtlich. Sind es hingegen völlig unbekannte Personen, um die herum ein Mensch ein Netz von irrealen Vorstellungen webt, gibt sich das Abnormale nicht sofort zu erkennen.

Vor Jahren kam eine Frau in meine Praxis, die darunter litt, dass ihr an ihrem Arbeitsplatz plötzlich sämtliche Kompetenzen entzogen wurden. Ich nenne sie hier Frau Toy. Ihr Mailaccount und Internetzugang waren gesperrt worden, ihre Aufgabenbereiche ausschließlich darauf reduziert worden, die Buchbestandslisten der

Fachbibliothek zu digitalisieren, um nur einige Änderungen zu nennen. Mutet nach Bossing oder Mobbing an, besonders auch deshalb, weil Frau Toy berichtete, dass sie davor viele Jahre sehr erfolgreich in dem Team gearbeitet hatte und es nie negatives Feedback gegeben hätte. Sie war sich zum Zeitpunkt, als sie mich aufsuchte, unsicher, ob sie nun die Gewerkschaft einschalten sollte oder diese ungerechte Behandlung, obwohl sie sehr gekränkt war, auf sich beruhen lassen sollte, da sie ja sowieso in absehbarer Zeit nach Japan auswandern werde. Ihr Verlobter habe eine Firmenniederlassung in Japan und dort auch ein großes Haus mit Garten und er könne es kaum erwarten, dass sie endlich heiraten und Japan dann zu ihrem Lebensmittelpunkt machen. Sie wolle aber noch etwas zuwarten, bis sie besser Japanisch könne. Die Sprache lernte sie bereits im Eigenstudium. Ihr Verlobter unterstütze sie dabei sehr. Er sei ein unglaublich liebevoller Mann, der sie auf Händen trage und ihr die Wünsche von den Augen ablese. Obwohl sie sich erst kurz kennen, wissen beide, dass sie Seelenverwandte sind und ihre Beziehung die wahre Liebe ist.

Was von dieser kurzen Schilderung könnte nun als nicht „normal" gelten? Vorgesetze, KollegInnen, der Verlobte oder Frau Toy selbst?

Die Realität hinter dieser Geschichte ist die, dass Frau Toy ihren „Verlobten" über eine Internetplattform bei einem „Blind Date" kennengelernt hatte, welches rund drei Monate zurücklag. Seither hatte sie ihn nie wieder getroffen, da dieser Mann keine Beziehung mit ihr wollte. Er besaß weder eine Firmenniederlassung noch ein Haus in Japan. Ihre Wahrnehmung war jedoch eine ganz andere und danach handelte sie. Sie rief ihn unentwegt an, schickte ihm Mails und scheute auch nicht davor zurück, des Öfteren vor seiner Wohnungstüre zu sitzen und dort auf ihn zu warten. Als sie dann eine ganze Nacht vor seiner Wohnungstüre zubrachte und sich der Mann nicht mehr zu helfen wusste, rief er die Polizei. Frau Toy leistete den Polizisten gegenüber starken Widerstand und die Situation eskalierte derart, dass sie infolge gegen ihren Willen auf eine psychiatrische Station eingewiesen wurde.

Frau Toy litt unter einer Erkrankung, die zu den „schizophrenen, schizotypen und wahnhaften Störungen" gezählt wird. Sie war jedoch nie bereit, ihre Erkrankung als solche anzuerkennen, wodurch sie auch keine Behandlung duldete. Ein Standpunkt, der bei Menschen, die unter einer solchen psychiatrischen Erkrankung leiden, öfters zu finden ist. Sie beharren darauf, dass ihre Wahrnehmungen die Normalität einfach in einer anderen Art als der durchschnittlichen widerspiegeln. Diesen Ansatz vertritt auch die 1967 erstmals so genannte „Antipsychiatriebewegung". Eine Bewegung, die meines Erachtens viel dazu beigetragen hat, Menschen mit solch schweren psychiatrischen Erkrankungen zu mehr Rechten zu verhelfen und sie eben nicht als „Irre" in einer geschlossenen Anstalt wegzusperren. Es sind Menschen wie „du und ich", die einfach das Pech hatten, aus dem großen Lostopf des Lebens statt beispielsweise einer Schilddrüsenüberfunktion oder einer Fehlsichtigkeit eine Schizophrenie oder einen paranoiden Wahn zu ziehen. Viele von ihnen haben jedoch mit der Erkrankung leben gelernt und sind gut in der „normalen" Gesellschaft integriert, andere gehen daran zugrunde. Die Geschichte von Frau Toy nahm leider einen sehr traurigen Verlauf, da sie nie mehr zurück ins normale Leben fand. Woher ich das weiß? Unter anderem auch daher, weil sie mich Jahre später anrief, um eine zwar völlig normale Information einzuholen, sich aber mit einem Doppelnamen meldete, der sich aus ihrem und dem Namen des vermeintlichen Verlobten zusammensetzte, und weil ich von Angehörigen durch Zufall erfuhr, dass sie in regelmäßigen Abständen in die Psychiatrie eingewiesen wird. Frau Toy soll zu einem solchen Zeitpunkt jedoch glücklich gewesen sein, da sie ihr kleines Baby in das Krankenhaus mitnehmen durfte. Sie trug es immer bei sich und wiegte es in ihren Armen. So sah es Frau Toy. Wenn Sie Frau Toy dabei beobachtet hätten, würden Sie hingegen sagen, dass eine Frau unruhig auf und ab ging und einen Daunenpolster in ihren Armen hin und her schaukelte.

Was ich Ihnen vorenthalten habe, ist, dass ich von Frau Toys Krankheit wusste, als ich sie das erste Mal sah. Sie wurde von einem psychiatrischen Krankenhaus an mich überwiesen. Trotz des Vorwissens konnte ich Realität und Fiktion in ihrem Bericht nicht sofort unterscheiden. Hinzukommt noch, dass Frau Toy mich nicht aufsuchte, um an ihrer Erkrankung zu arbeiten, sondern um sich Unterstützung im Umgang mit Ungerechtigkeiten am Arbeitsplatz zu holen. Diese Maßnahmen waren übrigens Realität, nur stellte es weder Bossing noch Mobbing dar. Die Vorgesetzten von Frau Toy leiteten diese Schritte ein, weil Frau Toy bereits über längere Zeit zunehmend ihre Kompetenzen überschritten hatte, da sie sich als wissenschaftlich arbeitende Biologin wahrnahm, die sie in der Realität nicht war.

Normal oder nicht normal? HochstaplerInnen können durchaus normal sein, müssen es aber nicht unweigerlich. Gibt es nicht auch zahlreiche Menschen, die über ihre Verhältnisse leben, sich über Statussymbole definieren, durch die sie dann in die Schuldenfalle geraten? Das ist doch nicht normal, würde man salopp sagen. Und doch scheint es normal zu sein, da diese Menschen zumindest nicht „verrückt" sind. Auffälliger wird es, wenn Menschen zum Zwecke der eigenen Bereicherung andere betrügen. Das Spektrum reicht hier vom betrügerischen „Hütchenspiel" hin zum größten Betrugsfall in der Geschichte der Wall Street. Der Investor Bernard Madoff wurde angeklagt mindestens 50 Milliarden Dollar seiner Kunden verjubelt zu haben. Bis zum Zeitpunkt des Auffliegens des gigantischen Betrugsskandals wurde er als Legende der Wall Street verehrt. Zugegeben, dieser Mann war somit auch schon davor auffällig, jedoch im positiven Sinn. Verschwimmt Menschen, die als genial zu bezeichnen sind, leichter die Grenze zwischen Fantasie und Realität als „Nullachtfünfzehn-Bürgern" oder gibt es unter Verbrechern und dissozialen Menschen einfach auch viele Genies?

6. Zwischen Fantasie und Realität

„Der fantastische Jürgen Melzer hat beim Tennis-US-Open …", so hörte ich kürzlich in den Radionachrichten. Ist nun Herr Melzer ein Produkt der Fantasie oder ist er real? Natürlich ist er real, aber wieso setzt man ein und dasselbe Wort für konträre Tatsachen ein? In der adjektivistischen Verwendung des Wortes Fantasie beschreibt man damit Dinge, die in der Realität passieren und unbeschreiblich großartig sind.

Es ist auch wahrhaft fantastisch, dass der Begriff Fantasie sowohl etwas sehr Positives bedeuten kann, aber gleichzeitig damit auch abwertend sogenannte Hirngespinste oder Ausuferungen bezeichnet werden. Fantasie ist ein Wort mit einem wunderschönen weichen und melodischen Klang, im Gegensatz hierzu tönt Realität hart wie Granit. Geht gar meine Fantasie mit mir durch, weil ich trockenen Worten ein Bild oder eine Melodie zuschreibe? Auch hier gilt ein klares Nein, denn was wäre die Poesie ohne Worte, die schweben, hüpfen, fliegen oder sich gar kugeln!? In der Realität sind ausschließlich Worte wahrzunehmen, in unserer Vorstellung hingegen können sich diese zu Klängen, Farben oder Bildern wandeln. Im griechischen Wort Phantasma, womit eine mentale, innere Vorstellung bezeichnet wird, hat die Fantasie ihren Ursprung. Die meisten erwachsenen und psychisch gesunden Menschen sind sich somit der Realität bewusst, während sie gleichzeitig ihrer Fantasie freien Lauf lassen können. Es gibt eine wunderschöne Zeitspanne im Leben jedes Menschen, in der man Fantasie als Realität empfindet und trotzdem nicht als „verrückt" gilt, bezeichnet als „die magische Phase". Ihre Hochblüte hat sie zwischen dem dritten und sechsten Lebensjahr und kann auch bis ins zehnte Lebensjahr anhalten. Sogar danach sind noch Elemente dieser Phase zu beobachten.

Die magische Phase

Wenngleich man mittendrin steckt, kann diese Phase oft als alles andere als wunderschön wahrgenommen werden, da mit Fantasien auch Ängste einhergehen können. Es ist jene Zeit im Leben eines Kindes, in der es durch die Kraft der Fantasie Dingen Leben einhauchen kann, sie beseelen kann. Kinder haben in der magischen Phase das Empfinden, eine Mischung aus Zauberer, WissenschafterIn und ForscherIn zu sein. In dieser Lebensspanne zeigen Kinder schon ein sehr reichhaltiges Wissen um die Dinge des Lebens und seine realen Abläufe und sie machen täglich neue Erfahrungen und Entdeckungen. Die trotzdem noch bestehenden großen Wissenslücken werden dann mit den eigenen Überlegungen und Gedanken und so auch mit Fantasie gefüllt. Das behalten wir noch im Erwachsenenalter bei, wo Wissenslücken sehr häufig mit den eigenen Vorstellungen gefüllt werden. Und selbsterdachte Vorstellungen sind nun einmal Fantasie. Das kindliche Denken ist sehr bildhaft und so wird schnell aus einem Baumschatten ein Monster oder aus achtlos hingeworfenen Kleidungsstücken ein kauernder Räuber. Aber was ich mir mit Fantasie erschaffen kann, kann ich auch mit dieser bekämpfen – ich bin wehrhaft. Ich kann mir so starke GefährtInnen erschaffen oder selbst zu Superman oder Catwoman werden. Doch Kinder wollen ja nicht nur Ängste bekämpfen, sondern auch spielen und kuscheln und so können Teddybären und Puppen lebendig und zu SpielgefährtInnen werden. Ich kann mich noch gut erinnern, im Volksschulalter ein kleines rothaariges Püppchen gehabt zu haben, mit dem ich auf unserem eigenen Eislaufplatz Runden drehte. Da staunen Sie, einen Swimmingpool hat bald wer, aber einen Eislaufplatz? Ja, ich hatte einen! Er war kreisrund und riesengroß – in meiner kindlichen Fantasie. In der Realität betrug sein Durchmesser in etwa zwanzig Zentimeter und er bestand aus einem Kochtopf mit gefrorenem Wasser. Sie sehen, ich wusste auch damals schon sehr wohl um diese Realität, aber ich beseelte das Püppchen, hauchte ihm meinen Willen ein und gab dem Kochtopf meine eigene Bedeutung.

In dieser Form des Denkens steckt nichts Verrücktes, Wirres oder Absonderliches, sondern es ist ein altersentsprechender Aspekt schöpferischen Denkens und zählt zur Intelligenz. Gleichzeitig passiert durch den Einsatz der Fantasie etwas sehr Rationales, da damit die unbekannte große Welt für Kinder begreifbarer, überschaubarer und strukturierter wird. Es sind in dieser Zeit der Kindheit viele Ängste und Unsicherheiten zu bewältigen, und das gelingt mit Magie und Mystik einfach besser. Nicht umsonst verfügen recht viele Erwachsene über einen Talisman oder ihre kleinen Rituale, um sich so imaginäre Sicherheit zu vermitteln, denn Ängste und Unsicherheiten birgt auch das Leben nach der Kindheit noch genügend in sich.

Sollte man beim Auftreten von Fantasie betreffend mögliche Nebenwirkungen aufmerksam den Beipacktext lesen oder den Psychologen fragen? Ja, man sollte es dann, wenn sich Fantasien hauptsächlich aus Lügen oder Gewaltelementen zusammensetzen.

Wann wird die Fantasie zur Lüge?

Der Übergang von Fantasie zur Lüge kann fließend sein. So erzählen Kinder oft Fantasiegeschichten, die von Erwachsenen dann tadelnd als Lüge zurückgewiesen werden. Je jünger Kinder sind, desto weniger handelt es sich jedoch um Lügen, sondern um eine verzerrte Wahrnehmung, mitverursacht durch die magische Phase. Hier macht es oft Sinn, das Kind nicht der Lüge zu bezichtigen, sondern ihm zu verstehen zu geben, dass seine Geschichte nicht der Realität entspricht, indem man rückmeldet: „Das ist also *deine* Geschichte. *Meine* sieht aber anders aus", und in Folge die Realsituation beschreibt. Natürlich kann man diesen Satz bis ins hohe Alter einsetzen, um damit höflich rückzumelden, dass man sich nicht „verschaukeln" lässt.

Blickt man der Realität ganz tief in die Augen, so spiegelt sich deutlich wider, dass unsere Gesellschaftskultur ein Förderprogramm zum Lügen unterstützt. Oder haben Sie den Eindruck, dass unsere Jüngsten ehrlich mit ihren Gefühlen umgehen dürfen? So gibt es nicht selten in Familien die Verpflichtung für Kinder, sich von unsympathischen oder gar ungustiösen Verwandten herzen zu lassen oder diesen Küsschen geben zu müssen. Das ist eine klare Aufforderung zur Lüge! Ebenso zählt dazu, sich für Geschenke, die man scheußlich findet, freudestrahlend bedanken zu müssen. Auch wenn solche Verhaltensregeln unter dem Deckmantel der Höflichkeit versteckt werden, bleiben es Unwahrheiten. Unwahrheiten, die dem Gegenüber Fantasien der Dankbarkeit und Liebe erlauben und Kindern suggerieren, dass Unwahrheiten im Leben wichtiger sind als die eigenen Gefühle.

Menschen, die perfekt lügen, verfügen über eine gute Fantasie, aber nicht alle Menschen, die über eine hervorragende Fantasie verfügen, lügen. Ob jemand überhaupt bereit ist zu lügen, hängt von seiner Moral und seinem Wertesystem ab. Die Absicht, andere Menschen zu täuschen, ist die Grundbedingung für jede Lüge. Wobei nicht jede Lüge verwerflich ist und es auf jeden Fall von Vorteil ist, lügen zu können. So sind Notlügen, wie schon der Name sagt, ein Art „Erste-Hilfe-Instrument" mit Schutzfunktion. Beispielsweise dienen Notlügen dazu, andere mit der Wahrheit nicht zu kränken oder um loyal zu bleiben. Hingegen dient die verbrecherische, gemeine Lüge dazu, sich selbst Vorteile zu schaffen und Fehl- oder verbotene Handlungen zu verschleiern, ohne Skrupel zu haben, dass damit ein erheblicher Nachteil für Mitmenschen entsteht.

Aus meiner Sicht gibt es auch noch die völlig sinnlosen Lügen, da sie in sehr kurzer Zeit durchschaut oder aufgedeckt werden und für den Lügner so außer Beschämung und Peinlichkeit nichts bringen. Auf Österreichisch würde man so ein Verhalten auch als „Gschichtldrucken" bezeichnen. Diese fast liebevolle Formulierung birgt aber die Gefahr des Bagatellisierens in sich, da auch solche Sinnloslügen schädliche Auswirkungen auf Mitmenschen haben können.

Hatte der Extrembergsteiger Christian Stangl einen Rückfall in seine magische Phase, als er heuer im August meinte, den Gipfel des 8.611 Meter hohen K2 nun beim siebten Versuch bezwungen zu haben? Hat er da ein „Geschichtl druckt" oder in betrügerischer Absicht gelogen? In jedem Fall gebührt ihm Hochachtung für seine poetische und fantasievolle Verdrehung der Wahrheit, als er der Lüge überführt wurde. Er tat kund, dass er sich 1.000 Meter unterhalb des höchsten Punktes bereits wie am Gipfel gefühlt habe. Die völlig reale Erklärung dafür sei, dass er sich seit Jahren mit im Sport üblichen Visualisierungsprozessen beschäftige und so in der Lage sei, Bilder zu sehen, die nicht der Realität entsprechen. Eben das sei ihm hier widerfahren, zumal er sich auch infolge der Strapazen des Aufstiegs in einem tranceartigen Zustand befunden habe. Und so ist ihm halt dieses Hoppala passiert. Glaubt man der Berichterstattung, so zeigte der Bergfex kaum Reue. Warum sollte er auch, wo ihm doch einfach nur seine Fantasie ein Schnippchen geschlagen hat? Ich frage mich, ob dieser Extrembergsteiger vielleicht gar ein Pseudologe sein könnte wie Baron Münchhausen oder Käpt'n Blaubär?

Pseudologen sind Menschen, die übertriebenes Verlangen nach Geltung haben und zu diesem Zweck ständig lügen. Diese krankhaften Lügen zeigen sich oft in sehr komplexen Lügengeschichten, die über Jahre oder auch das ganze Leben hinweg bestehen. Es wird zu einem eigenständigen Muster oder einer Angewohnheit. Diese Art des Lügens findet man nicht nur bei kriminellen Personen, sondern auch bei durchaus erfolgreichen Menschen, die sich noch nichts Verbrecherisches zu Schulden kommen ließen. Menschen, die ständig ausgedachte, also fantasierte, Erlebnisse oder Fakten als wahre Begebenheiten erzählen und auch selbst daran glauben, sind von der Pseudologia phantastica, auch bekannt unter dem Münchhausen-Syndrom, „befallen". Sie nehmen die Unwahrheit in ihren Geschichten in der Regel nicht mehr wahr, sie sind von der Wahrheit ihrer Schilderungen überzeugt, wodurch es dann eigentlich keine Lüge im herkömmlichen Sinn ist.

Ein übersteigerter Geltungsdrang ist eine der Ursachen dafür, warum Menschen das tun. Sogenannte HochstaplerInnen passen in dieses Lügenschema ebenso wie Menschen mit sehr ungesunden narzisstischen Persönlichkeitsanteilen. Jedoch leidet der Großteil der HochstaplerInnen und dreisten NarzistInnen nicht an einer psychischen Krankheit, sondern ist schlicht und einfach als dissozial, asozial zu bezeichnen. Von der Krankheit des Münchhausen-Syndroms hingegen sind nur wenige Menschen betroffen, die Mehrzahl der notorischen LügnerInnen weiß um den Unterschied zwischen Realität und Lüge.

Größenfantasien zu haben und solchen in Tagträumen nachzuhängen ist hingegen keine Lüge, sondern gesundes, entspannendes Fantasieren. Das gilt jedoch nur dann, wenn ich dabei nicht den Kontakt zur Realität verliere und das Geschwister der Größenfantasie nicht die Gewaltfantasie ist.

Gewaltfantasien

Vor Jahren lernte ich einen kleinen Jungen namens Marco kennen. Die meisten seiner Spiele, egal ob mit anderen Kindern oder mit Spielzeug, hatten Gewalt zum Inhalt. Seine Gedanken drehten sich häufig um Krieg, Kampf und Macht. Spielten wir mit den Spielfiguren, die sich aus Menschen im Babyalter bis zum GreisInnenalter, Tieren, Dinosauriern und Monstern zusammensetzten, so zeigte Marco viel Fantasie bei den Spielszenen, jedoch endeten wirklich alle in einer Prügelei. Sogar die Babys flogen infolge eines inszenierten Monsterangriffs häufig durch die Luft. Marco agierte im Spiel seine Aggressionen auf durchaus fantasievolle Weise aus. Ziel unserer Arbeit war jedoch, eben diese unter Kontrolle zu bekommen.

In der Realität hatte Marco sein gewalttätiges Verhalten gegenüber anderen Kindern sehr bald verändert, auch seine Überlegungen und Gedanken kreisen jetzt nicht mehr nur um Gewalt, sondern um physikalische Phänomene, Geografie und was es sonst noch alles in einem Kinderleben zu entdecken gilt. Länger als drei Jahre kam Marco zu mir, aber erst im letzten Jahr schaffte es Marco, rund 70 Prozent des Rollenspiels mit den Figuren gewaltfrei zu halten. Das Ausagieren von Aggression im Rollenspiel ließ er sich jedoch nie ganz nehmen, hütete es wie einen wertvollen Schatz, wie etwas, wovon sein Überleben abhängt. Das tat es in gewisser Weise auch, denn seine Mutter war nicht in der Lage, herzlich zu ihm zu sein, ihm offen ihre Zuneigung zu zeigen, ihn hin und wieder uneingeschränkt zu loben, ihm Anerkennung zu geben. Er war ein von seiner Mutter nicht so richtig innig geliebtes Kind, welches in kindlicher Hilflosigkeit Gewaltfantasien als Trost nutzte. Ob er seine Fantasie und seinen Intellekt nutzen wird, um sich zu einem Hochstapler, einem dreisten Narzissten oder zu einem liebenswerten Erwachsenen zu entwickeln – ich weiß es nicht, ich kann darüber nur fantasieren!

Vor einigen Jahren hat ein junger Mann, der damals 23-jährige Cho Seung Hui, an der Virginia Tech University in Blacksburg, USA, ein Blutbad angerichtet. Er hat nach Angaben der Presse kaltblütig und im Exekutionsstil 32 Menschen erschossen und zahlreiche weitere verletzt. Anschließend nahm er sich selbst das Leben. Er wurde von seinem Umfeld als stiller, höflicher Mann wahrgenommen. Es stellte sich nach dieser grauenvollen Tat heraus, dass seine Fantasien, die er auch in Videos und Drehbüchern festgehalten hat, von Gewalt und Obszönitäten strotzen. Wohlgemerkt danach – davor sah die Realität anders aus! Konnte dieser Mann seine Gewaltfantasien so perfekt verbergen?

Sympathisch, schüchtern, harmlos, so wird der 17-jährige Tim K. von seinem Bekanntenkreis beschrieben. Als er dann bei seinem Amoklauf 15 Menschen tötete, soll er selbstsicher und von seinem Handeln überzeugt gewirkt haben. Tim K. drang in seine ehemalige Schule ein und schoss dort mit einer Waffe seines Vaters SchülerInnen und Lehrpersonal nieder. Und auch hier wird *nach* dem Amoklauf darauf hingewiesen, dass Tim K. in Internetforen seine Gewaltfantasien beschrieben hatte und auch in gewaltverherrlichenden Computerspielen seinen destruktiven Fantasien freien Lauf gelassen haben soll. Der Serienmörder Ted Bundy soll Tim K. ein Vorbild gewesen sein. In dessen Fußstapfen er dann auch in der Realität trat. In später verfassten Gutachten wird Tim K. als „Jugendlicher, der von Hass und Gewaltfantasien besessen war", beschrieben. Dunkle Fantasien, die zu blutiger Realität mutierten und Tim K. als „Amokläufer von Winnenden" zu einer „traurigen Berühmtheit" machten.

Ressourcen für Marco sind auf jeden Fall unter anderen sein stets achtsames soziales Umfeld. Etwas, das die beiden Gewalttäter laut Medienberichten nicht hatten. Marcos ungewöhnliches Verhalten fiel den Bezugspersonen bereits im zarten Alter von fünf Jahren auf und so erhielt er ehestmöglich Hilfe. Auch mussten sein Gewaltfantasien nicht in die Abgründe seiner Seele verdrängt werden, sondern er lebte sie aktiv im Spiel aus. Hier lernte er dann mit der Zeit das „Entrollen" am Spielende, um wieder in die Realität zurückzufinden. Er erkannte bald, was in der Fantasie möglich war, führte in der Realität dazu, dass andere Kinder nicht mit ihm spielen wollten – und das wollte er wiederum nicht! Dadurch, dass sich Marco in der Realität ein sanfteres Verhalten zulegte, schien auch seine Mutter einen etwas liebevolleren Zugang zu ihm zu finden, wodurch die Hoffnung besteht, dass Marco sich nicht mehr so oft für Liebesentzug in seiner Fantasie mit Gewalthandlungen rächen muss.

Sich in der Fantasie an Menschen zu rächen, die einem in der Realität übel mitspielen, kann hin und wieder eine entlastende und „seelenreinigende" Wirkung haben. Seltener sind solche Fantasien mit roher Gewalt ausgeschmückt, öfter mit diffiziler Bosheit, Situationen der Schadenfreude oder Wortgefechten, in denen man seinem Gegenüber überlegen ist. So fühlt man sich handlungsfähig, und das tut gut und ist auch gut so. Die Realität ist sowieso oft hart genug, warum denn nicht in der Fantasie Zuflucht finden und Kränkungen und Ärger bearbeiten? Wenn solche Fantasien der Vergeltung jedoch so viel Raum und Zeit einnehmen, dass ein Mensch von ihnen fast „besessen" ist, wird die Entlastung in der Fantasie zur Belastung in der Realität. Dann ist es Zeit, sich psychologische Unterstützung zu holen, um die Fantasie zu zügeln und konstruktiv nutzen zu können.

Wann hingegen geht die Fantasie mit jemanden durch? Das tut sie beispielsweise, wenn wir träumen.

Träume

Unsere Erlebnisse im Traum sind Produkte unserer Fantasie. Dabei sind es oft auch Tagesereignisse oder solche aus der Vergangenheit, die von unserer Fantasie so überarbeitet und aufbereitet werden, dass sie uns nach dem Aufwachen irgendwie bekannt, aber trotzdem sehr absurd erscheinen. Im Schlaf erkennen wir Träume nicht als solche, sondern erleben sie als Realität. Daher sind Albträume auch oft so schrecklich. Wüssten wir, dass es sich dabei lediglich um einen Traum handelt, wäre es dann möglich, den Traum als spannenden Kriminal- oder Horrorfilm zu erleben? Dass manche Träume durchaus spannend sein können, haben sicher viele Menschen schon erlebt. Grundvoraussetzung dafür ist, dass es sich bei diesen Träumen nicht um die Aufarbeitung von realen traumatischen Erlebnissen handelt. Hingegen können Fantasieprodukte wie Filme, Bücher, Theaterstücke oder sonstige von uns konsumierte künstliche Darstellungen, die unsere Träume speisen, für nächtliche Spannung sorgen.

Von vielen geträumt, aber von wenigen eingestanden wird der erotische Traum. Ob dieser nun von realen oder fiktiven Wesen angeregt wird, ist unwesentlich. Auch darf in solchen Träumen alles nur Erdenkliche stattfinden und wir dürfen es schamlos auskosten und genießen.

Im Traum zu wissen, dass man träumt, ist jedoch auch möglich und wird in der Wissenschaft Klartraum oder luzides Träumen genannt. An der Universität Bonn fanden Forschungsarbeiten zum Klarträumen statt, die ergaben, dass man solches trainieren kann. So könnten Menschen, deren Nächte häufig durch schreckliche Albträume zur Folter werden, mittels Training lernen durch einen Realitätscheck den Geschehnissen ihren Schrecken zu nehmen. Zum Beispiel indem sie überprüfen, ob sie sich die Nase zuhalten und dabei trotzdem weiteratmen können – ist dem so, so ist das ein klares Zeichen, dass man träumt. Wie dieser Forschungsansatz nun in der Realität des Alltags aussieht, ist noch nicht ausgereift. Ich denke, es hängt auch davon ab, ob ein Mensch Schreckliches in seiner Vergangenheit erlebt hat. So stelle ich mir vor, wenn ein Mensch Gewalthandlungen, Misshandlungen, Vergewaltigung, seelischen und körperlichen Missbrauch über sich ergehen lassen musste, wird es nicht ausreichen, sich mal die Nase zuzuhalten, um einen Albtraum von der Realität unterscheiden zu können.

Realität und Wahn

Menschen, denen solches widerfahren ist, haben ein erhöhtes Risiko, eine schwere psychische Erkrankung zu entwickeln, weil die Seele mit der Realität solch gewaltiger Verletzungen nicht immer zurande kommt. Wenn die Realität nicht mehr aushaltbar ist, kann die Fantasie an ihre Stelle treten. Eine Form der Fantasie, die dann allerdings als krankhaft gilt. Der Oberbegriff für schwere psychische Störungen ist Psychose. Bei einer solchen ist die Unterscheidung zwischen Fantasie und Wirklichkeit nicht mehr möglich, was sich durch Wahnvorstellungen, Halluzinationen und schwere Störungen im Verhalten ausdrückt. Im Diagnoseschema der WHO, dem ICD-10, sind solche Erkrankungen unter F20 – F29 „Schizophrenie", „schizotype" und „wahnhafte Störungen" zu finden.

Hier ist es mir sehr wichtig zu erwähnen, dass „Menschen mit Psychoseerfahrung" nicht unweigerlich auch gewalttätige Psychopathen sind, wie es gerne in der Boulevardpresse dargestellt wird. Wenn TäterInnen an einer Psychose leiden, kann es sein, dass die Taten spektakulär sind und obskur anmuten – also eine Sensation, die Medien exzellent und fantasievoll ausschlachten können. Sticht hingegen ein Mensch ohne Psychose bei einer Wirtshausrauferei einem Saufkumpanen völlig fantasielos ein Messer in den Bauch, gehört das schon fast zur Realität des Alltags. Ein solcher Zeitungsbericht wird höchstens in einer kurzen Glosse neben einer Werbung für Hundeshampoo seinen unspektakulären Platz finden.

Menschen, die Wahnvorstellungen oder Halluzinationen haben, leiden oft sehr darunter, diese nicht als Produkte ihrer Fantasie identifizieren zu können. Ich lernte einmal eine Frau kennen, ich nenne sie hier Frau Noia, die mir berichtete, dass eine Arbeitskollegin versuche sie zu vergiften, indem diese ihr stetig kleine Mengen Gift mit einer Nadel in ihre Mineralwasserflaschen spritze. Außerdem habe sie beobachtet, dass die Kollegin mit einer Kerze schwarze Magie praktiziere, um sie gesundheitlich zu schwächen. Die Schilderungen von Frau Noia waren strukturiert und nachvollziehbar, zumal es auch an ihrem Arbeitsplatz sowohl Gifte als auch Injektionsnadeln gab. Das einzig Irrationale waren ein fehlendes Motiv der Kollegin und die Tatsache, dass bereits das Entwenden minimaler Mengen von Giftstoffen sofort aufgefallen wäre. Jetzt ist natürlich einzuwenden, dass diese Kollegin zum Beispiel zu jener Minderheit psychosebetroffener Menschen zählen könnte, die ein stabiles Muster antisozialen Verhaltens seit früher Jugend sowie eine lange Vorgeschichte von Alkoholmissbrauch aufweisen. Das tat sie jedoch nicht und sie praktizierte auch keine schwarze Magie, sondern zelebrierte die Vorweihnachtszeit mit Duftkerzen. Frau Noia fühlte sich nicht nur von der Arbeitskollegin bedroht, sondern auch noch von unbekannten Männern, die ihr auf dem Nachhauseweg folgten.

Oft schon habe sie sich in eine Kirche geflüchtet, wo sich die Männer aus Pietät nicht hineintrauten. Sie vermutete, dass diese Männer von ihrem Ehemann beauftragt waren zu beobachten, mit wem Frau Noia sprach. Ein solches Vorgehen könnte man einem Eifersuchtsgeplagten durchaus zutrauen. Jedoch nicht die Eifersucht sei der Grund, sondern die Verstrickung ihres Mannes in den Rauschgifthandel. Über seinen Kokainhandel berichtete sie mir auch Einzelheiten. Ihr Mann befürchte somit, sie könne ihn verraten, indem sie anderen Menschen davon erzähle, und diese müssten dann eliminiert werden. Auch ich sei nun als Mitwisserin in Gefahr.

Bestimmte Elemente von Frau Noias Erzählung über den Rauschgifthandel waren für mich sehr real, obwohl ich wusste, dass sie an einer paranoiden Schizophrenie erkrankt war. Eine Zeit lang, nachdem mich Frau Noia in die dunklen Geschäfte ihres Mannes eingeweiht und mich so zum potenziellen Mordopfer gemacht hatte, hielt ich auf meinem Weg zur Praxis immer wieder Ausschau nach möglichen Verfolgern. Auch wenn es natürlich keine Verfolger gab, weiß ich bis heute nicht, was an der Geschichte real und was Fantasie war. Kann Paranoia ansteckend sein? Nur ein bisschen, denn ich fantasierte keine Verfolger und die Angst verflog nach einiger Zeit.

Größenfantasien

Größenfantasien hingegen hänge ich schon gerne hin und wieder nach. So ist es beispielsweise schön, sich vorzustellen, dass ein Buchprojekt sich zu einem Bestseller entwickeln könnte. Dadurch hätte ich die Möglichkeit, viele Menschen an meinen Ideen und Gedanken teilhaben zu lassen und so zu begeistern, motivieren oder nachdenklich machen zu können. Solche Fantasiequellen lassen den Ideenstrom richtig sprudeln. Solange sie sich nicht zu Flutwellen aufbauen und übermächtig werden, sondern nur beflügeln, sind sie gesund. Sie können dabei unterstützen, sich voller Motivation und Tatendrang an eine Arbeit oder Aufgabenstellung heranzumachen. Suhle ich mich hingegen beispielsweise nur in der Vorstellung, Bestsellerautorin zu werden, statt endlich in der Realität mit dem Schreiben zu beginnen, werde ich nicht einmal die Chance haben, etwas zu schaffen, das einem Manuskript auch nur ähnelt. Ebenso ist es destruktiv, wenn man ein großes Projekt plant und als Erstes damit beginnt, über das mögliche Scheitern oder Misslingen zu fantasieren, da dies, noch bevor man begonnen hat, zum Aufgeben und Resignieren führt. Konstruktive Fantasien hingegen verleihen Flügel und geben guten Auftrieb. Fahrlässig ist es jedoch, die Hindernisse, die in der Realität auftauchen, beim Höhenflug zu ignorieren, denn das führt unweigerlich zu einer Bruchlandung auf dem kalten und harten Boden der Realität!

Ein Alter, in dem Größenfantasien sehr deutlich ans Tageslicht treten, ist die Pubertät. Wer kennt sie nicht, die ungefähr 12- bis 15-jährigen großkotzig, übercoolen, allwissend bis allmächtig auftretenden Jugendlichen? Ich erinnere mich rückblickend noch gut an diese Zeit. Rückblickend wohlgemerkt, denn als ich in diesem Alter war, nahm ich mein Verhalten als gerechtfertigt wahr und meine Ideen und Sichtweisen als genial. Dass ich damit anecke und fast von der Schule flog, war die Realität. Aber immerhin nur fast, denn ich verlor nie den Bezug zur Realität, auch wenn die Rückkehr in diese „mördermäßig uncool" war.

In dieser Lebensspanne sind „Fantastereien" und überschießende Verhaltensweisen völlig normal, wenn zwischendurch Fantasie und Realität einander wieder die Waage halten.

Andererseits ist das Alter um die 15 herum auch jenes, in dem psychische Erkrankungen wie Psychosen oder Depressionen erstmals ihr Gesicht zeigen. Ich lernte Kain kennen, der im Alter von siebzehn Jahren plötzlich ungeheuerliche Aggressionsausbrüche hatte, bei denen er Gegenstände demolierte und sich auch selbst verletzte. Seine Mutter setzte alle ihre Überredungskünste ein, um ihn zu einem Gespräch mit einer Psychologin zu bewegen. Dieses Gespräch verlief so schief, wie es schiefer nicht laufen konnte, also wurde ein neuer Versuch gestartet. Das neue Versuchskaninchen war nun ich. Zwar lief unser Erstgespräch nicht schief, aber auch nicht gerade, denn ich sah mich einem redegewandten jungen Mann gegenüber, der sich als sehr verzweifelt, traurig und wütend beschrieb. Sein zukünftiges Leben berge nur Mühsal in sich. Jedoch weder Fachfrau noch Fachmann seien in der Lage, sich sein Leid auch nur annähernd vorstellen zu können, und auch nicht dafür geeignet, ihm zu helfen. Nur seiner Mutter zuliebe würde er eine Psychotherapie in Kauf nehmen.

Im Laufe der nachfolgenden Gespräche stellte sich heraus, dass sich Kain als überdurchschnittlich kluger Mensch mit zahlreichen

Fähigkeiten wahrnahm. Die Lehrpersonen jedoch erkannten seine Begabungen nicht und ritten nur auf benoteten Leistungen herum. Keiner erkenne an, dass er fließend Portugiesisch spreche, mathematisch sehr begabt sei, ein großes Allgemeinwissen habe und einfach Großes in ihm stecke.

Fantasie oder Realität? Von allem ein bisschen! Kain war hauptsächlich deshalb verzweifelt und wütend, weil er seine Genialität immer beweisen muss. In der Schule und später dann auch noch im Beruf und überhaupt im ganzen Leben. Das habe er doch nicht nötig, das Leben solle doch Spaß machen. Kains aktuelles Selbstbild und seine Weltsicht tragen bereits die Grundierung von schädlichen Größenfantasien. Ob sich hier ein junger Mensch aufgrund von Angst, in der Realität zu versagen, in eine zeitlich begrenzte Phase der Fantasie flüchtet oder ob sich die Größenfantasien über die Zeit hinweg in einer narzisstischen Persönlichkeitsstörung festigen, weiß ich nicht. Möglich ist beides.

Die Realität zeigt, dass Menschen mit einem narzisstischen Persönlichkeitsstil hervorragend dazu beitragen können, ihr Umfeld in tiefe Abgründe der menschlichen Seele blicken zu lassen. Dazu können Sie in diesem Buch später noch mehr lesen. Vorerst möchte ich Sie dazu verführen, sich mit einem angenehmeren Thema auseinanderzusetzen, den sexuellen Fantasien.

Sexuelle Fantasien

Eine sexuelle Fantasie kann als Bild, als Gedanke oder als detailliert ausgearbeitetes Szenario in unserem Kopf auftauchen. Solche Fantasien werden meist dann wach, während jemand sexuellen Aktivitäten nachgeht – alleine oder mit PartnerIn. Sie bereiten Lust, sofern sie zugelassen werden und nicht von Scham und Schuld begleitet sind. Taucht dabei Scham oder Schuld auf, so haben diese Emotionen die unangenehme Eigenschaft, lustvollen sexuelle Fantasien wie mit einem dicken Radiergummi den Garaus zu machen. Sind Scham und Schuld hingegen nur ausgelaugte und träge Wegelagerer an der Straße der sexuellen Fantasien, beeinträchtigen sie diese nicht aktiv, sondern führen nur dazu, dass diese vor der Welt verheimlicht werden. Jedoch hat die Mehrheit der Menschen sexuelle Fantasien, aber nur wenige teilen diese Tatsache anderen Menschen mit. Wenn sie es doch einmal tun, dann wird die sexuelle Fantasie gründlich überarbeitet und zensuriert und so „tischfein" gemacht. Auch PsychotherapeutInnen erfahren meist nur Softversionen der sexuellen Fantasien von KlientInnen, wenn diese bei ihnen Hilfe durch Entlastung suchen. Das Tabu, sexuelle Fantasien wahrheitsgetreu preiszugeben, ist einfach so groß, obwohl PsychotherapeutInnen weder tadeln noch urteilen noch bewerten.

Der Psychologe Brett Kahr hat die Ergebnisse seines brisanten Forschungsthemas in dem Buch „Sex im Kopf" der Allgemeinheit zugänglich gemacht. 15.000 Frauen und Männer wurden anonym zu ihren geheimsten sexuellen Fantasien befragt. Es stellte sich heraus, dass die große Mehrheit der Briten häufig sexuellen Fantasien nachhängt. Der Grund, warum diese Fantasien totgeschwiegen werden, liegt darin, dass Schuldgefühle und Scham die Lippen der Menschen versiegeln. Nicht nur der Inhalt ist dafür verantwortlich, sondern auch die Tatsache, dass sexuelle Fantasien nicht mit den PartnerInnen erlebt werden. Viele der Vorstellungen sind auch im Bereich Sadismus, Masochismus oder aggressiven sexuellen Handlungen angesiedelt, dazu zählen auch beispielsweise Vergewaltigungsfantasien. Dass sexuelle Fantasien zur gewalttätigen oder blutrünstigen Realität werden, ist selten und sicher nicht die Regel. Die Regel ist, dass psychisch stabile und seelengesunde Menschen sehr gut dazu in der Lage sind, eine klare und strikte Grenze zwischen Fantasie und Realität zu ziehen.

Trotz Gewalt und Aggressionsinhalten sind solche sexuellen Fantasien nicht unweigerlich schädlich, solange sie nicht zur Notwendigkeit werden, um seine Sexualität in der Realität leben zu können. Wenn jemand ausschließlich mit aggressiven sexuellen Fantasien zur sexuellen Erregung findet, ist das krankhaft und gefährlich.

Brett Kahr berichtet von einem inhaftierten Massenmörder, der zugab, Geschlechtsverkehr mit seiner Frau nur dann vollziehen zu können, wenn er dabei der Fantasie nachging, dass er beim sexuellen Akt ein Messer in seiner Hand hält. Seine Bluttat führte dieser Mann in Folge mit einem Messer als Tatwaffe aus. Wann und warum können Fantasien und gefährliche Wünsche die Grenze zur Realität überschreiten?

7. Wann werden dunkle Wünsche gefährlich?

Dunkle Wünsche werden im „Fall 39" lebensgefährlich! „Fall 39" ist ein Film, in dem die Schauspielerin Renée Zellweger die engagierte Sozialarbeiterin Emily spielt, die das zehnjährige Mädchen Lilith aus der offensichtlich grausamsten Hölle elterlicher Misshandlungen befreien will. Emily kann Lilith in letzter Sekunde retten, als die Eltern gerade versuchen, Lilith in das Backrohr des Gasherdes zu sperren, um sie dort zu verbrennen. In weiterer Folge des Films kann sich der Zuseher der Flut dunkler Wünsche kaum erwehren und wird sehr bald selbst davon angesteckt. Am Ende kann es sogar sein, dass man mit dem schalen Nachgeschmack von Schuldgefühlen grübelnd den Abspann am Bildschirm vorbeiziehen lässt.

Ich bin eben mit der Selbstverständlichkeit in dieses Kapitel eingestiegen, dass alle LeserInnen dunklen Wünschen dieselbe Bedeutung beimessen wie ich. Zu dunklen Wünschen zählen für mich Wunschvorstellungen der Rache, Vergeltung oder Bestrafung an Menschen, die anderen Hilflosen und Unbedarften Grausames angetan haben. Das muss in keiner Weise die eigene Person betreffen, es kann sich ebenso um Verbrechen handeln, die anderen Menschen widerfahren sind. Das ist dann der Fall, wenn Mitgefühl plötzlich zur Medusa mutiert. Wenn sich aus einer wohlig warmen Flauschekugel des Mitgefühls blitzartig schlangenähnliche Auswüchse stülpen, die züngelnd und zischend ein Opfer suchen und zu Stein erstarren lassen. Die dunkle Wunsch-Medusa kann natürlich auch erwachen, wenn die eigene Seele einem Verbrechen zum Opfer fiel. So beispielsweise, wenn man selbst verletzt, gedemütigt, verachtet, misshandelt, ausgespottet oder in Situationen der Hilflosigkeit gedrängt wurde.

Diesem dunklen Thema widmet sich der Schriftsteller Thomas Glavinic in dem Buch „Das Leben der Wünsche". Dem Protagonisten Jonas wird von einem Unbekannten die Erfüllung von drei Wünschen angeboten. Jonas nimmt mit nur einem Wunsch vorlieb, nämlich dem, dass ab nun all seine Wünsche in Erfüllung gehen. Im Lauf der Romanhandlung wird Jonas von dunklen Wünschen und Ängsten so sehr in Besitz genommen, dass diese sein Leben zu steuern beginnen. Jonas empfindet sich als Urheber von dunklen Szenarien, die vor seinen Augen in der realen Welt Spuren der Verwüstung hinterlassen. Besetzt von dieser Wunsch-Medusa werden Jonas' Denken, Fühlen und Handeln von einer gefährlichen Mischung aus

Aggression und Angst gesteuert. Glavinic soll, so zu lesen in einer Buchrezension, der Ansicht sein, dass die Zutaten einer solch hochexplosiven emotionalen Sprengladung in jedem Menschen schlummern, der sich unsicher in seinen Liebesbeziehungen ist, der den eigenen unspektakulären und nicht gerade erfüllenden Beruf durchschnittlich gut erträgt und dessen negative Emotionen sich nicht gegen einflussreiche Teile der Gesellschaft, sondern schlussendlich gegen sich selbst richten. Bedeutet das nun, dass unglückliche, frustrierte und gelangweilte Menschen häufiger zu dunklen Wünschen tendieren?

Ich liebe meinen Beruf, bin mir in meiner Liebesbeziehung völlig sicher, meine negativen Emotionen richten sich häufig gegen machtmissbrauchende Teile der Gesellschaft und eben wüten sehr dunkle Wünsche in meiner Seele. Ich habe in diesem Moment das Ergebnis der Gemeinderatswahlen in Wien erfahren. Wie kann eine politische Partei, die sich in menschenverachtendem Gedankengut suhlt, rassistische Ballerspiele ins Internet stellt und „Sagen aus Wien" zu einer vulgären und primitiven Hetzkampagne gegen Menschen mit Migrationshintergrund umgestaltet, 27% Stimmenanteil erreichen? Mir ist richtig übel und ich sehe mich nicht einmal in der Lage, klar ausformulierte dunkle Wünsche zu wünschen. Außerdem kann ich, außer die Populisten dieser Partei, keine Zielpersonen ins Fadenkreuz meines dunkeln Wunschvisiers nehmen, da diese im Dunkel der Anonymität weiterhetzen dürfen. Insgesamt löst diese dunkle undifferenzierte Wunschflut ein unangenehmes Gefühl in mir aus. Meine düstern Wünsche sind zwar für meine Umgebung ungefährlich, nicht jedoch für mein eigenes Wohlbefinden. Glavinic hat, trotz anderer Ausgangslage, auch in meinem Fall recht! Denn ich sitze nun, infolge meiner negativen Emotionen mit dem Bedürfnis, mich emotional übergeben zu müssen, vor der PC-Tastatur und hämmere hilflos darauf ein. Düstere Wunschgedanken können hilflos und traurig machen!

Verwunschen

Da ist es nicht unbedingt verwunderlich, dass sogar in unseren Breiten Voodoopuppen einen Absatzmarkt finden. Wenngleich Voodoo unter diesem Blickwinkel in ein falsches Licht gerückt wird, da Voodoo seit 2003 als offizielle Religion in Haiti Anerkennung gefunden hat. In Benin, einem Staat in Afrika, ist Voodoo zusammen mit dem Christentum und dem Islam eine offiziell anerkannte Religion mit einem eigenen Feiertag. Der 10. Januar jedes Jahres ist Voodoo-Feiertag. Voodoo wird besonders im westlichen Religionsverständnis oft mit „Schwarzer Magie" gleichgesetzt, es handelt sich dabei jedoch um eine polytheistische Religion, also einen „Vielgottglauben" mit Tanzritualen und Gesängen. So soll aber auch ein bekannter, wenn auch übertrieben dargestellter Brauch das Herstellen von Voodoopuppen sein. Diese können einem bestimmten Menschen nachgebildet sein oder auf dem Kopf mit dem Foto einer bestimmten Person beklebt sein. Mit Nadeln, die in die Puppe gestochen werden, sollen dem Betroffenen Schmerzen zugefügt werden, was zur schwarzen Magie zählt. Ursprünglich wurden solche Zeremonien von Priestern in Haiti vollzogen, jedoch mit dem Ziel, kranke Menschen zu heilen, was wiederum weiße Magie ist und nicht um sie zu quälen. So sollen die Puppen auch nur aus einer Notlage heraus entstanden sein, da das Praktizieren von Voodoo und somit auch der Besitz von holzgeschnitzten Abbildungen der Gottheiten oder Dämonen den Sklaven von amerikanischen Sklavenhändlern verboten wurde. Not macht bekanntlich erfinderisch und so wurden Skulpturen der Gottheiten und Dämonen von gläubigen HaitianerInnen als harmlose Puppen getarnt. Wenn ich auch nur annähernd versuche, mich in die Situation einer Sklavin in der damaligen Zeit zu versetzen, dann würde ich, ohne zu zögern, Nadeln in Puppen bohren, die Sklavenhändlern oder meinem Besitzer ähneln und dabei die allerdunkelsten Wünsche wünschen!

Puppenzauber reicht angeblich bis in die Antike zurück, bereits bei Ovid gibt es Hinweise darauf. Magische Mordanschläge mithilfe von Bildern der Opfer auszuüben wurde im 13. und 14. Jahrhundert sogar strafrechtlich definiert und verfolgt. Zuerst wurde der Tatbestand des „Zaubers mittels imagines" in die Strafgesetze von Südfrankreich aufgenommen, dann 1611 in Bayern und 1656 in Österreich. So soll 1320 das Gerücht umgegangen sein, dass die Mailänder Familie Visconti versucht habe, den in Avignon residierenden Papst Johannes XXII. mithilfe einer Wachsfigur zu ermorden. Bereits davor wurde Hugues Géraud, Bischof von Cahors, hingerichtet, weil er Papst Johannes XXII. mithilfe eines „Atzelmanns" den Garaus machen wollte.

Ein Atzmann oder Atzelmann ist eine aus Wachs, Teig, Lehm oder Holz geformte Puppe, die jene Person darstellen soll, der man mittels Durchstechen oder Verbrennen Schaden zufügt, indem dabei dunkle Wünsche nach Krankheit oder gar dem Tod dieser Person übermittelt werden. Zum Einsatz kommen solche Rachepuppen häufig bei enttäuschter Liebe oder aus Hass einem Mitmenschen gegenüber. Moderne Formen des Bildzaubers halten sich neben dem Atzmann vor allem auch an Fotos oder Spielkarten, die durchstochen werden, um einer verhassten Person zu schaden.

Im Übrigen gibt es auch liebevoll hergestellte Voodoopüppchen in Form von Schlüsselanhängern. Die zwei beigelegten Stecknadeln sind geschickt als Augen der Puppe getarnt. Diese kann man bei Bedarf herausziehen und damit in andere Körperstellen stechen. Warum ich das so genau weiß? Weil ich über gut ein Dutzend solcher Voodoopüppchen verfüge. Wie ich bereits über die positive Wirkung des Externalisierens (die Nach-außen-Verlagerung) berichtet habe, bin ich eine Anhängerin dieser Technik. Als Gegenstände, um diese Technik auszuführen, sehe ich auch diese niedlichen Voodoopüppchen und verschenke sie daher bei Bedarf. Gelegenheiten, dunkle Wünsche zu wünschen, ergeben sich im Alltag von Menschen leider immer wieder. Wenn sich daraus nicht quälende Fantasien nach Rache entwickeln, sondern nur entlastende, harmlose Handlungen, ist dies aus meiner Sicht ungefährlich. Die Voodoopüppchen, die ich bis jetzt verschenkt habe, wurden nie durchstochen. Es reichten alleine die Vorstellung und das Wissen um die Möglichkeit, es zu tun, um emotionale Entlastung zu empfinden. Oft wurde auch mit einer Portion schwarzem Humor darüber gescherzt, in welche Körperstellen man wohl die Nadeln bohren könnte und wie es der verfluchten Person dann wohl gehen möge.

Galgenhumor

Sind es nicht auch dunkle Wünsche, die dazu führen, dass der Mensch solche Witze als Ventil für die Auseinandersetzung mit gesellschaftlich tabuisierten Bereichen nutzt? Schwarzer, also dunkler, Humor behandelt Ernstes oder Makaberes wie Krankheiten, Verbrechen oder Tod in süffisanter und verharmlosender Weise. Ein schwarzhumoriger Meister dieses Genres ist für mich der Cartoonist John Callahan. Seine Cartoons haben meist Wesen mit Handicaps zum Thema und sind zum Teil so rabenschwarz, dass sie fast schmerzen. Dass Callahan selbst nach einem schweren Verkehrsunfall durch eine Querschnittlähmung auf einen Rollstuhl angewiesen war, nimmt den Cartoons zwar nichts an Schwärze, aber es trägt dazu bei, dass man dem mittlerweile verstorbenen Künstler posthum die Absolution erteilt, schwarz und noch schwärzer gewitzelt zu haben.

Es kommt der Verdacht auf, dass hier Rache im Spiel ist. Nämlich dahingehend, sich bei „Unversehrten" dafür zu rächen, dass man selbst körperlich oder seelisch „versehrt" ist und dieses Leid ertragen muss. So bringt man Unversehrte in die Lage, sich womöglich schlecht zu fühlen, wenn sie über schwarzen Humor lachen müssen. Es könnte auch der Wunsch sein, sein Umfeld auf diese Art zu zwingen, am eigenen Leid teilzuhaben, indem man sein Leid zu diesem Zweck in verschlüsselter Form des „Galgenhumors" kommuniziert. Gefährlich werden solch dunkle Wünsche kaum, es sei denn, schwarzer Humor nimmt Schattierungen von Zynismus an. Zynismus kann zu Verletzungen führen, besonders wenn er auf unschuldige Opfer trifft. Solche Opfer sind insbesondere Kinder, die noch nicht in Lage sind, abstrakten Denkvorgängen, welche dem Zynismus innewohnen, zu folgen. Oft werden Zyniker auch zu ihren eigenen Opfern, wenn sich ihr Zynismus wie eine mächtige Würgeschlange um ihre eigene Seele windet und diese unfähig macht sich zu regen.

Wunsch nach Rache

Rachefantasien werden von dunklen Wünschen gespeist. Rachehandlungen sind in Folge die Wunscherfüllung. Wenn dunkle Wünsche der Rache Gefahren in sich bergen, so tun sie dies bereits als kleines aufkeimendes Giftpflänzchen. Bedenkt man, wie häufig Menschen durch den Verzehr von giftigen Pilzen zu Schaden kommen, obwohl Wissen über die Giftigkeit vorhanden ist, ist es nicht verwunderlich, dass auch wucherndes Seelengift gut getarnt bleibt.

Es ist noch nicht lange her, dass mich ein Geschehnis wirklich schockiert hat. Ein 14-jähriges Mädchen hat seine Mutter mit mehreren Messerstichen getötet. Sie irren, wenn Sie meinen, dass mich die Tat so schockiert hat, es waren vorrangig Aussagen von Menschen, die in unserer Gesellschaft als überdurchschnittlich intelligent gelten. Aussagen wie: „Das ist der Dank von Kindern", oder „Das sind arme Eltern, die solch psychopathische Kinder haben". Meine Frage, ob Kinder bis zur Pubertät denn nicht vorrangig „das Produkt" ihrer Eltern seien, da sie ja von diesen abhängig sind und unter deren Obhut aufwachsen, blieb unbeantwortet. Stattdessen bekam ich Hasstiraden auf die Verkommenheit der heutigen Jugend zu hören.

Ich muss noch richtigstellen, dass mich diese Tat natürlich sehr betroffen macht, aber es erstaunt mich nicht, dass es zu einer solchen Tat kommen kann. Ich lerne in meinem Beruf immer wieder junge wie ältere Menschen kennen, deren Seelen durch Verhaltensweisen von Elternteilen tiefe, klaffende Wunden zugefügt wurden. Zwar vernarben solche Wunden im Laufe der Zeit, aber sie neigen dazu, immer wieder aufzubrechen, und beginnen dann zu nässen und zu eitern. Je jünger Menschen sind, desto intensiver hoffen sie, trotz aller Misshandlungen und Vernachlässigungen, die ihnen widerfahren sind, dass sich Eltern noch ändern. Keine dunklen Wünsche nach Vergeltung oder Rache, sondern sonnige Wünsche nach Liebe und Zuwendung. Da diese Wünsche in den allerseltensten Fällen in Erfüllung gehen, sondern meist nur weitere Enttäuschungen nach sich ziehen, können auch helle Wünsche gefährlich werden. Gefährlich für den Menschen, der wünscht!

Enttäuschung und Verletzung dürften auch bei diesem 14-jährigen Mädchen Auslöser für die zerstörerische Tat gewesen sein. Ich minimiere die Tat nicht, indem ich sie unspezifisch als zerstörerisch bezeichne, um den Begriff Mord zu umgehen, sondern sehe die Zerstörung im Vordergrund. Das Mädchen namens Angelika hat dem Leben ihrer Mutter ein Ende gesetzt, es hat es zerstört. Angelika hat aber gleichzeitig auch ihr eigenes Leben zerstört und das ihrer Familie. Die Zerstörung hat jedoch schon lange davor ihren Lauf genommen. Nämlich spätestens da, wo die Mutter die etwa zehnjährige Angelika zu schlagen und beschimpfen begann. So soll sie ihrer Tochter Obszönitäten an den Kopf geworfen haben, sie gedemütigt und geschlagen haben, einmal sogar mit einer Eisenstange. Angelika kann sich nicht erinnern, dass sie von ihrer Mutter jemals Zärtlichkeit erfahren hat – nicht einmal, als sie noch jünger war. Der Vater steht hinter seiner Tochter und bestätigt, dass seine Frau Angelika als „Blitzableiter" verwendete. Warum in aller Welt hat dieser Mann nichts dagegen unternommen? Was in einer Kindheit alles geschehen muss, um einen Menschen so weit zu bringen, dass er tief in die Abgründe seiner Seele stürzt, werde ich im nächsten Kapitel behandeln, vorerst wieder zurück zu dunklen Wünschen. Tiefschwarze Wünsche soll auch Angelika gehegt haben. Die Polizei ist im Zuge der Ermittlungsverfahren auf Interneteinträge von Angelika gestoßen, in denen sie ihren Gefühlen der Wut und Hilflosigkeit Ausdruck verlieh. Aussagen wie „Wenn das nochmals passiert, dann nehme ich das Messer und schneide ihr den Hals durch" oder „Eigentlich besser, sie umzubringen". Angelika hat mit diesen Worten versucht ihr unsagbares Leid fassbar zu machen. Sie wünschte sich, ihr Leid möge doch endlich ein Ende nehmen, ihre Mutter möge aufhören sie zu misshandeln, ihre Mutter möge doch einfach verschwinden, sich in Luft auflösen! Da Angelika in der Hölle der Realität lebte, wusste sie, dass keine Wunder geschehen. Und da die Hölle auf Erden eben nicht durch Wunder zum Himmel und die Mutter zum Engel wird, ist der Tod die einzige Sicherheit dafür, dass die Mutter ihre Gewaltakte beendet. Ist sie tot, ist sie auch verschwunden!

Das jedoch ist nur die Wunschfassade, die Bausubstanz hingegen sieht anders aus. Hinter dieser grauenvoll verzerrten Perchtenmaske der dunklen Wünsche steht Angelika als tieftrauriges und geschundenes Wesen, das mit unhörbarer Stimme ihrer Mutter über mehr als ein Jahrzehnt hinweg tagtäglich zuflüstert: „Ich will, dass du mich lieb hast!" Nicht nur, dass Angelika jegliche Liebe von der Mutter entzogen wurde, sie hatte auch noch das Empfinden, dass ihr jüngerer Bruder, im Gegensatz zu ihr, sehr wohl Zärtlichkeit und Liebe von der Mutter bekommen habe. Ich denke, dass es kaum möglich ist, sich in die Gefühlslage von Menschen zu versetzen, die seit frühester Kindheit gehasst, geschlagen, gequält werden und deren Seele Stückchen für Stückchen zerbrochen wird. Dass solchen Qualen tiefschwarze Wünsche entspringen können, muss nachvollziehbar sein.

Arbeitet man mit Kindern und Jugendlichen, so bekommt man immer wieder die gesamte Palette dunkler Wünschen zu hören. Die Zielpersonen dieser Wünsche sind meist Geschwister, MitschülerInnen und Lehrpersonen. Ungefähr bis zum elften Lebensjahr wird Vätern und Müttern selten Böses gewünscht, das beginnt erst ab der Pubertät. Davor dominiert, wie bereits angeführt, der Wunsch nach Zuwendung und Liebe. Das unmöglichste Fehlverhalten der Eltern wird von den Kindern zu begründen und zu entschuldigen versucht, das kann sogar bis hin zur Idealisierung des seelenmordenden Elternteils gehen!

Verfluchende Wünsche können Nuancen der Dämmerung bis hin zur Schwärze eines Nachthimmels im November annehmen. „Ich wünschte, meine Schwester/mein Bruder wäre tot!" Solche Wünsche höre ich in meiner Arbeit nicht selten. Beginnt man den Putz der Wunschfassade dann vorsichtig abzuklopfen, stößt man, wie bei Angelika, auf ein sich nach Liebe und Zuwendung sehnendes Kind. Ein Kind, das unter dem herzzerreißenden Gefühl leidet, ins Abseits gestellt zu sein und weniger geliebt zu werden als sein Geschwister. Keines der Kinder und kein Jugendlicher, die ich bis jetzt kennenlernte, wollten tatsächlich, dass einem Geschwister Leid zugefügt wird, geschweige denn, dass es stirbt. Ein bisschen anders verhält es sich da schon bei fiesen MitschülerInnen oder ungerechten Lehrpersonen. Hier werden Wunschszenarien geschaffen, in denen die gehasste Person leiden und vergeltende Qualen spüren soll! Der Wunsch, jemand möge tot sein, ist hier der Ausdruck dafür, dass doch endlich eine Qual zu Ende gehen möge. Es ist der Wunsch nach Ruhe und Wohlbefinden. Solche Wünsche können gefährlich werden, wenn sie niemand wahrnimmt und zu übersetzen versucht und der Leidensdruck somit übermächtig wird.

Gefährlich ist jedoch nicht gleich gefährlich. Es gibt Schlangen, die Menschen gefährlich werden können. Eine Schlange kann Menschen gefährlich werden, wenn sie zur Gattung der Giftschlangen oder auch der Würgeschlangen zählt. Nicht jeder Biss einer Giftschlange ist tödlich. Es gibt Gegengifte sowie einen Zeitrahmen, in dem diese verabreicht werden müssen. Weiters erwürgen nicht alle Würgeschlangen einen Menschen auf der Stelle. Es gibt größere und kleinere, hungrige, panische oder zufrieden gesättigte. Ähnlich verhält es sich mit der Gefährlichkeit dunkler Wünsche.

Mit einem Fluch belegt

Meine Generation hatte noch das Vergnügen, mit grausamen und furchterregenden Märchen aufzuwachsen zu dürfen. Ob das gut oder schlecht für eine Kinderseele ist, kann man nicht so einfach sagen. Ich möchte auf keinen Fall auch nur ein einziges Märchen aus meinen Kindertagen missen, obwohl ich mich bei manchen fast zu Tode gefürchtet habe. So besaß ich das Märchen „Schneewittchen und die sieben Zwerge" auf Schallplatte. Hier gab es die Stelle, bei der die böse Stiefmutter Schneewittchen den Tod wünscht und sich auf den Weg macht, um ihr den vergifteten Apfel zu schenken. Um diese Stelle nicht hören zu müssen, weil sie mir große Angst machte, hob ich regelmäßig den Arm des Plattenspielers ein Stückchen nach vorne, zum glücklichen Ende. Das machte ich jedoch nur, wenn ich beim Märchenhören alleine war. Wurde mir dieses oder ein anderes Märchen hingegen von lieben Menschen vorgelesen, so konnte ich mich genussvoll in die schaurig-schönen Tiefen der Furcht fallen und mich gefahrlos von Gänsehaut befallen lassen. In dem Märchen Jorinde und Joringel werden Menschen, die der Schlossmauer, die das Schloss einer Zauberin umgibt, auf hundert Schritte nahekommen, verwunschen und erstarren augenblicklich. Jungfrauen werden dann in Vögel verwandelt und in Käfige gesperrt. Nur mit einer wundersamen Blume, die tief in einem Wald wächst, kann der dunkle Wunsch der Zauberin rückgängig gemacht werden. Der Fluch kann somit aufgehoben werden.

Im Märchen Dornröschen spricht die dreizehnte Fee erbost einen dunklen Wunsch aus, nur weil sie nicht, wie ihre zwölf Kolleginnen, zum Fest des Königpaares zu Ehren deren neugeborener Tochter eingeladen war. Sie wünscht der Königstochter an ihrem fünfzehnten Geburtstag den Tod. Ein tiefschwarzer Wunsch, dessen Quelle der tiefen Kränkung dieser Fee entsprang. Eine Quelle, die auch im realen Leben sehr häufig dunkle Wünsche speist.

Dunkle Wünsche im Märchen bergen meist sehr große Gefahren in sich. Da es sich aber eben um Märchen handelt und diese großteils ein gutes Ende haben, werden Verwünschungen in irgendeiner Form immer ungeschehen gemacht. Für Dornröschen waren die Impulsivität und Ungeduld der gekränkten dreizehnten Fee ein großes Glück im Unglück. Diese stürmte nämlich wütend in die Zeremonie der Wunschüberbringung der zwölf Feen, noch bevor die letzte Fee ihren guten Wunsch aussprechen konnte. Die zwölfte Fee konnte dann den dunklen Wunsch, den die dreizehnte Fee ausgesprochen hatte, zwar nicht ungeschehen machen, aber sie konnte ihn mildern und in einen hundertjährigen Tiefschlaf wandeln.

Ungeschehen machen

Angelika scheint, nachdem sie im Badezimmer mehrmals mit einem Küchenmesser auf ihre Mutter eingestochen hatte, auch eine Art Ritual des „Ungeschehen-Machens" vollzogen zu haben. Sie soll das Bad von außen versperrt haben und aus der Wohnung gelaufen sein. „Ungeschehen machen" ist ein psychischer Abwehrmechanismus, bei dem die Person Aktivitäten mit rituellem Charakter entwickelt, um vorhandene verbotene Gefühle, Gedanken oder eben auch Handlungen ungeschehen zu machen. Die Handlung von Angelika könnte man so deuten, dass sie mit dem Schließen der Türe ihre tote Mutter nicht mehr sah, diese quasi „verschwand", und damit auch Angelikas Tat. Angelika konnte ihre Tat so für kurze Zeit ausblenden und sich auf diese Weise vielleicht der Illusion hingeben, dass, wenn sie später wieder in die Wohnung käme, plötzlich auch wieder ein normaler Alltag herrschen würde, in dem die Mutter noch lebte. Ja, man kann den Kopf schütteln ob derartiger Naivität eines Menschen, aber das verändert nicht die Tatsache, dass dieser Abwehrmechanismus fast jeden Menschen hin und wieder besetzt. Oder waren Sie noch nie besonders liebevoll zu einem Menschen, den sie kurz davor gekränkt haben? Wiedergutmachung ist auch eine Art „Ungeschehen-Machen". Im katholischen Glauben ist sie in Form von „Buße tun" ebenfalls vertreten. Was ist es denn anderes, wenn jemand denkt, dass ihm seine Sünden nach der Beichte erlassen werden, wenn er dafür eine bestimmte Anzahl an Gebeten spricht?! Ob es auf diese Weise wohl für die schwarzen Schafe der Gottesdiener-Branche auch so leicht war, über Jahre hinweg Kinder zu missbrauchen, da sie ihre Taten sofort ungeschehen machen konnten?

Der Staatsanwalt sieht das anders. Für ihn ist Angelika eine psychopathische Mörderin, die die Tat geplant hat, zumal sie ihre dunklen Wünsche auch im Internet gepostet hatte. Er wertet die zuvor beschriebene Handlung des „Ungeschehen-Machens" vermutlich als kaltblütiges Agieren des Mädchens in Form von „Türe zu und Tschüss, Alte". Auch die Hinterhältigkeit und Heftigkeit der Tat sprechen aus Sicht der Staatsanwaltschaft dafür. Die dunklen Wünsche von Angelika realisierten sich in dem Augenblick, als sie von hinten mit insgesamt sechs Stichen auf ihre Mutter losging. Dreimal stach Angelika ihre Mutter in den Rücken, ein Mal in den Hinterkopf, in den Oberarm und schließlich noch in die Brust. Jener Stich, der die Lunge und die Hauptschlagader verletzte, führte zum Verbluten. Die Heftigkeit dieses Angriffs war so stark, dass die Messerklinge brach und in der Brust stecken blieb.

Es ist unvorstellbar, aber leider die kalte und harte Realität: Wenn dunkle Wünsche nicht mehr kontrollierbar sind, können sie ein unermessliches Ausmaß an Zerstörung nach sich ziehen. Muss man verrückt sein, um eine solche Tat begehen zu können? Nein, muss man nicht. Muss man ein gewissenloser Psychopath sein? Nein, muss man auch nicht. Der kinderpsychiatrische Gutachter im „Fall Angelika" sieht das Mädchen als zurechnungsfähig. Jedoch habe die Mutter in dieser gewalttätigen Mutter-Kind-Beziehung einen zermürbenden und eindeutig psychopathologischen Beitrag geleistet, der zur „Verformung und Zerstörung der kindlichen Bedeutung und Existenzkenntnis" geführt hat.

Das Verhalten von Angelikas Mutter ist kein Einzelfall. In meiner therapeutischen Arbeit musste ich schon zahlreiche solcher Mütter kennenlernen. Noch nie persönlich, sondern durch Berichte. Durch Berichte ihrer Opfer, von denen viele trotz der Qualen nicht dunkle Wünsche wünschten, sondern die Schuld bei sich suchten. Im damals kindlichen Glauben, „Wenn meine Mama böse zu mir ist, muss ich etwas falsch gemacht haben". Diese Annahme kann zur Folge haben, dass Menschen psychisch erkranken, jedoch nur in sehr seltenen Fällen folgen Taten wie jene von Angelika. Warum dem so ist, lesen Sie im nächsten Kapitel.

Todeswünsche

Ein sehr dunkler Wunsch mit extrem hohem Gefahrenpotenzial ist der Wunsch eines Menschen, dem eigenen Leben ein Ende zu setzen. Man ist hier jedoch davon abgekommen, von Selbstmord zu sprechen, da es unpassend ist, einen tief verzweifelten oder psychisch kranken Menschen als Mörder zu bezeichnen. Erschreckend ist die hohe Zahl von Menschen, die solch dunkle Wünsche in die Realität umsetzen. Es sterben auf der Welt jedes Jahr mehr Menschen durch Selbsttötung als durch Krieg und Mord. Wenn Menschen, die einen guten Lebensstandard haben, plötzlich ihre Arbeit verlieren und damit auch die Gefährdung ihrer gesamten Existenz einhergeht, kommt es oft vor, dass dunkle Wünsche nach dem eigenen Tod aufflammen. In 90% aller Suizide geht dem Todeswunsch jedoch eine schwere psychische Erkrankung voraus, meist eine Depression.

Es sind in Folge Situationen und Gefühle, die als unerträglich und nicht aushaltbar erlebt werden und in denen der Tod als einzig vermutete Lösung zur Verfügung steht. Hinter diesen dunklen Wünschen versteckt sich meist ein Appell oder Hilfeschrei oder der sehnliche Wunsch nach Ruhe oder Auszeit. Selten ist nur der Wunsch nach dem Tod vorhanden, sondern eher das unstillbare Bedürfnis, dem Leid ein Ende zu setzen. Aber in jedem Fall ist ein Suizid eine fremdaggressive wie autoaggressive Tat. Denn erfüllt ein Mensch sich seine dunklen Todeswünsche, hat für ihn das Leid zwar ein Ende, aber für sein Umfeld wird es größer. Eltern, Geschwister, FreundInnen und Bekannte müssen den Verlust verkraften und oft bleibt auch die Frage nach dem Warum zeitlebens unbeantwortet. Darf man daher Menschen, die sich selbst töten, als rücksichtslose Egoisten bezeichnen oder zeugt das von Gefühlskälte? Ich befinde mich hier in einem Zwiespalt, da ich durch meine Arbeit die Seite von „TäterInnen" und ebenso die der „Opfer" kennengelernt habe. Menschen können, trotz psychologischer Hilfestellung, zutiefst traurig, verzweifelt und todunglücklich sein und ein Suizid kann nicht immer verhindert werden. Wenn jemand einen ihm wichtigen Menschen durch Suizid verloren hat, trägt diese Person fast immer eine tiefe und nie verheilende Seelenwunde in sich. Eines ist somit gewiss: Die dunklen Wünsche von Menschen, die den Mut verloren haben, am Leben zu bleiben, sind gefährlich. Gefährlich für sie selbst und gefährlich für alle, denen sie wichtig sind.

Ich weiß, der Übergang vom Suizid zu dem nun folgenden Aspekt der dunklen Wünsche ist nicht sehr pietätvoll. Da dieses Buch aber die Abgründe menschlichen Verhaltens zum Thema hat, leiste ich mir nun bewusst diesen Fauxpas. Sie, liebe LeserInnen, können meinen Fehltritt nutzen, um in sich hineinzuspüren, wie es sich anfühlt, wenn vor Ihren Augen willentlich die Grenze des „guten Geschmacks" überschritten wird.

Dunkle Wünsche der anderen Art

Es ist nämlich so, dass dunkle Wünsche auch einer ganz anderen Materie entspringen können, was offensichtlich wird, sobald man diesen Begriff in eine Internetsuchmaschine eingibt. Hier stößt man auf Reizwäsche, schwarze Nylons und sexuelle Fantasien. Ich stellte auch auf einer Internetplattform die Frage, was man so alles mit dunklen Wünschen in Verbindung bringen kann, und mir wurde sofort unterstellt, dass ich die Leute zur „Schlüpfrigkeit" auffordern möchte. Dieser Aspekt war mir bis dahin völlig entgangen. Ich hatte die Dunkelheit des Wunsches nicht damit in Verbindung gebracht, dass es sich um den Wunsch nach etwas Verbotenem oder nach etwas gesellschaftlich Geächtetem, nach etwas, das sich nicht schickt, handeln könnte. Denn grundlegend ist an Reizwäsche, sexuellen Fantasien und schwarzen Nylons nichts Böses und somit auch nichts Dunkles. Aber scheinbar ist es reizvoll, diese Bereiche zu etwas Dunklem und Verbotenem zu machen, da man so Grenzen überschreiten kann und das alleine schon erotisierend sein könnte. Solche Wünsche sind im Allgemeinen ungefährlich, auch wenn sie in die Tat umgesetzt werden. Gefährlich sind dunkle Wünsche dieses Genres jedoch dann, wenn es sich dabei um Kinderpornografie und Pädophilie handelt. Nur würden diese VerbrecherInnen ihre Wünsche selbst nicht als dunkel bezeichnen, sondern als Bedürfnisse, deren Befriedigung ihnen zusteht. Solche Unmenschen verwünsche ich mit tiefschwarzen Wünschen und spreche dabei vermutlich auch den friedfertigsten Menschen aus der Seele. Es sind dunkle Wünsche, die nicht ausformuliert werden müssen, weil jeder, der ebenso denkt, diese Wünsche kennt. Leider bringen jene dunklen Wünsche solche Unmenschen nicht in Gefahr, sondern hinterlassen wiederum nur bei dem, der wünscht, den schalen Nachgeschmack von Wut, Ekel und Hilflosigkeit. Denn auch wenn TäterInnen bestraft werden, so bleiben immer seelisch schwer verletzte Menschen zurück. Unter diesen sind leider viel zu viele, die nie wieder Lebensfreude spüren können, da ihre Seele vorsätzlich ermordet wurde.

Aber es verschaffte mir zumindest ein klein wenig innere Befriedigung und eine bisschen Wunscherfüllung, dass im Zuge neuer EU-Richtlinien die Strafen für sexuellen Missbrauch von Kindern, für Kinderpornografie und Kindesmissbrauch im Netz verschärft werden. Dadurch muss in Österreich die Höchststrafe für sexuelle Handlungen gegenüber unmündigen Minderjährigen von lächerlichen fünf Jahren auf zehn Jahre angehoben werden. Nicht dass die Anhebung der Haftstrafe auf zehn Jahre das Leid der Opfer lindern könnte, aber es ist ein kleiner Schritt näher zu lebenslanger Haft. Wobei ich mir eigentlich nicht nur „lebenslang" für diese Unmenschen wünsche, sondern die Unendlichkeit. Man könnte auch sagen: „Sie sollen in der Hölle schmoren!"

III. Die Kindheit – Schlüssel unserer Psyche

8. Welche Rolle spielt die Kindheit?

Du bist dein eigener Herr und Meister.
Deine Zukunft hängt von dir selbst ab.
BUDDHA

Dieses Zitat ist für mich Ausdruck der Hoffnung, dass Menschen, die eine Kindheit und Jugend voller Schrecken, Brutalität und Misshandlungen durchleben mussten, trotzdem in der Lage sind, sich selbst später ein lebenswertes und zufriedenes Leben zu gestalten. Es ist aber keinesfalls ein Freibrief für gewisse Eltern und Bezugspersonen, ihren Launen, ihrem Egoismus und Machtmissbrauch oder ihrer Unfähigkeit, Dummheit, Gemeinheit und was es sonst noch alles an Missetaten gibt, freien Lauf zu lassen.

Die Kindheit spielt nicht nur eine Rolle, sie selbst ist die Bühne, das Theater, das Opernhaus, das jahrelange Festival. Sie kann ein Broadwaymusical sein, eine Tragödie oder eine Komödie, je nachdem, welche RegisseurInnen, ProduzentInnen oder DrehbuchschreiberInnen daran beteiligt sind.

Ich will damit zum Ausdruck bringen, dass die Kindheit das Fundament ist, auf dem das Erwachsenenleben jedes Menschen aufbaut. Wenn ein Fundament verantwortungslos erschaffen wird, so kann das Haus, welches darauf gebaut wird, später einstürzen.

Es ist wissenschaftlich bewiesen, dass Babys bereits denken und fühlen, bevor sie laufen und sprechen lernen. Bereits mit sieben Monaten denken Kinder über Ursache und Wirkung nach, sie nehmen Dinge wahr, erinnern sich und können Zusammenhänge herstellen. Da Kinder aber davon ausgehen, dass jene Menschen, die sich Eltern nennen, sie lieb haben, beschützen und pflegen, haben sie keine Erklärung dafür, wenn dem nicht so ist. Daher ist es ein leichtes für Erwachsene, diesen unbedarften Wesen, die ja von ihnen abhängig sind, einzureden, dass sie schlimm, böse oder unwillig sind, also selbst daran schuld sind, wenn sie nicht lieb gehabt werden. Wenn Kinder weinen und schreien, müssen sie doch nur still werden, dann kann man sie wieder lieb haben. Wenn Kinder herumtollen und laut dabei sind, müssen sie doch nur leise sein, dann kann man sie wieder lieb haben. Wenn Kinder so viel zu erzählen haben oder einfach nicht zu fragen aufhören, dann müssen sie doch nur den Mund halten, dann kann man sie wieder lieb haben. Die „Dann kann man Kinder wieder lieb haben"-Liste ließe sich noch weiter fortsetzen, so weit, dass schlussendlich zu Stein erstarrte kleine Statuen übrig bleiben. Steinstatuen laden aber nicht zum Liebhaben ein, daran sind aber die Kinder dann wohl auch selbst schuld?! So werden Kinder auch beschuldigt, Eltern ihr Leben versaut zu haben, weil sie eben auf der Welt sind. Ich kenne kein Kind, das die Freiheit hatte, zu bestimmen, ob es geboren wird oder nicht. Ich kenne kein Kind, das sich seine Eltern aussuchen konnte. Die Mehrheit der Eltern weiß jedoch, wie Kinder entstehen. Menschen wissen, was zu tun ist, damit Kinder nicht entstehen. Habe ich jedoch als erwachsene Person ein Kind in diese Welt gesetzt, so habe ich auch die Verantwortung für dieses hilflose Wesen zu tragen.

Kinder haben das Recht auf Förderung und emotionale Zuwendung, da sie sonst jämmerlich verkümmern. Genau, wie es die deutsche Liedermacherin und Lyrikerin Bettina Wegner im Lied „Kinder – sind so kleine Hände" auf den Punkt bringt (siehe umseitig).

Auf all die zahlreichen verantwortungsvollen Eltern, die ihren Kinder Liebe, Zuwendung und Förderung angedeihen lassen und ihre Sprösslinge als Bereicherung in ihrem Leben sehen, gehe ich hier nicht weiter ein. Aber eines möchte ich noch anführen: Es ist für die meisten Menschen immer wieder eine Wohltat und Freude, solche Eltern und deren Kinder in ihrem Umfeld zu entdecken. Niemand stellt an Eltern den Anspruch, perfekt sein zu müssen, denn es ist alles andere als einfach, ein Kind großzuziehen und für sein weiteres Leben „sattelfest" zu machen. Aber es wird der Anspruch an Eltern gestellt, selbstreflexiv, kritikfähig sowie selbstkritisch zu agieren und sich bei Unsicherheiten oder in Krisen fachliche Unterstützung zu holen. Hier muss ich wieder einmal meinen

Sind so kleine Hände

Sind so kleine Hände, winz'ge Finger dran.
Darf man nie drauf schlagen, die zerbrechen dann.

Sind so kleine Füße mit so kleinen Zeh'n.
Darf man nie drauftreten, könn' sie sonst nicht geh'n.

Sind so kleine Ohren, scharf und ihr erlaubt.
Darf man nie zerbrüllen, werden davon taub.

Sind so schöne Münder, sprechen alles aus.
Darf man nie verbieten, kommt sonst nichts mehr raus.

Sind so klare Augen, die noch alles seh'n.
Darf man nie verbinden, könn'n sie nichts versteh'n.

Sind so kleine Seelen, offen und ganz frei.
Darf man niemals quälen, geh'n kaputt dabei.

Ist so'n kleines Rückgrat, sieht man fast noch nicht.
Darf man niemals beugen, weil es sonst zerbricht.

Grade, klare Menschen wär'n ein schönes Ziel.
Leute ohne Rückgrat hab'n wir schon zuviel.

BETTINA WEGNER

Lieblingsspruch ins Feld bringen: „Probleme sind Lösungen in Arbeitshosen." Die Grundvoraussetzung dafür ist natürlich, dass ich Probleme als etwas Normales sehe, das im Alltag jedes Menschen vorkommt. Probleme sind kein Zeichen von Unfähigkeit, Schwäche oder Dummheit. Es mutet jedoch nach Unfähigkeit, Schwäche und Dummheit an, in allem kein Problem zu sehen.

Große Hände, die verstoßen
Ein Kind, das ständig mit blauen Flecken in die Schule kommt, soll kein Problem haben? Es ist einfach nur ungeschickt und stößt sich oft an? Ja, sogar dann, wenn das tatsächlich die Wahrheit ist und kein gewalttätiger Elternteil der Verursacher der blauen Flecken ist, hat dieses Kind ein Problem. Ein Problem, dem man auf den Grund gehen muss, auch wenn es unter Umständen kein riesengroßes Problem ist. Es könnte sein, dass dieses Kind ein Defizit in seiner Aufmerksamkeit, der Körperwahrnehmung oder in der Grobmotorik hat. Hier zu sagen, das wächst sich aus, wäre ignorant. Zumal wir wissen, wie sehr ein Kind unter der eigenen Ungeschicklichkeit leidet und vielleicht nicht warten will, bis es sich „auswächst". Denn bis dahin vergehen unter Umständen Jahre. Jahre, in denen das Kind ausgespottet oder ausgegrenzt wird. Welche Kinder werden beispielsweise bei Ballspielen in eine Mannschaft gewählt, geschickte oder ungeschickte? Ja, ich weiß, das ist natürlich eine rein rhetorische Frage, natürlich sind es die geschickten.

Was aber passiert mit einem Kind, das immer wieder, in vielen verschiedenen Situationen, von den unterschiedlichsten Menschen über viele Jahre hinweg ausgegrenzt wird? Es wird unsicher und meint, es ist unfähig. Wenn man sich unsicher fühlt, passieren einem leichter Hoppalas, da Unsicherheit zur Ungeschicklichkeit beiträgt. Dieses Kind zieht sich bald, aus Selbstschutz, aus der Gemeinschaft zurück. Es grenzt sich selbst aus. Dann bekommt es zu hören, dass es ja nie wo mitmacht, also selbst schuld ist. Dieses Kind wächst zu einem unsicheren und verwirrten Jugendlichen heran. In der Pubertät wird es noch schlimmer, denn da muss man auch noch cool sein und zu einer Clique gehören. Da er keine dieser Voraussetzungen erfüllt, zieht sich der junge Mensch in seine Welt zurück. Später entwickelt er sich vielleicht zum Sonderling, Menschenfeind oder gar einem Unmenschen. Keiner kann es wissen, aber viele hätten Einfluss auf den Verlauf nehmen können.

Es kann auch sein, dass ein Kind, das, aus welchem Grund auch immer, ausgeschlossen wird, sich eine besondere Verhaltensweise zulegt, um Aufmerksamkeit auf sich zu ziehen. So weiß man, dass Kinder, die sich nach Liebe, Aufmerksamkeit und Zuwendung sehnen, auch zu Klassenclowns oder Klassenterroristen werden können. Es ist für die menschliche Seele erträglicher, Aufmerksamkeit und Zuwendung in Form von Tadel zu erhalten, als gar keine. Dafür trägt jedoch kein Kind selbst die Schuld! Diese geht ausschließlich zulasten der Erwachsenen, die ihre Verantwortung, Liebe, Zuwendung und Förderung zu geben, nicht wahrnehmen.

Diese Fiktion eines kindlichen Werdegangs soll nur als plakatives Beispiel im Telegrammstil dienen, um zu zeigen, wozu sich ein heruntergespieltes oder unbeachtet gebliebenes Problem aus Kindertagen auswachsen kann. „Auswachsen" ist nämlich ein doppeldeutiger Begriff. Es kann bedeuten, ein Problem wächst sich aus und nimmt ohne Zutun von außen wohltönende und harmonische Formen an, oder es mutiert zu Seelengeschwüren, die aufplatzen und Eiter des Leides verspritzen.

Da aber jeder Mensch seine eigene und ganz individuelle Biografie hat, mit der immer ein dickes Buch zu füllen ist, ist jeder Werdegang ein individueller, und so kann auch jeder Mensch zum Meister für seine Zukunft werden.

Eigenverantwortung und Selbsteffizienz sind jene Essenzen, die einen Menschen trotz erschreckender Kindheit und Jugend zu einem Erwachsenenleben mit Zufriedenheit und Wohlbefinden verhelfen können.

Eigenverantwortung kann viele Gesichter haben und ich lerne zu meiner Freude immer wieder neue kennen. Sie wird auch bereits in sehr jungen Jahren von Kindern übernommen, wobei das eher etwas sehr Besonderes ist. Wenn Kinder zu Jugendlichen werden, ist dieser Zeitraum oft einer, in dem sie sich in der Lage sehen, aus den Fangarmen eines misshandelnden Elternhauses zu entfliehen oder sich gegen ihre Angreifer zu stellen. Ich weiß von Männern, die sich, als sie rund sechzehn waren, vor ihre gewalttätigen Väter gestellt haben und ihnen Paroli geboten haben, sinngemäß mit diesen Worten: „Schlag noch einmal hin und du wirst sehen, was dann passiert!" Dieses Signal der Wehrhaftigkeit scheint seinen Zweck gut zu erfüllen. Die Erklärung dafür könnte sein, dass Menschen, die hilflose Wesen körperlich wie seelisch misshandeln, in ihrem tiefsten Inneren sehr, sehr feige sind. Erkennen sie, dass plötzlich sie selbst zu Schaden kommen könnten, ziehen sie den „Schwanz ein". Von Frauen, die in ihrer Kindheit misshandelt wurden, habe ich des Öfteren gehört, dass sie mit ungefähr siebzehn dann von zu Hause auszogen und durch diese Handlung ihrem Leid aktiv ein Ende setzten.

Wird Alex später ein Gangster?
Auch wenn die Behörde, die für den Jugendschutz zuständig ist, einschreitet, wird das Leben dieser Kinder nicht rosig. Werden die Kinder fremduntergebracht, leiden sie. Bleiben sie in den Familien, leiden sie. Leid kann somit immer nur minimiert werden, aber es kann ihm kein Ende gesetzt werden.

Ich arbeitete psychotherapeutisch mit einem damals achtjährigen Buben, der vom Jugendamt betreut wurde und in einer Wohngemeinschaft untergebracht war. Sein Vater war gewalttätig, hatte die Mutter im Beisein der Kinder krankenhausreif geprügelt und saß deswegen eine Gefängnisstrafe ab. Die Mutter war alkoholabhängig. Der älteste Bruder und eine Schwester waren drogenabhängig und schon vor längerer Zeit ausgezogen. Alex war das jüngste von vier Kindern. Er war todunglücklich in der Wohngemeinschaft, obwohl er dort kompetente, engagierte und liebevolle BetreuerInnen hatte. Seinen Besuchen zu Hause fieberte er jedes Mal aufgeregt entgegen. Er vergötterte seine Mutter, die mit ihm nichts anzufangen wusste und ihn meist nicht beachtete. Sein Vater hielt sich, als er wieder aus dem Gefängnis entlassen war, fast nie an die Besuchsvereinbarungen. Er vergaß darauf oder rief kurz davor an, um mit einer Ausrede den Besuch abzusagen. War Alex mal bei ihm, dann log er seinen Sohn an, dass sich die Balken bogen. Aber Alex glaubte ihm jedes Wort, liebte und verehrte ihn. Zu all seinen familiären Problemen litt Alex auch an starker Hyperaktivität mit einem Aufmerksamkeitsdefizit. Kinder, die an dieser Krankheit leiden, weisen meist eine sehr niedere Frustrationstoleranz auf und neigen zu unüberlegten und spontanen Handlungen. So ist es keineswegs erstaunlich, dass Alex seinen unerträglichen Seelenschmerz höchst impulsiv ausagierte. Es kam einige Male vor, dass er sich nach alltäglichen Konfliktsituationen in der Schule oder in der Wohngemeinschaft plötzlich auf ein Fensterbrett stellte und zu springen drohte. Auch versuchte er einen Ledergürtel am Stockbett so zu befestigen, dass er sich damit aufhängen konnte. Es waren bei diesen Szenarien immer BetreuerInnen in der Nähe, wodurch Alex nie etwas zustieß.

Alex wollte sich auch nicht wirklich das Leben nehmen, er war nur unsagbar traurig. Nicht wegen der Schule oder eines Streits mit anderen Kindern, das waren nur die Auslöser. Die Ursache lag darin, dass seine Eltern tagein und tagaus seelische Verbrechen an ihm begingen, er sich ungeliebt, unverstanden und tief gekränkt fühlte. Gäbe es ein Seelenröntgen, die noch so junge Seele von Alex würde Löcher, Schrammen, Narben und Verhärtungen aufweisen, wie es nicht mal eine hundertjährige Seele zustande bringt.

Da die Wohngemeinschaft einer katholischen Privatschule angeschlossen war, ging Alex, wie auch andere Kinder aus der Wohngemeinschaft, dort zur Schule, ohne dafür Schuldgeld zahlen zu müssen. Scheinbar war dies eine Sozialleistung des katholischen Ordens. Das Verhalten von Alex war etwas anders als das der Mehrheit der Kinder in seiner Klasse. Er war nicht schlimmer als die anderen Kinder, er war aber viel trauriger als diese. Weil er traurig war, konnte er auch nicht gut aufpassen und störte des Öfteren den Unterricht. So kam bald der nächste „Schlag in die Magengrube". Die Elternvertretung der Klasse forderte, dass Alex aus der Klassengemeinschaft ausgeschlossen werden muss und die Schule zu wechseln habe. Er passe nicht zu ihren Kindern und störe deren Weiterkommen. Traurige Sozialschmarotzer waren nicht gewünscht in diesen Kreisen.

Alex erhielt dann sonderpädagogische Förderung und kam in eine Kleingruppe mit zwei Lehrpersonen. Auch wenn diese Schulform für ihn ein Vorteil war, macht es nicht die Kränkung, die ihm durch den Ausschluss aus seiner alten Klasse widerfuhr, ungeschehen. Wieder einmal war er abgeschoben und ausgeschlossen worden. Eine Kerbe mehr in seiner steinalten Kinderseele. Alex ist jetzt dreizehn Jahre alt. Ich habe keine Ahnung, wie er sich weiterentwickelt hat. Die Psychotherapie wurde beendet, als Alex zehn war. Meine Prognose für ihn ist keine gute, zumal Alex sein Dasein als Opfer oder Unterlegener bereits verinnerlicht hatte. Er idealisierte Menschen, die sich stark und cool gaben, aber damit vermutlich Schwäche und Feigheit zu überdecken versuchten. Alex geriet so rasch in die Rolle des Mitläufers, um auf diese Weise Anerkennung zu bekommen und das Gefühl von Zugehörigkeit zu spüren. Leider sind das auch ideale Voraussetzungen, um Mitglied einer Jugendbande zu werden. Aber ich hoffe sehr und wünsche Alex, dass ich mich fürchterlich irre.

Nicht nur das soziale Umfeld und wichtige Bezugspersonen leisten ihren Beitrag zur Persönlichkeitsentwicklung eines Kindes, sondern jedes Kind kommt mit einer Grundausstattung von Fähigkeiten und psychischen Ressourcen sowie einem bestimmten Temperament auf die Welt. Anders lässt es sich nicht erklären, warum es so eklatante Unterschiede in der Weiterentwicklung eines Menschen geben kann. Auch wenn man Ereignisse des Alltags, die ein Mensch im Laufe des Erwachsenwerdens erlebt, nie außer Acht lassen darf und diese eine wichtige Rolle spielen, kann das nicht der Grund dafür sein, warum die einen ihr Leben gut schaffen und die anderen nicht.

Wird Ally später mal wie Ally McBeal, die Anwältin?

Ich arbeite seit knapp zwei Jahren mit einem Mädchen namens Ally. Ally wird bald elf Jahre alt. So wie Alex leidet auch sie unter Hyperaktivität mit einem ausgeprägten Aufmerksamkeitsdefizit. Sie lebt, wie Alex, in einer Wohngemeinschaft. Ally wurde mit sieben Jahren fremduntergebracht. Zu diesem Zeitpunkt war Ally schwer verwahrlost. Sie hatte kein Gefühl für Nähe und Distanz, wodurch sie bei fremden Menschen keine Scheu vor Körperkontakt hatte und diesen oft in unangebrachter Weise von sich aus suchte. Dabei berührte sie in ihrem Gefühlsüberschwang auch des Öfteren völlig unbedarft intime Körperstellen. Ally wies beim Einzug in die Wohngemeinschaft auch kein Schamgefühl auf.

Sie empfand bei Dingen keinen Ekel, bei denen mir alleine in der Vorstellung übel wird. So zum Beispiel dachte sie sich nichts dabei, einen Kaugummi unbekannter Herkunft, der an einer Wand klebte, abzukratzen und in den Mund zu stecken. Oder Zuckerln, die irgendjemand ausgespuckt hatte, vom Boden aufzuheben und zu lutschen. Ally fand auch nichts dabei, die Badewanne als Klosett zu nutzen. Sie schmierte mit ihrem Kot Muster an Wände, und roch an ihren mit Kot beschmierten Fingern und steckte diese dann auch in den Mund. Wie genau es zu einer derartigen Verwahrlosung kommen konnte, weiß niemand.

Ally ist ein „Sandwichkind", ihre Brüder sind rund ein Jahr jünger und ein Jahr älter als sie. Auch sie wurden fremduntergebracht, jedoch nicht in derselben Wohngemeinschaft wie Ally. Darunter leidet Ally bis heute, da die beiden wichtige Bezugspersonen von ihr sind und sie sich auch für die beiden verantwortlich fühlt. Sie scheint eine Art Mutterrolle übernommen zu haben und sorgt sich sehr um die beiden. Der ältere Bruder kotete mit acht Jahren noch ein und leidet ebenfalls unter Hyperaktivität. Der jüngere soll eher ruhig und angepasst sein.

Die Mutter von Ally soll ebenfalls unter einer sehr ausgeprägten Hyperaktivität mit starkem Aufmerksamkeitsdefizit leiden. Der Vater wird von den Sozialpädagogen als völlig überfordert betreffend die Kindererziehung beschrieben. Natürlich ist es nicht einfach, drei kleine Kinder, die in so kurzem Abstand hintereinander auf die Welt gekommen sind, zu versorgen, zu fördern und zu erziehen. Da mögen so manche Eltern überfordert sein, was keinesfalls ein Zeichen von Unfähigkeit oder mangelnder Liebe ist. Aber wie können Eltern diesen Verwahrlosungszustand mehr als sieben Jahre aufrechterhalten? Wie kann der Vater dieses Verbrechen an seinen Kindern nicht wahrnehmen, auch wenn er viel arbeiten musste? Wie können Großeltern den katastrophalen Zustand der Kinder übersehen? Das bleibt ein Rätsel! Auch da ich die Großmutter väterlicherseits und den Vater kennengelernt habe, beide gepflegt wirken und auf den ersten Blick durch nichts auffallen. Dafür, dass Menschen mit der Kindererziehung grenzenlos überfordert sind, habe ich durchaus Verständnis. Dass sich acht Jahre niemand in diesem Familiensystem Unterstützung geholt hat, das sehe ich jedoch als ein Verbrechen an Kinderseelen an.

Aber wieder zurück zu Ally. Würden Sie Ally heute treffen und beobachten, Sie würden mir die eben erzählte Geschichte nie glauben. Bereits als ich mit Ally zu arbeiten begann, wäre ich nie auf die Idee gekommen, dass ihr bis zu ihrem siebten Lebensjahr keinerlei Förderung oder Erziehung angediehen war. So gesehen war es für Allys Zukunft sicher das Beste, aus ihrer Herkunftsfamilie genommen worden zu sein.

Ally scheint sich Siebenmeilenstiefel angezogen zu haben, denn wie sonst hätte sie in knapp drei Jahren alle Entwicklungsschritte von sieben Jahren nachholen können?! Diese Siebenmeilenstiefel gibt es leider nicht zu kaufen, man kommt damit auf die Welt. Auch wenn diese Stiefel zuerst wie Babyschühchen aussehen, steckt schon mächtiges Potenzial in ihnen. Es handelt sich dabei um die Fähigkeiten und Ressourcen, mit denen ein Mensch auf die Welt kommt. Ally wird mit achteinhalb Jahren in einem psychologischen Befund als ein intellektuell im oberen Durchschnittsbereich begabtes, aber psychisch stark belastetes Mädchen beschrieben. Ally weist ein außergewöhnliches sprachliches Ausdrucksvermögen sowie hervorragendes Sprachverständnis auf. Die Sprache, besonders der Wortschatz, ist etwas, das sehr von Förderung abhängig ist. Mit vier Jahren ist die Sprachentwicklung weitgehend abgeschlossen und ein großer Grundwortschatz sollte bereits bestehen. Je besser die Förderung, desto größer der Wortschatz. Natürlich kultivieren wir Sprache auf unserem weiteren Lebensweg und erweitern unseren Wortschatz bis ans Lebensende. Aber nur dann, wenn wir Interesse an Bildung haben. Ally straft hier jedoch die Forschung Lügen, denn in jenen Lebensjahren, in denen die Sprachförderung das Um und Auf im Kinderleben ist, wurde ihr diese vorenthalten. Mit Ally Gespräche zu führen bereitet mir Freude. Es ist einfach herrlich zu sehen, wie einfühlsam, reflektiert und klug dieses Mädchen ist. Ich würde Ally sogar als weise bezeichnen. Weisheit hat nichts mit Alter zu tun, sondern mit Erfahrung, Selbsterkenntnis, Reflexion. Nimmt man sich das Berliner Weisheitsparadigma als Grundlage, ist Ally weise. Denn hier wird Weisheit definiert als eine Art ExpertInnentum im Umgang mit schwierigen Fragen des Lebens. Und mit solchen musste sich Ally bereits in sehr jungen Jahren auseinandersetzen und wird es auch noch bis ins Erwachsenenalter tun müssen. Ally ist ein weises Geschöpf, das emotional jedoch sehr bedürftig ist. So genießt es Ally zum Beispiel sehr, sich auf einem weichen Untergrund mit einem Kuscheltier oder Polster zusammenzurollen, bis zur Nasenspitze zugedeckt zu werden und eine Geschichte vorgelesen zu bekommen. Eine Situation, in der Geborgenheit, „Nestwärme" und sanfte Unbeschwertheit den Raum erfüllen. Etwas, das für Kinder, die in einem liebenden Elternhaus aufwachsen, in dem sie sich willkommen fühlen, eine Selbstverständlichkeit ist.

Ally fällt, wie Alex, recht rasch in eine Opferrolle. Jedoch äußert sich das in hilflosem Weinen oder Schreien. Im Gegensatz zu Alex idealisiert sie aber augenscheinlich starke, coole Menschen nicht. Sie sieht ihre Mitmenschen generell differenziert, mit allen guten und schlechten Eigenschaften. So auch mittlerweile ihre Eltern, die sie sehr liebt, aber bei denen sie in ihrem tiefsten Inneren spürt, dass sie ihr nur begrenzt „guttun". Allys weiterem Lebensweg sehe ich mit Zuversicht entgegen. Ich hoffe sehr, dass ich recht behalte, und wünsche es Ally, aber ich schließe auch bei ihr nicht aus, dass ich mich fürchterlich irre.

In diese unglückseligen Kinderleben wurde von außen eingegriffen, und so wurde vermutlich viel Schlimmes hintangehalten. Zwei ähnliche Kinderschicksale, jedoch zwei sehr unterschiedliche kleine Persönlichkeiten! Auch wenn das Potenzial, das Menschen bereits bei der Geburt in sich tragen, eine große Rolle für deren späteres Leben spielt, so rechtfertigt dies nicht, einem Kind seine Kindheit zur Hölle zu machen. Dass Kinder auch Rechte haben und für sie die Menschenrechte gelten, scheint viel zu vielen Erwachsenen nicht in den Kram zu passen.

Seelenmord oder Wer seine Kinder schlägt, macht sie dumm

Auch wenn es wissenschaftlich fundiert und gesetzlich verankert ist, dass Körperstrafen in der Kindererziehung zu ächten sind, erleiden nach einer Schätzung des deutschen Bundesjugendministeriums pro Jahr mindestens 30.000 Kinder körperliche Misshandlungen. Tatsächlich angezeigt werden jedoch nicht mehr als 2.000 Fälle. Es wird geschätzt, dass 10% bis 15% aller Eltern ihre Kinder häufig und schwerwiegend körperlich bestrafen. Ich habe für Österreich keine Statistik gefunden, aber ich kann mir nicht vorstellen, dass sie erfreulicher wäre als jene unserer Nachbarn. Die Dunkelziffer der Kindermisshandlungen ist in Deutschland und sicher auch in Österreich hoch. Wie schlimm die jüngsten Mitglieder unserer Gesellschaft von mündigen Erwachsenen zugerichtet werden, ruft selbst bei erfahrenen ErmittlerInnen solch starke Gefühlsstürme empor, dass sie ihre Tränen nicht mehr zurückhalten können. Ruft man sich Nachrichten über Kindesmisshandlungen ins Gedächtnis, werden diese jedem auch nur durchschnittlich mitfühlenden Wesen tiefe Seelenschmerzen bereiten. Nachrichten wie beispielsweise jene, dass im Sommer 1999 die damals 23-jährige Daniela Jesse ihre beiden Söhne allein in der Wohnung zurückließ. 14 Tage blieb sie fort und verbrachte diese Zeit mit ihrem neuen Freund. Die Kleinkinder verdursteten. Diese 14 langen Tage kümmerte sich niemand um den dreijährigen Kevin und den zweijährigen Tobias. Die beiden schrien tagelang und schlugen mit Löffeln gegen die Wohnungsfenster. Nachbarn und Anwohner gaben vor, nichts bemerkt zu haben.

Vielleicht erinnern Sie sich auch an jene bittere Nachricht aus der Vorweihnachtszeit im Jahr 2007, als der 17 Monate alte Junge Luca an einer Gehirnblutung verstarb, welche die Folge heftiger Prügel war.

Etwa einen Monat später warf ein 22-jähriger Vater beim Streit mit seiner Frau die knapp zweijährige Tochter aus dem Fenster des zweiten Stocks. Sie verstarb noch auf dem Weg ins Krankenhaus. Er tötete seine kleine Tochter aus Wut und mit Absicht, weil er dieses Kind nie haben wollte.

Diese Kinder starben alle an den Folgen der Misshandlungen, sie wurden von ihren eigenen Eltern getötet. Was aber wird aus jenen, die über viele Jahre ihres Kinderlebens dauerhaft körperlichen und seelischen Misshandlungen ausgesetzt sind und diese überleben? Jenen Kindern, bei denen kein Eingreifen der Jugendwohlfahrt oder ähnlichen Institutionen erfolgt, weil der Terror, dem sie ausgesetzt sind, unentdeckt bleibt?

WissenschafterInnen haben herausgefunden, dass traumatisierende Kindheitserlebnisse das Immunsystem beeinträchtigen, wodurch die Krankheitsabwehr beeinträchtigt ist. Extremer psychischer Stress in der frühen Kindheit hat Folgen, die sich noch Jahre später im Immunsystem von Jugendlichen in Form bestimmter erhöhter „Stressmarker" nachweisen lassen.

Sind Kinder in ihrem jungen Leben chronisch traumatisierenden Situationen und extremem Stress ausgesetzt, so kann dies auch zu einer dauerhaft veränderten Genaktivität führen. Durch diese Veränderungen produziert der menschliche Körper zum Beispiel mehr Stresshormone.

Stresshormone können eine chaotische Unordnung ins körperlich-seelische Gleichgewicht bringen. Die veränderte Genaktivität bewirkt in weiterer Folge, dass Menschen viel anfälliger für Depressionen und Angsterkrankungen werden.

Eine aktuelle Studie hat gezeigt, dass geschlagene Kinder langfristig dümmer werden. Sie weisen einen signifikant schlechteren intellektuellen Status auf als Kinder aus gewaltfreien Familien. Wer seine Kinder schlägt, macht sie dumm! Daraus folgt die ganz einfache und klare Aussage der EntwicklungspsychologInnen, dass Kinder niemals, unter keinen Umständen geschlagen werden dürfen!

In Österreich zählt jedoch die sprichwörtliche „g'sunde Watschn" leider immer noch zu den praktizierten Erziehungsmethoden. Obwohl Ohrfeigen schon lange per Gesetz verboten sind, werden diese immer noch gesellschaftlich toleriert und auch in der juristischen Praxis zeigt sich die Tendenz, sie als Kavaliersdelikt zu behandeln. So soll ein Wiener Gericht vor einigen Jahren geurteilt haben, dass man bei ein bis zwei Ohrfeigen unmöglich von einem gewalttätigen Erziehungsstil ausgehen kann. Wird das wie mit den Freiminuten bei den diversen Mobilnetzanbietern gehandhabt? Je nach RichterIn gibt's unterschiedlich viele Freiwatschen? Sollte diese „Freiwatschen-Okkasion" unter Umständen gar auch damit in Zusammenhang stehen, dass Gewalt gegen Kinder kein Unterschichtphänomen ist, sondern sich quer durch die Gesellschaft zieht, also auch in jene Schichten, zu denen JuristInnen und RichterInnen zählen?

In den USA gibt es für Eltern, die ihre Kinder auch noch stellvertretend misshandeln lassen möchten, sogenannte Bootcamps. Das sind militärisch geführte Umerziehungslager für „Problemkinder". Die Kinder werden auf Verlangen der Eltern, oft gegen den eigenen Willen, in solche Camps geschafft. Die Bedingungen sind, dass die Kinder noch minderjährig sind und die Eltern ausreichend Geld haben, den autorisierten Gewaltakt zu bezahlen.

Die pädagogische und psychologische Fachwelt übt starke Kritik an solchen Camps, weil es meist nur darum geht, den Willen eines jungen Menschen zu brechen. Mit Mitteln der Demütigung, Abwertung und Schikane bis hin zur rohen Gewalt in körperlicher und seelischer Form. Funktioniert ein Jugendlicher nicht wie vorgeschrieben, wird er umgehend bestraft. Strafen sind unter anderem Isolationshaft in Einzelzellen oder Prügel mit dem Paddle, einem in Amerika benutzten Schlagholz. Hier werden nicht nur Menschen- und Persönlichkeitsrechte von jungen Menschen verletzt, sondern es handelt sich auch um eine ineffiziente Erziehungsmethode. Es sei denn, ich will damit Menschen formen, die auf diese Art beispielsweise lernen, andere zu unterdrücken, zu demütigen und zu misshandeln. Sie können dann ihr gesamtes Erwachsenenleben nutzen, um widerliche Verhaltensweisen zu perfektionieren, um dann ihre Eltern zu imitieren, die sie in solche Lager gesteckt haben.

Erst kürzlich fällte sogar ein österreichisches Gericht erstmals das Urteil, dass ein 14-Jähriger, der wegen schwerer Körperverletzung, Raub und Nötigung zu fünfzehn Monaten Haft verurteilt wurde, danach in eine Schule für Schwererziehbare nach Amerika oder Deutschland geschickt werden muss. Diesem jungen Mann, bei dem bereits im frühen Kindesalter starke dissoziale Persönlichkeitszüge diagnostiziert wurden, soll in einer Art Bootcamp die Möglichkeit geboten werden, sich zu resozialisieren und seinen Schulabschluss zu machen. Möglich, dass diese Methode bei einem jungen

Menschen, dessen Persönlichkeit so verformt ist, das gewünschte Ziel erreicht. Er muss in dieser Erziehungseinrichtung dann zumindest einen Bruchteil dessen erleiden, was er anderen Menschen angetan hat. Ob es hilft, am eigenen Leib zu erfahren, „was du nicht willst, dass man dir tu, das füg' auch keinem andren zu", ist fraglich. Wenn es die gewünschten Früchte trägt, mag eine solche Einrichtung zwar gut für Kinder und Jugendliche sein, die ein ausgeprägtes dissoziales Verhalten zeigen, aber sicher nicht als „Reparaturwerkstätte" für nicht funktionierende wohlstandsverwahrloste Wesen.

Oft ist jedoch auch zu beobachten, dass Kinder aus Familien, in denen Gewalt an der Tagesordnung stand, Gewalt in ihrem Erwachsenenleben und in ihrer Elternschaft verabscheuen. Auch Kinder, die solche Umerziehungslager über sich ergehen lassen mussten, müssen nicht unweigerlich auch zu sadistischen UnterdrückerInnen mutieren, denn auch hier leisten die Grundausstattung der Persönlichkeit und die Ressourcen ihren Beitrag. Die Kindheit spielt eine große Rolle, aber Menschen sind eigenständig, handlungsfähig und selbsteffizient.

Die Fratzen der Gewalt sind vielfältig, sie können uns ihre grauenerregend verzerrten Gesichtszüge in Form von körperlicher wie auch psychischer Misshandlung zeigen. Körperliche Gewalt inkludiert psychische Gewalt, nicht aber umgekehrt. Die rein psychische Misshandlung ist oft diffizil und für die Außenwelt nicht direkt beobachtbar. Die eingesetzten Mittel sind gefährlicher als jeder Giftstoff, da sie im Stillen wirken und so auch als schleichender Seelentod wirken.

Unter psychischen Misshandlungen versteht man Verhaltensweisen und Handlungen, durch die ein Kind terrorisiert, in zynischer oder sadistischer Weise herabgesetzt, überfordert und ihm ein Gefühl von Wertlosigkeit oder Ablehnung vermittelt wird. Zu Vernachlässigungen zählen auch einsperren, keine sozialen Kontakte ermöglichen und im Kind so Gefühle der Einsamkeit und Verlassenheit hervorrufen.

In unserer heutigen Gesellschaft findet man häufig auch Fälle von Wohlstandverwahrlosung. Kindern wird zwar materiell sehr viel geboten, aber emotionale Zuwendung und Förderung, Zeit für das Kind und Interesse an seinem Leben fehlen. Solchen Kindern gedeiht, wenn sie auffällig werden, zwar oft recht früh Hilfe an, indem sie in eine Psychotherapie „gesteckt" werden, aber die Mitarbeit und das Interesse der Eltern bleiben meist aus.

Hier herrscht dann die Erwartung der Eltern, dass ihre Kinder möglichst rasch und ohne viel Schmutz zu machen, „repariert" werden sollen. Sie zahlen ja auch genug Geld dafür! Da Kinder weder Autos noch Waschmaschinen sind, funktioniert diese Reparaturvorstellung nicht. Wären Kinder jedoch Autos, so würden sie sicher nie an Wohlstandsverwahrlosung leiden!

In Wien leben derzeit 3.000 Kinder nicht bei ihren Eltern. Sie sind in Wohngemeinschaften, bei Pflegeeltern oder für die Zeit eines Abklärungsverfahrens in einem Kriseninterventionszentrum der Stadt untergebracht. Diese Zahl der Fremdunterbringungen ist laut Jugendamt gestiegen. Gut so, wenn Kinder weit weg von der Gefahrenquelle gebracht werden, könnte man jetzt sagen. Das stimmt auch, aber ich habe die Erfahrung gemacht, dass Kinder ihre Eltern lieben, auch wenn diese Monster sind. Das heißt, sie leiden, wenn sie in der misshandelnden Familie leben, und sie leiden, wenn sie vor dieser Familie geschützt werden. Kaum ein Kind kann verstehen, dass das zu seinem Besten ist. Oder besser gesagt, verstehen können es Kinder schon, aber das kindliche Bedürfnis nach Liebe und Zuwendung will und kann diese Kränkungen nicht wahrhaben. Kinder können solche Maßnahmen einfach nicht „verfühlen", obwohl sie diese „kopfmäßig" durchaus verstehen!

WissenschafterInnen haben belegt, dass Kinder nicht nur erzogen werden, also sich passiv wie Einkaufswagen durch ihr Kinderleben schieben lassen, sondern ihrerseits aktiv ihre Bezugspersonen erziehen. Jeder Mensch bringt eine ganz individuelle Grundausstattung seiner Persönlichkeit bereits mit auf die Welt. Ganz deutlich ist das erkennbar, wenn man bei Geschwisterkindern den Eindruck hat, jedes käme von einem anderen Stern, obwohl sie dieselben Bezugspersonen und somit einen fast identen Erziehungsstil erleben. Sie werden es sicher schon selbst beobachtet haben, dass sich bereits Babys unterschiedlich verhalten. So gibt es beispielsweise Kinder, die träge und zufrieden in den Bettchen liegen und mit sich selbst und der Welt zufrieden sind, und als krassen Unterschied kennt man sogenannte „Schreibabys", die weinen, weinen und immer wieder weinen und verzweifelt versuchen mit der Welt zurande zu kommen. „Faultierbabys" und Schreibabys rufen bei ihrem menschlichen Gegenüber sicherlich unterschiedliches Agieren hervor. Oder würden

Sie auf ein zufrieden schauendes Kind hinstürzen und es unaufhörlich trösten? Dabei wäre diese Reaktion, wenn auch unangebracht, sicherlich wohltuender für das Kind als jene, die von völlig überforderten Bezugspersonen bei „schwierigen" Kindern zu oft erfolgt. Kinder, die, warum auch immer, unglücklich sind und viel weinen oder schreien, können beim Gegenüber leider auch aggressives Verhalten oder Ignoranz hervorrufen. Ich kann es nicht oft genug betonen, dass auch hier Kinder keine Schuld trifft, denn mündig sind Erwachsene und sollten sich daher auch verantwortungsvoll verhalten. Egal wie schrecklich sich ein Baby oder Kleinkind verhält, es hat das Recht auf Zuwendung, Wertschätzung und Förderung. Missachten Menschen Kinderrechte, kommt dieses destruktive Verhalten einer Misshandlung gleich!

Auf einen weiteren grauenvollen Bereich der Misshandlung bin ich noch nicht eingegangen, das ist sexuelle Gewalt an Kindern. Ich mag das Wort *Miss*brauch nicht, da es den sexuellen *Ge*brauch impliziert, und den hat es bei Kindern nicht zu geben. „Sexuelle Gewalt" hingegen ist eine Bezeichnung, die dem, was sie verursacht, entsprechend Ausdruck verleiht. In Österreich liegen die Schätzungen betreffend sexuelle Gewalt an Kindern bei 10.000 bis 25.000 Betroffenen im Jahr. Eine gewaltige Zahl, wobei hier jede noch so kleine Zahl bereits zu hoch ist, weil sexuelle Gewalt immer Seelenmord bedeutet. Sexuelle Gewalt ist ein traumatisierendes Schlüsselerlebnis, das auch bei den besten Ressourcen, die ein Mensch aufweisen kann, fürchterliche Spuren der Verwüstung in der Seele eines Menschen hinterlässt.

9. Schlüsselerlebnisse und ihre Verarbeitung

*Narben erinnern uns an das Erlebte,
doch sie definieren nicht unsere Zukunft!*
AGENT ROSSI, CRIMINAL MINDS (FERNSEHSERIE)

Die Herkunft des Ausdrucks Schlüsselerlebnis ist erstaunlicherweise eine positive. Sowohl wenn man als Quelle das „Turmerlebnis" von Luther wählt als auch beim „Damaskus-Erlebnis". Luther beschrieb als Ausgangspunkt der reformatorischen Wende eine unerwartete Erleuchtung, die ihn in seinem Arbeitszimmer im Südturm des Wittenberger Augustinerklosters widerfahren ist. Er hatte ganz plötzlich eine Idee geboren, eine Erkenntnis, die er seit einem Jahrzehnt vergeblich gesucht hatte.

Das Damaskus-Erlebnis wird im Neuen Testament beschrieben. Paulus von Tarsus soll Jesus Christus in böswilliger Absicht verfolgt haben. Durch die persönliche Begegnung mit Jesus, der auf dem Weg nach Damaskus war, wurde Paulus nur durch dieses einzige Erlebnis vom Verfolger der Urchristen zu einem, der Jesus als Apostel folgte. So wird mit Damaskus-Erlebnis ein Ereignis beschrieben, das einem Menschen eine plötzliche tiefe Selbsterkenntnis vermittelt, die dazu führt, dass dieser Mensch seine Einstellung und sein Verhalten zum Positiven verändert.

Diese Ereignisse, die einen Schlüssel zum Schloss der positiven Veränderungen schufen, sind somit sogenannte Schlüsselerlebnisse. War es einfach nur die Zeit, die den Begriff dunkel färbte, oder passieren zu wenige Wunder auf unserer Erde? Aus psychologischer Sicht gibt es eine sehr banale Erklärung: Katastrophen ziehen mehr Aufmerksamkeit auf sich als leise gesummte fröhliche Liederstrophen. Horror bleibt leider besser im Denken und Fühlen haften als Zufriedenheit. Zufriedenheit brauche ich auch nicht weiter zu verarbeiten, sie ist da und sie tut gut. Traumata hingegen sitzen wie überdimensionale Zecken auf der Seele eines Menschen. Je jünger Betroffene sind und je häufiger sich ein Trauma wiederholt, desto schlimmer wird die Verwüstung der menschlichen Seele.

Ein einjähriges Kind ist bereits ein kompliziertes, verständiges und denkendes Geschöpf, das schon grundlegende Kenntnisse und

Vorstellungen von der Welt besitzt und wie man mit dieser großen bunten Kugel und den Wesen, die darauf herumrennen, zurande kommt. Das Urvertrauen eines so jungen Menschen sollte zu diesem Zeitpunkt aufgebaut sein. Urvertrauen entwickelt sich durch eine konstante, verlässliche Zuwendung und Fürsorge von Menschen, die dem Kind nahestehen und ihm das Gefühl vermitteln, geliebt und wertgeschätzt zu sein. Somit bieten sich im Zeitraum vom Tag der Geburt bis zum ersten Geburtstag viele kleine Seelenschlösser, die liebevoll und sanft geöffnet werden wollen. Wehe, wenn diese kleinen Schlösser brutal geknackt werden und bedrohliche Schlüsselerlebnisse geschehen. Urvertrauen ist die Voraussetzung für Selbstvertrauen und dafür, anderen Menschen vertrauen zu können. Das Gefühl, selbst wertvoll zu sein, die Liebesfähigkeit, die Fähigkeit, Beziehungen zu führen, der Gemeinschaftssinn sowie Vertrauen in das Leben und die Welt als Ganzes zu haben, stehen eng mit dem Urvertrauen in Zusammenhang. Bedrohliche Schlüsselerlebnisse wie Vernachlässigung, fehlende Wertschätzung, physische und psychische Gewalt so auch Misshandlungen jeglicher Art verhindern den Aufbau von Urvertrauen. Menschen, deren Seelenschlösser in frühen Jahren brutal aufgerissen oder demoliert wurden, entwickeln häufig große seelische Probleme und Krankheiten. Es sind dann die persönlichen biopsychosozialen Ressourcen, die dazu beitragen, dass manche Menschen, denen die Kindheit nicht nur gestohlen, sondern zur Hölle auf Erden gemacht wurde, trotzdem zu Lebensfreude und Lebensqualität finden.

Ein Schlüsselerlebnis, welches jedoch eher selten nur ein einmaliges Geschehen bleibt, ist sexuelle Misshandlung oder sexuelle Gewalt an Kindern.

Verwaist – verstoßen – benutzt

Kürzlich lernte ich eine Frau kennen, die unter Tränen erzählte, dass sie das Leid, welches ihr seit ihrem fünften Lebensjahr widerfahren ist, nicht aufarbeiten kann, und dass auch immer wieder neues Leid hinzugekommen ist. Als diese Frau fünf Jahre alt war, verstarb ihre Mutter im Alter von fünfunddreißig Jahren an Krebs. Ein Jahr darauf brach dem Vater das Herz, er schien den Tod seiner Frau nicht verkraftet zu haben. Er starb an einem Herzinfarkt. Das fünf Jahre alte Mädchen war nun Vollwaise. Sie hatte erwachsene Geschwister und Verwandte. Keiner wollte sie jedoch bei sich aufnehmen. Diese Gefühle der Trauer, Kränkung, Enttäuschung und Verlassenheit haben sich wie Parasiten in ihrer Seele festgekrallt. Noch heute, dreiundfünfzig Jahre später, gibt es Augenblicke, in denen diese Gefühle so stark werden, als würde die Zeit zurückgedreht zu dem Zeitpunkt, als sie fünf Jahre alt war. Sie ist heute noch verzweifelt darüber, dass sie ihrer Mutter nicht in den Tod folgen konnte.

Die älteste Schwester erbarmte sich schließlich und nahm die Kleine bei sich auf. Jedoch nicht als kleine Schwester, die gehegt und gepflegt werden soll, sondern als „Magd", die bereits in ihrem zarten Alter von fünf Jahren Hausarbeiten übernahm und zum Babysitten eingesetzt wurde. Sie durfte keine Schule besuchen. Sie lernte weder lesen noch schreiben und ist bis heute Analphabetin geblieben. Diese Tatsache beschämt sie so sehr, dass sie es immer zu verheimlichen versucht. In jenem Nachbarland von Österreich gab es damals noch keine Schulpflicht. Als die Frau dann dreizehn war, schickte die Schwester sie zu einem reichen Bauern, der eine junge Magd suchte. Die Worte der Frau waren: „Ich wurde an diesen Mann verkauft. Er wollte ein blutjunges jungfräuliches Mädchen." Dieser, als reicher Bauer getarnte, Kinderschänder vergewaltigte sie, prügelte sie, trat ihr in den Bauch und in ihr Geschlecht. Nach einer Woche schaffte sie es, in Todesangst zu fliehen und die dreißig Kilometer zurück zu ihrer Schwester zu Fuß laufen. Wäre sie bei ihrem Peiniger geblieben, hätte er sie zu Tode misshandelt. Ihre Schwester nahm sie unter Vorwürfen wieder bei sich auf und benutzte sie weiterhin als Magd.

Heute ist diese Frau achtundfünfzig und hat drei Ehen hinter sich. Die ersten zwei, die jeweils einige Jahre bestanden, waren von Gewalttätigkeit, Misshandlungen und Demütigungen gekennzeichnet. Sie hatte ja als Kind ausgiebig gelernt demütig zu sein, nicht aufzumucken, sich zu ducken und sich klein zu machen, um nicht gesehen zu werden und so keine Prügel abzubekommen. Etwas, das ihr damals das Überleben in der Familie ihrer Schwester ermöglicht hatte, setzte sie nun auch im Erwachsenenleben ein.

Man spricht dabei in der Psychologie von Schemata oder Überlebensregeln. Diese sind ungeschriebenen Gesetzen im sozialen System eines Kindes ähnlich. Hält es sie ein, „überlebt" es in seinem

Bezugssystem oder Familiensystem. Widersetzt es sich ihnen, folgen unangenehme bis gefährliche Konsequenzen.

Wir alle kennen solche Überlebensregeln, jedoch unterscheiden sie sich in der Intensität und den Konsequenzen. Es ist wichtig für unser Seelenwohl, dass wir uns spätestens im Erwachsenenalter von jenen Überlebensregeln lossagen, durch die wir in unserer persönlichen Entfaltung und Weiterentwicklung gehindert werden. Mehr zu diesem Thema finden Sie in meinem Buch „Wie der Mensch denkt. Die Milliarden im Kopf".

Zwar hat diese Frau bis heute die Regel „Demut zeigen" nicht so richtig gebrochen, aber sie hat sie umgeformt in „Dankbarkeit zeigen und Freude an kleinen Dingen haben". Diese Lebenseinstellung hat sie auch ihren drei Kindern vermittelt. Trotz ihres schrecklichen Schicksals hat sie es ihren drei Kindern ermöglicht, zu zufriedenen, lebensfrohen und verantwortungsvollen Menschen heranzuwachsen.

Die letzte Ehe beschreibt diese Frau als den Himmel auf Erden. Der Partner war liebevoll, wertschätzend und einfühlsam. Diese Beziehung dauerte vier Jahre, dann verunglückte ihr Ehemann tödlich. Sie betrauert nun nicht nur den Verlust ihrer einzigen Liebe, sondern auch den Verlust der einzig wirklich glücklichen und unbeschwerten Zeit in ihrem Leben.

Die sexuellen Misshandlungen in Form der Vergewaltigungen durch diesen Bauern waren jenes Schlüsselerlebnis, das dazu führte, dass diese Frau in ihrem ganzen Leben niemals Lust oder Freude am Geschlechtsakt oder jeglicher Sexualität empfand. Sie empfand nur Abscheu, Schmerz und Angst.

Die Tatsache, dass diese Frau in so jungen Jahren nach dem Tod ihrer Eltern von der Verwandtschaft verstoßen wurde, war wohl das erste tiefgreifende Schlüsselerlebnis. Dieses konnte sie bis heute nicht verarbeiten und wird es auch bis zu ihrem Lebensende nicht können.

Trotzdem muss diese Frau über sehr gute Ressourcen verfügt haben, denn sie wurde weder alkoholabhängig, noch entwickelte sie eine psychische Erkrankung. Erst der Unfalltod ihres letzten Partners führte zu einem seelischen Zusammenbruch und depressiven Symptomen. Dieses Ereignis riss der damals 54-jährigen Frau den Boden unter den Füßen weg. Jedoch hat sie ihn mittlerweile wieder gefunden. Es sind ihre Kinder und Enkelkinder, die ihr Leben für sie wieder lebenswert gemacht haben.

Es ist übrigens wissenschaftlich erwiesen, dass sexuelle Traumatisierung im Kindesalter ein Risikofaktor für Alkoholabhängigkeit im Erwachsenenalter ist. Traumatische sexuelle Erfahrungen in der Kindheit und Jugend erhöhen das Risiko einer späteren Abhängigkeitserkrankung um das Dreifache. Bei wiederholter und schwerer sexueller Traumatisierung ist das Risiko noch um ein Mehrfaches höher. Auch wenn es keine Suchterkrankung ist, die aus solchen traumatischen Erfahrungen resultiert, eine psychische Problematik im Erwachsenenalter ist bei Frauen wie Männern fast immer die Folge.

Natürlich kann man Traumata bearbeiten, aber rückstandsfrei und biologisch völlig abbaubar können solch schreckliche Erfahrungen wohl nie verarbeitet werden.

Auf der Flucht nach Fantasien

Eine junge Frau, ich nenne sie hier Frau Bübchen, die über mehrere Jahre in ihrer Kindheit von ihrem Großvater regelmäßig zur Befriedigung seiner abartigen sexuellen Begierde benutzt und vergewaltigt wurde, berichtete, dass sie während der sexuellen Misshandlungen ins Reich der Fantasie flüchtete. Sie dachte an Zeichentrickfilme und holte sich Figuren von Walt Disney vor ihr inneres Auge. Sie tauchte ein in diese Märchenwelt, denn hier fand ihre gepeinigte Kinderseele Trost.

Der psychologische Fachbegriff dafür ist Dissoziieren. In der Zeitspanne einer Dissoziation wird das bewusste Erleben und Wahrnehmen im Hier und Jetzt vom Gehirn ganz plötzlich unterbrochen. Auf diese Art werden momentane Gefühle, Körperempfindungen, die Umgebung und sogar die eigene Identität aus dem Bewusstsein radiert. Eine völlige sanfte und unspektakuläre Form der Dissoziation, die fast jeder Mensch kennt, ist die Starrmeditation, auch unter „ins Narrenkastel schauen" bekannt. Man knipst dabei den Gedankenschalter auf „Off", um so kurz der Realität zu entfliehen, um ins „Nichts" zu starren.

Heute, als Erwachsene, passiert ihr dieses Abgleiten in die Welt der Fantasiefiguren in Situationen, in denen sie sich unter Druck gesetzt fühlt und ihre Grenzen überschritten werden. Oft ausgelöst durch ihren Partner, der eine sehr autoritäre und bestimmende Persönlichkeit ist. Es geschieht auch hin und wieder beim Geschlechtsakt. Dann, wenn sie diesen ihrem Partner zuliebe vollzieht, ohne selbst Lust darauf zu haben. Warum tut sie etwas, das gegen ihre Bedürfnisse gerichtet ist? Weil sie in ihrer Kindheit die Erfahrung gemacht hat, dass sie bedroht wird, wenn sie nicht gefügig ist. Weil sie in ihrer Kindheit die Erfahrung gemacht hat, dass ihr nicht geglaubt wird, wenn sie ihr Leid klagt. Weil sie in ihrer Kindheit die Erfahrung gemacht hat, dass ihr nicht zugehört wird, wenn sie ihre Bedürfnisse und Gefühle kundtut. Weil sie in ihrer Kindheit die Erfahrung gemacht hat, dass sie keinesfalls widersprechen darf.

Auch wenn diese Zeilen nicht so klingen, als ob sich diese Frau wehren kann, hat sie sich doch wehrhafte Verhaltensweisen angeeignet. Nur übt sie diese nicht in jeder Situation und auch nicht immer in adäquater Form aus. So kann es auch vorkommen, dass sie bei kleinen Disputen plötzlich völlig die Kontrolle verliert und überreagiert. In solchen Augenblicken wird sie dann fürchterlich wütend und beschimpft ihr Gegenüber aufs Gröbste. Aber ihre Tochter hat sie so großgezogen, dass diese sich gut und in passender Form wehren kann – denn dieser soll nie so etwas Fürchterliches widerfahren wie ihr selbst.

Eine Mutter, wie sie besser nicht sein könnte, wie jedoch die eigene nie war. Denn diese hat alle stummen Hilfeschreie, die ihre Tochter in der Kindheit sehr deutlich von sich gab, ignoriert. Sprechen durfte Frau Bübchen als Kind nicht darüber, dafür hatte der Großvater mit miesen Drohungen gesorgt. Die Polizei würde sie weg von den Eltern holen und in ein Erziehungsheim stecken, wenn sie auch nur ein Sterbenswörtchen sage. Er musste es ja wissen, waren die Polizisten doch Kollegen von ihm, dachte sich Frau Bübchen, als sie noch ein Kind war.

Als der Großvater dann starb, war Frau Bübchen bereits sechzehn und es war ein Freudentag für sie. Diese Freude wurde ihr von der Familie vorgeworfen und sie wurde als liebloses und unmögliches Gör hingestellt, denn noch immer dachte niemand, dass der Verstorbene ein pädophiler Verbrecher gewesen war. Erst im Erwachsenenalter sprach Frau Bübchen ihre Mutter ganz direkt darauf an, die sie jedoch der Lüge bezichtigte und als völlig hysterisch bezeichnete.

Bei Frau Bübchens Mutter handelt es sich um eine Frau, die selbst ausgeprägte hysterische Persönlichkeitszüge, eine hohe Egozentrik und fehlendes Einfühlungsvermögen aufweist. Die Mutter von Frau Bübchen scheint selbst in ihrer Kindheit von einem Onkel missbraucht worden sein, denn darüber machte sie ihrer Tochter gegenüber immer wieder Andeutungen. Eine Strategie von Frau Bübchens Mutter schien auch zu sein, „was nicht sein darf, ist nicht", und somit glaubte sie ihrer Tochter einfach nicht.

Frau Bübchen verarbeitet die Qualen und das Leid ihres jungen Lebens in kleinen Schritten. Wenn sie die Kontrolle verliert und vor Wut und Zorn nicht mehr ein und aus weiß, hat sie dabei aber noch nie jemandem etwas zuleide getan. Sie wurde nicht zu einer Verbrecherin, aber sie bricht. Sie kotzt sich in solchen Augenblicken oft die Seele aus dem Leib. Frau Bübchen hat infolge ihrer Misshandlungen eine Bulimie, also eine Ess-Brech-Sucht, entwickelt. Sie schädigt sich selbst, nicht die anderen.

Der rote Faden und die Vergeltung

Die Folgen von kindlichen Schlüsselerlebnissen ziehen sich, auch wenn sie bearbeitet wurden, wie ein roter Faden durch das Leben von Betroffenen. Ein Mann, den ich beim Verkauf meiner Vitrine auf der Internetplattform eBay kennenlernte, führte seine Sammelleidenschaft auf ein Schlüsselerlebnis seiner Kindheit zurück. Vorab sei angeführt, dass er eine Postkartensammlung mit einer Stückzahl in Millionenhöhe besitzt und auch die verschiedensten Andenken und viel Kleinod sammelt. Seine Sammlung hat er in 70 Vitrinen untergebracht, welche in seiner aufgelassenen Landwirtschaft stehen.

Als er in die Volksschule ging, ergab es sich, dass er infolge eines Sportunfalls nicht mit auf die Sportwoche fahren konnte. Seine Mutter setzte dann beim sehr autoritären und höchst sparsamen Vater durch, dass sich der Bub als Trost um dieses Geld die Grundausstattung einer Märklin-Eisenbahnanlage kaufen durfte. Für den kleinen Buben, der unter dem Geiz des Vaters schon seit frühen Kindertagen gelitten hatte, war dieses Geschenk ein kleines Wunder. Ein Jahr später, zu Weihnachten, wünschte er sich einen Waggon zu seiner Anlage. Umgerechnet hat dieser damals höchstens drei Euro gekostet. Geld war vorhanden, die Familie war nicht arm. Der Vater sagte Nein. Für etwas, das er als unnötig empfand, war ihm sein

Geld zu gut. Genau das, was der Vater verhindern wollte, weil ihm ein solches Verhalten ein „Dorn im Auge" war, macht der Sohn nun im Überschwang. Er gibt all sein Geld für „Unnötiges" aus und erfreut sich daran auch noch abgöttisch. Als er mir seine Geschichte erzählte, meinte ich eine unheimliche Befriedigung darüber herauszuhören, dass er auf diese Weise dem Geiz des Vaters trotzt. Ich vermute, nicht so sehr deshalb, weil er als Kind den Geiz des Vaters als Kargheit spürte, sondern weil der Geiz des Vaters Abwertungen, Kränkungen und Demütigungen verursachte. Der Vater war nicht nur geizig, er war auch sehr dominant und autoritär. In Kombination mit dem Geiz und der Tatsache, dass es dem Sohn eine solche Genugtuung war, gegen die väterlichen Prinzipen zu verstoßen, unterstelle ich dem Vater, dass er psychische und vielleicht auch physische Gewalt auf die Familie ausübte. Sein Sohn wurde ein Sammler mit Leidenschaft, kein Verbrecher. Er schädigt keine Mitmenschen, ob er sich selbst mit dieser außergewöhnlichen Sammelleidenschaft Schaden zufügt, kann ich nicht beurteilen. Einzig seine Aussage, wenn er in einer anderen Kultur leben würde, würde er auch Frauen sammeln, erschien mir bedenklich. Mein Argument, Frauen könne er aber nicht in Vitrinen stellen und die würden auch sicher mehr Probleme machen als Porzellan, quittierte er mit einem Schmunzeln. War das „Frauensammeln" nur ein Scherz oder Schlummern in dieser Seele tiefe Abgründe infolge nicht verarbeiteter Schlüsselerlebnisse?

Sind Eltern „schlüsselverantwortlich"?

Eltern sind nicht an allem schuld, aber immer wieder stehen sie am entscheidenden Knotenpunkt. Knoten, die bei vielen Menschen so verknüpft bleiben, dass sie nur mit einer imaginären Schere zu durchtrennen sind. Blickt man in die Biografien von Serienmördern, so findet man sehr häufig seelenmordende Eltern oder Bezugspersonen. Serienkiller, zumeist handelt es sich dabei um Männer, sind etwas ganz Seltenes, Mörder und Mörderinnen hingegen gibt es ausreichend. Da Serienkillern aber mehr Aufmerksamkeit geschenkt wird als Nullachtfünfzehn-Mördern, sind in der medialen Berichterstattung auch leichter Biografien von Serienmördern zu finden. Ich bin mir jedoch sicher, dass die Lebensgeschichten der Kindheit und Jugend von vielen Verbrechern und Verbrecherinnen ebenso durchwachsen sind von Vernachlässigung, häuslicher Gewalt und Missbrauch.

Aber auch in den Biografien von Menschen, die ein unauffälliges Verhalten zeigen, tauchen Elternteile auf, die ebenso zu MörderInnen an den Seelen ihrer Kinder wurden, deren Kinder sich jedoch nicht zu VerbrecherInnen entwickelten. Selten handelt es sich auch hier nur um ein Schlüsselerlebnis, sondern viel eher um längere Zeiträume, in denen Misshandlungen oder Vernachlässigungen stattfanden. Einzelne Erlebnisse sind meist nur der Auslöser für etwas, das schon lange im Seelenvulkan brodelt.

Ich erfuhr von einer jungen Frau, die ein überaus sozialer Mensch ist, dass sie von ihrer Mutter als kleines Kind regelmäßig dazu genötigt wurde, Putzarbeiten zu machen. Die Mutter kontrollierte danach und nie passte das Ergebnis, immer fand sie Staubkörnchen. Die Folge waren verbale Demütigungen und auch Schläge. Als die Tochter etwas älter war und schon gelernt hatte den Schlägen auszuweichen, warf die Mutter in einem plötzlichen Anfall von unbegründetem Ärger eine heiße Gusseisenpfanne nach ihr. Zum Glück traf sie nicht, aber genau das steigerte ihre Wut. Völlig in Rage geraten drängte sie ihre Tochter in eine Ecke und prügelte und trat auf sie ein. Diese Mutter hatte an ihrer Tochter noch nie etwas liebens- oder lobenswert gefunden, alles machte sie schlecht. Diese völlig verdrehte Sicht der Mutter schien von Eifersucht auf ihr Kind gespeist zu werden, weshalb sie ihrer Tochter nur physische Versorgung angedeihen ließ, alles, was darüber hinausging, übernahm die Tochter in Eigenregie, und stand so bereits in sehr jungen Jahren auf eigenen Beinen. Sie schaffte Volksschule, Gymnasium und die Matura ohne jegliche emotionale oder tatkräftige Unterstützung der Mutter. Auch ein Studium an einer Fachhochschule absolvierte die junge Frau dann neben ihrem Beruf. Sie ist bis heute auch immer zur Stelle, wenn ihre Mutter Hilfe braucht. Auch wenn der Vater, ein warmherziger und liebevoller Mensch ist und oft versuchte die Wogen zu glätten, konnte er die seelischen Verletzungen der mütterlichen Misshandlungen nicht aufwiegen. Die junge Frau entwickelte zwar keine psychische Störung infolge dieser Schlüsselerlebnisse, jedoch weist sie einen sehr altruistischen Persönlichkeitsstil auf. Sie stellte lange Zeit die Bedürfnisse ihrer Eltern, Geschwister, FreundInnen und anderer Mitmenschen weit vor die eigenen. Mittlerweile hat sie gelernt, sich besser abzugrenzen und auf sich selbst zu achten.

Fast alle Menschen haben Schlüsselerlebnisse. Jeder geht anders damit um. Jeder entwickelt seinen eigenen ganz individuellen Persönlichkeitsstil. Jeder hat sein eigenes Weltbild, seine Werte und Einstellungen. Jeder hat völlig andere biopsychosoziale Ressourcen oder er hat sie eben nicht.

Wir müssen uns keine Gedanken machen, warum aus uns kein Jeffrey Dahmer wurde, der siebzehn Menschen getötet hat. In seiner Kindheit wurde nicht mit einschneidenden Schlüsselerlebnissen gespart, aber solche könnten in ähnlicher Form auch vielen rechtschaffenen Menschen widerfahren sein. Dahmer wurde 1960 geboren und wuchs in Ohio auf. Sein Vater war Chemiker und soll sehr viel gearbeitet und wenig am Familienleben teilgenommen haben. Die Mutter litt Pressemitteilungen zufolge an chronischen depressiven Episoden und war dadurch vorwiegend mit sich selbst beschäftigt. Außerdem soll Jeffreys jüngerer Bruder ihr bevorzugtes Kind gewesen sein. Der ständige Streit der Eltern färbte die Stimmung in der Familie sehr dunkel und Jeffrey Dahmer litt darunter. Er soll sich schon als Kind einsam und verlassen gefühlt haben. Hinzu kamen häufige Ortswechsel infolge der beruflichen Tätigkeit des Vaters, wodurch Jeffrey Dahmer keine beständigen Freundschaften aufbauen konnte.

Ein Schicksal, dem leider zahlreiche Kinder ausgesetzt sind, aber zu Serienkillern werden nur sehr wenige Menschen. Das bedeutet, dass die Vielzahl der Menschen, die eine ähnliche Kindheit hatte, ihr Leben gut meisterte und vermutlich später Schlüsselerlebnisse positiver Art erfahren konnte. Wenn jemand, der eine schwere Kindheit hatte, kein Jeffrey Dahmer wurde, muss dieser Mensch seinem wohlwollenden Schicksal aber keineswegs dankbar sein, sondern kann stolz darauf sein, das Leben selbst in die Hand genommen zu haben und die eigenen Ressourcen konstruktiv genutzt zu haben.

Natürlich darf jeder Mensch dankbar und froh darüber sein, wenn er eine seelensonnige Kindheit und Jugend hatte und keine Krisen durchleben musste. Aber sogar in einer völlig zufriedenen und glücklichen Kindheit kann ein dunkler Abgrund verborgen sein, welcher gut getarnt unter duftendem Heu versteckt ist. So geschah es, dass einem vierzigjährigen Mann, der eine glückliche Kindheit und ein liebevolles Elternhaus hatte, der Boden unter den Füßen weggerissen wurde, als er erkannte, dass er seine Ehefrau nicht mehr liebte. Er war darüber schockiert, dass er sich scheiden lassen wollte. Auch seiner Frau war die Liebe zu ihm abhanden gekommen. Das Paar hat sich auf unterschiedlichen Wegen weiterentwickelt, die nicht mehr zusammenführten. Diese Trennung widersprach dem Weltbild des Mannes. Seine Vorstellung war es, eine heile Familie zu haben, sich als Eltern am Aufwachsen der Kinder zu erfreuen, eine liebevolle und erfüllte Partnerschaft zu haben und bis ins hohe Alter zufrieden miteinander zu leben. Auf eine Krise wie diese war er nicht vorbereitet, musste er bis dahin auch noch nie eine solche durchleben. Er hatte auch keinerlei negative Schlüsselerlebnisse bis zu seinem vierzigsten Geburtstag gehabt. Die Tatsache der zerbrochenen Ehe war für ihn dann allerdings ein einschneidendes Erlebnis, welches er schlussendlich aufarbeiten konnte und aus welchem er für sein weiteres Leben Erfahrungen mitnahm und Veränderungen setzte. Davor hatte er kaum Möglichkeiten gehabt, sich Bewältigungsstrategien zu erarbeiten, und so traf ihn der Zusammenbruch seiner heilen Welt eben wie ein Keulenschlag auf die Brust und raubte ihm den Atem. Er äußerte sogar einmal verzweifelt: „Was kann ich denn dafür, dass ich eine rosige und unbelastete Kindheit hatte!?" Nichts kann er dafür, genauso wie all jene, die eine fürchterliche Kindheit erdulden mussten. Die Kindheit ist rückblickend so, wie sie war, das ist unabänderlich wie alles, was in der Vergangenheit liegt – auch diese Erkenntnis kann im Erwachsenenalter zum sogenannten „Turm-Erlebnis" werden. Wenn Eltern ehestmöglich die Erkenntnis gewinnen, dass jegliche Vernachlässigung und auch die kleinste Misshandlung von Kindern nie wieder gutzumachen ist, kann das zu einem Damaskus-Erlebnis zum Wohl der eigenen Kinder werden.

Es ist wissenschaftlich belegt, dass Menschen, die in Kinder- und Jugendjahren lernten mit Konfliktsituationen und Krisen umzugehen und diese zu bewältigen, sich daraus Erfahrungen mitnehmen können. Solche birgt jedoch der heutige Alltag in ausreichender Form in sich, man muss sie nicht auch noch künstlich schaffen. Solche Konflikt- und Krisenerfahrungen können auch dazu beitragen, die Seele zu stärken. Das gilt jedoch auch wiederum nicht einheitlich bei jedem Menschen und sicher auch nicht einheitlich für jede Krise und jeden Konflikt. Es gilt auf keinen Fall für Misshandlungen jeglicher Art. Das sind keine Krisen oder Konflikte, das sind Verbrechen!

Ein Vorgeschmack auf Soziopathen und Tierquäler

Um konstruktive Erkenntnisse aus negativen Erlebnissen oder aus Fehlern zu gewinnen oder gar wie Luther Erleuchtungen zu haben, muss der Mensch über eine gute Selbstreflexionsfähigkeit verfügen. Menschen, die über diese wichtige Voraussetzung verfügen, hinterfragen so auch eigene Handlungen und würden Kindern nie Böses antun. Jene Menschen, die die Kindheit ihrer Kinder aus Dummheit, Fahrlässigkeit, Unbeholfenheit, Machtgier oder Verantwortungslosigkeit mit negativen Schlüsselerlebnissen spicken, kommen nicht einmal auf den Gedanken, dass da etwas nicht passt. Sie begreifen in der Regel nicht, dass alle ihre Taten oder Untaten wie in Stein gemeißelt die Kinderseelen verletzen und oft kaum aufzuarbeiten sind.

Ältere Schlüsselerlebnisse können jedoch auch durch aktuelle Schlüsselerlebnisse modifiziert werden. Vor vielen Jahren wurde mein Vater beim Spazierengehen von einem Hund von hinten in die Wade gebissen. Obwohl ich diesen Angriff nicht miterlebt hatte, wurde dieses Ereignis für mich zu einem Schlüsselerlebnis. Durch dieses wandelte sich mein Respekt vor Hunden in Angst. Später führten jedoch zwei traurige Ereignisse dazu, dass ich meine Angst vor Hunden plötzlich gänzlich verlor, hingegen wuchs mein Misstrauen der Gattung Mensch gegenüber erklecklich an.

Das erste Ereignis betraf einen Hund aus dem Bekanntenkreis, der entlaufen war und dann eine Woche später in einer Tierklinik ausgezehrt und verletzt abgegeben wurde. Die Tierärzte gingen davon aus, dass er mehrfach von Autos angefahren worden war. Verletzt, desorientiert und völlig verängstigt dürfte er dann im nahen Augebiet herumgeirrt und schließlich zusammengebrochen sein. Ein spazieren gehender „Franz von Assisi" entdeckte ihn und brachte das schwer verletzte Tier in die Klinik. Es war jedoch zu spät, der Hund starb kurz nach seiner Rettung.

Wenn ein Autofahrer ein Wesen in der Größe eines Hundes anfährt, ist das innerhalb des Cockpits hörbar und spürbar – vorausgesetzt der Lenker ist nüchtern. Wenn ich mit einem Auto fahre und plötzlich ein unerwartetes Geräusch wahrnehme, bleibe ich stehen und schaue nach. Diese Handlung scheint aber nicht selbstverständlich zu sein, denn sonst gäbe es nicht zahlreiche Fälle von Fahrerflucht. Ob man in der Dunkelheit einen Menschen oder ein Tier angefahren hat, kann man erst wissen, wenn man nachgesehen hat. Ja, die Gattung Mensch hat alle Voraussetzungen, um sich fahrlässig, feige und lieblos zu verhalten.

Das zweite Schlüsselerlebnis handelt von einem Exemplar der Bestie Mensch, einem Tierhasser und Tierquäler, der leider ohne Konsequenzen davon gekommen ist. Dieser Tierquäler hat in einem kleinen Park in Wien Rattengift ausgelegt. Einfach so, weil ihn vermutlich „Hundstrümmerln" und Hundegebell stören oder weil er Freude daran hat, anderen Wesen Leid zuzufügen – wer weiß das schon genau?! Eine aufgeweckte, freundliche Hündin namens Naya erwischte etwas von diesem Gift. Ihr Leidensweg und der ihrer Besitzerin waren lange und schmerzlich. Immer wieder flammte die Hoffung auf, dass Naya nun „über dem Berg" sei. Naya hing an ihrem wunderschönen Hundeleben und war willensstark, deshalb kämpfte ihr kleiner Körper verbissen gegen das zerstörerische Gift. Die Bestie Mensch gewann mit ihren abscheulichen Absichten leider Oberhand, denn das Gift tötete Naya schließlich doch.

Naya hätte im Übrigen auch ein kleines Mädchen sein können, dann würden wir die Tat als Mord bezeichnen.

Tierquälerei ist jener Faktor der fatalen Triade, zu der noch Brandstiften und Bettnässen zählen, der bereits als einzelner einen Hinweis auf extreme Grausamkeit eines Menschen gibt. Mit solch grausamen Taten beginnen Menschen schon in jungen Jahren und hören damit meist nie auf!

10. „Mörderische Triade" – Bettnässen, Tierquälerei, Brandstiftung

Die Verbindung zwischen Tiermissbrauch und noch gewalttätigerem Verhalten ist klar erkennbar. Die zerstückelten Überreste von Hunden und Katzen könnten morgen schon die Überreste von Kindern sein.

TERRY FARMER,
BEZIRKSSTAATSANWALT, HUMBOLT COUNTY, USA

In den Biografien zahlreicher Gewaltverbrecher und Serienkiller ist das Zusammentreffen der Faktoren Bettnässen, Tierquälerei, Brandstiftung sehr häufig zu finden. Das FBI fasst mit dieser sogenannten „Mörderischen Triade" die drei wichtigsten Warnsignale als Prognose für spätere psychische Verhaltensauffälligkeiten zusammen. Als kritisch gilt es, wenn Kinder bereits im Alter von fünf Jahren beginnen, Brände zu legen, noch über ihr zwölftes Lebensjahr hinaus Bettnässen und eben auch Tiere quälen. Auch wenn natürlich nicht alle Menschen, auf die diese Triade zutrifft, zu Serienmördern werden, so gilt es zumindest als sehr wahrscheinlich, dass sie in ihrem weiteren Leben ein von der Norm abweichendes Verhalten zeigen werden.

Da nächtliches Einnässen, im Fachjargon als Enuresis betitelt, bei Kindern sehr häufig auftritt und 10% aller Siebenjährigen davon betroffen sind, darf man nun keinesfalls davon ausgehen, dass diese Kinder besonders gefährdet sind, Verbrecher zu werden. Überhaupt dann nicht, wenn es als einzelnes Symptom auftritt. Man spricht auch erst von Bettnässen, wenn Kinder noch im Alter von fünf Jahren oder älter regelmäßig einnässen. Meist handelt es sich hier um primäres Bettnässen, was bedeutet, dass Kinder seit jeher in der Nacht in die Windel oder eben in späteren Jahren ins Bett pinkelten. Der Verursacher davon ist in den meisten Fällen das Hormon Vasopressin, das den Wasserhaushalt und die Blasenfüllung steuert, aber sicher nicht verbrecherisches Verhalten. So wie es auch kein Mörderchromosom gibt oder eine gemeinsame biologische Grundausstattung von Mördern.

Von sekundärer Enuresis spricht man, wenn Kinder schon über einen geraumen Zeitabschnitt „trocken" waren und plötzlich wieder beginnen einzunässen. Hierbei stehen fast immer psychisch belastende Faktoren im Vordergrund. Wenn Kinder auch tagsüber einnässen, gilt das ebenfalls als Hinweis auf belastende Situationen im kindlichen Alltag.

Eine FBI-Studie an Serienmördern zeigte, dass diese alle aus zerrütteten Familienverhältnissen kommen, in denen Ungerechtigkeit, Feindseligkeit und emotionale Kälte den Erziehungsstil prägten. Das Verhältnis der Täter zu deren Eltern wurde als kühl, distanziert, lieblos, vernachlässigend, ohne Warmherzigkeit und ohne liebevollen Körperkontakt beschrieben.

Wenn ein Kind in solchen Familienverhältnissen groß werden muss, ist es alles andere als verwunderlich, wenn es psychisch belastet ist und einen riesigen Rucksack mit tonnenschweren Problemen mit sich schleppt. Eines davon ist sicher Angst. Angst kennen selbstverständlich auch Kinder aus behüteten Familien, zumal gewisse Ängste natürliche Begleiterinnen in der Kindheit sind. Aber wie sieht es aus, wenn ein Kind nächtens aufs Klo muss, eine Höllenangst vor allen möglichen imaginierten Monstern hat, die auf dem Weg dorthin auftauchen könnten, und es nicht nach einem Schutz bietenden Elternteil rufen kann oder darf? Oder wenn das Monster kein imaginiertes ist, sondern die Gestalt eines trunksüchtigen, brutalen Vaters oder einer gewalttätigen Mutter annimmt? An diesem Vater oder der Mutter müsste man dann vorbei und könnte Prügel bekommen. Oder die Mutter wird in der Küche vergewaltigt, das will dieses Kind sicher auch nicht sehen. Oder auf dem Weg zum Klo muss man an der kinderschändenden Verwandtschaft vorbei, die jede günstige Gelegenheit nutzt, um dem Kind sexuelle Gewalt anzutun. Kein vernünftiges Wesen würde unter diesen Umständen aufs Klo gehen. Das Fatale daran ist, dass dies ebenso zu Angst führen kann, ins Bett zu machen, denn dann gibt es die Hiebe am Morgen, wenn das Malheur entdeckt wird. Kinder, deren Seele gebrochen wurde, haben keinen Halt mehr und können so oft auch tagsüber vor lauter Anspannung ihren Harn nicht zurückhalten.

Völlig egal, aus welchem Grund Kinder einnässen, kann dieser „Makel" Grund für Spott, Häme, Demütigungen, Zurechtweisungen durch Erwachsene oder durch andere Kinder sein. Betroffene Kinder schämen und kränken sich, fühlen sich minderwertig oder haben Angst vor Bestrafung. Alles in allem Gefühle, die der Selbstachtung und dem Selbstwert in keiner Weise zuträglich sind.

In der aktuellen Fachliteratur ist Bettnässen als der dritte Faktor im Bunde der „Mörderischen Triade" jedoch mittlerweile umstritten. Nicht umstritten, sondern bestens belegt sind hingegen die Faktoren Tierquälerei und Brandstiften.

Die Anthropologin Margaret Mead ist der Ansicht, dass „eines der gefährlichsten Dinge, die einem Kind passieren können, ist, ein Tier zu töten oder zu quälen und dann einfach so davonzukommen". Studien belegen diese Aussage und sie ist somit zur traurigen Wahrheit geworden. Es wird bewiesen, dass Tierquälerei eine Stufe in einer gewaltkriminellen Karriere auf dem Weg zum gewohnheitsmäßigen Gewaltverbrecher ist. Tierquälerei eignet sich somit als „Frühwarnsystem". Schon im pädagogisch umstrittenen Kinderbuch „Der Struwwelpeter" wird den LeserInnen ein böser Junge namens Friedrich als abschreckendes Beispiel vor Augen geführt. In dieser Geschichte findet man auch einen Hinweis auf den Zusammenhang zwischen Tierquälerei und Gewaltausübung an Menschen.

> *Der Friedrich, der Friederich,*
> *Das war ein arger Wüterich!*
> *Er fing die Fliegen in dem Haus*
> *Und riss ihnen die Flügel aus.*
> *Er schlug die Stühl' und Vögel tot,*
> *Die Katzen litten große Not.*
> *Und höre nur, wie bös er war:*
> *Er peitschte seine Gretchen gar!*
>
> Aus der „Geschichte vom bösen Friedrich" / Struwwelpeter

Friedrich erhält jedoch am Ende der Geschichte, zur Genugtuung aller Beteiligten und LeserInnen, zumindest eine gerechte Strafe. Er wird von einem Hund ins Bein gebissen, muss so Schmerzen leiden und bittere Medizin einnehmen. Ob Friedrich jedoch durch diese Bestrafung davon abgehalten wird, weiterhin Tiere und Menschen zu quälen, bezweifle ich. Friedrich scheint eines jener Kinder zu sein, die selbst misshandelt wurden. Wenn seine Gretchen die Kinderfrauen sind, könnte es sich um eine Art Wohlstandverwahrlosung handeln. Wer weiß, vielleicht passt die Lebensgeschichte vom bösen Friedrich auch auf den mehrfachen Mörder Charles Howard Schmid junior.

Schmid jr. hatte als Dreiundzwanzigjähriger 1964 ein fünfzehnjähriges Mädchen mit einem Stein erschlagen, weil er einfach nur einmal sehen wollte, wie es ist, einen Menschen zu töten. Diesem brutalen Mord an der jungen Frau folgten noch weitere. Davor soll Schmid jr. auch schon einer Katze Schädel und Knochen zertrümmert haben, indem er das hilflose Tier gegen eine Mauer schmetterte.

Ein weiteres grausames Detail am Rande ist, dass mindestens dreißig Jugendliche, alles Freunde und Bekannte von Schmid jr., vom ersten Mord gewusst haben sollen, da er damit vor ihnen prahlte. Erst als einer Angst um das Leben seiner eigenen Freundin bekam, wurden die Morde dann, viel zu spät, durch einen Freund von Schmidt jr. zur Anzeige gebracht.

Schmid jr. war ein adoptiertes Kind, das in einer sehr wohlhabenden Familie aufwuchs und als materiell verwöhntes Einzelkind galt. Auch wenn der frühe Tod von Eltern oder die Freigabe eines Kindes zu Adoption als kritische und traumatisierende Ereignisse im Leben eines jungen Menschen gelten, bleibt noch immer die Sozialisation, die das ausgleichen kann. Sozialisation bedeutet jedoch, nicht nur gutes Benehmen zu zeigen, denn darin soll Schmid jr. ein wahrer Künstler gewesen sein. Sozialisation heißt auch zu lernen, mitfühlend und verantwortungsvoll mit seinen Mitmenschen zu interagieren. Auf den Punkt gebracht bedeutet es: „Was du nicht willst, das man dir tu, das füg' auch keinem andren zu." Diese Regel im Miteinander kann auch schon sehr kleinen Kindern verständlich gemacht werden.

Wenn sehr junge Kinder die Welt erkunden, kann es bei diesem explorativen Verhalten zu einer „normalen" Tierquälerei kommen, welche von „pathologischem" Quälen von Tieren unterschieden werden soll. Das Fehlen von Einfühlungsvermögen kann hier auf die noch nicht ausgereifte emotionale Intelligenz zurückzuführen sein. Aber – und es ist ein riesengroß geschriebenes Aber mit etlichen Rufzeichen – es ist die Pflicht und Verantwortung von Erwachsenen, hier einzuschreiten und das Kind davon abzuhalten. Es muss jedem Kind, das einem Tier Leid zufügt, auch wenn es nicht mit dieser Absicht handelt, deutlich gemacht werden, was es damit anrichtet und wie Tiere sich dabei fühlen. So wie Margaret Mead es fordert.

Wenn Kinder mit Haustieren wie mit Stofftieren umgehen, stürmisch oder unbedacht, und sie so unbeabsichtigt quälen, ist es ebenfalls Aufgabe von Erwachsenen, den Kindern hier Einhalt zu gebieten. Wieder laufen die Fäden bei erwachsenen Bezugspersonen wie eben auch den Eltern zusammen. Häuslicher Missbrauch richtet sich immer gegen Schwächere und deshalb gehen Gewalt gegen Tiere und Gewalt gegen Kinder sehr oft Hand in Hand. So können Kinder zwar einerseits Handlungen von ihren brutalen Vorbildern nachahmen, aber andererseits kann es auch sein, dass Kinder ihre Wut und ihren Frust an Tieren abreagieren. Sie richten dann ihre Gewalt gegen das einzige Wesen in ihrem Umfeld, das noch schwächer ist als sie: das Haustier. Studien haben gezeigt, dass es eine beängstigende Tatsache ist, dass Gewalt in der Familie ein hervorragender Nährboden für Tierquälerei im Kindesalter ist. PsychologInnen sind einheitlich zu dem Schluss gekommen, dass Tierquälerei eines der deutlichsten Beispiele dafür ist, dass psychische Störungen im Kindesalter ihre Fortsetzung im Erwachsenenalter finden. Nicht nur eine Fortsetzung, würde ich meinen, sondern die Zunahme hin bis zur Eskalation ist möglich. Oder wie Albert Schweitzer es formuliert: „Für jeden, der sich einmal daran gewöhnt hat, das Leben irgendeines Lebewesens als lebensunwürdig anzusehen, besteht die Gefahr, dass er eines Tages auch zu dem Schluss kommt, menschliches Leben sei wertlos."

Wird Tierequälen als Mittel zum Zweck benutzt, ist es nicht weniger bedenklich. So werden Aufgabenstellungen, in denen Tieren bewusst Leid zugefügt wird, als Aufnahmeriten für Jugendgruppen oder -banden oder als Mutprobe gefordert. Kinder und junge Menschen nutzen solche Aktionen auch, um sich in den Mittelpunkt zu stellen und Aufmerksamkeit zu bekommen. Beispielsweise bestehen solche Aktionen im Abbeißen der Köpfe von lebenden Schlangen, Kröten oder Mäusen. Auch wenn ein schwedisches Gericht einen 23-jährigen Mann, der bei einer Saufparty, angefeuert von seinen Kumpels, einer lebendigen Maus unter „Zerren und Reißen" den Kopf abgebissen hat, nicht der Tierquälerei für schuldig sprach, ist die Tat mehr als bedenklich. Die Ausrede, der Alkohol sei daran schuld, lasse ich nicht gelten, denn Alkohol kann die Hemmschwelle auch nur so weit senken, wie es die Persönlichkeit eines Menschen zulässt. Einem Menschen, der Tiere wertschätzt und mag, würde es im größten Rausch nicht einfallen, einem Tier aus Spaß etwas zuleide zu tun. Die Voraussetzungen für eine solche Handlung sind sehr wohl in den Eigenschaften und Persönlichkeitszügen eines Menschen zu finden. Einschließlich jener der MittäterInnen, die anfeuern oder tatenlos zusehen! Auch wenn all diese Personen nicht zu GewaltverbrecherInnen mutieren, sind es ZeitgenossInnen, die ich persönlich nicht in meinem nahen Umfeld wissen möchte.

Tierequälen aus Langeweile, weil es Spaß macht oder zum Abreagieren des eigenen Gewaltpotenzials oder zum Ausleben sadistischer Fantasien ist pathologisch. So sind das auch jene Ausprägungen von Tierquälerei, die ihren Platz in der „Mörderischen Triade" finden.

Beispielsweise haben Ende 1999 in Niederbayern drei vierzehnjährige Jugendliche Tieren mit Messern die Augen ausgestochen und ihnen dann den Kopf abgetrennt. Diese Jugendlichen hatten sowohl MitschülerInnen brutal verprügelt, als auch auf ein Mädchen mit einer Sportpistole geschossen, sie jedoch zum Glück verfehlt und schlussendlich auch Mordpläne gegen eine ihnen verhasste Lehrerin und die Schuldirektorin geschmiedet. Dieses Vorhaben flog jedoch auf und es wurde nach Angaben des Justizministeriums wegen der Verabredung zu einem Verbrechen gegen diese drei Jugendlichen ermittelt.

Der Serienmörder Jeffrey Dahmer, der Ihnen bereits im vorigen Kapitel begegnet ist, hatte Hundeköpfe, Frösche und Katzen aufgespießt. Begonnen hatte er damit, tote Tiere, die er am Straßenrand gefunden hatte, auszuweiden und zu skelettieren. Später ging er dazu über, Tiere selbst zu quälen und zu töten. Ein Studienkollege von Dahmer berichtet, dass dieser einmal einen kleinen Barsch geangelt hatte und ihn dann mit den Worten „Ich will sehen, wie der innen aussieht" mit dem Taschenmesser aufschlitzte. Geangelte Fische werden ausgeweidet, das ist für Angler etwas Normales. Jedoch nicht aus einer abartigen Neugierde heraus und sicher nicht bei lebendigem Leib!

Sollte Ihnen nun der Gedanke kommen, dass, wenn Serienkiller wie auch Gewaltverbrecher eher selten sind, es ja auch nicht so viele Tierquäler geben kann, ist dieser Umkehrschluss nicht zulässig. Zumal Tierquälerei ein nicht eindeutig definierter Begriff ist, wodurch sowohl Anzeigen wie Verurteilungen nicht die Regel sind. Weiters gelangen nur extreme Fälle in die Medien, die Dunkelziffer ist somit sicher sehr hoch.

Tierquälerei bedeutet generell, dass ein Mensch ein Tier aktiv psychisch, körperlich oder sexuell misshandelt, es tötet oder passiv Gewalt gegen das Tier ausübt, beispielsweise auch in Form von Vernachlässigung oder Verwahrlosung. Wer Tiere quält, macht sich strafbar. Die Strafe kann aus einer Geld- oder einer Freiheitsstrafe bestehen. Die Betonung liegt auf *„kann"* bestraft werden, wobei das Risiko, dass Tierquälerei entdeckt wird, eher gering ist, und wenn, dann eher nicht mit Strafe verfolgt wird. Hier liegt auch der „Knackpunkt", warum Tierquälerei und Gewaltdelinquenz Geschwister sind. Bei der Tierquälerei ist es ein Leichtes, seine machtorientierten, gewalttätigen Vorstellungen und Handlungsabsichten in die Tat umzusetzen, ohne entdeckt und bestraft zu werden. So weiß man aus der Forschung, dass Kinder mit einem gewalttätigen Familienhintergrund sich dadurch auszeichnen, dass sie sich häufig, wie in der Hackordnung von Hühnern, gerne an Kämpfen gegen Schwächere beteiligen, Tiere verstümmeln oder töten. In erster Linie sind Haustiere davon betroffen. Eine der häufigsten Formen der Tierquälerei ist das Bestrafen wie das Rächen an Tieren wegen deren vermeintlichem „Fehlverhalten". Bei einer Untersuchung an Familien, in denen häusliche Gewalt herrschte, wurde bekannt, dass in mehr als sechzig Prozent auch Tierquälerei stattfand!

Kinder benutzen Tiere hier als eine Art Ersatzobjekte. Sie übertragen die Feindseligkeit, die sie misshandelnden Elternteilen gegenüber empfinden und natürlich auch von diesen entgegengebracht bekommen, auf die Tiere. Rachehandlungen, die sie nicht gegen mächtige Erwachsene richten können, werden am Tier ausgeführt. So reagieren Kinder ihre Frustration und ihren Zorn, der durch elterliche Misshandlungen ausgelöst wurde, am wehrlosen und schwächeren Wesen, dem Haustier, ab.

Der deutsche Kriminalist Stephan Harbort, Experte für Serienmorde und Täterprofile, schreibt in einem seiner Bücher über einen Gewalttäter und Schwerverbrecher namens Matthew Sutherland, der mehrere junge Frauen überfallen, vergewaltigt und getötet hatte. Sutherland war in dieser Zeit als GI in Deutschland auf einem US-Stützpunkt stationiert gewesen.

Sutherlands Vater war ein selbstverliebter, egozentrischer, sehr impulsiver und gewalttätiger Mann, der sich sein mittleres Kind Matthew als Opfer aussuchte, weil er das Empfinden hatte, dass seine Frau diesen Sohn mehr liebte als ihn, ihren Ehemann. Er verprügelte seinen Sohn oft grundlos. Einmal sogar in einem derartigen Gewaltausmaß, dass dieser bewusstlos wurde und eine Woche im Krankenhaus zubrachte. Die Mutter war dem Sohn hierbei auch keine Stütze, weder als wehrhaftes Vorbild noch als Beschützerin. Sie zeigte in familiären Krisensituationen kein Rückgrat gegenüber ihrem gewalttätigen Mann. Zwar liebte sie ihren Sohn und brachte ihm Verständnis entgegen, aber gleichzeitig war sie ihrem Mann gewissermaßen hörig.

Sutherland wurde als Kind von seinem Onkel vergewaltigt und sexuell misshandelt. Er sprach erst Jahre danach, als er bereits in Haft war, darüber, weil er sich deswegen so sehr schämte. Die sexuellen Übergriffe fanden statt, als er die Ferienzeit bei der Großmutter väterlicherseits verbrachte. Seine Bitte, nicht mit dem Onkel in einem Zimmer schlafen zu müssen, wurde von der Großmutter zurückgewiesen und seine Bedürfnisse somit in keiner Weise wahrgenommen.

In der Zeit als junger Erwachsener war seine Lebensgefährtin eine um einige Jahre ältere, sehr dominante Frau, die ihn demütigte, zurechtwies, der er nichts recht machen konnte und die ihn vollkommen kontrollieren wollte. Er hatte ihren Befehlen zu gehorchen, ebenso wie er das als Berufssoldat in der US-Army zu tun gewohnt war und wie er es schon in der Kindheit über Jahre hinweg exzellent trainiert hatte. Wohlgemerkt hatte er dabei auch noch die Aufgabe, Mann zu sein. Er hatte gelernt, dass Männer keine Gefühle zu zeigen haben. Das Empfinden von Empathie setzt selbstredend Gefühle voraus. Keine Gefühle, keine Empathie. Es kann einem Menschen aber auch ausgetrieben werden, Gefühle zu haben, wenn er ständig gedemütigt, abgewertet, geschlagen und mit Füßen getreten wird. So entwickelte sich Sutherland zu einem Menschen, der es hin bis zur Verleugnung seines Selbst marionettenhaft jedem recht machen wollte.

Sutherland hatte nie Tiere gequält und getötet, er machte sofort „Nägel mit Köpfen". Seine Gewalttaten an Menschen beging er jedoch aus der gleichen Intention heraus, die zuvor bei der Tierquälerei als Ersatzhandlung beschrieben wurde. Sutherland sagt über sich selbst, dass seine Gewalttaten einfach nur Rache an der Gesellschaft und an allen, die ihm Leid angetan hatten, waren. Sein Wunsch dabei sei gewesen, jemanden genau das fühlen zu lassen, was er fühlen hatte müssen, nämlich Schmerz, Hilflosigkeit und Machtlosigkeit. Die Sexualität in Form der Vergewaltigung war hierfür ein Instrument, ein Mittel zum Zweck, um einen Menschen zu beherrschen, zu kontrollieren und grenzenlos über ihn zu verfügen.

Einer jungen Frau mit dem Hammer den Kopf fast zu Brei zu zerschlagen und sie noch kurz bevor sie ihr Leben aushaucht, zu vergewaltigen – dabei wäre Empathie ein großes Hindernis. Auch wenn es nicht glaubhaft wirkt, soll Sutherland nach seiner ersten Gewalttat kurzfristig erwogen haben dem Opfer Hilfe zu leisten. Dieser Funken Menschlichkeit verglühte jedoch sehr schnell und war bei seinen darauffolgenden Taten auch nicht mehr aufgeflammt. Der Kriminalist Harbort schreibt, dass Serienmörder nicht als solche geboren und auch nicht zu solchen gemacht werden, sondern Menschen sich zu Tätern entwickeln. Sie durchlaufen dabei verschiedene Phasen. Diese Aussage gilt auch für jene Menschen, die zwar zu Tätern, aber dabei nie straffällig werden. Für diese Monster, die auch unsere unauffälligen Nachbarn sein könnten, gilt, dass solche Artgenossen weder ins Bett pinkeln noch Tiere quälen oder Brände legen. Es gibt sie auch wesentlich zahlreicher als Serienkiller. Dazu aber mehr in einem späteren Kapitel. Davor gilt es noch, auf die zerstörerische Macht des Feuers einzugehen.

John Douglas, Profiler beim FBI und als Autor tätig, bezieht sich auf seine langjährige Berufserfahrung, wenn er meint, dass Brandstiftung jenes Verbrechen ist, mit dem viele gefährliche Gewalttäter ihre kriminelle Karriere beginnen. Die Brandstiftung dient dem Täter zur Bedürfnisbefriedigung. Das Bedürfnis nach Kontrolle, Macht und Erfolg kann damit hervorragend abgedeckt werden. Ein Brandstifter manipuliert und kontrolliert im Zuge seiner Tat zahlreiche Menschen wie mögliche Opfer des Feuers, Feuerwehrleute, Rettungstrupps, Polizei, die Medien, Schaulustige und verschiedene Institutionen. Ein Brandstifter ist Dirigent, vom Feuer Betroffene und Einsatzkräfte sein Orchester und das Publikum sind Schaulustige und Medien. Ein außergewöhnliches Interesse an Feuer ist bei Brandstiftern bereits in der Kindheit vorhanden. Hier werden die ersten Brände oft in der Nähe des Elternhauses gelegt. Die Auseinandersetzung und das Experimentieren mit Feuer gehören jedoch zur Kindheit dazu. Je jünger ein Kind ist, desto eher handelt es sich dabei um normale Neugier und Forscherdrang und es steckt keine kriminelle oder boshafte Absicht dahinter. Die Altersspanne von vier bis zwölf, in der es als unbedenklich erscheint, wenn Kinder mit Feuer experimentieren, erscheint mir etwas weit gesteckt. Aus meiner Sicht kann ein Kind im Alter von ungefähr acht Jahren sehr wohl die Gefahr des Feuers einschätzen. Wobei das natürlich nicht bedeutet, dass es nicht unbeabsichtigt aus Ungeschicklichkeit oder Dummheit zu einem Brand kommen kann. Bevorzugte „Tatorte" von experimentierfreudigen, jedoch nicht kriminellen jungen Menschen sind eher versteckte Stellen, an denen kein Publikum zu erwarten ist. Das impliziert jedoch, dass bei ihnen durchaus das Wissen vorhanden ist, etwas Verbotenes und Gefährliches auszuprobieren, denn sonst müsste man sich dabei ja nicht verstecken.

Aus psychologischer Sicht erachte ich es auch schon bei kleinen Kindern als auffällig, wenn sie mit gewisser Regelmäßigkeit mit Feuer herumspielen. Auch wenn dadurch nicht die Prognose gestellt werden kann, dass dieses Wesen kriminell wird, ist es anzuraten, sich an ExpertInnen zu wenden, um dieses auffällige Verhalten genauer unter die psychologische Lupe zu nehmen.

Der Standpunkt der KriminalistInnen ist, dass bei Brandstiftung durch Jugendliche der Fokus auf zwei Aspekte gerichtet werden sollte: die Geschicklichkeit und Routine, mit der ein Brand gelegt wird, und welche Verhaltensauffälligkeiten der Jugendliche aufweist. Handelt es sich um einen Ort, an dem sich zur Tatzeit klar erkenntlich Menschen aufhalten und somit in Gefahr geraten können, dann geht man von einem schwer verhaltensgestörten Täter aus.

In Österreich werden ungefähr 700 Brandstiftungen pro Jahr angezeigt. Das häufigste Motiv ist das Bedürfnis, etwas zu zerstören oder Aufmerksamkeit zu erregen. Jugendlicher Vandalismus nimmt hier leider die Vorreiterrolle ein. Die Brandlegungen sind kaum geplant, sondern entstehen aus der Situation heraus, oft handelt es sich auch um eine Art Mutprobe, bei der Gefahren ausgetestet werden. Hin und wieder entspringt eine solch sinnlose Tat auch einem Gehirn, das aus purer Langeweile nach einem ordentlichen Kick dürstet. Menschen, die ständig auf der Suche nach einem solchen sind, müssen das Adrenalin so richtig durch ihren Körper schießen spüren, um sich kurzfristig wohlzufühlen. Dass die den Kick auslösenden Unterfangen immer großartiger werden müssen, um noch genug zu spüren, und so in Folge immer gefährlichere Situationen geschaffen werden, schließe ich nicht aus. Somit schließe ich auch nicht aus, dass es dabei zu schwer verletzten Opfern oder zu Toten kommen kann.

Brandstifter, die im Affekt handeln, legen Brände, weil sie durch die Brandlegung die Aufmerksamkeit auf sich lenken oder sich selbst als Helden inszenieren wollen. Es sind jene, denen Publikum willkommen ist. So treten sie als augenscheinliche Lebensretter auf oder als aufmerksame Musterbürger, die so als Erste einen Brand entdecken und Alarm schlagen. Menschen mit diesen Motiven leiden sehr häufig an einer psychischen Erkrankung wie der Pyromanie. Hier sind Todesopfer ebenso wenig auszuschließen.

Die ExpertInnen auf dem Gebiet der Brandstiftung kennen auch die „bösartige" Brandstiftung. Diese erfolgt mit der Absicht, Privateigentum oder bestimmte Institutionen wie Kirchen, Schulen, öffentliche Gebäude oder Unternehmen zu schädigen. Als Motiv kennt man hier vor allem Hass und Rache. Diese Emotionen sind gegen eine bestimmte Person, eine Personengruppe, ein Unternehmen oder die Gesellschaft generell gerichtet. Brandstifter, die aus dieser Intention heraus handeln, möchten gezielt andere schädigen und dabei Genugtuung erfahren. Dass grausame Taten aus diesem Bedürfnis heraus begangen werden, haben wir bereits bei den Tierquälern zu unserer traurigen Erkenntnis machen müssen.

Seltener, aber doch werden Brände im Zusammenspiel mit anderen Straftaten gelegt. Hier hat Brandstiftung beispielsweise den Zweck, Spuren oder Beweismittel eines anderen Verbrechens zu vernichten oder sich einen finanziellen Vorteil zu ergaunern, wie etwa bei einem Versicherungsbetrug.

Eine völlig harmlose Brandstiftung gibt es somit nicht, trotz des Gegenarguments, wenn unsere Vorfahren nicht mit Feuer gespielt hätten, würden wir heute noch im Dunkeln sitzen. Als Kind mit dem Feuer zu spielen ist immer gefährlich, sofern man nicht gelernt hat, es nur dort zu tun, wo es angebracht und erlaubt ist. Verantwortungsvolles Hantieren mit Feuer soll Kindern natürlich beigebracht werden, nur etwas zu verbieten macht erst recht neugierig. Schon seit 1845 kennen zahlreiche kleine und große Menschen aus dem Struwwelpeter „Die gar traurige Geschichte mit dem Feuerzeug". Paulinchen spielt trotz strengem Verbot mit dem Feuerzeug und brennt dabei plötzlich selbst lichterloh. Der erhobene moralisierende Zeigefinger hat, obwohl er die tödlicher Konsequenz vor Augen führte, noch kein Kind vom Zündeln abgehalten. Kinder mit einer gesunden Seele macht die Geschichte ängstlich oder traurig. Kinder, deren Seele Erwachsene ständig Brandlöcher zufügen, könnten dadurch unter Umständen neugierig werden, ob ein Mensch tatsächlich zu einem Häufchen Asche verbrennen kann und dabei nur die Schuhe übrig bleiben.

Die Kraft des Feuers zu mögen ist etwas Normales. Hierzu muss es aber „domestiziert" sein, als Kaminfeuer, Lagerfeuer oder in Form von sinnlich brennenden Kerzen. Ich möchte betreffend das Spiel mit dem Feuer die Aussage von Margaret Mead daher in abgewandelter Form anwenden: „Etwas, das Eltern, Bezugspersonen oder Pädagogen nie auf die leichte Schulter nehmen dürfen, ist, wenn Kinder und Jugendliche sich das Feuer zu einem Spielgefährten machen, mit dem sie sich regelmäßig treffen." Hier ist unbedingt abzuklären, warum dieses Bedürfnis vorhanden ist, um ehest möglich eine entsprechende Intervention setzen zu können. Das Warum ist zwar meist nicht mehr änderbar, da die Ursachen oft in höchst traumatischen Erlebnissen der Vergangenheit ruhen können, aber im Hier und Jetzt, mit Blick auf die Zukunft, kann gehandelt und behandelt werden. Je früher, desto besser, um nicht später jenen Zynismus anwenden zu müssen, der aus dem Munde des Gerichtspsychologen Stanton Samenow stammt. Er warf die Frage auf, wie um alles in der Welt man einen Menschen zu *re*sozialisieren gedenkt, wenn dieser nie zuvor in seinem Leben sozialisiert war. Das ist leider ein berechtigter Einwand und spielt auch eine wichtige Rolle dabei, ob Gewalttäterinnen und Gewalttäter als normal, auffällig oder psychisch krank einzustufen sind.

IV. Zwischen „normal", auffällig und krank

11. Der (lange) Abstieg

Ist Ihnen aufgefallen, dass ich im letzten Kapitel nur sehr selten das Binnen-I eingesetzt habe, sondern vorrangig bei der männlichen Form geblieben bin? Man könnte mir nun deshalb eine männerfeindliche Einstellung unterstellen, wenn ich Gewalttaten nur dem starken Geschlecht anlaste. Das tue ich nicht, zumal Gewalt in einer Partnerschaft nach neuesten Studien gleichverteilt ist. Frauen sollen sogar diejenigen sein, die ihre Partner geringfügig häufiger physisch malträtieren, als Männer das tun. Jedoch fügen Männer ihren Partnerinnen häufiger körperliche Verletzungen zu. Das bedeutet, dass Frauen bei Partnerschaftskonflikten mindestens so häufig zuschlagen wie Männer, jedoch weniger hart.

Man findet allerdings wesentlich seltener weibliche Serienmörder. Die Fallzahlen nach Ende des Zweiten Weltkrieges belegen das. So stehen 67 männliche Serienmörder nur acht weiblichen gegenüber.

Bei beiden Geschlechtern hingegen ähneln sich die Persönlichkeitszüge und Schlüsselerlebnisse in der Lebensgeschichte. Sie stammen meistens aus zerrütteten und gefühlskalten Familienverhältnissen, beschreiben ihre Kindheit als freudlos, fühlten sich Geschwistern gegenüber zurückgesetzt, oder als AußenseiterInnen in der Familie.

Auffällig sollen sie auch in ihren Eigenschaften sein. So trifft man hier auf ausgeprägte Gefühlsarmut, stark erhöhte Kränkbarkeit, große Egozentrik, emotionale Labilität, Verantwortungslosigkeit und einen starken Mangel an Selbstwert. Viele von ihnen waren in ihrer Kindheit und Jugend selbst Opfer von Gewalt und Missbrauch, ohne dass sie diese Traumata jemals bearbeiten oder aufarbeiten konnten. Diese Basis bietet einen ausgezeichneten Nährboden, auf dem sich eine Persönlichkeitsstörung zur vollen Blüte entfalten kann. Der Kriminalist Stephan Harbort weist jedoch darauf hin, dass viele dieser Faktoren auch auf Einzelmörderinnen zutreffen.

Wenn Frauen in Serie morden, so weiß Harbort, tun sie das sehr häufig, ohne ein Blutbad anzurichten, da 92 Prozent der Opfer vergiftet wurden. Sie unterscheiden sich zwar in verschiedenen Punkten von Einzeltäterinnen, jedoch in einem zu geringen Ausmaß, sodass es nicht zulässig wäre, ein Charakteristikum für Serienmörderinnen daraus abzuleiten. Ein Unterschied im Motiv ist, dass Serienmörderinnen mit ihrer Tat meist keinen Beziehungskonflikt beseitigen wollen. Das, was sie beseitigen wollen, hat sich meist in der Tiefe ihrer zerfurchten Seele verbissen und verschwindet auch nicht durch einen Mord. Nicht durch einen, nicht durch zwei und auch nicht durch noch mehr.

Es entsteht jedoch ein Gewöhnungseffekt, Töten wird so zur Gewohnheit. Die Realität entgleitet zunehmend und die Täterinnen fühlen sich im Recht, ihren abartigen mörderischen Bedürfnissen nachzukommen. Opfer werden zu Objekten. Wie ein Tisch oder eine Vase – ist es doch dann ein Leichtes, so einen seelenlosen Gegenstand völlig kaputt zu machen.

Auch die eigenen Kinder können zu Objekten werden, wenn die Psyche eines Menschen die entsprechenden psychischen Abwehrmechanismen, wie beispielsweise Verleugnung oder Verdrängung, über Jahre hinweg perfektioniert.

Abstieg in schwärzeste Schluchten

So geschehen ist das auch bei Susanne Hecht, einer Frau, die von 1988 bis 1998 neun Kinder, die sie auf die Welt brachte, einfach neben sich sterben ließ. Gleichzeitig war sie jedoch eine fürsorgliche Mutter für ihre drei ersten Kinder, denn diese sollen ihr „Heiligtum" gewesen sein. Welch grauenhafte Abstiegsroute in die schwärzesten Schluchten des Lebens hat diese junge Frau genommen?

Susanne Hecht wächst in einem ländlichen Gebiet von Ostdeutschland in einer gutbürgerlichen Großfamilie auf. Die Familienstruktur weist klassisch-traditionelle Züge auf. Der Vater, das patriarchale Oberhaupt der Familie, sorgt für das Einkommen. Die

Mutter, deren Aufgabenbereich der Haushalt ist, zieht die Kinder groß und versorgt die Großfamilie.

Susanne Hecht wird als wissbegieriges, intelligentes Mädchen mit sehr guten Schulnoten beschrieben. Sie ist ein offenherziges und liebenswürdiges Mädchen, das bei allen beliebt ist. So soll sie auch die Fähigkeit gehabt haben, sich ausgezeichnet unterordnen zu können, und das soll sie sogar gerne getan haben. Für ihre Zukunft strebt sie ein Universitätsstudium an.

Bis zur zehnten Klasse ist wohl eher ein Aufstieg als ein Abstieg zu erkennen. Hier scheint jedoch der erste Schritt in die entgegengesetzte Richtung stattgefunden zu haben. Sie verlässt nach der zehnten Klasse die Schule und lernt den Beruf der Zahnarzthelferin.

Wäre es ihr eigener Wunsch gewesen, statt zu studieren einen handfesten Beruf zu erlernen, dann wäre dagegen nichts einzuwenden. So war es aber nicht! Der Vater wollte es so. Seine Tochter, die perfekte Fügsame, kam seinem Befehl ohne Widerworte nach. Der weitere Verlauf ihres jungen Lebens nimmt, so wie sie es gelernt hat, klassisch-traditionelle Züge an. Sie lernt mit 17 den 19-jährigen Hans-Georg Hecht kennen und wird nach vier Monaten von ihm schwanger. Der Kriminalist Stephan Harbort beschreibt ihn als „adretten Nichtauffaller und Nichtherausrager". Hecht ist ein in sich gekehrter, ungerührter, wortkarger Mensch, der im Grunde kein Interesse an einer ehelichen Beziehung mit Susanne hat. Kurz vor der Eheschließung hat er eine Affäre mit einer anderen Frau und infiziert sich dabei auch noch mit einer Geschlechtskrankheit. Trotz seines Vorschlags der Trennung setzt Susanne ihren Willen, Hans-Georg Hecht zu heiraten, durch. Sie wollte sich, noch nicht ausgelernt und als junge Mutter, versorgt wissen.

Wie man hier erkennen kann, verfügte Susanne Hecht sehr wohl über Willensstärke, die sie auch in Handlungen umsetzen konnte. Ob es auch ihr Wille und ihr Bedürfnis war, dass sich ihr Ehemann damit sein unbestreitbares Recht erworben hatte, über seine Frau zu herrschen und zu bestimmen, stelle ich infrage. Ob er sich das Recht, seine Frau lieblos zu behandeln und zu unterdrücken, deshalb nahm, weil er zu der Beziehung „gezwungen" wurde, als eine Form der Rache also? Das mutmaße ich. Aber Susanne Hecht tut nun das, was sie am besten kann, und sie tut es nach bestem Wissen und Gewissen – sie ordnet sich ihrem Mann unter. Sie nimmt die Rolle eines Opferlammes freiwillig ein. Etwas, das ein Tier nie freiwillig tun würde. Damit stolpert sie weitere Stufen in den Abgrund, obwohl es familiär nun zu einem sozialen Aufstieg kommt, denn infolge der beruflichen Verbesserung des Mannes und ihrer Tätigkeit als Pharmareferentin stellt sich nun kleinbürgerlicher Wohlstand bei der jungen und bereits fünfköpfigen Familie ein.

Hinter dieser Fassade der heilen Familie gärten jedoch Probleme die höllischen Schwefelgeruch verströmten. Sollte ihn je irgendjemand gerochen haben, schob man ihn wohl auf Verdauungsstörungen oder Umweltverschmutzung. Susanne Hecht war eine einsame Frau, die außer ihren drei Kindern keinerlei innere Erfüllung fand. Die Beziehung von Susanne und Hans-Georg war eine Zweckgemeinschaft, in der Ignoranz, Mangel an Zuwendung und Gefühlskälte auf der Tagesordnung standen.

Nicht zu vergessen, auch Beischlaf war ein wichtiger Punkt, der regelmäßig zu vollziehen war – so wollte es doch der Mann. Und dem eigenen Mann verweigert man sich nicht, soll Susanne Hecht später im Zuge der Gerichtsverfahren ausgesagt haben. Auch dann nicht, wenn der Mann nach der Geburt des dritten Kindes herrisch gebietet: „Keine Kinder mehr!" Warum Susanne Hecht nicht verhütet hat, ist logisch nicht nachvollziehbar, aber Fakt ist, sie tat es nicht.

Mutmaßungen, warum sie gänzlich auf Verhütung verzichtete, kann man hier in verschiedene Richtungen anstellen. So könnte es sich um Abwehrmechanismen gehandelt haben, wie bei der Verleugnung, die bewirkt, dass man der festen Überzeugung ist, nicht schwanger werden zu können. Ebenso kann ich mir vorstellen, dass es ein tiefer Wunsch und die unstillbare Hoffnung von Susanne Hecht gewesen sein könnte, ihr Mann wandle sich doch plötzlich zum liebenden Partner, der sich mit seiner Frau auf das Baby freuen werde.

Auch wenn es absurd anmutet, ich lerne in meiner psychologischen Arbeit eine Vielzahl von Menschen kennen, die PartnerInnen an ihrer Seite haben, die sie über Jahre hinweg demütigen, schlecht behandeln, abwerten, betrügen und hintergehen, und trotzdem geben diese Menschen die Hoffnung nicht auf, der oder die PartnerIn werde sich plötzlich zum Guten verändern.

Schlussendlich kann es auch das intensivste Ausagieren einer Opferrolle gewesen sein: In Demut lasse ich es devot über mich ergehen, sexuell benutzt zu werden, geschwängert zu werden, zehn

Monde lang das Kind auszutragen und unter körperlichen Schmerzen zu gebären, um mich danach, unter zerreißenden seelischen Schmerzen, wieder von diesem Wesen, das ein Teil meiner Selbst ist, zu trennen. Das jedoch wäre ein Zeichen einer psychischen Krankheit, welche ihr aber von zwei verschiedenen psychiatrischen Gerichtsgutachtern nicht attestiert wurde.

Als Susanne Hecht nun zum vierten Mal schwanger wird, klingen noch die herrischen Worte ihres Mannes von damals in ihren Ohren: „Keine Kinder mehr!" Sie verschweigt die Schwangerschaft und hofft, dass ihr Mann etwas merkt, etwas tut, also die Initiative ergreift.

Diese Hoffnung von Susanne Hecht würde meine Annahme untermauern, dass sie von ihrem Glauben an eine Verhaltensveränderung ihres Mannes in Richtung liebender Ehemann und Vater nicht abzubringen ist. Gleichzeitig ähnelt dieses Wunschdenken dem magischen Denken von Fünfjährigen und so auch dem Schlusssatz in so manchem Märchen. So hat auch Aschenputtel ihren Prinzen bekommen und sie lebten dann glücklich und zufrieden bis an ihr Lebensende.

Susanne Hecht stürzt durch diese eigenartige Naivität mit verbundenen Augen wie beim Blinde-Kuh-Spiel, über mehrere Stockwerke in die Tiefe und nähert sich in rasender Geschwindigkeit den tiefsten Untergeschossen.

Eine ausgeprägte Realitätsverleugnung erkennt auch der psychiatrische Gutachter, gegenüber dem sie sich später bei den Schilderungen über ihre ungewollten Schwangerschaften wie ein kleines Kind verhält, das etwas angestellt hat und es einfach verschweigt, in dem Glauben, dass es auf diese Weise „verschwindet". Trotz ihres hohen Intellekts weist Susanne Hecht „Reifungsdefizite" auf, die ihre Persönlichkeitsentwicklung beeinflusst haben. Sie sieht sich als immerwährendes Opfer. Die Schuld an ihrem unglücklichen Leben tragen ausschließlich andere, die sie in ihrer Entwicklung behindert haben.

Susanne Hechts viertes Kind soll als Sturzgeburt nächtens im Bad ihrer Wohnung in die Toilette geplumpst sein. Es sei blau gewesen und habe Schaum vor dem Mund gehabt, mehr wisse sie nicht, da sie ohnmächtig geworden sei. Als sie wieder zu sich kam, war ihre kleine Tochter bereits tot. Ihr Mann habe währenddessen geschlafen.

Die zweite ungewollte Schwangerschaft fand ihr natürliches

Ende, als Susanne Hecht auf einer Fortbildungsveranstaltung außerhalb ihres Wohnortes war. Als sie am Morgen die Wehen spürte, meldete sie sich krank und brachte nachmittags im Hotelzimmer das Kind zur Welt. Das Kind wimmerte, Susanne Hecht legte eine Steppdecke drauf. Am nächsten Morgen wimmerte es nicht mehr, es war tot.

Dieser Kindstötung folgten nacheinander noch weitere sieben. Die genauen Vorgänge der Tötungen und warum und wie Susanne Hecht all ihre Schwangerschaften verheimlichen konnte, blieben auch nach dem Gerichtsverfahren hinter einer sehr undurchsichtigen Nebelwand verborgen.

Stephan Harbort führt an, dass der Schlüssel zu dieser Verbrechensserie sowie der wahrlich lange Abstieg in die seelische Verdammnis die erfolgreich vollbrachte erste Tötung war. Susanne Hecht hat sich bewusst gegen das Kind entschieden, hatte es daher getötet, versteckt und dann in einem Blumentopf vergraben und diesen auf ihren Balkon gestellt. Auf diese Weise ist sie auch mit den weiteren acht Neugeborenen verfahren. Ist es einmal getan, fällt das zweite Mal schon leichter und das dritte Mal ist bereits Routine. Die Hemmschwelle, sein neugeborenes, hilflos wimmerndes, sich nach Körper- und Seelenwärme sehnendes Kind einfach so neben sich verrecken zu lassen, schien verschwunden zu sein. Töten wird zur Gewöhnung, Abstumpfung tritt ein. Die wertvolle Vase wird vielleicht doch noch vorsichtig abgestaubt, das kleine rosa, sich unaufhörlich bewegende Objekt hingegen, das kann ruhig kaputt gehen!

Susanne Hecht beschleunigt ihren Abstieg dadurch, dass sie gleichzeitig mit ihrer ersten Kindstötung auch zu trinken beginnt. Sie ertränkt vermutlich all ihr Leid und ihre im Unterbewussten lodernden Schuldgefühle im Alkohol. Im Rausch wird sie dann immer wieder gegenüber ihrem Ehemann ausfällig und gewalttätig. Das nimmt Hans-Georg Hecht zum Anlass, seine Frau nach siebzehn Ehejahren zu verlassen und die Kinder zu sich zu nehmen. Diese Verluste lassen das nur mehr fragile Seelengerüst von Susanne Hecht komplett in sich zusammenstürzen. Sie konsumiert exzessiv Alkohol und wird kaum mehr nüchtern. Sie treibt sich völlig betrunken auf der Straße herum und ist gerne bereit mit allen möglichen Männern Sex zu haben. Schließlich verliert sie auch ihre Wohnung, da sie kein Geld mehr für die Miete aufbringen kann.

Jetzt ist Susanne Hecht ganz unten angelangt, denn im Zuge der

Zwangsräumung der Wohnung bringt sie einige Dinge ins Haus ihrer Mutter. Unter anderem auch Blumengefäße, ohne Pflanzen, nur mit Erde gefüllt. Auf diese müsse besonders gut aufgepasst werden und man dürfe sie keinesfalls anfassen, denn hier ruhten ja kostbare Blumenzwiebeln drinnen. Ja, hier ruhte etwas sehr Kostbares, nämlich einstmals menschliches Leben, dem die Chance, sich zu entfalten, genommen wurde.

Bei einer Aufräumaktion des Schuppens der Mutter entdeckte Susanne Hechts Neffe durch Zufall dann die Skelette der Kinder.

Susanne Hechts Werdegang spiegelt einen langen Abstieg, hinab in die allertiefsten Tiefen, wider. Ich kenne jedoch auch Frauen, die eine sehr ähnliche Biografie haben wie Susanne Hecht, aber nicht zu Mörderinnen wurden. Sie versuchen ihre Konflikte zwar mit Alkohol zu lösen, aber nicht mit Mord. Eine Frau und zweifache Mutter, mit der ich vor vielen Jahren gearbeitet habe, wurde von ihrem Ehemann sogar noch intensiver beherrscht, als das bei Susanne Hecht der Fall gewesen war. Frau Hecht hatte zumindest die Freiheit gehabt, ihrem Beruf nachgehen zu können. Dieser Frau, ich nenne sie Frau Ländle, war das von ihrem Mann untersagt. Sie habe für Heim, Mann und Söhne zu sorgen. Frau Ländle war eine gebildete und intelligente Frau. Ihre Fähigkeiten durfte sie jedoch außerhalb der Familie nicht entfalten. Ihr Mann war ein selbstverliebter, ungehobelter Klotz, der jedoch ein mächtiges Auftreten hatte. Um Geld für Fahrscheine oder Zigaretten musste sie ihn jedes Mal bitten. Einkäufe für den Haushalt oder Kleidung waren nur in seinem Beisein gestattet. Frau Ländle erkrankte an Magenkrebs. Zum Zweck der Krankheitsverarbeitung begann sie mit einer Psychotherapie. Diese war ihrem Mann ein Dorn im Auge, da sich alles, was hier geschah, seiner Kontrolle entzog. Einmal rief er sogar an, um sich darüber zu empören, dass die Psychotherapie einen schlechten Einfluss auf seine Frau habe.

Frau Ländle trank regelmäßig Alkohol, ihr Mann soff regelrecht Alkohol. Bei ihr merkte man infolge ihrer Konstitution sofort, wenn sie etwas getrunken hatte. Es passte auch so gar nicht zu ihr, wenn sie leicht wankend kam und mit schwerer Zunge sprach. Bei ihm wusste man nicht, ob er sich von Natur aus so grobschlächtig verhielt oder ob es an den Promillen lag.

Frau Ländle wurde von ihrem Mann regelmäßig Gewalt angetan. Er nahm sich das Recht heraus, sie zu schlagen, weil sie trank, hatte es ihr der Arzt doch infolge des Magenkrebses verboten. Bei ihm sei das ja wohl etwas ganz anderes. Nicht nur ihr Mann schlug sie, wenn er merkte, dass sie betrunken war, auch ihr ältester Sohn schlug seine Mutter.

Einmal rief sie die Polizei, als ihr Mann sie schlug und bedrohte. Leider war Frau Ländle zu diesem Zeitpunkt selbst betrunken. Das wollten die Polizisten so gar nicht: eine betrunkene Frau, die behauptet, dass sie ihr angeblich auch betrunkener Ehemann schlägt. „Geh'ns, gnä Frau, Sie sind ja betrunken, wie sollen wir Ihnen denn da was glauben?!" Gesagt, getan und vom Ehemann mittels Rhetorikkünsten um den Finger gewickelt, verließen die Polizisten wieder die Stätte „angeblicher häuslicher Gewalt".

Frau Ländle war nun einen Schritt weiter in den Abgrund gestolpert. Hatte sie hier erstmals den Mut gefunden, sich zur Wehr zu setzen, wurde dieser Keim sofort erstickt. Sie fand nie wieder den Mut, sich zu wehren. Auf Wunsch ihres Ehemanns brach sie auch bald die Psychotherapie ab. Ihr Abschiedsgeschenk war ein adrettes, nettes buntes Vogelhäuschen. Sie überreichte es mit den Worten: „Das ist meine Familie, nach außen hin hui und innen hohl und pfui." Frau Ländle hat seit früher Jugend, wie auch Susanne Hecht, eine Opferrolle eingenommen. Sie ist trotz der Gewalttätigkeit des Mannes bei ihm und den Kindern geblieben. Sie sah sich nie in der Verfassung, Eigenverantwortung für sich selbst zu übernehmen. Für ihr Trinken hat sie alle erdenklichen Ausreden gefunden. Sie hat dafür Entschuldigungen an den Haaren herbeigezogen, warum auch ihr Sohn sie schlägt. Sicher weist auch sie eine ausgeprägte Realitätsverleugnung auf und hat so die Stufen hinab in die Tiefe nicht als solche erkannt.

Einige Jahre später sah ich Frau Ländle im Krankenhaus. Sie war neuerlich an Krebs erkrankt. Sie war auf dem Weg, ohne Vorsatz einen Menschen zu töten – sich selbst. Ein langer und sehr trauriger Abstieg.

Wenn Frauen einen (ersten) Mord begehen, tun sie das häufig mit dem Ziel, tiefgreifende zwischenmenschliche Konflikte auf diese Weise lösen zu wollen. Meist geht es um Selbstschutz, Selbstverwirklichung und Selbstbehauptung. Es geht Frauen darum, sich nicht mehr beherrschen zu lassen. Wenn Frauen erwachsene Menschen töten, versuchen sie durch die Tat ihr Recht auf Selbstbestimmung zu erlangen. Fast könnte man sagen, der Mord dient als Ritual, um eine imaginäre Grenze zu ziehen. Frauen möchten sich auf diese irrationale Weise ihre Eigenständigkeit zurückholen. Oder, wenn sie diese nie besessen haben, stellt der Mord einen erbärmlichen Versuch dar, endlich über eine solche zu verfügen.

Wenn Frauen morden, hat es sehr oft etwas mit Männern zu tun, sagt der Kriminalist Harbort. Wenn der Mann nicht gerade das Opfer ist, ist er der Puppenspieler. Der väterliche Puppenspieler, der im Hintergrund der Vergangenheit seine Fäden gezogen hat oder gar noch immer zieht. Ein Mann, der seine Vaterpflichten darin sieht, seine Tochter sexuell zu misshandeln, ihr körperliche Gewalt anzutun oder sie zu vernachlässigen. Mörderinnen mit einer solch traumatischen Vergangenheit haben nie gelernt, aus ihrer Opferrolle zu schlüpfen, ihre Bedürfnisse zu äußern oder Konflikte konstruktiv auszutragen.

Wie sieht diese Wendeltreppe nun aus, die vom Opferdasein in die Tiefe hin zur Ausführung eines Gewaltverbrechens führt? Ist sie steil und eng gewunden, sodass es kein Halten mehr gibt, wenn man beginnt, sie hinabzueilen? Ist sie breit und ausladend und führt in großen, trägen Windungen langsam hinab in den Abgrund, sodass man jederzeit beschließen kann, im Stockwerk der Selbstreflexion haltzumachen?

Ich bin mir sicher, dass beide Treppenkonstruktionen existieren, denn sonst gäbe es nicht so zahlreiche Menschen, die trotz Kindheitstraumata zu sehr sozialen Mitmenschen geworden sind.

Im Übrigen sind Mörderinnen, im Gegensatz zu mordenden Männern, oft sozial gut integriert und werden von ihren Mitmenschen häufig als hilfsbereit, verantwortungsfreudig, mitfühlend und gesellig wahrgenommen. Wie kann ein Mensch, der über solche Attribute verfügt, seelenlos morden? Aus psychologischer Sicht liegt es nahe, dass solche Menschen SoziopathInnen sind, also eine dissoziale Persönlichkeit aufweisen. Sie fragen sich, wie kann jemand, der asozial ist, gleichzeitig sozial erscheinen? Sie bekommen die Antwort später, denn diesem unappetitlichen psychischen Machwerk widme ich in Folge ein eigenes Kapitel.

Weniger steile Abstiege des Alltags

Vorab jedoch ein wichtiger Punkt: Es weilen wesentlich mehr kleine und große SoziopathInnen unter uns als SerienmörderInnen oder

GewaltverbrecherInnen, denn jeder Persönlichkeitsstil verfügt über ein breites Kontinuum. Vom Persönlichkeitsakzent bis hin zur Persönlichkeitsstörung haben hier unwahrscheinlich viele individuelle Facetten Platz. Die Ausformung der menschlichen Persönlichkeit kann einen langen Abstieg darstellen, sie kann stagnieren oder den Lauf einer lebenslangen gesunden Weiterentwicklung nehmen. Egal ob Mann oder Frau, für den Verlauf trägt jeder Mensch Eigenverantwortung, egal welche kriminellen PuppenspielerInnen die Fäden in der Vergangenheit gezogen haben.

Kann es sein, dass unsere Gesellschaft bei Mörderinnen den Abstieg bewusster wahrnimmt als bei Männern? Wenn dem so ist, entspringt diese Fokussierung der weiblichen Sozialisation. Die Feministin Simone de Beauvoir ist der Ansicht, dass man nicht als Frau geboren wird, sondern dazu gemacht wird. Daraus folgt, dass ein gesellschaftliches Wunschbild der Frau existiert. An diesem Wunschbild hat auch die Emanzipation nicht viel geändert. Eine Frau soll sanftmütig, mütterlich, hübsch anzusehen, duldsam und gutmütig sein. Somit brechen gewalttätige Frauen nicht nur das geschriebene Gesetz von Recht und Ordnung, sondern auch das ungeschriebene Gesetz, wie eine Frau zu sein hat. Der Abstieg ist somit nicht steiler oder schneller, er kann vermutlich nur sehr lange hinter der Fassade der heilen Welt versteckt werden.

Auch wenn das Wissen um diese schiefe Optik den Mythos der sanftmütigen Frau betreffend vorhanden ist, kann das menschliche Gehirn ordentlich tricksen. Wenn ich an sehr verhaltensauffällige Kinder und Jugendliche zurückdenke, die ich bis heute kennenlernte, so fallen mir spontan mehr Buben als Mädchen ein, bei denen ich mir eine schlechte Prognose vorstellen konnte. Liegt das nun daran, dass Buben tatsächlich häufiger verhaltensauffällig werden, oder an der trügerischen weiblichen Bravheit? Fakt ist, dass deutlich mehr Buben als Mädchen Störungen im Sozialverhalten sowie oppositionelles Verhalten aufweisen. Und eben diese Störungen führen zu einer schlechten Prognose. Und weil uns unsere Evolutionsgeschichte nach wie vor begleitet, schlummert die Vorstellung vom Mann als starkem Beschützer und Familienerhalter noch in vielen Köpfen. Wenn auch nicht laut hinausposaunt, dann aber als leise säuselnder verführerischer Sirenengesang. Vielleicht wollen nicht unbedingt die Mütter ihre Söhne zu kämpfenden und beschützenden Stammhaltern erziehen, aber oft wird genau dieses Verhalten vom Partner erwartet oder an ihm toleriert. Kinder werden von solchen weiblichen Erwartungen an das männliche Geschlecht ungewollt auch infiltriert. Duldet eine Frau beispielsweise das Machogehabe ihres Mannes, erzieht ihren Sohn jedoch zum „Antimacho", darf sie sich nicht wundern, wenn ihr Sohn dann trotzdem den Vater als Vorbild wählt und sie als emanzipierte Frau unglaubwürdig wird.

Egal aus welchem Grund, es ist nach wie vor und überwiegend der Fall, dass bei Buben Aggression eher goutiert wird als bei Mädchen. Schuld daran sind menschliche Vorurteile und Schubladendenken, welche unser Denken hin zum Bekannten und Gewohnten schubsen.

Ein süßes, blondgelocktes Mädchen mit großen blauen Augen, welches ganz in Rosa gekleidet sanft mit seinen Puppen spielt, hat nun einmal kein Recht, gewalttätig zu sein. Es passt nicht in unsere Vorstellung, sich dieses Kind als junge hübsche Frau vorzustellen, die Gift in Speisen von ihren Mitmenschen mischt oder gar ihr eigenes Kind erstickt. Solche Vorstellungen können das innere fragile Bild von Harmonie schlagartig zerstören. Zum Glück passiert es auch nicht so oft. Jedoch ist es genau so tragisch, wenn Frauen gewalttätig sind oder gar morden, wie wenn das Männer tun. Ob der Täter ein Mann oder eine Frau ist, ist egal, denn auf der Strecke bleiben Opfer, die mit ihrem Leben bezahlen oder an lebenslangen Qualen leiden. Der Abstieg überlebender Opfer und Angehöriger ist fast immer ein langer und steiler. Jedoch nicht in die Abgründe der Kriminalität, sondern in die Tiefe höllischer Seelenqualen!

Es mag Ihnen nicht nur das fehlende Binnen-I im letzten Kapitel aufgefallen sein, sondern auch, dass ich keine eigenen Beispiele brachte, sondern auf die Kompetenz von KriminalistInnen zurückgriff? Ich konnte deshalb keine Beispiele bringen, da ich den weiteren Lebensweg von jungen KlientInnen nicht verfolgen kann. Eher selten erfahre ich davon, und wenn doch, dann sind es vorwiegend erfreuliche Entwicklungen. Von Kindern, die sich in schulischen Belangen sehr schwer getan hatten und sehr schüchtern gewesen waren, zu erfahren, dass sie studieren und keinerlei Scheu haben, sich vor Publikum zu präsentieren, ist Balsam auf einer Therapeutenseele. Die Eltern jener hingegen, die sich auf den Weg zum Abstieg gemacht haben, haben entweder kein Bedürfnis, dies rückzumelden, oder ihr Kind war ihnen seit jeher schon nicht wichtig.

Luzifers Leiden

Das Schicksal eines jungen Mannes, mit dem ich vor vielen Jahren gearbeitet habe, als er ungefähr dreizehn war, würde mich sehr interessieren. Ich gebe ihm hier nun den Namen Luzifer. Luzifer litt unter einem recht ausgeprägten Aufmerksamkeitsdefizit mit Hyperaktivität und war damals auch schon als „Mitläufer" bei Diebstahls- und Einbruchsdelikten mit der Polizei in Kontakt gekommen. Luzifers Familie zählte zur gebildeten Mittelschicht, die sich um ihre Kinder sorgte und versuchte ihnen eine ebenso liebevolle wie Grenzen setzende Erziehung angedeihen zu lassen. Zwar war der Vater nicht der leibliche Vater von Luzifer, aber er lebte seit Luzifers drittem Lebensjahr in der Familie. Zu seiner um sieben Jahre jüngeren Schwester, oder besser gesagt seiner Halbschwester, hatte Luzifer ein sehr gutes Verhältnis. Konflikte gab es in der Familie vorrangig mit der Mutter, selten nur mit dem Stiefvater und nie mit seiner Schwester. Der Vater war ein gefestigter Mann und wirkte als ruhender Pol der Familie. Er gab auch dem zerbrechlichen Gefüge Familie sowie seiner Frau und seinen Kindern Stabilität.

Infolge oppositionellen Verhaltens Luzifers gegenüber den Lehrpersonen, welches er auch oft mit aggressiven Handlungen und Worten untermauerte, wurde er der Normalklasse verwiesen und musste eine sonderpädagogische Einrichtung besuchen. Für ihn stellte diese Ausgliederung aus dem Klassenverband eine tiefe Kränkung und Abwertung dar, da er die Kinder in der neuen Schule als „vertrottelte Dumpfbacken" sah, die nichts im Köpfchen haben. Ich würde das nicht mit seinen harten Worten ausdrücken, aber es war Tatsache, dass seine neuen Klassenkollegen eher kognitiv beeinträchtigt als verhaltensauffällig waren. Sie waren ihm intellektuell unterlegen. Luzifer konnte das nun nicht erhobenen Hauptes wahrnehmen und sich sagen, ich bin klüger und darüber bin ich froh. Nein, er hatte das Gefühl, dass sein Umfeld meine, auch er sei nun nicht mehr nur „schlimm", sondern auch noch eine „hohle, vertrottelte Dumpfbacke". Mit dem Stempel „schlimm und verhaltensauffällig" konnte er besser leben als mit der Sorge, für dumm gehalten zu werden. Das wiederum ist bei oppositionellem Verhalten nicht verwunderlich. Denken Sie nur an oppositionelle und querulantische Erwachsene: Würden die nicht immer dagegen sein und ihren Willen durchzusetzen versuchen, wäre das ein Gesichtsverlust.

Somit sind sie sogar ein bisschen stolz darauf, als „schlimm" zu gelten, aber als blöd möchten sie keinesfalls wahrgenommen werden.

Kurzum, Luzifer war zutiefst gekränkt und dadurch in seiner oppositionellen Einstellung himmelhoch beflügelt. Es ist nicht erstaunlich, dass die Lehrpersonen im Sonderpädagogischen Zentrum auch nicht seiner Herr oder Frau wurden, denn er machte, was er wollte. Wenn ihm danach war, ging er auch einfach nach Hause. Er tanzte ihnen in akrobatischer Kunstform auf der Lehrernase herum. Luzifer machte an jedem Schultag einen Schritt in Richtung Abgrund.

Seine Mutter war infolge ihrer eigenen Lebensgeschichte psychisch sehr belastet und kämpfte immer wieder gegen ihr Bedürfnis an, den Alkohol als Problemlöser einzusetzen. Der Sohn nutzte diese Schwäche seiner Mutter, um jegliche Gebote, Verbote, Ermahnungen oder Maßregelungen mit einem höhnischen Satz in den Wind zu pusten, der lautete: „Du bist Alkoholikerin und kriegst das nicht in den Griff und da willst du mir sagen, was ich tun soll?!" Eine weitere Stufe abwärts.

Luzifer zeigte keinerlei Respekt oder Achtung vor seiner Mutter. Hat sie das verdient?

So schlimm es auch anmutet, sie hat es zu einem Teil sehr wohl verdient. So gestand sie mir in einem Gespräch, dass Luzifer seinem Vater, ihrem Exmann, zum Verwechseln ähnlich sah, und weil sie ihren Exmann hasse, so rufe Luzifer in ihr tagtäglich widerliche Erinnerungen hervor. Zwar bemühte sie sich, es Luzifer nicht spüren zu lassen, was ihr jedoch augenscheinlich nicht so richtig gut gelang. So schlimm ihre Beziehung zu diesem Mann auch gewesen sein mag, hat sie doch die Verantwortung, daran zu arbeiten, die Gefühle für den Exmann von denen zum Sohn zu trennen. Sie tat es aber nicht. Sie nahm für sich weder psychologische noch psychiatrische Hilfe in Anspruch. Sie brachte ausschließlich ihren Sohn zur „Reparatur" in die Psychotherapie. Zu einem Zeitpunkt, den man als sehr spät bezeichnen kann, denn Luzifer zeigte bereits mit vier Jahren erstmals auffällige Verhaltensweisen. Sie selbst litt nur vor sich hin, denn sie war bereits seit früher Kindheit Opfer und aus dieser Rolle schaffte sie es nicht herauszukommen.

Luzifers Mutter hatte übrigens ein durchaus einnehmendes und liebenswertes Wesen, etwas, das sie ihrem Sohn in jedem Fall voraushatte. Ihr Sohn war zwar ein Junge mit einem hübschen Äußeren, aber er zeigte im Alltag nur sehr selten Verhaltensweisen, die ihn für sein Umfeld sympathisch machten. In den Therapiesitzungen blitzten jedoch empathische und liebenswerte Wesenszüge immer wieder kurz durch die coole Schutzfassade.

So war Luzifer ein Junge, der sehr liebevoll mit seiner kleinen Schwester umging und diese auch innig liebte. In jenen Zeiten, in denen er zum Zwecke der familiären Deeskalation in einem Krisenzentrum des Jugendamtes untergebracht war, war er darüber sehr bestürzt, dass dort auch so kleine Mädchen wie seine Schwester anzutreffen waren. Er spürte in diesen Augenblicken sehr wohl, dass er eine Familie hatte, die sich um ihre Kinder bemühte und gut für sie sorgte, wenngleich die Mutter mit seiner Erziehung überfordert war.

Luzifer liebte Tiere und es würde ihm nie im Leben einfallen, ein Tier zu quälen. Er sorgte auch verantwortungsvoll für seine Meerschweinchen. Auf seine Mutter schlug er, wenn er in Rage war, ohne mit der Wimper zu zucken hin, nie jedoch auf ein Tier.

Sind das nun Luzifers Sicherheitsanker, die ihn vor einem Abstieg in die Tiefe schützen?

Luzifer hatte hin und wieder gezündelt und dabei Sachschaden in seinem Zimmer verursacht. Luzifer hatte auch recht lange eingenässt. Lockern diese Verhaltensweisen den Sicherheitsanker und lassen ihn haltlos über den Sand schlittern, wodurch die Untiefe näher rückt und Luzifer Schiffbruch erleiden wird?

Ich weiß es nicht. Da es zu Hause wie in der Schule immer häufiger zu Eskalationen kam, wurde Luzifer für einige Monate in einem sonder- und heilpädagogischen Zentrum stationär aufgenommen. Seine Mutter sicherte mir zu, mich über den Verlauf zu informieren und sich nach der Entlassung auf jeden Fall wieder zu melden, um die Psychotherapie fortzusetzen. Ich habe jedoch nie mehr wieder von ihr gehört.

Luzifer müsste jetzt ungefähr neunzehn Jahre alt sein. Ist er, wie der Engel Luzifer, vom Himmel in die Hölle abgestiegen oder gestürzt, weil er nach „Gottgleichheit" gestrebt hatte, übermäßiger Stolz sein steter Begleiter war, er sich geweigert hatte seinen Mitmenschen Respekt entgegenzubringen, seinen Willen zum obersten Gebot machte und er seinen Bedürfnissen freien Lauf ließ? Der Engel Luzifer wird in der biblischen Geschichte für diese Akte der Auflehnung gegen Gott von diesem mit der Vertreibung aus dem Himmel bestraft. Wurde der irdische Luzifer für die Auflehnung gegen seine Mutter und die Gesellschaft auch mit der Vertreibung aus seiner gewohnten Welt bestraft oder hat sein Sicherheitsanker einen guten Halt gefunden und Luzifer weilt als unbescholtener und zufriedener junger Mann unter uns?

Die biblische Geschichte zeigt uns, dass der Engel Luzifer zum Zeitpunkt seiner Entstehung – oder werden Engel auch geboren? – ein gutes und gesundes Verhalten zeigte. Erst im Laufe der Zeit veränderte er sich. Sind alle Engel und Menschen zu Beginn ihres Daseins Wesen mit reiner gesunder Seele? Wird jeder Mensch mit „gesunder" Seele geboren?

12. Wird jeder seelisch „gesund" geboren?

> *Nichts ist vollkommen hier auf dieser Welt.*
> *Der Rose ist der Stachel beigestellt;*
> *Ich glaube gar, die lieben, holden Engel*
> *im Himmel droben, sind nicht ohne Mängel.*
> HEINRICH HEINE

Die Antwort lautet Nein! Es kommen zahlreiche Kinder auf die Welt, deren Seele schon so einige Kratzer und Dellen abbekommen hat.

Wer schubst jedoch die Seelen von Ungeborenen herum, sodass sie Dellen kriegen? Wer fügt diesen völlig sauberen, zarten Seelchen Kratzer zu? Welch herzlose Kreatur tut so etwas?

Nun lautet die Antwort auf die mögliche Mutmaßung, dass es die Genetik sein könnte, wieder Nein. Zumindest, was eine spätere kriminelle Karriere betrifft. Die Theorie vom „Mörderchromosom", wie sie in den Sechzigerjahren kursierte, wurde eindeutig widerlegt. Kriminelle Energien werden von der Gesellschaft gespeist und Verbrechen ist ausschließlich als soziales Phänomen zu betrachten. Die Entwicklung von kriminellem Verhalten funktioniert genau nach den gleichen Lernprozessen wie die jenes Verhaltens, das sich an Recht und Mitmenschlichkeit orientiert. Überspitzt ausgedrückt bedeutet das, Kriminalität muss genau so gelernt werden wie jeder ehrenwerte Beruf.

Treten in der Familiengeschichte hingegen vermehrt psychische Erkrankungen auf, wie beispielsweise Angststörungen, Zwänge oder Depressionen, so kann die Vulnerabilität von Nachkommen erhöht sein, sie sind unter Umständen anfälliger für die entsprechenden Störungen.

Jedoch geht man nun in der Psychologie nicht derart an die Sache heran, dass man sagt, da haben wir eine Mutter mit einer Angststörung oder einen Vater mit einer Depression, also sind deren Kinder auf jeden Fall gefährdet. Sondern wenn man bei einem Menschen eine entsprechende psychische Problematik feststellt, dann fragt man, ob es eine solche auch in der unmittelbaren Verwandtschaft gibt, und kann so einen „Mitverursacher" für das Problem identifizieren. Logische, rationale Erklärungen entlasten Betroffene und zu solchen zählt auch die Erklärung „genetisch mitbedingt". Das jedoch gilt ausschließlich für psychische Erkrankungen und Probleme und nicht für kriminelle Taten.

Wieder zurück zu der herzlosen Kreatur, die Seelen von Ungeborenen Dellen zufügt. Diese herzlose Kreatur ist ein Gestaltwandler und tritt unter verschiedenen Identitäten auf. Eine davon trägt den Namen „Alltag".

Es ist wissenschaftlich bewiesen, dass der emotionale Zustand der Mutter über die Nabelschnur dem Ungeborenen „mitgeteilt" wird. Gefühle bringen unser Innerstes in Aufruhr und dadurch werden körperliche Prozesse in Gang gesetzt. Das ist einfach so und daran ist auch niemand schuld.

Bei Angst werden beispielsweise vermehrt Stresshormone wie Adrenalin und Kortisol ausgeschüttet. Diese biochemischen Stoffe, die der Körper einer Mutter produziert, überschreiten dann ungehindert die Plazentaschranke und richten am Ungeborenen Schaden an. Sie sind es, die die unschuldigen Seelchen boxen, kneifen und kratzen. So hat man bei ungeborenen Kindern ausgeprägte körperliche Veränderungen als Reaktion auf mütterlichen Stress entdeckt. Sogar die vorgeburtliche Lernfähigkeit kann dadurch beeinträchtigt werden.

Kinder, die vor ihrer Geburt viel Stress ausgesetzt waren, zeigten nach der Geburt eine erhöhte Erregbarkeit und Selbstregulationsstörungen. Das heißt, sie waren unruhig, weinten und schrien sehr viel und hatten Probleme, sich an verschiedene Situationen anzupassen. ForscherInnen bezeichnen das als psychologischen und motorischen Entwicklungsrückstand. Sogar noch später, wenn Kinder dann so um die acht bis neun Jahre alt sind, sollen häufiger Aufmerksamkeits- und Hyperaktivitätsstörungen auftreten.

Stresssituationen ist natürlich fast jeder Mensch hin und wieder ausgesetzt und wenn ich beginne Stress völlig vermeiden zu wollen, kann es sein, dass ich mich dadurch erst richtig stresse.

Nur ein kurzer Einschub, um werdende Mütter nicht unnötig zu ängstigen: Die Natur kann vieles besser als der denkende Mensch und hat es daher so eingerichtet, dass der Körper während der Schwangerschaft eine Form von beruhigenden Glückshormonen produziert. Das sind sozusagen die Luftpolster oder Schaumstoffflocken, in die Kinderseelen im Mutterleib eingepackt sind und die sie vor den fiesen Boxern der Außenwelt schützen.

Wenn hier von schädlichem Stresseinfluss die Rede ist, dann sind damit Dauerstress oder Extremsituationen gemeint, wie beispielsweise Gewalttätigkeiten, überdauernde und intensive Ablehnung der Schwangerschaft und so auch des Kindes.

Es findet bereits vorgeburtlich ein Beziehungsaufbau zwischen Mutter und Kind statt, das ist die erste Bindung. Daher werden beziehungstechnische Fehlentwicklungen, die vorgeburtlich stattfinden, auch schon als Bindungsstörungen bezeichnet. Ein Kind kann somit bereits mit einer Bindungsstörung geboren werden. Diese muss sich nicht unweigerlich zu einer anhaltenden Störung entfalten. Wenn jedoch nach der Geburt Säuglinge sich selbst überlassen werden und keinerlei Stimulation sowie keine körperliche wie emotionale Zuwendung erfahren und schädigende Einflüsse des sozialen Umfelds ihren steten Lauf nehmen, dann steht der Verfestigung einer (Bindungs-)Störung allerdings nicht mehr viel im Wege.

Eine Bindungsstörung tritt zwischen dem Säuglingsalter und den ersten fünf Lebensjahren eines Kindes auf und dabei werden besondere Verhaltensauffälligkeiten augenscheinlich. Davon sind sowohl das Sozialverhalten wie auch die Gefühlswelt eines Menschen betroffen. Kinder, deren Seele vor und nach der Geburt immer wieder k.o. geboxt wurde, zeigen oft ein sehr ambivalentes Beziehungsmuster zu Menschen in ihrem Umfeld. Es ist eine Mischung aus Annäherung mit unmittelbar folgender Vermeidung oder Rückzug. Sie sind in ihrer Fertigkeit, Beziehungen aufzubauen, stark eingeschränkt. Sie wehren sich auch gegen Zuspruch oder Trost und entziehen sich der motivierenden Person. Im Umgang mit Gleichaltrigen fallen sie in der Gruppe auf, indem die Interaktion und das Spielen mit anderen Kindern sehr eingeschränkt sind. Häufig kommt es auch zu aggressivem Verhalten, das gegen andere oder auch gegen sich selbst gerichtet sein kann Die Gefühlswelt solcher misshandelten Kinder ist geprägt von Furchtsamkeit, Übervorsichtigkeit, Unglücklichsein und Freudlosigkeit. Es sind Kinder, denen man nur schwer ein Lächeln oder andere emotionale Reaktionen entlocken kann. Oft wirken sie apathisch oder sitzen still auf einem Platz und beobachten ihre Umgebung, ohne sich zu bewegen. Sie verhalten sich ähnlich einem von Angst gelähmten Tier. Erst wenn sie meinen, dass der potenzielle Feind sie nicht mehr sieht, bewegen sie sich wieder.

Wenn Kinder durch das stetige Seelenboxen ein Verhalten dieser Art zeigen, spricht die Fachwelt von „reaktiver Bindungsstörung" oder von „gehemmter Form" der Bindungsstörung. Ein sehr trockener Begriff für ein solches Übermaß an Leid und Qual. Aber so ist es nun mal mit Diagnosen, sie sind kurz und bündig und dienen auch nur dazu, der interdisziplinären Fachwelt eine gemeinsame „Sprache" zu bieten. Auf dieser kühlen Diagnosebasis muss natürlich immer ein einfühlsamer und höchst individueller zwischenmenschlicher Umgang mit den Betroffenen erfolgen.

So kennt die Fachwelt noch eine weitere Bezeichnung für eine derartige Störung, nämlich die „Bindungsstörung mit Enthemmung" oder die „ungehemmte Form". Diese unterscheidet sich von der gehemmten Form dadurch, dass jene Kinder nicht Skepsis und Misstrauen anderen Menschen gegenüber zeigen, sondern eine unkritische Zutraulichkeit auch völlig fremden Menschen gegenüber aufweisen. Sie können nicht zwischen nahestehenden und fremden Menschen unterscheiden, es ist jeder gleich „gut Freund". Solch distanzlose Kinder, die sich, ohne jemanden gut zu kennen, sofort übermäßig zutraulich verhalten und oft auch sofort auf Tuchfühlung gehen, sind natürlich auch sehr gefährdet Opfer sexueller Übergriffe zu werden – selbst wenn sie diese leidvolle Erfahrung noch nicht machen mussten.

Die Seele eines ungeborenen Kindes ist sehr, sehr verletzlich und vieles kann auf sie Einfluss nehmen. Schlechte vorgeburtliche Erfahrungen können das emotionale Fundament auf sehr wackeligen

Beinen stehen lassen, jedoch kann eine konsequent liebevolle und gute Beziehungsgestaltung nach der Geburt dieses Fundament stützen und stärken.

Nicht jeder wird seelisch gesund geboren, aber sehr vielen Kindern steht vom Tag der Geburt an zum Glück ein hervorragendes „Kurhotel" in Form von kompetenten und liebevollen Bezugspersonen zu Verfügung.

Der Pakt mit dem Teufel?

Was ist jedoch, wenn dem nicht so ist und Kinder in eine schmuddelige Absteige in Form eines lieblosen, unfähigen, kriminellen oder asozialen familiären Gefüges hineingeboren werden?

Wie ich bereits in vorangegangenen Kapiteln angeführt habe, liefen viele GewalttäterInnen in einen solch desolaten und viele Gefahren in sich bergenden Hafen bei ihrer Geburt ein. Es ist dann auch nicht verwunderlich, wenn sie bereits von Säuglingstagen an die Umwelt als bedrohlich und feindlich wahrnehmen. Solche Kinder können keine Strategien entwickeln, sich vor Bedrohungen zu schützen, geht doch sehr häufig diese Bedrohung von Mutter, Vater oder anderen Personen des Familienkreises aus. Nicht nur, dass diese Kinder mit einer völlig geschundenen Seele das Licht der Welt erblicken, sie haben keinen Moment Zeit durchzuschnaufen, sich zu erholen oder zu stärken. Kaum auf der Welt beginnt der Überlebenskampf in der ungesunden und krankmachenden Umgebung der eigenen Familie.

Bedenkt man jedoch, dass es mehr triste und ungesunde Familienverhältnisse auf unserer Erde gibt als GewalttäterInnen, scheint nicht jede geschundene Säuglingsseele am Tag ihrer Geburt einen Pakt mit dem Teufel zu schließen. Seelen werden zum Glück nicht so einfach verkauft. Das ist jedoch nicht das Werk von Schutzengeln, sondern es sind die Ressourcen, die in vielen Menschen schlummern. Vermutlich kommen Menschen bereits mit solchen zur Welt und im Laufe ihrer Lebensgeschichte vermehren sie ihre konstruktiven Fähigkeiten und Fertigkeiten. Sie bauen sie aus, modellieren, modifizieren und verfeinern sie, egal welch schlimme Erfahrungen sie in ihrem Kinderleben machen mussten. Oder ist es sogar gerade deshalb, weil sie so lange im Boxring der Seelen gestanden haben?

Ähnliche Lebensgeschichten über einen Kamm zu scheren ist fahrlässig, denn erst die Individualität eines Menschen trägt dazu bei, wie er auf sein Leben einwirkt. Gibt es doch auch Menschen, die ohne Seelendelle das Licht der Welt erblickten, keine misshandelnde Kindheit und Jugend erlebt hatten, aber trotzdem zu asozialen Erwachsenen mutieren. Sie leben in unserer Gesellschaft wie Seelenmaden im Emotionsspeck. Unerkannt, aber anerkannt.

Nicht so selten sind es solche, die hochoffiziell vom Volk auf jenen Platz gewählt wurden, an dem sie dann ihr Unheil anrichten. Menschen, die auch Aussagen tätigen, wie zum Beispiel eine Ministerin, die im Morgenjournal eines Radiosenders kundtat: „Wir haben ja derzeit ein System, wo wir den unqualifizierten Analphabeten aus irgendeinem Bergdorf genauso behandeln wie den hochqualifizierten Diplomingenieur." Hier klirrt der Gefühlseispickel recht laut auf dem Seelenstahl. Ob diese Frau mit einer Seele ohne Dellen geboren wurde, weiß ich nicht. Auf jeden Fall sind es tiefe Abgründe, in die sie jetzt im Erwachsenenalter blicken lässt, auch wenn ihre Karriere ohne Kratzer und Dellen im Sonnenlicht des Gipfels erstrahlt.

Andere wiederum schlagen sich mit messerscharfem Verstand den Weg durch den Dschungel der Führungsebenen, hinauf zur Spitze des Ruhmes. Das alleine ist nicht verwerflich, wenn dabei nicht stetig der Gefühlseispickel zum Einsatz kommt und ein über alles dahinratternder Seelenpanzer ein wahres Schlachtfeld an zermalmten Existenzen hinterlässt.

Die Stadt der zerbeulten Seelen?

Wie kommt es jedoch, dass in einer Stadt sechzig Morde an einem Wochenende geschehen? Haben hier ausschließlich zerbeulte Seelen das Licht der Welt erblickt? Ist Caracas, die Hauptstadt von Venezuela, die Stadt der Mörder? Venezuela hat nach Angaben der UNO die weltweit höchste Rate an Verbrechen mit Schusswaffengebrauch. Wenn nicht gerade gemordet wird, werden Menschen entführt. Ein Spezialfall ist die „Expressentführung", dabei wird die Kreditkarte einer reichen Person in Besitz genommen, um deren Bankkonten leerzuräumen. Während dieser Zeit wird die Person selbst oder ein ihr nahestehender Mensch als Geisel genommen. Die Opfer sind danach heilfroh, wenigstens mit dem Leben davonzukommen, was auch nicht immer der Fall ist.

Die häufigste Todesursache bei venezolanischen Männern zwischen fünfzehn und fünfundzwanzig Jahren ist Mord und Mörder werden kaum belangt. Sie können nach Lust, Laune und Bedürfnis weitermorden.

Noch vor drei Jahrzehnten galt Caracas als gewaltlose Metropole. 1998 gewann Hugo Chavez die Präsidentschaftswahlen mit einem Stimmenanteil von 56 Prozent, der größten Mehrheit in Venezuela seit vier Jahrzehnten. Damals verzeichnete man 4.550 Morde. Heute wird die Zahl der Mordopfer zwischen 16.000 und 19.000 geschätzt. Geschätzt deshalb, weil Venezuela seit fünf Jahren keine Mordstatistik mehr publiziert.

Laut Umfragen beschäftigt die VenezolanerInnen die Angst vor der Kriminalität mehr als alles andere. Alle Bevölkerungsschichten sind von dieser Angst ergriffen. Interessanterweise sind von der Furcht vor allem die StammwählerInnen des Präsidenten betroffen, welche in den Elendsvierteln der Großstädte Venezuelas zu finden sind, wo die meisten Morde geschehen.

Ist das nicht grotesk, sich den Satan als eigenen Machthaber auszuwählen? Nein, in Venezuela sind nicht alle Neugeborenen mit kaputten Seelen auf die Welt gekommen, sondern es herrschen massive soziale Missstände in diesem Land. Daher wurde nicht der Satan an die Macht gehievt, sondern ein Wolf im Schafspelz oder, tierlieb ausgedrückt, ein machtgeiler, selbstverliebter und skrupelloser Mensch. Hugo Chavez wurde jedoch, soweit man nachlesen kann, nicht in den Zustand von Verwahrlosung oder Kriminalität hineingeboren. Sein Vater und seine Mutter waren Dorfschullehrer, bevor sie in die Politik gingen. Der Vater hatte dann das Amt des Gouverneurs des Bundesstaates Barina inne. Die Politik von Chavez basiert auf sozialen Ideen. Das ist auch der Grund, warum er von so vielen Menschen, die in ärmsten Verhältnissen leben, immer wieder deren Stimmen erhält. Seit dem Amtsantritt von Chavez haben sich das Bildungsniveau, der Lebensstandard und die Gesundheitsfürsorge der sozial bedürftigen EinwohnerInnen Venezuelas gebessert. Das Gefährliche an Chavez ist sein Populismus. Er soll eine wöchentliche Fernsehshow haben, in der er mit messerscharfen Verbalattacken auf kapitalistische Institutionen wie Einkaufszentren oder Zementfabriken einhämmert und diese konfisziert. Um der Kriminalität jedoch entgegenzuwirken, macht er nicht einmal den kleinen Finger krumm. Die Bevölkerung Venezuelas weist zunehmend ein Robin-Hood-Syndrom auf, indem sie sich das holt, von dem sie meint, dass es ihr zusteht.

Chavez verwendet jedoch mit Inbrunst seine zehn Finger, um zu twittern. Seine Präsenz in dem sozialen Online-Netzwerk Twitter ist unübersehbar. Er hat die Unverfrorenheit, sich alles so zu formen, dass es ihm von Nutzen ist. Ob er dabei etwas missbräuchlich benutzt, ist ihm egal, zumal er es nicht als Missbrauch sieht. Mit einem Statement fordert er die BesucherInnen seines Twitter-Blogs auf, es ihm gleichzutun: „Wir sollten die sozialen Netzwerke als ein politisches Kommando im Cyberspace sehen. Die Technologie hängt davon ab, wozu man sie nutzt." Die Anzahl seiner AnhängerInnen ist beachtlich. Sein Twitter-Konto weist inzwischen fast 438.000 „Followers" auf, im Minutentakt sollen hier hundert Nachrichten mit Anfragen und Anregungen für Chavez eingehen.

Ob all seine virtuellen und realen „Followers" seelisch gesund geboren wurden, kann wohl niemand sagen. Ob alle seine AnhängerInnen sich im Laufe ihres Lebens Seelendeformationen zugezogen haben, kann ebenso niemand sagen. Aber eines kann man sagen, dass sicher nicht alle seine AnhängerInnen böse, schlechte, kriminelle oder missratene Menschen sind.

So wird eine alte Frau, die zwar selbst unter dem unfassbaren Ansteigen der Kriminalität leidet, Chavez sicher wieder ihre Stimme geben. Diese Frau fragt auch nie nach, was ihre jugendlichen Enkelkinder mit ihren Pistolen machen, die diese immer bei sich tragen. Für sie zählt nur eines: ihre wiedergewonnene Gesundheit. Dank des neuen Gesundheitssystems, das unter der Regierung von Chavez eingeführt wurde, war es ihr möglich, sich der lebensrettenden Operation zu unterziehen, die infolge ihrer Kebserkrankung nötig war. Sie sieht in Chavez ihren Lebensretter!

Ich denke, wir, die im Gegensatz zu den VenezuelanerInnen in einem Land leben, wo pathetisch ausgedrückt Milch und Honig fließen und wo es selbstverständlich ist, dass Krankheiten behandelt werden, sollten vorsichtig sein ein Urteil über Menschen wie diese alte Frau zu fällen. Es ist nicht so lange her, dass auch in Österreich ein Mann an die Spitze kam, der gleich oder noch schlimmer wütete als Chavez. Ihn idealisierten und ihm folgten zahlreiche Seelen, die sicher völlig gesund geboren waren. Denn, wie eingangs angeführt, werden kriminelle Energien ausschließlich von der Gesellschaft gespeist und Verbrechen ist ausschließlich als soziales Phänomen zu betrachten. Auch Politik kann kriminell, asozial und verbrecherisch sein. Sobald das Volk jedoch die freie Wahl hat, ist es mitverantwortlich, egal wie dellenlos die Volksseele bei der Geburt auch gewesen sein mag.

Wachsam sein!

Wieder zurück zum einzelnen Individuum. Werden Kinder nun mit geschundenen Seelen geboren und sind die Folgen hiervon aggressive Verhaltensweisen, die in einem sehr frühen Alter und noch vor Schuleintritt beginnen, ist das ein Grund, besorgt zu sein. Noch besorgter sollten Bezugspersonen sein, wenn ein Kind aggressives Verhalten sehr häufig, in einer großen Vielfalt und in vielen Lebensbereichen, ausagiert. ExpertInnen sehen in diesem Fall eine erhöhte Wahrscheinlichkeit, dass dieses Kind in einem späteren Lebensabschnitt kriminelle Taten setzt.

Anfangs verhalten sich diese Kinder häufig aufsässig, trotzig oder sind dauerhaft unfolgsam. Der Mangel an prosozialem Verhalten wird spätestens dann erkennbar, wenn das Kind zu einer Gruppe anderer Kinder stößt. Das ist in der Regel erstmals im Kindergarten der Fall. Dort kann aber noch die klassische Trotzphase ein ungesundes oppositionelles Verhalten verschleiern. Spätestens in der Schule sind Kinder unweigerlich mit dem System Gruppe und Regeln in der Gruppe konfrontiert. Im Zuge dieses ersten Schuljahrs werden vorhandene Mängel im Sozialverhalten deutlich. Probleme mit MitschülerInnen, Lehrpersonen und in Folge auch mit Eltern anderer Kinder sind unausweichlich.

In diesem Lebensabschnitt treffen zwei Wege unterschiedlicher Herkunftsorte zusammen. Auch erwünschte und geliebte Kinder, die mit dellenlosen Seelen zur Welt kamen, können infolge eines inadäquaten Erziehungsverhaltens ein auffälliges oder destruktives Sozialverhalten an den Tag legen. Dazu erzähle ich Ihnen im folgenden Kapitel die Geschichte eines kleinen Jungen namens Pelias.

Im vorigen Kapitel haben Sie bereits Luzifer kennengelernt, er ist ein Beispiel für ein Kind, das mit großer Wahrscheinlichkeit so einige Schrammen in seiner Seele mit auf diese Erde brachte. Seine

Probleme mit der Welt haben sehr früh begonnen. Im zarten Alter von vier Jahren, wie seine Mutter berichtete. Seine Prognose wäre aus Sicht der Wissenschaft somit eine schlechte. Wäre die Wissenschaft eine Wahrsagerin, so würde sie in der Kristallkugel seine Zukunft gesäumt sehen von Gewaltdelikten, Substanzmissbrauch, einer unterentwickelten moralischen Urteilsfähigkeit, ausgeprägter Egozentrik, gestörtem Rechtsempfinden, einem Mangel an Einfühlungsvermögen, der Überzeugung, andere Menschen seien vorwiegend feindlich gesinnt, einem überzeichneten oder einem negativen Selbstbild. Das bedeutet, in der Kristallkugel würde der Nebel des Unbekannten und Ungewissen bald recht deutlich die Gestalt eines Kriminellen annehmen. Ob das Luzifer auch getan hat, sei jedoch dahingestellt.

Weist ein Kind erst in späteren Jahren der Kindheit oder erst in der Jugend unangemessenes soziales Verhalten auf, so ist die Prognose eine bessere. Kinder lassen sich oft durch antisoziale Gleichaltrige sehr stark beeinflussen, sind jedoch grundlegend oft recht gut angepasst und verfügen über soziale Skills. Ich zähle dazu auch die klassischen Mitläufer. Fällt Ihnen auf, dass Luzifer auch hier seinen Platz einnehmen könnte?

Ja, wie soll sich denn da einer auskennen? Egal ob gesund geboren oder mit Dellen, egal ob früh auffällig oder erst später, jeder kann einen konstruktiven Weg einschlagen oder auf einem destruktiven zum Straucheln kommen. So ist es und es ist auch gut so, dass uns niemand unser zukünftiges Leben in die Wiege legen und vorhersagen kann.

Oft hat es den Anschein, dass Kinder, wenn sie in der Hochblüte der Pubertät sind, alle Hebel in Bewegung setzen, um plötzlich katastrophale Verhaltensweisen an den Tag zu legen. Eltern befinden sich dann oft am Rande der Verzweiflung und sehen, wenn sie in die Zukunft blicken, ihr Kind hinter Gitter, im Obdachlosenheim, drogensüchtig oder ohne Schulabschluss und arbeitslos. In den meisten Fällen ist der Blick in die Kristallkugel jedoch ein völlig irrealer, denn diese Phase geht vorbei und endet eben häufig nicht im Untergeschoss unserer Gesellschaft! Die Pubertät hat einen Zweck, und der ist nicht, die Nerven der Erwachsenen auf die Probe zu stellen, sondern die eigene Identität auszuformen. Sie ist ein großer Schritt in der Identitätsentwicklung eines Menschen. Sie dient auch der Ablösung vom Elternhaus. Es ist durchaus berechtigt zu fragen, ob das denn so anstrengend sein und oft mit heftigen Auseinandersetzungen einhergehen muss? Das dürfen sich sowohl der oder die Jugendliche wie auch die Bezugpersonen fragen. Es ist für beide Seiten anstrengend und emotional aufwühlend.

Distanz zu jemandem zu schaffen, der mir nahesteht oder von dem ich abhängig bin, geht wohl schwer, wenn ich mich immer nett und liebenswert verhalte. So vertiefe ich eine Beziehung und werde noch abhängiger. Es ist daher naheliegend, dass ich eine Distanz schaffen muss. Abstand gewinne ich dadurch, eine konträre Meinung zu haben und diese auf Biegen und Brechen durchzusetzen. Abstand gewinne ich auch durch Streit, der oft die Folge von Meinungsverschiedenheiten ist. Abstand erziele ich ebenso, wenn ich mich grundlegend von all dem unterscheide, was diese mir lieben (oder in manchen Fällen auch „hassgeliebten") Menschen ausmacht.

Dieses Seelendilemma der Pubertät ist oft auch die Erklärung dafür, warum zum Beispiel Kinder von OrdnungshüterInnen Diebstähle oder andere Delikte begehen, warum Kinder von ÄrztInnen mit Drogen experimentieren, warum Kinder von BuchhalterInnen völlig verantwortungslos mit Geld umgehen oder Kinder von Lehrpersonen zu SchulversagerInnen werden. Hier treffen Jugendliche gleich zwei Fliegen mit einem Schlag: Erstens treffen sie ihre Bezugspersonen am wundesten Punkt, was in der Regel zu Konflikten führt. Zweitens schlüpfen sie in eine Identität, die ungleicher der ihrer Eltern nicht sein könnte. Noch mehr Distanz zu schaffen ist wohl kaum möglich.

Jugendliche, deren Seelen wohlbehalten die Zeit bis hin zur Pubertät überstanden haben, werden diese Phase ohne gröbere Schäden durchlaufen. Kinder, die seelisch gesund zu Welt kamen, sowie Kinder, die eine konsequente und liebevolle Erziehung hatten, laufen kaum Gefahr, hier abzustürzen. Kinder, deren Seelen vor und nach der Geburt durchgeboxt wurden, haben zwar ein größeres Risiko, aber gleichzeitig liegen in dieser Zeit auch große Chancen. Die Chance, infolge des kognitiven Entwicklungsstandes nun Konsequenzen von Handlungen vorwegnehmen zu können. Die Chance, sich auf eigene Füße zu stellen und aus der Familie auszubrechen. Die Abhängigkeit vom System Familie lässt jetzt zunehmend nach. Der Kreis der Macht, den misshandelnde Bezugspersonen bis dahin in unermessliche Weiten ausufern ließen, wird zunehmend kleiner. Geschundene Kinderseelen sehen in der Zeit zwischen vierzehn und sechzehn Jahren oft erstmals die Möglichkeit, sich den elterlichen Misshandlungen und Übergriffen zu entziehen. Sowohl infolge des kognitiven Entwicklungsstandes, der Reflexionsfähigkeit die eigene Lebensgeschichte betreffend als auch infolge der Körpergröße und Körperkraft.

Kindern mit völlig eingedellten Seelen, die keine Chance wahrnehmen konnten sich anders als ihre PeinigerInnen zu verhalten, droht jetzt jedoch erstmals die Gefahr, für mögliche Missetaten zur Verantwortung gezogen zu werden. Ab dem vollendeten vierzehnten Lebensjahr können Jugendliche strafrechtlich zur Verantwortung gezogen werden und sind auch schadenersatzpflichtig. Davor sind natürlich ebenso wenig Jugendliche mit dellenlosen Seelen, die aus Jux und Tollerei oder aus welchem Grund auch immer Recht und Ordnung zum Teufel schicken und Gesetze übertreten, gefeit. Jugendliche Dummheiten mögen zwar hin und wieder verhaltensoriginell anmuten, aber wenn sie gefährliche Folgen haben können, ist „Schluss mit lustig", wie man im Wienerischen zu sagen pflegt.

Kommen Menschen in sehr jungen Jahren bereits mit dem Gesetz in Konflikt, ist es danach sehr, sehr schwer, diesen imaginären „schwarzen Punkt" auf der Stirn wieder wegzubekommen. Je desolater das soziale Umfeld ist, in dem sich ein junger Mensch bewegt, desto schwieriger ist die Entfernung dieses Makels. Denn auch hier gilt wieder, dass kriminelle Energien immer von der Gesellschaft gespeist werden und Verbrechen ausschließlich als soziales Phänomen auftreten.

Auch dann, wenn jemand mit gesunder Seele geboren wurde, aber laufend gefährliche und rücksichtslose Taten setzt, ist das weder als verhaltensoriginell noch als krank zu bezeichnen, sondern schlicht und einfach als kriminell.

13. Verhaltensoriginell oder krank?

*Ich kann die Bewegung der Himmelskörper berechnen,
aber nicht das Verhalten der Menschen.*
ISAAC NEWTON

Ich habe mich entschlossen hier statt einer „Krankengeschichte" ein „originelles Märchen" zu erzählen.

Es war einmal ein kleiner Prinz namens Pelias, der hatte große Angst vor Monstern. Deswegen schlief er immer im Bett seiner Eltern und spielte immer im Wohnraum. Zwar hatte er ein eigenes Prinzengemach, welches wunderschön war und vor Spielsachen überquoll. Dort aber versteckten sich Monster und daher war es für den Prinzen unmöglich, alleine dort zu verweilen. Seine Eltern machten sich große Sorgen um Pelias, denn seine Angst war so groß, dass er deshalb sogar den Appetit verlor. Alles wurde versucht, um Pelias zum Essen zu bewegen. Bald gelang das den Eltern auch und Pelias verdrückte mit Genuss Pizza, Pommes, Würstchen, Little und Big Macs. Kaum war Gemüse auf seinem Teller, setzte wieder die Angst ein und weg war er, der Appetit. Das wollten die Eltern natürlich nicht und deshalb durfte kein Gemüse mehr die Schwelle des Schlosstores passieren.

Auch Prinzen müssen die Schule besuchen und so kam dieser Tag auch für Pelias. Besonders seine Mutter sorgte sich, dass Pelias auch im Klassenzimmer Monster entdecken könnte und daher nicht in die Schule gehen wollte. Also holte sie sich Rat beim Hofnarren. Denn wir wissen ja, Hofnarren sind alles andere als närrisch, nämlich klug und weise. Hofnarren verstehen es hervorragend, Kritik in Goldpapier zu verpacken und sie als tolles Geschenk zu überreichen.

Diese Sache war dem Hofnarren aber viel zu heikel, da er wusste, wie sehr die Königin ihren einzigen Sohn liebte und es nicht duldete, wenn sie über Pelias auch nur die klitzekleinste Kritik hörte. Nicht einmal wenn diese in hochkarätiges Blattgold eingewickelt war. Daher gab er ihr den Rat, mit Pelias zu einer Hexe zu gehen, die bekannt für ihre Künste war. Die Königin war sehr erleichtert, sonst nichts tun zu müssen, als die Hexe um einen Zauber zu bitten, der den Fluch der Angst aufhebt. Mit einem Mal werde das aber nicht getan sein, meinte der Hofnarr, sondern die königliche Familie werde über einige Zeit regelmäßig zu Hexe pilgern müssen.

Da die Königin eine liebende und sehr engagierte Mutter war, nahm sie alle Mühen in Kauf und so war ihr kein Weg zu weit und kein Aufwand zu groß und sie machte sich mit Pelias auf den Weg.

Als die beiden dann in der Hexenküche angekommen waren, wurden sie von der Hexe eingeladen, alles, was ihnen so auf dem Herz lag, zu erzählen. Pelias drückte sich jedoch stumm an seine Mutter und blieb wie versteinert an ihr kleben. Nicht verwunderlich, dachte die Hexe, zumal der Besuch einer Hexenküche Kindern auch Angst machen kann. Also lauschte sie vorerst nur den Berichten der Königin. Plötzlich begann sich Pelias auf dem Schoß seiner Mutter schlangengleich zu winden, während die Königin pantomimische Bewegungen vollführte, als wolle sie klebrige Spinnweben von sich abstreifen.

Die Hexe sorgte sich kurzzeitig sogar, dass die königliche Familie unbeabsichtigt mit einem der in den Kesseln brodelnden Elixiere in Berührung gekommen sein könnte, kam aber bald zu dem Schluss, dass das Verhalten von Pelias eine ganz andere Ursache hatte. Der Prinz begann nun wie besessen auf der Königin herumzuturnen, räumte ihre Handtasche aus, fummelte ihr im Gesicht herum, versuchte ihr den Mund zuzuhalten und wälzte sich zwischenzeitlich auf dem Teppich. Als Höhepunkt trat er wie unbeabsichtigt auf die Beine der Mutter hin und beschmutzte ihr königliches Gewand. Dem noch nicht genug, ließ er seinem Bewegungsritual weiter freien Lauf und trat dabei auf Stühle und Möbel der Hexenküche ein.

Natürlich ist es nicht sonderlich auffällig, dass sich ein kleines Kind, auch wenn es ein Prinz ist, so verhält, wenn ihm langweilig ist. Die Hexe empfand auch nicht den Schlangentanz des Kindes an sich als auffällig, obwohl Pelias nicht mehr klein, sondern bereits sieben Jahre alt war, sondern die pantomimische Performance der Königin. Sie ließ alles über sich ergehen und setzte Pelias keinerlei Grenzen, obwohl sie sein Verhalten merkbar störte.

Als die Hexe zu Pelias sagte: „Diese Hexenküche ist mein Reich, hier möchte ich nicht, dass du auf deine Mutter oder auf Möbel hintrittst!", passierte das, was der Hofnarr geahnt hatte. Das Gesicht der Königin verfinsterte sich und sie sprach in sanftem, jedoch trotzdem sehr herrischem Ton zur Hexe: „Ich bin gekommen, um Pelias von seinem Fluch der Angst von dir befreien zu lassen. Du hingegen machst ihm Angst, wenn du so mit ihm sprichst." Die Königin war davon überzeugt, Pelias tue das alles nicht mit böser Absicht, sondern ausschließlich aus Nervosität und Ängstlichkeit.

Als Beweis legte die Königin ein Schreiben vor, in dem Pelias vom Medicus des Hofes eine emotionale Störung des Kindesalters mit Ängstlichkeit diagnostiziert wurde. Die Hexe überlegte und kam zu dem Schluss, die Diagnose des Hofmedicus vorerst einmal nicht anzuzweifeln, zumal Angst oft durch übertriebene Stärke kompensiert wird. Die Hexe hatte zwar ein mulmiges Gefühl, konnte sie doch immer wieder boshaftes Blitzen in den Augen des jungen Prinzen wahrnehmen, als er seinen Schlangentanz auf der gequält dreinblickenden Mutter und um sie herum aufführte.

Eine Schrittfolge in seinem Tanzritual hatte er zum Erstaunen der Hexe plötzlich eingestellt, nämlich die Tritte auf die Mutter und die Möbelstücke. Die Hexe vereinbarte mit der Mutter, dass der kleine Prinz wöchentlich zu einer rituellen Sitzung in ihre Hexenküche kommen solle. Der Prinz war diesbezüglich zwar skeptisch, aber auch neugierig, was da wohl geschehen werde. Die Königin willigte sodann ein, wollte sie doch, dass der Zauber möglichst rasch seine Wirkung zeigte.

So geschah es, dass der Prinz jede Woche in die Hexenküche gebracht wurde. Mal brachte ihn die Königin, mal der König oder die königliche Großmutter.

Pelias gefiel es in der Hexenküche, hier gab es viel Spannendes und Neues. Je nachdem, wer ihn begleitete, gab der Prinz unterschiedliche Befehle, wie sich die Begleitperson zu verhalten habe, während er seine Sitzung mit der Hexe abhielt.

Der Mutter verbot er den Warteraum zu verlassen und untermauerte diesen Befehl mit einem ohrenbetäubenden Schreianfall, gefolgt von markerschütterndem Schluchzen. Die Türe musste einen Spalt offenbleiben und seine Mutter draußen warten. Die Königin folgte dem Befehl, sorgte sie sich doch um ihr Kind. Wer weiß, was ihm die Hexe antun könnte.

Sein Vater durfte, nachdem er seinem Sohn den Kopf getätschelt hatte, als Pelias Anzeichen eines Schluchzens zeigte, das Hexenhaus verlassen. Der König hätte sich daran vermutlich auch nicht hindern lassen, das war Pelias durchaus bewusst.

Die Großmutter wollte erst gar nicht die Wartezeit außerhalb des Hexenhauses verbringen, sondern machte es sich mit einer Zeitung im Warteraum gemütlich. Sie vermied vermutlich von vornherein jegliche Konfrontation mit dem Prinzen.

Wie es aussah, waren die Ängste des Prinzen von ihm sehr gut steuerbar. Er hatte eine Waffe in der Hand, die so manchen Kriegsherrn vor Neid erblassen ließ. Aber die Hexe wagte es nicht, diesen Gedanken laut auszusprechen, würde man ihr doch vorwerfen, diesem Kind seine Gefühle abzusprechen. So etwas tun doch gute Hexen nicht!

Bald jedoch erlaubte Pelias der Königin das Hexenhaus während seiner Sitzungsrituale zu verlassen. Oh nein, das war keine Wirkung des Zaubers, es war allein Pelias' Werk! Er hatte einen Deal mit seiner Mutter ausgehandelt. Wenn sie während der Sitzung einen Kaffe trinken gehen durfte, musste sie ihm eine Belohnung mitbringen. Das ist auch weiter nicht schlimm, wenn die Belohnungen nicht in einer Größenordnung gewesen wären, die auch für königliche Verhältnisse an Weihnachtsgeschenke erinnerten. Wieder war es das Verhalten der Königin, das die Hexe stutzig machte. Pelias handelte einfach strategisch geschickt und setzte seine Bedürfnisse durch.

Jene Sitzungen, die die Hexe nur mit den Eltern des Prinzen abhielt, zeigten der Hexe immer mehr, dass nicht nur der Prinz mit einem Angstfluch belegt war, sondern dass das Königspaar selbst verhext war. Verhext von übermächtigen Kolleginnen namens Hexe Affenliebe und Hexe Ignoranz. Die Königin konnte Pelias keinen Wunsch abschlagen, entschuldigte alles, was er tat, und versuchte alles, was ihm Angst machen könnte, von ihm fernzuhalten. Der König nahm Pelias' Probleme im Grunde nicht sonderlich ernst und meinte, das werde schon wieder vorübergehen, er wisse auch nicht, warum seine Frau so besorgt sei und wozu die ganze Hexerei überhaupt gut sein solle. Aber wie dem auch sei, meinte der König, die Königin solle machen, was ihr richtig erscheine. Außerdem hatte er die meiste Zeit der Woche mit seinen Regierungsgeschäften zu tun und war nur an Wochenenden mit Pelias zusammen und da verhalte sich Pelias normal. Auf die Frage, was für den König normal sei, hob er nur genervt die Augenbraue und hielt es für sein königliches Recht, sich der Antwort zu enthalten.

Die Hexe wusste, dass sie gegen die Zauberkraft der Hexen, Affenliebe und Ignoranz machtlos war, und vermutete, dass auch noch ein zusätzlicher Fluch auf Pelias lastete. Ihre Annahme wurde von der Königin alsbald auch recht zaghaft bestätigt. Sie gestand der

Hexe mit Tränen in den Augen, dass sie ihr Kind über alles liebe, aber immer wieder erkenne, dass Pelias von außen betrachtet kein liebenswertes Kind sei. Das war auch der Grund dafür, warum sie Pelias ganz besonders vor der bösen Welt schützen wolle, die ihn nicht so lieben konnte, wie es sich die Königin wünschte.

Hatte Pelias Mutaufgaben von der Hexe bekommen, so schützte die Königin ihn auch vor diesen. Was sie wohl dann bei den Aufgaben machen werde, die der Schulalltag mit sich bringt, fragte sich die Hexe. Sie musste nicht lange auf die Antwort warten. Die Königin brachte bald die Kunde, dass die Schulwelt eine garstige und böse Welt sei. Weder die LehrerInnen noch die MitschülerInnen verstünden, welch nervöses und ängstliches Kind der Prinz sei. Er müsse grausame Regeln einhalten, müsse seine Bedürfnisse nach Bewegung unterdrücken, dürfe keine seiner spontanen Ideen verwirklichen. Da sich Pelias so unverstanden fühle, sei es nicht verwunderlich, dass er sich gegen dieses Unverständnis wehren müsse. Nachdem das Monster Unverständnis aber nicht fassbar war, sekkierte, zwickte und schlug er stattdessen seine MitschülerInnen.

Jetzt sah die Hexe den Augenblick gekommen, ihre Sicht von Pelias' Verhalten zu erläutern. Sie tat kund, dass vieles auf eine hyperkinetische Störung des Sozialverhaltens hinweise. Im Volksmund auch bekannt unter einer Form der ADHS. Die Königin widersprach diesmal nicht, sondern nahm diese Mitteilung mit säuerlichem Gesicht entgegen.

Die von der Hexe vorgeschlagenen Maßnahmen, um diesen Verdacht weiter abzuklären, führte die Königin brav aus. Alle Verhaltensregeln, die ihr die Hexe schon seit Beginn im Umgang mit Pelias anriet, ignorierte sie jedoch weiterhin. Die Trainingsaufgaben, die Pelias durchführen sollte, boykottierte sie mal mehr, mal weniger. Je nachdem, wie belastend sie ihr für Pelias erschienen.

In den Sitzungen bei der Hexe war Pelias zum Erstaunen der Königin recht zufrieden damit, Regeln einhalten zu müssen, und es gelang ihm auch recht gut. Er konnte sogar schon damit umgehen, wenn er in konsequenter, aber wertschätzender Weise von der Hexe auf Regelbrüche hingewiesen wurde. Die zu Beginn festgelegten Konsequenzen trug er mit Stärke und Fassung. In der Schule zeigte Pelias jedoch weiterhin alles andere als ein für sich einnehmendes oder soziales Verhalten. Leider auch kein originelles Verhalten.

Hier endet das Märchen, denn Märchen gehen grundsätzlich gut aus. Da es nun kein Märchen mehr sein kann, mache ich eine Sage daraus. Sagen können auf tatsächlichen Begebenheiten beruhen und haben oft auch ein bitteres Ende. Der Realitätsanspruch der Sage steht somit über dem des Märchens.

Die Sage von Pelias endete bitter. Pelias wurde vom Unterricht suspendiert, nachdem er ein anderes Kind schwer verletzt hatte. Der kleine Prinz hatte Schulutensilien zur Waffe umfunktioniert. Nein, das war nicht originell!

Es ist hier vieles nicht so gelaufen, wie es sein sollte. Die Schule hatte tatsächlich kein Verständnis für die Verhaltensstörung und emotionale Störung von Pelias. Die Direktorin tat die Diagnose als „Modediagnose" ab und bezichtigte die Eltern nur Ausreden zu suchen. Die Eltern der anderen Kinder erkoren Pelias zum Sündenbock. Kurzum war es das Ziel von Schule und Elternvertretung, sich nicht weiter mit den Verhaltensauffälligkeiten von Pelias auseinandersetzen zu müssen. Sie wollten ihn weghaben. Sie wollten Ruhe haben.

Nun war genau das eingetreten, was die Mutter mit ihren übertriebenen Schutzstrategien zu verhindern suchte. Es stand in Akten geschrieben, dass Pelias sich unsozial verhielt, oft Schadenfreude zeigte, andere Kinder sekkierte und stets darauf bedacht war, seine Grenzen auszutesten. Er sei eine Gefahr für sich selbst und andere Kinder. Von Ängstlichkeit war hier nichts zu lesen.

Die Königin zog übrigens nach der Suspendierung von Pelias eine Art „Wunderheiler für Kinder mit ADHS" hinzu, dessen Referenz darin bestand, dass er selbst ADHS hatte. Da wie in der Psychotherapie auch in einer Hexenküche zu viele Köche den Brei verderben, beendete die Hexe die Arbeit mit Pelias.

Verhaltensoriginell ist an all dem nichts mehr. Jedoch ist nicht Pelias der Kranke, sondern es krankt heftig im System dieser Familie, aber auch in diesem Schulsystem. Die Mutter war zwar motiviert ihrem Kind zu helfen und scheute keine Mühe und Kosten, jedoch ließ sie sich selbst nicht auf Veränderungen ein. Der Vater war abwesend, obwohl physisch hin und wieder anwesend.

Hoffen wir jedoch, dass die Sage von Pelias später doch noch zu einer Heldensage wird, dass er alle seine Probleme besiegen möge und ein zufriedenes Leben führen kann.

Wann ist Verhalten originell?

Mit der Bezeichnung „verhaltensoriginell" versuchte man die Diskriminierung zu verhindern, die mit der Diagnose einer psychischen Erkrankung gegeben sein kann. Der Begriff entstammt der Strömung der Antipädagogik, die 1975 vom Publizisten Ekkehard von Braunmühl ins Leben gerufen wurde.

Ich bezweifle jedoch, dass es für ein Kind weniger diskriminierend ist, wenn sein Verhalten als originell statt als auffallend bezeichnet wird. Oft wählt ein Klassenkasperl nur deshalb seine Rolle, weil er Aufmerksamkeit möchte. Aufmerksamkeit in Form von Zuwendung oder auch Ablehnung. Man weiß, dass Kinder negative Zuwendung, in Form von Ermahnungen, lieber in Kauf nehmen als gar keine Zuwendung.

Verhält sich ein Kind nun so, dass es nicht unbedingt positiv auffällt, so kann man jedoch keineswegs sofort von Krankheit sprechen. Sehr häufig ist ein solch „pseudooriginelles" Verhalten ein Hilferuf und aus diesem Grund ist der erste Schritt jener, einen Blick hinter die Fassade zu machen.

Hinter der Fassade kann nun von einem kleinen Problem hin bis zu einer ausgeprägten psychischen Problematik alles zum Vorschein kommen. Das zeigten auch die Ergebnisse einer großen Studie des Robert Koch-Instituts aus dem Jahre 2007 zur Gesundheit von Kindern und Jugendlichen in Deutschland. Von den 14.478 Kindern und Jugendlichen der Studie waren rund 12 Prozent der Mädchen und 18 Prozent der Buben grenzwertig auffällig bis verhaltensauffällig. Rund zehn Prozent der Befragten zeigten starke Ängste, fünf Prozent galten als depressiv. Unter Hyperaktivität litten fünf Prozent der Mädchen und elf Prozent der Buben. Bei Kindern aus Familien mit niedrigem Sozialstatus gab es deutlich mehr Hinweise auf psychische Probleme. Die traurige Tatsache, dass die Kombination aus schlechtem sozialen Status und einer erkrankten Psyche ein Risikofaktor ist, später mal auf die sogenannte „schiefe Bahn" zu geraten, wurde in den vorangegangenen Kapiteln beleuchtet.

Es ist auf keinen Fall verhaltensoriginell, wenn Menschen ihren Mitmenschen Gewalt antun. Aber es ist auch nicht unweigerlich als Krankheit zu bezeichnen. In Kriegen, in Widerstandskämpfen, bei polizeilichen Festnahmen kommt Gewalt zum Einsatz. Ein Element des österreichischen Staates ist die Staatsgewalt, die sich in Gesetzgebung, Rechtsprechung und Vollziehung teilt.

Der Begriff Gewalt leitet sich her von „stark sein" und „beherrschen". Die Bedeutung ist unterschiedlich, berücksichtigt man den historischen Aspekt und den sozialen Kontext. So wird Gewalt, je nachdem, in welchem Zusammenhang sie steht, in unterschiedlicher Weise definiert und differenziert.

Auch wenn PazifistInnen Kriege vermutlich als krank bezeichnen und Opfer von ungerechtfertigter Polizeigewalt die Exekutive als krank betiteln, handelt es sich nicht um Krankheit im herkömmlichen Sinn. Und wenn doch, wäre sie leider unheilbar!

Auffälliges Verhalten ist dann mit der Bezeichnung Krankheit zu versehen, wenn bestimmte Kriterien erfüllt sind. Kriterien, die in den aktuellen medizinischen Diagnoseschemen, dem Diagnostic and Statistical Manual of Mental Disorders (DSM) und der International Statistical Classification of Diseases and Related Health Problems (ICD), zusammengefasst sind.

In der Form, in der man jedoch umgangssprachlich über jemanden, der sich sehr auffällig verhält, sagt, „na, der ist ja krank", passt diese Aussage leider auf viel zu viele Menschen. Aber auch hier ist das Spektrum wieder ein sehr weites. So wird schnell mal auf einen absurden Vorschlag seines Gegenübers gekontert mit „Du bist ja wohl krank?!", obwohl man diesen Menschen innig liebt. Hingegen bedeutet diese Aussage schon etwas anderes, wenn man als Fußgänger auf dem Zebrastreifen von einem Autofahrer fast niedergefahren wird. Und sogar da macht es einen Unterschied aus, ob es ein Missgeschick eines sonst verantwortungsvollen Autofahrers ist oder ob es sich um einen chronischen, asozialen Rowdy handelt.

Weder harmlos noch originell ist es, wenn ein Kind andere Kinder verletzt. Originell ist es auch nicht, wenn sich ein Kind selbst gefährdet. Keinesfalls ist es originell, wenn ein Kind bei gemeinen Taten fröhlich grinst. Das gilt alles nicht nur für Kinder, sondern auch für Erwachsene. Als verhaltensoriginell werden Erwachsene jedoch kaum bezeichnet, sondern eher als verhaltensauffällig.

So verhielt sich Pelias' Mutter nicht verhaltensoriginell, sondern zeigte ein auffälliges Verhalten. Sie war aber nicht psychisch krank, sondern hatte einen sehr akzentuierten Persönlichkeitsstil. In manchen Fällen ist es jedoch besser, eine klar definierte psychische Erkrankung aufzuweisen, wie beispielsweise eine Angststörung oder eine Phobie, da eine solche besser zu behandeln ist als eben ein sehr akzentuierter Persönlichkeitsstil. Das Warum ist recht simpel: Bei einer Angststörung hat die betroffene Person meist einen großen Leidensdruck und ist daher motiviert etwas zu tun. Bei einigen auffallenden Persönlichkeitsstilen sind die vom Leid Betroffenen sehr oft Menschen im sozialen Umfeld. Die Person, die den Stil ihrer Persönlichkeit über alle Maße auslebt, sieht selten ein Veränderungsbedürfnis, setzt sie doch die eigenen Bedürfnisse durch.

Möchten Sie verhaltensoriginelle Wesen kennenlernen, dann finden Sie diese in meinem Buch „Meine magische Persönlichkeit. Persönlichkeitsanalyse mit der Erdgeistchenmethode". Darin finden Sie wissenschaftlich fundierte Persönlichkeitsstile in origineller Weise verpackt. Packt man diese aus, kann man Menschen in der Realität des Alltags analysieren und die diversen Persönlichkeitsstile der Erdgeistchen seinen Mitmenschen zuordnen.

Menschen mit einem akzentuierten Persönlichkeitsstil können zu auffälligen Verhaltensweisen neigen. Jedoch spricht man erst dann von Persönlichkeitsstörung, also einer psychischen Krankheit, wenn ein Persönlichkeitsstil ein für die betroffene Person selbst und/oder für ihr soziales Umfeld schädliches Ausmaß annimmt. Es ist selten, dass ein Mensch einen klar abgrenzbaren, benennbaren Persönlichkeitsstil oder eine solche Persönlichkeitsstörung aufweist, meist handelt es sich um eine Mischung oder um verschiedene Tendenzen.

Hier alle Persönlichkeitsstile und Störungen zu beschreiben, würde den Rahmen des Buches sprengen. Jenen potenziell gefährlichen Stilen und Störungen, die auch oft dazu beitragen, dass Mitmenschen schwere seelische Verletzungen zugefügt werden, sind in Folge eigene Abschnitte gewidmet.

Die Bezeichnung verhaltensoriginell mag zwar nicht korrekt sein, so gibt es trotzdem Menschen, welche originelles Verhalten zeigen, ohne verhaltensauffällig zu sein. Dabei handelt es sich meist um Menschen, die über eine gute Selbstachtung verfügen und daher auch herzlich über sich selbst lachen können und sich selbst und das Leben nicht todernst nehmen.

Der Clown Dimitri ist der Ansicht, dass ein Leben ohne Humor so undenkbar ist wie ein Leben ohne Liebe. In Diktaturen fehle jeder Humor wie überall auch dort, wo Menschen unterdrückt und beherrscht werden, wo Egoismus regiert. Herrscher, so meint er, kennen nur das satanische Lachen, welches für Dimitri nur eine Perversion des Lachens darstellt, das mit Humor nichts mehr zu tun habe.

Jene Menschen, die sich selbst sehr ernst nehmen, neigen jedoch auch dazu, sich originell oder, unhöflich ausgedrückt, lächerlich zu verhalten, meist jedoch unfreiwillig. Auch Diktatoren haben diese Schwäche. Da es aber lebensgefährlich wäre, einen Diktator als verhaltensoriginell zu bezeichnen, greift das unterdrückte Volk auf den politischen Witz zurück. Wohlgemerkt leise und hinter vorgehaltener Hand wird er erzählt, lauthals und aus voller Kehle wird gelacht. Hier irrt der Clown Dimitri also, denn auch in Diktaturen gibt es Humor, er lebt jedoch im Untergrund und kann sogar ein Lebenselixier des unterdrückten Volkes sein. Ist das Lachen, welches durch diesen hervorgerufen wird, dann als Schadenfreude zu bezeichnen?

Freude über ein Missgeschick oder Unglück anderer wird als Schadenfreude bezeichnet. Schadenfreude galt über Jahrhunderte hinweg als die schlimmste Eigenschaft des Menschen. Der Philosoph Schopenhauer sah sie gar als Kennzeichen des Bösen.

Der Psychologe Michael Titze ist der Ansicht, dass Schadenfreude ihre Wurzeln in der Geschwisterrivalität hat. Das erstgeborene Kind ist zuerst einmal eine Zeit lang ein Einzelkind. Kommt nun das Geschwister auf die Welt, wird das Erstgeborene auf diese Weise entthront. Zusätzlich bekommt der Säugling alle Liebe und Zuneigung. Es ist nachvollziehbar, dass diese Situation für das ältere Kind sehr schlimm ist. Das entthronte Einzelkind muss nun mit Gefühlen von Wut, Minderwertigkeit, Neid und großer Eifersucht fertigwerden. Um wieder das seelische Gleichgewicht zu erlangen, muss das Kind diese unangenehmen Gefühle ausgleichen. Das tut es nun, indem es dem kleinen Geschwister dessen Unzulänglichkeiten vor Augen führt, ihn seine Inkompetenz betreffend Lebenserfahrung spüren lässt und sich königlich darüber amüsiert. Ein solches Bedürfnis nach Überlegenheit kann sich später auch als stabiler Charakterzug festigen und auf das gesamte soziale Umfeld ausweiten. Kann, muss aber nicht! Auch der Umkehrschluss, dass Einzelkinder weniger schadenfroh sind, ist nicht zulässig.

Die neurologische Forschung sieht den Hang zur Schadenfreude tief in der Nervenstruktur des Gehirns verwurzelt, womit diese Freude ein bereits in den Genen angelegtes Gefühl wäre. Das bedeutet, dass es Menschen gibt, die einen ausgeprägten Hang zu Schadenfreude haben, und solche, denen diese Freudenart weniger liegt. Ein Geschwister zu bekommen bedeutet nur einen möglichen

Grund zu haben, sich schändlich freuen zu können. Gene und Umfeld tun dann das ihre dazu, ob und in welchem Ausmaß „schadengefreut" wird.

Aus Friedrich Nietzsches Sicht kann man Schadenfreude als „Rachsucht der Ohnmächtigen" betrachten. Als stille Rache der Ohnmächtigen kommt Schadenfreude zum Einsatz, wenn Menschen in hierarchischen Systemen von Personen, die über ihnen stehen, Seelendellen zugefügt bekommen. Als hierarchisches System kann man auch die Familie betrachten, ebenso Schule und Ausbildung und alle anderen Konstellationen, in denen jemand über einem steht, von dem man in gewisser Weise abhängig ist.

Offener Widerstand wäre hier gefährlich, sich hingegen im Stillen diebisch darüber zu freuen, wenn dem Widersacher etwas Missliches widerfährt, ist ungefährlich und kann so manche kleine Seelendelle wieder ausbeulen. Schadenfreude ist somit weder grundsätzlich schädlich für den Erfreuten, noch richtet sie unweigerlich großen Schaden an. Diese Freude kann durchaus auch entlastende Wirkung haben. Wie überall macht die Menge und Intensität das Gift.

Vor rund 100 Jahren kam ein Spiel auf den Markt, welches die Schadenfreude gesellschaftsfähig machte: „Mensch ärgere dich nicht". In Frankreich heißt es übersetzt „Mach dir nichts draus", in den USA „Frustration". Wird dieses Spiel von SpielerInnen gespielt, die völlig gelassen bleiben, wenn ihre Spielfiguren ständig rausgeworfen werden und sie von vorne beginnen müssen, geht der Reiz verloren. Dieses Spiel ist eine Aufforderung zum Ärgern. Es macht nur dann Spaß, wenn sich jemand dabei ärgert und der Ärger auch in seinem Verhalten sichtbar wird. Hier ist der Begriff verhaltensoriginell nun zutreffend, ohne diskriminierend zu sein. Menschen, die bei Spielen völlig aus dem Häuschen geraten, verhalten sich einfach originell. Sofern sie dabei weder Spielfeld noch Figuren demolieren oder gar Mitspieler angreifen.

Es ist spannend zu beobachten, wie unterschiedlich sich Menschen bei einem Spiel verhalten, bei denen es nur einen Sieger geben kann. Das Verhalten von GewinnerInnen kann geifernde Schadenfreude, jubelnde frohe Freude oder einfach nur stille Freude zum Ausdruck bringen. Die Reaktionen von VerliererInnen reichen von heiterer Gelassenheit hin bis zu unbändigen Wutausbrüchen. Wutausbrüche, die andere MitspielerInnen ängstigen können, wenn VerliererInnen ihren Aggressionen freien Lauf lassen. Sich zu ärgern, wenn man verliert, ist angemessen, sich wie ein „Zornbinkerl" aufzuführen, steht ausnahmslos Kindern in der Trotzphase zu. Bei älteren Personen gilt solches Verhalten als Hinweis auf ein Aggressionsproblem.

14. Aggressionen

Wenn Ihr Kind die Füllung aus dem Kuscheltier rausreißt, dann muss das nicht unbedingt ein Zeichen von Aggression sein. Es kann sich auch um ganz normalen Drogenschmuggel handeln.
THOMAS GOTTSCHALK

Aggression im Allgemeinen

Aggressionen werden beim Menschen durch negative Gefühle hervorgerufen. Sie sind somit eine Reaktion auf aversive, also unangenehme, widrige Reize wie Ereignisse. In der Psychologie gelten beispielsweise Frustration, Hitze, Kälte, Enge, Schmerz und Furcht als solch aversive Trigger.

Für den Neurobiologen Joachim Bauer ist Aggression ein biologisch verankertes Verhaltensprogramm, das Lebewesen dabei hilft, Schmerz und andere Bedrohungen der körperlichen Unversehrtheit abzuwehren. Beim Lebewesen Mensch weist dieses Verhaltensprogramm ein Zusatztool auf, wie erst kürzlich entdeckt wurde. Es konnte nachgewiesen werden, dass die Schmerzzentren des menschlichen Gehirns auch dann aktiv werden, wenn einem Menschen seelische Verletzungen zugefügt werden. Kränkung, Demütigung, soziale Ausgrenzung sowie Abwertung rufen Schmerz hervor. Joachim Bauer sieht darin auch die Erklärung dafür, warum Menschen nicht nur auf körperliche Angriffe mit Aggression reagieren, sondern auch dann, wenn sie sozial zurückgewiesen oder verachtet werden.

Grundsätzlich besitzt das menschliche Gehirn einen neurobiologisch verankerten Sinn für Fairness. Registriert das Gehirn ein Ungleichgewicht oder eine Störung, so ist es, laut Joachim Bauer so, dass der „Sinn" der Aggression als Alarmlämpchen fungiert und im Anschluss auch für eine Regulation sorgt. Wie Regulationsstrategien dann aussehen können, ist von verschiedenen Faktoren abhängig.

So nehmen auch die sozialen Normen der jeweiligen Gesellschaft Einfluss darauf, ob, wie und in welcher Form aggressives Verhalten zum Ausdruck gebracht wird.

Aggression ist ein Begriff, der mehr Bedeutungen hat, als Doppelbuchstaben in ihm enthalten sind. Jemand ist aggressiv, wenn er einem anderen Wesen schaden will. Schlage ich einen Menschen, so bin ich aggressiv. Werde ich von jemandem geschlagen, dann ist diese Person aggressiv. Wenn ich mich nun gegen diesen Angriff wehre und zurückschlage, bin ich dann wehrhaft oder aggressiv?

Das Wort stammt übrigens aus dem Lateinischen. Übersetzt ins Deutsche wird es verwendet für „angreifen, herangehen, etwas in Angriff nehmen, beginnen, überfallen, sich nähern, heranschreiten".

In der Psychologie wird Aggression sowohl unter dem Blickwinkel des Angriffs als auch der Wehrhaftigkeit betrachtet. Ein Mensch kann, wenn er sich gekränkt, verletzt, beschämt oder erniedrigt fühlt, mit Wut oder Racheimpulsen reagieren. Dieser Mechanismus kann stabilisierend auf unser Selbstbild wirken, da damit ein subjektives Gefühl der Vitalisierung, der Reaktions- und Verteidigungsbereitschaft einsetzt. Die Folge ist, dass man sich weniger ohnmächtig, sondern zielgerichtet erlebt. Bis zu diesem Punkt ist Aggression neutral bis positiv zu werten.

Die Reaktion auf eine Kränkung kann angemessen oder unangemessen sein. An diesem Punkt beginnt sich der Weg bereits in verschiedene Richtungen zu gabeln. Die nächste Weggabelung ist in Sicht, wenn es um die verschiedenen Ausdrucksweisen der Aggression geht.

Es kann sich um körperliche Aggressionen handeln, die mithilfe des eigenen Körpers, vorrangig der Arme und Beine, oder auch mit Gegenständen ausgeübt wird. Verbale sowie symbolische Aggression sind in unserer Gesellschaft sehr häufig anzutreffen. Erstere ist unüberhörbar, da sie durch abfällige Bemerkungen, Flüche, Schimpfworte oder Drohungen versucht, Personen oder Institutionen herabzusetzen. Aggression in Symbolform ist der fast am häufigsten auftretende Aggressionsausdruck. Eine traditionelle symbolisch-aggressive Handlung wird uns schon in frühester Kindheit untersagt, obwohl sie vielen Kindern sichtlich Spaß macht. Nein, es ist nicht der „traditionelle Mittelfinger", der findet seinen Einzug ins Kinderleben erst etwas später – ich spiele auf den Akt des „Zungezeigens" an.

Ich bezweifle, dass „Zungezeigen" immer schon ein Ausdruck der Aggression war, sondern denke, dass er erst durch Verbote dazu gemacht wurde. Auch der Spruch „Zunge zeigen, das tut man nicht, denn das heißt, ich liebe dich" gibt Hinweis auf eine Geste des liebevollen Neckens und nicht feindseliger Aggression.

Wenn Kinder ihren AltersgenossInnen die Zunge zeigen oder eine lange Nase machen, wird damit in unserem Kulturraum etwas wie „Ätsch" ausgedrückt. „Ätsch" ist der Schadenfreude zuzuordnen und man möchte damit seine Überlegenheit ausdrücken. „Ätsch, ich habe gewonnen!", „Ätsch, mein Skateboard ist cooler als deins." So benutzt sind diese Gesten eindeutig der Aggression zuzuordnen und werden vornehmlich von Kindern benutzt. Im Erwachsenenalter sehen sie anders aus, oder haben Sie schon mal einen Mann einem Kumpel die Zunge rausstrecken gesehen, weil er sich überlegen fühlte, da sein Auto schneller fährt? Oder kennen Sie eine Frau, die ihrer Freundin eine lange Nase zeigt, weil sie sich neue Designerschuhe leisten konnte?

Mit dem Erwachsenwerden verändern sich die aggressiven Symbole. Eine Kombination aus Blicken, Mimik und Gestik kann dann zum Ausdruck bringen, dass das Gegenüber das Letzte vom Letzten ist. Der Hauch der Leichtigkeit und Heiterkeit, den das Zunge- und Lange-Nase-Zeigen noch haben, verliert sich mit dem Älterwerden und an seine Stelle tritt eine eisige Grausamkeit.

Als Möglichkeiten, um sich abfällige und abwertende nonverbale wie verbale Aggressionen à la „Die sind doch das Letzte vom Letzen" zu Gemüte zu führen, dienen TV-Sendungen wie beispielsweise „Deutschland sucht den Superstar" oder „Austria's Next Topmodel". Manche der JurorInnen gieren mehr nach Aggression als nach Luft zum Atmen. Oder gibt es das Drehbuch so vor? Die ZuschauerInnen bekommen damit nämlich eine Mischung kredenzt, durch die Ärger, Mitleid und Schadenfreude möglich gemacht wird. Aggression würde in diesem Fall gezielt eingesetzt, um das Publikum zu manipulieren und die Einschaltquote in die Höhe zu treiben. Wenn dem so ist, dann würde die Regie einen aggressiven Stil aufweisen und das Publikum sich an den Konsequenzen der Aggression weiden – verschiedene Formen der Aggression bei ein und derselben Sache.

Drohen mit der Faust oder einem Gegenstand, abfällige Gesten, Gebärden und Mimik sind hingegen seit jeher Ausdruck von Ärger oder Wut. Sie kommen im Alltag so häufig vor, dass sie zum Teil gar nicht mehr ernst genommen werden. Bei diversen Sportarten sind sie nicht mehr wegzudenken, weder aus dem Zuschauerraum noch vom Spielfeld. Fußball ist eine Sportart, die die Gemüter der aktiv wie passiv Beteiligten sehr erhitzen kann und leider zu oft feindselige Aggressionen freisetzt. Ob es zu gefährlichen Verletzungen oder nur zu heiteren Aussprüchen kommt, ist abhängig von der Persönlichkeit der einzelnen Menschen. Sicher ist es nicht immer einfach, den eigenen Ärger zu kontrollieren und zu kanalisieren, wie auch den Worten des Profifußballers Florian Fromlowitz zu entnehmen ist, als er sagte: „Ich hätte vor Wut gern überall reingebissen, am liebsten in den Schiedsrichter."

Hat der Schiedsrichter tatsächlich falsch entschieden oder sah der Fußballer die Entscheidung als persönliche Kränkung?

Es gibt Menschen, die jede Form von Kritik als tiefe Kränkung sehen und höchst unangemessen reagieren. Oft mit verbalen Schlägen, die unter die Gürtellinie zielen, oder Rachefeldzügen, die den Dreißigjährigen Krieg in den Schatten stellen. Es muss nicht einmal Kritik sein, es reicht als Kränkung schon aus, wenn jemand eine andere Meinung oder andere Bedürfnisse hat. Hier nimmt Aggression dann destruktive und verletzende Formen an.

Wann ist es rechtmäßig, dass sich jemand verteidigt? Naheliegend ist die Antwort, wenn er sich bedroht fühlt. Ich kann mich nun durch eine Wespe, die in meiner Nähe herumfliegt, bedroht fühlen und diese deshalb erschlagen. Eine Überreaktion? Wenn jemand eine Insektengiftallergie hat, eher nicht, wenn jedoch eine grundlose Angst vor Wespen dahintersteht, ist die Reaktion übertrieben, auch wenn sie nachvollziehbar ist. Ich kann ja wohl nicht alles in meinem Leben, vor dem ich Angst habe, vernichten!

Werde ich auf der Straße von einem Ganoven überfallen und besteht keine Möglichkeit mehr, die Flucht zu ergreifen, ist Selbstverteidigung eine durchaus angemessene Reaktion und würde daher unter konstruktive Aggression fallen. Wie sieht es aber aus, wenn ich diesen Räuber bei meiner Verteidigung lebensgefährlich verletze? Ist meine Aggression dann destruktiv und unangemessen? Ich sehe es als Berufsrisiko eines Verbrechers an, lebensbedrohende Verletzungen zu erleiden. Sogar dann, wenn VerbrecherInnen höflich darauf hinweisen würden, dass sie nur Beute machen wollen, aber niemanden verletzen werden, kann man solchen Personen wohl kaum vertrauen. Also weist ein Opfer, auch wenn es sich blindwütig wehrt, eine konstruktive Aggression auf.

Aggression in der Politik

Könnte ich jetzt Muammar al-Gaddafi interviewen, wie er die von ihm angeordneten Interventionen benennen würde, mit denen er die Unruhen in Libyen wieder zur Ruhe bringen wollte, wäre die Antwort vermutlich, dass es sich dabei infolge der akuten Bedrohungssituation um völlig angemessene Verteidigungsmaßnahmen handle.

Abgesehen davon, dass es in mir bereits Aggressionen hervorrufen würde, mit einem Diktator sprechen zu müssen, wäre eine solche Antwort für mich kaum mehr auszuhalten. In mir würde ein Sturm von Hilflosigkeit und Wut toben, der gefangen in meinem Körper dann auch nur dort sein Unheil anrichten kann. Also eine Form von destruktiver Aggression, weil sie für mich selbst schädlich ist. Betrachtet man hingegen die Ursache der Aggression, ist sie angemessen. Es ist zutiefst menschlich und mitfühlend, Zorn zu empfinden, wenn schießwütige Handlanger eines machtgierigen Diktators in friedlich demonstrierenden Menschenmengen ein Blutbad anrichten. Ein Blutbad, das in einem Blutmeer endet.

Und trotzdem ist hier Aggression nicht von Nutzen. Es sei denn, sie trägt dazu bei, etwas Konstruktives in Angriff zu nehmen, wie beispielsweise Hilfsorganisationen zu unterstützen oder Ähnliches.

„Die Menschen werden über Regierungen und alle Unterdrückungsapparate siegen" – ein wohltuender Ausblick. Die Ironie daran ist, dass diese Aussage von Muammar al-Gaddafi stammt, der sie 1989 von seinem Gesundheitsminister in Wien verlesen ließ. Der Anlass dafür war, dass Gaddafi dem Altbundeskanzler Bruno Kreisky den höchsten Orden Libyens verlieh. Es war auch ein Zeichen der freundschaftlichen Beziehungen von Libyen und Österreich. Einige Jahre davor war Gaddafi, der „gefährlichste Mann der Welt", auf Staatsbesuch in Österreich. In den Medien wurde das als „diplomatischer Drahtseilakt" betitelt.

Kreisky soll diese kritische Freundschaft mit der Absicht gepflegt haben, dass man radikale arabische Politiker aus der Isolation holen muss und sie durch Einbindung auf einen Kurs der Mäßigung bringen kann. Mache ich den Feind zum Freund, kann ich ihn besser im Auge behalten und er ist berechenbarer. Ob sich Kreisky hier selbst nicht etwas überschätzt hatte? Wobei dieser Grund für die Freundschaft mit Libyen wohl nur ein Teil der Wahrheit ist, der andere ist das große Interesse an wirtschaftlichen Beziehungen. Österreichische Unternehmen hatten in Libyen seither so etwas wie einen Heimvorteil.

Bei zwischenmenschlichen Verbindungen dieser Art spricht man von Zweckbeziehungen. Etwas, das in der gesamten Weltpolitik wohl gang und gäbe ist. Sanfte Diplomatie ist angesagt, offene Aggression kommt nur dann zum Einsatz, wenn sie vorher strategisch durchdacht ist. In Form von Jähzorn jedoch nie. Taktik, Strategie und Berechnung liegen politischem Verhalten zugrunde. Strategie und Taktik können zwar hochaggressiv sein, werden vom Aggressor aber immer als konstruktiv bezeichnet werden.

Der UN-Generalsekretär Ban Ki-moon soll schockiert gewesen sein über die Berichte, denen zufolge Sicherheitskräfte von Gaddafi aus Flugzeugen und Hubschraubern mit tödlichem Geschütz wild in die Menge der DemonstrantInnen gefeuert haben sollen. Ban Ki-moon ließ seinen Pressesprecher verlautbaren, dass derartige Angriffe gegen ZivilistInnen in Libyen für den Fall, dass diese Berichte tatsächlich zutreffen sollten, eine ernste Verletzung der internationalen Menschenrechte darstellen. Sanfte Diplomatie, in deren Untergrund sich Rat- und Hilflosigkeit vermuten lassen.

Eltern, die Derartiges zu ihren Kindern sagen, würde ich dringend kompetente Beratung empfehlen, da eine solche Aussage auf Überforderung, Hilflosigkeit, Inkonsequenz und Angst, Entscheidungen zu treffen, schließen lässt.

Stellen Sie sich vor, Eltern erfahren von der Schule ihres Kindes, dass ihr Sohnemann oder die Tochter MitschülerInnen bedroht, verprügelt, ins Klo einsperrt, auf Lehrpersonen hinschlägt, stiehlt und lügt. Diese Eltern mahnen ihren Nachwuchs mit: „Mein lieber Sohn, meine liebe Tochter, ein derartiges Verhalten und solche Angriffe auf deine Mitmenschen, gesetzt den Fall, dass die Berichte der Schule tatsächlich stimmen sollten, stellen schon eine ernste Regelverletzung im zwischenmenschlichen Miteinander dar." „Ja", kann der Sprössling dann sagen, mit den Schultern zucken, sich umdrehen und frisch und fröhlich dort weitermachen, wo er aufgehört hat.

Hier fallen leere Worte in ein Fass ohne Boden. Oder hoffen wir, dass das Rechtschreibprogramm seine Funktion erfüllt und aus leeren Worten lehrreiche Worte macht? Das wird wohl kaum geschehen, da muss man schon aggressiver vorgehen, was im Falle Gaddafis mittlerweile auch geschah, da von der internationalen Staatengemeinschaft Sanktionen beschlossen wurden. Aber siehe da, auch diese blieben ohne die gewünschte Wirkung, denn Gaddafi wütete weiter.

Gaddafi ließ sich durch das aggressiv angehauchte Frühlingslüftchen, das die Welt nach Libyen schickt, nicht von seinem Tun abhalten. Vielmehr war er damit beschäftigt, den verheerenden Flächenbrand der willkürlichen Aggression nicht erlöschen zu lassen, und ließ weiter wahllos Menschen ermorden. Er schlug wild um sich, um ja nicht seine Machtposition zu verlieren.

Mit welchen Mitteln kann man dem blutrünstigen Dahinschlachten eines gewissenlosen Titanen der Macht Einhalt gebieten? Wenn Sie dieses Buch jetzt in Ihren Händen halten, wissen Sie hoffentlich schon die Antwort.

Aggression in Wirtschaft und Sport

Nicht immer ruft aggressives Vorgehen unweigerlich Gegenaggression hervor. Besonders dann nicht, wenn der Begriff im wirtschaftlichen Kontext genutzt wird.

In der Wirtschaft oder im Sport ist das Wort „aggressiv" sogar vorrangig positiv besetzt. Ein Rennläufer kann einen aggressiven Fahrstil haben. Eine Geschäftfrau eine aggressive Verhandlungstechnik. Weder der eine noch die andere ist dabei gewalttätig oder will jemandem schaden, sondern es ist damit ein starker Wille, sein angepeiltes Ziel zu erreichen, gemeint. Dabei kann es passieren, dass instrumentelle Aggression zum Einsatz kommt. Darunter fallen aggressive Handlungen, die zum Zweck der Leistungsverbesserung eingesetzt werden, und zugunsten dieses übergeordneten Leistungsziels wird eine mögliche Schädigung des Gegners in Kauf genommen.

Der militärische Fachbegriff für Schäden dieser Art ist Kollateralschaden oder bodenständig ausgedrückt Begleitschaden. Ich erreiche mein Ziel, auch wenn „Leichen meinen Weg pflastern"!? Ist aggressives Verhalten dann gutzuheißen, wenn es ausschließlich eine Strategie zur Zielerreichung ist und ohne die Absicht eingesetzt wird, andere Wesen mutwillig zu verletzen, ihnen Schaden zuzufügen oder sie bzw. etwas zu zerstören?

Wenn beispielsweise Sportboxer im Ring stehen, entsteht bei einem K.O.-Sieg auf jeden Fall ein Kollateralschaden. Trotzdem wird man den Sportlern keine bösartig feindselige Aggression unterstellen. Geht bei einem Boxkampf auf der Straße jemand verletzt zu Boden, so steckt sehr wohl Feindseligkeit dahinter. Ein und dieselbe Handlung wird gegensätzlich bewertet – warum? Ein Grund dafür ist wohl, dass in der Sportvariante Regeln einzuhalten sind und Verletzungen im Rahmen dieses Sports von den Ausübenden akzeptiert werden. Hingegen wird bei einem Straßenfight bereits durch die Kampfhandlung an sich eine Regel gebrochen. Auch unterscheidet sich der Grund, warum und mit welcher Absicht jemand seinen Mitmenschen eins auf die Nase gibt. Bei böswillig feindseliger Aggression ist das primäre Ziel, ein Wesen zu verletzen, ihm Schaden zuzufügen oder es zu töten.

In einem Fußballspiel kann die Mannschaft einer aggressiven Spielstrategie den Vorrang geben und aggressive Spieler im Team haben. Einige dieser Spieler sitzen oft auf der Strafbank, andere wieder spielen dadurch genialen Fußball ohne Fouls. Im Zuschauerraum kann es zu Ausschreitungen durch aggressive Fans kommen, die dazu führen, dass friedliche Fans zu aggressiven Handlungen genötigt werden, um gröberen Verletzungen zu entgehen.

Aggression, ein Wort mit zahlreichen Bedeutungen

Die Vielfalt, mit der der Begriff Aggression in unserem Sprachraum verwendet wird, kann so natürlich auch für Missverständnisse sorgen. Die Aufforderung, dass jemand etwas aggressiver vorgehen soll, kann Empörung hervorrufen, besonders bei Menschen, die sich selbst als sehr friedfertig sehen. Auch wenn es umformuliert wird zu: „Wehr dich, setz dich mehr durch, sag nicht immer Ja oder geh es etwas dynamischer an", wird eine solche Aufforderung womöglich auf sanften, stummen, aber spürbaren Widerstand stoßen. Bei solch Widerständigen kann es sich unter Umständen um eine aggressionsgehemmte Person handeln.

Wenn Menschen sich sehr anpassen und Angst haben, unangenehm aufzufallen, nicht gemocht zu werden oder bestraft zu werden, fehlt ihnen der Mut zu jeglicher Auseinandersetzung, aber auch der Mut zur eigenen Meinung. Statt mit dem Wissen, dass Hindernisse überwindbar sind, voller Tatendrang voranzuschreiten, flüchten aggressionsgehemmte Menschen in eine Leidensrolle und drohen im Meer ihrer unausgelebten und unausgesprochenen Bedürfnisse und Gefühle zu ertrinken.

Hier setzt manchmal auch schlagartig ein ungeahnter Lebenstrieb ein, die latente oder unterschwellige Aggression. Dabei handelt es sich um eine Form der feindseligen Aggression. Sie blitzt zwischen pseudofreundlichem Verhalten durch oder schmiert sich entlang vermeintlich wohlwollender Worte wie eine Schleimspur. Sie ist nicht greifbar und flutscht wie Gelee zwischen den Fingern durch. Versucht man sie zu fassen und dingfest zu machen, indem man das Verhalten anspricht, läuft man Gefahr, „gemein und böse" zu wirken. Offene Aggression in der richtigen Dosis und verpackt in einem stylischen Outfit ist oft wesentlich friedvoller als jedes latent aggressive Verhalten. Die Nahrungsquelle der latenten Aggression ist Feigheit. Die Feigheit ist ein Parasit, der auf der Angst klebt wie eine fette, von Blut volltrunkene Zecke.

In der richtigen Dosis ist aber ebenso die Aggressionshemmung für impulsive Menschen wichtig, damit sie nicht bei jeder kleinen Frustration völlig „auszucken". Es ist sehr nützlich, seine Aggressionen kontrollieren zu können und das auch zu tun. Kann oder will ich das nicht und ängstige meine Mitmenschen durch Zornesausbrüche, ist dieses Verhalten ebenso als feig zu bezeichnen, da ich es für nötig erachte, mich immer hinter dem Schutzschild der Aggression zu verstecken. Der Wirt, der den Parasiten dieser Form der Feigheit nährt, ist die Gier nach Macht und Kontrolle sowie die Angst vor Macht- und Kontrollverlust.

Aggression als Symptom
Aggressionen, die von ganz anderen dunklen Quellen gespeist werden, treten gar nicht so selten im Verhaltensrepertoire depressiver Menschen auf. Unterschwellig kommt Aggression zum Beispiel dann zum Vorschein, wenn Vorschläge und Aufforderungen zu lebensbejahenden genussvollen Aktivitäten erschöpft und leidend zurückgewiesen werden. Wohlwollende Mitmenschen können einem depressiv Verstimmten einfach nichts recht machen. Egal wie man es angeht, es passt nicht, dies wird jedoch nicht offen kommuniziert, sondern verdeckt. Das wiederum kann beim Gegenüber Hilflosigkeits- und Schuldgefühle wecken sowie gleichzeitig die Motivation erhöhen, es besser zu machen. Irgendetwas muss doch einmal angenommen werden! Nein, muss es nicht und genau das macht solches Verhalten aggressiv. Aber es wirkt auch autoaggressiv, also selbstzerstörerisch, da es die von einer Verstimmung betroffenen Menschen noch weiter hinunter in die Depressionsspirale zieht. Schlussendlich kann es auch dazu führen, dass sich die Menschen aus dem sozialen Umfeld mehr und mehr abwenden. Zurück bleibt ein einsamer, zutiefst verstimmter Mensch ohne Lebensfreude und FreundInnen.

Bei Männern, so weiß die Wissenschaft, können auch offen feindselige und aggressive Verhaltensweisen wie eine nach außen gerichtete Vorwurfshaltung sowie Zornesattacken Zeichen einer Depression sein. Aufgrund dieses Gesamtbildes bleibt eine depressive Erkrankung bei Männern oft undiagnostiziert, zumal Betroffene sich diesen Zusammenhang selbst nicht vorstellen können und Männer auch mehr dazu tendieren, psychische Erkrankungen an sich selbst nicht wahrhaben zu wollen.

Ein Akt entfesselter Aggressionsflut ist der Suizid. Eine Million Menschen stirbt pro Jahr auf der ganzen Welt durch Selbsttötung. Es wird geschätzt, dass auf jeden vollendeten Suizid 20 oder mehr Suizidversuche kommen. Der Suizid ist somit die zehnthäufigste Todesursache und macht 1,5 Prozent aller Todesfälle weltweit aus!

Die Zerstörung der eigenen Person durch vollendeten Suizid oder durch eine selbstschädigende Aktion, die nicht mit dem Tod endet, ist eine aggressive Handlung. Suizid hat einerseits autoaggressiven Charakter, ebenso aber entpuppen sich beim näheren Hinsehen auch starke fremdaggressive Elemente. Nach außen gerichtete Aggression ist besonders dann vorhanden, wenn ein Mensch seinen

Suizid plant, um Rache zu üben. Bis vor Kurzem dachte ich nicht, dass solche Rachegelüste offen zugegeben werden, bis ich mit einer Frau sprach, in deren Patientinnenbiografie ein drei Jahre zurückliegender Suizidversuch vermerkt war. Ich war besorgt, dass noch immer oder wieder Suizidgedanken auftreten könnten, da die Frau in unserem Gespräch traurig und aufgewühlt war. Just beim Nachfragen, was damals zum Suizidversuch beigetragen hat, trat eine Verwandlung ein, denn sie wirkte plötzlich gelassen, ja, fast fröhlich und winkte meine Sorgen glaubhaft in den Wind. Damals habe sie ihr Partner verlassen, mit dem sie sich eine lebenslange Beziehung erwartet hatte. „So leicht wollte ich ihn nicht davonkommen lassen, er sollte spüren, was er mir angetan hat", erklärte mir die Frau ihren versuchten Akt der Selbsttötung. Wie gekränkt, wütend und verzweifelt muss ein Mensch jedoch sein, wenn er nur mehr den eigenen Tod als Ausweg sieht, um es jemandem „heimzuzahlen"?

Auch wenn diese Art der Rache so nicht geplant ist, hinterlässt eine Person, die sich suizidiert, Opfer. Angehörige, FreundInnen und Bekannte, die mit diesem Trauma weiterleben müssen. Somit wohnt dem Suizid Autoaggression wie Fremdaggression inne. Bei dem Phänomen „Suicide by Cop" ist die innewohnende Fremdaggression schier unübersehbar. PolizistInnen werden von einem lebensmüden Menschen zu seinem „Werkzeug" gemacht und somit zu „TäterInnen und Opfern" gleichzeitig.

Erweiterte Suizide, so nennt man Selbsttötungen, bei denen andere Menschen „mit in den Tod genommen" werden, sind nicht so selten. Oft sind nahe Angehörige wie die eigenen Kinder die Opfer, aber eben auch völlig fremde Menschen. Erst kürzlich endete in Niederösterreich ein „Suicide by Cop" nicht nur für den lebensmüden Thomas P., sondern auch für einen Polizisten tödlich und ein zweiter erlitt dabei schwere Schussverletzungen.

Die Angehörigen von Thomas P. beteuerten vor der Presse, dass er ein liebevoller Familienvater und ein guter Mensch gewesen sei. Er habe nach Hilfe gerufen, aber niemand habe ihn gehört. Der Tod des Polizisten sei natürlich schlimm, aber hätte der arme Polizist eine Schussweste getragen, wäre er jetzt nicht tot. Es ist nachvollziehbar, dass die Trauer der Familie riesengroß ist, aber rechtfertigt Trauer solche Anschuldigungen? Es sprühen feindselig aggressive Funken zwischen den Zeilen hervor. Schuldpatzen werden wahllos in die Umgebung geworfen.

Den Medienberichten war zu entnehmen, dass Thomas P. in seiner Funktion als Finanzbuchhalter einer großen Firma Millionenbeträge auf sein privates Konto abzweigt hatte. Betrug ist ein Verbrechen, bei dem Aggression verdeckt, aber niemals offen zutage tritt. BetrügerInnen sind oft angesehene, höfliche Menschen, die mit Witz und Charme ihr Umfeld beeindrucken. Latent aggressiv sind sie aber allemal, denn sie wissen, dass sie mit ihren Taten andere Menschen schädigen. Meist sind sie auch der Ansicht, dass ihnen dieser Akt der Bereicherung zusteht.

Als der Betrug aufflog, zahlte Thomas P. die Summe zwar sofort zurück, wurde aber dennoch zu einer zweimonatigen Haftstrafe verurteilt. Die Tatsache, überhaupt ins Gefängnis zu müssen, konnte er nicht verkraften, und das habe er bereits bei der Urteilsverkündung kundgetan. Eine depressive Verstimmung sei bei Thomas P. durch dieses Urteil ausgelöst worden. Als er dann nach einigen Monaten den Bescheid bekam, die Haftstrafe antreten zu müssen, explodierten all seine Emotionen und brauten sich zu einem schrecklichen Hurrikan zusammen. Zuerst versuchte er es mit Flucht, besann sich kurz, um dann schlagartig zum Angriff überzugehen. Er nahm seine Pistole aus dem Tresor, teilte seiner Frau mit, dass er das jetzt beenden werde, und verließ das Haus.

Einen mir lieben Menschen mit einer solchen Ankündigung und Handlung in unbändige Angst zu versetzen ist im Übrigen hochaggressiv.

Die Ehefrau alarmierte die Polizei in der Hoffnung, ihr Mann könne gerettet werden. Ich unterstelle Thomas P., dass er wusste, dass seine Frau Hilfe holen werde. Er instrumentalisierte so auch sie und benutzte sie für seine Todeswünsche. Instrumentelle, berechnende Aggression mit Kollateralschaden?

Die Polizisten entdeckten Thomas P. in einem Waldstück. Eigentlich müsste er genügend Zeit gehabt haben, um sich schon vor Eintreffen der Polizei zu erschießen. Warum hat er es nicht getan? Hatte er Hemmungen, die Waffe gegen sich selbst zu richten? Wollte er einen Abgang inszenieren, den niemand vergisst? War die Exekutive das Feindbild von Thomas P., da sie ihn an jenen Ort bringen würde, den er noch mehr fürchtete als den Tod? Feindselige, impulsive Aggression? Nahm Thomas P. aus diesen oder ähnlichen Gründen einen Polizisten mit in den Tod?

Den Medienberichten zufolge forderte Thomas P. beim Eintreffen der Polizisten durch fremdgefährdendes Verhalten einen tödlich endenden Schusswechsel heraus. Ein Sturm von Aggressionen war blitzartig entfacht. Jener Orkan, den selbstzerstörerische Aggression gepaart mit feindseliger hier hervorgerufen hat, hinterließ Verwüstungen noch ungeahnten Ausmaßes. Ungeahnt deshalb, da niemand weiß, wie die Frau von Thomas P., sein Kind, seine Familie und FreundInnen diesen Akt der Selbsttötung und der Zerstörung von Menschenleben verkraften werden. Und weil niemand weiß, wie Angehörige und FreundInnen des getöteten Polizisten das furchtbare Geschehnis und den Verlust verarbeiten werden. Und weil niemand weiß, welche Auswirkungen diese Tragödie auf den überlebenden Polizisten und seine KollegInnen in der Zukunft haben wird.

Menschen, die einen erweiterten Suizid begehen, werden von Kränkung, Wut, Egozentrik und Macht getrieben. Eine depressive Verstimmung alleine kann für eine solche Tat nicht verantwortlich sein. Schwere Persönlichkeitsstörungen spielen die tragende Rolle. Auf jene, von der Thomas P. unter Umständen betroffen gewesen sein könnte, werde ich in den Kapiteln über Narzissmus und Soziopathie noch näher eingehen.

Wohlgemerkt, Menschen, die an einer Depression leiden, verhalten sich nicht aus Jux und Tollerei und auch nicht aus Feigheit aggressiv, es handelt sich hingegen um ein Symptom der depressiven Erkrankung. Menschen, die an einer schweren Depression erkrankt sind, haben meist eine viele größere Problemlast zu tragen als einen selbstverursachten zweimonatigen Gefängnisaufenthalt. Die selbstzerstörerische Kraft einer schweren Depression sperrt Betroffene oft über Jahre hinweg in ein seelisches Gefängnis, dagegen wirkt ein realer, zeitlich begrenzter Gefängnisaufenthalt wie ein Wellness-Wochenende.

Offenes wie latent aggressives Verhalten jedoch grundsätzlich auf eine Depression zurückzuführen wäre falscher als falsch. Es ist nur eine mögliche Ursache, welche in der Gesamtheit aller Aggressionen auf der Welt einen minimalen Prozentsatz einnimmt. Wesentlich häufiger liegt aggressiven Handlungen ein Machtmotiv zugrunde.

Aggression aus Sicht der Kriminalpsychologie

In der Kriminalpsychologie findet man Hinweise darauf, dass beispielsweise sogenannte sadistische TäterInnen die Zerstörung ihres Opfers zum Ziel haben. Eine Vergewaltigung bringt ihnen nicht eine Befriedigung sexueller Lust, sondern Genugtuung, dieses „Etwas" zerstört zu haben.

Oft handelt es sich um TäterInnen, deren Kindheit gezeichnet war von Gewalt, Ablehnung und Vernachlässigung. Ausgeglichen wurden diese leidvollen Erfahrungen durch Fantasien, in denen sie sich stark, mächtig und überlegen fühlen konnten. Ihr Umfeld lebte Gewalt, sie lernten so Gewalt. So liegt es nahe, dass der Wunsch, die Oberhand zu gewinnen und sein Umfeld zu dominieren und kontrollieren, am besten durch aggressive Handlungen in die Realität umzusetzen ist. Jedoch gewinnen sie damit keine Kontrolle über jene Menschen, die ihnen ihre Kindheit und Jugend zur Hölle gemacht haben, sondern meist über völlig fremde Menschen.

Aus der Befragung von Serienmördern weiß man, dass sie mit ihren Taten neben Familienmitgliedern auch oft die Gesellschaft oder die ganze Menschheit schädigen wollten. Ein böswilliger, mörderischer Rundumschlag. Sie wollen Rache nehmen an jenen Menschen, die aus ihrer Sicht das Glück familiärer Geborgenheit erleben durften, und so Mitmenschen für deren augenscheinliches Glück bestrafen.

Aggression scheint dabei eine Art Notwehrfunktion zuzukommen. Aggression gibt eine trügerische Sicherheit. Sicherheit, sich vor Verletzungen schützen zu können und Hindernisse des Lebens aus dem Weg räumen zu können. Habe ich sonst nichts mehr, so bleibt mir immer noch die Gewalt.

Ein Büblein klagte seiner Mutter: „Der Vater hat mir eine Ohrfeige gegeben." Der Vater aber kam dazu und sagte: „Lügst du wieder? Willst du noch eine?"

Mit dieser seiner kürzesten Kalendergeschichte zeigt der Dichter Johann Peter Hebel, wie ein gewalttätiger Vater sich mit zwei Sätzen unfreiwillig als Lügner und Prügler outet. Die Geschichte ist rund 200 Jahre alt, aber leider nach wie vor aktuell. Nicht nur dass Kinder misshandelt werden, sie werden auch noch als verlogene Fratzen hingestellt.

Wachsen Menschen in einem Umfeld auf, welches als Grundstimmung Aggression vermittelt, gibt es keinen Nährboden für

Empfindungen wie Liebe, Zuneigung, Mitgefühl, Vertrauen, Trost, Sicherheit, Beschützt-Sein oder Wertschätzung. Und so verkümmern diese zarten Pflänzchen, bevor sie überhaupt erste Triebe bilden konnten.

Wenn Eltern oder Bezugspersonen nicht auf die Interaktions- und Kommunikationsversuche, also die grundlegenden Bedürfnisse, ihrer Kinder eingehen und sich ihnen gegenüber kalt, disziplinierend und herabwürdigenden verhalten, hat das negative Konsequenzen für das Kind. Mitleidlosigkeit, Gewalttätigkeit und gestörte soziale Beziehungen können die Spätfolgen eines solch aggressionsverseuchten sozialen Umfelds in Kindheit und Jugend sein.

Kinder können durch viele negative Erfahrungen ein Bild von ihrer Umwelt bekommen, in der sie diese als bedrohlich und feindlich wahrnehmen. Fühle ich mich ständig bedroht, versetzt mich das in den Zustand permanenter Verteidigungsbereitschaft. Wie zuvor schon ausgeführt, ist es unterschiedlich, zu welchen Mitteln Menschen greifen, um sich zu verteidigen. Der Einsatz von aggressiven Mitteln liegt sehr nahe, besonders dann, wenn sie treue Begleiter eines Menschen seit Lebensbeginn oder gar schon davor sind und/oder waren – ein Kreislauf der Gewalt.

Damit jedoch noch nicht genug der Unterschiede bei Aggressionen, man kennt ja auch noch jenen zwischen heißer und kalter Aggression. Heiße Aggression ist mit starken Emotionen wie Wut, Zorn, Ärger, aber auch Angst verbunden, sie ist impulsiv. Kalte Aggression ist Mittel zum Zweck und es treten dabei kaum Gefühle auf. Diese Unterscheidung ähnelt jener zwischen feindseliger und instrumenteller Aggression.

Wie eingangs erwähnt, kann feindselig aggressives Verhalten auch die Antwort auf ein aversives Erlebnis sein. Hier gibt es aber noch eine alternative Reaktion: die Flucht.

Ob ein Mensch sich für Flucht oder Angriff entscheidet, hängt von seiner Lebensgeschichte und der aktuellen Situation ab. Ist eine Flucht unmöglich und/oder hat aggressives Verhalten in der Vergangenheit zum Erfolg beigetragen und/oder ist ein geeignetes Aggressionsziel zur Hand und/oder ist die Aggressionshemmung schwach ausgeprägt, dann wird angegriffen.

Diese Erkenntnisse aversive Situationen betreffend sind nicht nur im Humanbereich, sondern auch im Tierbereich durch Untersuchungen gut belegt. So weiß man um die Zusammenhänge zwischen

Hitze und dem Auftreten von Unruhen, Streit und Gewalttätigkeit. Dazu braucht man aber kein Wissenschafter zu sein, sondern nur einmal im Hochsommer zur Hauptverkehrszeit U-Bahn zu fahren, mit dem Auto im Stau zu stehen oder an der Kasse im Supermarkt anzustehen. Körperlich, verbal, symbolisch, oft weiß man gar nicht, was man als Erstes beachten oder besser ignorieren sollte!

So treten immer wieder Situationen im Alltag ein, die höchst unangenehm oder gar bedrohlich erscheinen und die man liebend gerne auf der Stelle fluchtartig verlassen möchte, aber es geht nicht.

Ein starker Motor der Flucht ist die Angst. „Lauf Hase, lauf" ist sinnvoll, wenn ein Adler hinter dem Hasen her ist. Ist es hingegen ein Rasenmäher, der die Ruhe des Hasen stört, wäre ein Angriff auf die Karotten im Gemüsegarten effektiver als die Flucht. Es würde für den Hasen eine Erhöhung seiner Lebensqualität bedeuten.

Haben Menschen vor objektiv gesehen ungefährlichen Situationen oder Dingen Angst, ist die Karottenvariante zu empfehlen, was bedeutet, die Bewältigung der Angst oder Phobie in Angriff zu nehmen, statt den Weg der Flucht oder Vermeidung einzuschlagen.

Mut macht auch stark. Innere Stärke erweist sich als effektives Schutzschild, um Aggressionen wie einen Squashball abprallen zu lassen. Angst hingegen macht hilflos und klein, man fühlt sich schwach – da kann es passieren, dass man sogar von einem Rasenmäher niedergemäht wird.

15. Ängste und Phobien

Ängste stehen in der Vielfalt ihrer Ausprägungen den Aggressionen um nichts nach. Nicht nur, dass man Hunderte von Bezeichnungen für Phobien im Internet findet, gibt es im Diagnoseschema ICD-10 fünf Diagnosenummern für Phobien und sechs für Angststörungen.

Ich habe eben Angst und Phobie in einem Atemzug genannt und um Missverständnisse zu vermeiden, führe ich gleich auch die Unterscheidung an. Von Phobie spricht man, wenn Angst ausschließlich oder überwiegend durch eindeutig definierte Situationen, Objekte oder Individuen hervorgerufen wird. Dabei handelt es sich im Allgemeinen um ungefährliche Situationen, Objekte oder Individuen, die entweder in höchster Angst und unter enormer Anspannung ertragen werden oder häufiger noch vermieden werden.

Die Angst, die dadurch ausgelöst wird, fühlt sich für die von Phobien betroffenen Menschen genau so an wie jene Angst, die nicht als Phobie bezeichnet wird. Egal ob es sich nun um eine Angststörung oder um eine Phobie handelt, die Intensität des Angstgefühls kann von Unbehagen bis hin zur Panik reichen. Auch im Körper laufen bei Angst und Phobie dieselben Vorgänge ab, wie spürbares Herzklopfen, Schwächegefühl, Schwindel, Zittern und Mundtrockenheit, um nur einige zu nennen. Für Betroffene ist es somit egal, ob der Name des Phänomens, das sie quält und ihnen fürchterlich viel Energie und Lebensfreude stiehlt, Angststörung oder phobische Störung lautet.

Die bekanntesten sind wohl die Agoraphobie und die Klaustrophobie. Die Angst vor großen Plätzen und die Angst vor engen Räumen. Im Diagnoseschema ICD-10 werden jedoch beide Ängste unter der Diagnose F40.0 Agoraphobie zusammengefasst.

Somit haben Menschen mit Agoraphobie nicht nur Angst vor großen Plätzen, sondern vor weit mehr Situationen. Angst vor Menschenmengen oder vor ähnlichen Situationen, aus denen eine rasche Flucht und ein sofortiger Rückzug an einen sicheren Ort, meist in das eigene Zuhause, nicht möglich sind. Zu solchen Orten können nun alle Arten von Bahnen zählen wie U- und Straßenbahnen, die klassische Bahn sowie auch Flugzeuge oder Seilbahnen, Sessellifte oder abgelegene einsame Orte.

Von dieser Phobie betroffene Menschen wissen sehr wohl, dass solche Situationen grundlegend nicht gefährlich sind, und somit nützt gutes Zureden, sie bräuchten doch keine Angst zu haben, sehr wenig. Solche Ängste haben die unangenehme Angewohnheit, völlig irrational zu sein, und noch viel schlimmer, sie haben immer einen fiesen riesengroßen Kollegen, der als Kundschafter der Angst vorausgeschickt wird, um die Bedrohung einzuschätzen. Dieser Kundschafter trägt den Namen Erwartungsangst und er ist ein verlogener Bastard. Er ist ein Verbrecher oder korrekt gesagt eine Verbrecherin. Die Erwartungsangst ist weiblich. Auch wenn es weniger Serienmörder*innen* gibt, im Bereich der Ängste führt die Weiblichkeit. Sowohl ist das Nomen weiblich, als auch sind mehr Frauen als Männer von Angststörungen betroffen.

Die Erwartungsangst ist eine hinterhältige Betrügerin, eine

Hochstaplerin. Sie schneidet auf und bringt die Kunde, dass die jeweiligen Situationen, Objekte oder Individuen ganz fürchterlich, unaushaltbar schrecklich bis katastrophal sind.

Erst wenn Menschen dieser Kundschafterin kein Vertrauen mehr schenken und ihren Hang zu maßloser Übertreibung durchschauen, ist der Bann der Angst gebrochen. Dazu ist es aber nötig, den Mut aufbringen, sich der Angst zu stellen und zu versuchen sie auszuhalten, denn dadurch erfahren Betroffene erst, dass die Erwartungsangst viel, viel größer ist als die tatsächlich in der Situation auftretende Angst.

Angst ist eine sehr häufige psychische Problematik. Sie ist aber auch eine gesunde Emotion, die unser Überleben in der Evolutionsgeschichte gesichert hat. Ohne eine gesunde Portion Angst und Vorsicht wären vermutlich zahlreiche unserer VorfahrInnen von Säbelzahntigern oder ähnlichen nahrungssuchenden GesellInnen gefressen worden. In gewissen Situationen ängstlich oder gesünder ausgedrückt vorsichtig zu sein ist also sehr sinnvoll.

Wo ist die Grenze von gesundem Angstempfinden?

Grundsätzlich und ohne auf ein Diagnoseschema zurückzugreifen, ist dort die Grenze, wo Angst einen Menschen in seiner Lebensführung einschränkt und er einen Leidensdruck verspürt.

Es gibt wesentlich mehr Menschen mit einer Spinnenphobie, als man annehmen würde. Auch wenn alle Diagnosekriterien einer bestimmten Phobie zutreffen, heißt das noch lange nicht, dass die Person darunter leidet. So wird jemand, der in der Stadt in einer Wohnung lebt, selten mit Spinnen konfrontiert oder hat eher die Möglichkeit, sich dem näheren Kennenlernen einer Spinne zu entziehen.

Plant diese Person nun einen Umzug in ein Haus mit Garten, kann diese Angst zur Qual werden. Eine Arachnophobie, die Angst vor Spinnen, ist jedoch mittels einer verhaltenstherapeutischen Behandlung gut in den Griff zu bekommen. Zwar werden sich Betroffene nach einer erfolgreichen Psychotherapie nicht unbedingt eine Vogelspinne als Haustier halten, aber sie können lernen, Spinnen selbstbewusst gegenüberzutreten. Ein Drauftreten ist angesichts der Nützlichkeit dieser Tiere nicht wünschenswert. Eigentlich müssten

Insekten eine Anthropophobie aufweisen, bedenkt man, wie der Mensch mit diesen Lebewesen umgeht.

Die Menschheit geht jedoch nicht nur mit diesen Lebewesen achtlos um, sie tut es mit einer Regelmäßigkeit auch mit dem großen Ball, auf dem wir alle leben. Daraus folgt, dass Menschen vor ihren eigenen Taten Angst haben sollten, wenigstens ein bisschen gesunde Angst. Warum fehlt diese Vorsicht so häufig?

1945 wurden zwei Städte Japans, Hiroshima und Nagasaki, durch Atombomben völlig zerstört. Die japanische Bevölkerung bekam als erste und einzige Nation die militärische Nutzung der Atomkraft auf verheerende Art und Weise zu spüren. Die Zahl der unmittelbaren und später folgenden Todesopfer durch die „Strahlenkrankheit" ist unvorstellbar, 222.000 sollen es gewesen sein.

Zwar war ich damals noch nicht auf der Welt, aber in meinem Gedächtnis hat sich die Erinnerung an das Buch „Sadako will leben" tief eingebrannt. Dieses Buch schildert die berührende Geschichte eines Mädchens, das Jahre nach dem Atombombenabwurf Opfer der Strahlenkrankheit wurde.

Ich las dieses Buch in meiner frühen Jugendzeit und seither bohrt sich immer ein kleiner schmerzlicher Stich in meine Seele, sobald ich einen Origami-Kranich sehe, obwohl dieser ein Symbol für Glück ist.

Eine japanische Legende besagt, dass der Kranich tausend Jahre alt wird und dass ein kranker Mensch wieder gesund wird, wenn er tausend Kraniche faltet. So begann Sadako Kraniche zu falten, um den Verfall ihres Körpers, den die Strahlung ausgelöst hatte, aufzuhalten. Mit jedem Kranich, den Sadako faltete, arbeitete sie gegen ihre Schmerzen und ihre Angst vor dem Tod. Sie faltete diese Vögel, um ihre tosenden Gefühle zu bewältigen, und merkte dabei, dass Kraniche zu falten ein guter Weg war, um sich Mut zu machen.

Mut ist der Gegenspieler der Angst. Übermut tut selten gut, dieses Sprichwort hat seine Gültigkeit, wenn Fahrlässigkeit, mangelnde Vorsicht, Gier oder ähnliche Ambitionen dahinterstehen. Solche unterstelle ich auch jedem Land und jeder Institution, die Atomkraftwerke für gut befindet, erbaut oder betreibt.

Die Grundpfeiler der Angst

Japan liegt über dem „Pazifischen Feuerring". In 90 Prozent aller Erdbeben auf unserem Planeten liegt das Epizentrum des Bebens in diesem höllischen Ring. Trotz des Wissens um diese Fakten und obwohl Abertausende JapanerInnen durch die tödliche Wirkung der Atombombe dahingerafft wurden, baut Japan seit mehr als einem halben Jahrhundert die Atomkraft aus. Und nochmals stelle ich die Frage nach dem Warum! Handelt es sich um eine Hypophobie, also das Fehlen von Angst, einer gesamten Nation?

Der Philosoph Liessmann erklärt in einem Zeitungsinterview eine solche Angstlosigkeit am aktuellen und erschütternden Beispiel des Erdbebens in Japan und der daraus resultierenden Atomkatastrophe. Liessmanns Überlegungen gehen dahin, dass Japans unbeschwerter Umgang mit Atomenergie eine bestimmte Form von Verarbeitung des Traumas oder auch Verdrängung der maßlosen Zerstörung von 1945 sein könnte. Japan trotzt der Welt und zeigt so, dass Atomenergie auch für friedliche, konstruktive Zwecke genutzt werden kann und nicht nur für todbringende Kriegsführung. JapanerInnen weisen auch, im Vergleich zu den kontinentaleuropäischen BewohnerInnen, ein großes Vertrauen in modernste Technologien auf. Unter bestimmten Bedingungen, erwähnt Liessmann, kann eine gewisse Form von Technikfeindlichkeit dann doch auch eine Form der Klugheit darstellen.

Das soll jedoch keineswegs bedeuten, dass JapanerInnen dumm sind! Was jedoch sehr wohl auffällt, ist die hohe Disziplin, welche die Mehrheit der japanischen Bevölkerung aufweist. Ein Kulturgut, welches Jahrhunderte über Generationen hinweg weitergegeben wurde. Wenn ein solches Kulturgut, ohne es zu hinterfragen, übernommen wird, kann aus Disziplin leicht blinder Gehorsam werden. Blinder Gehorsam hat die unerfreuliche Nebenwirkung, Vernunft und rationales Denken lahmzulegen.

Interpretiert man diese Disziplin nun als blinden Gehorsam, liegt es nahe, dass die Angst vor möglichen Restriktionen bei einem Regelbruch so viel an Seelenenergie verschlingt, dass eigenständiges Denken und Schlussfolgern energietechnisch nicht mehr möglich sind.

Sieht man als Ursache dieser Disziplin einen eisernen Willen und ein unermesslich großes Durchhaltevermögen, haben Angst und Panik ebenfalls kaum Chancen, unkontrolliert durchbrechen zu können. Im Zustand größter Verzweiflung durchzuhalten, stark zu bleiben und immer das Beste zu geben wird dem japanischen Volk, wenn schon nicht vorgeburtlich, dann auf jeden Fall gleich nach der Geburt in die Wiege gelegt. „Ganbatte kudasai" bedeutet in etwa „nur nicht aufgeben" und ist im asiatischen Kampfsport wie auch im Alltag gebräuchlich. Hierzulande würde man sagen „Mach's gut", „viel Glück" oder „Toi, toi, toi". Auch wenn diese Motivationsworte in ein und derselben Situation gebräuchlich sind, macht es einen Unterschied, ob man aufgefordert wird zu kämpfen oder zuversichtlich zu sein. Bei Zuversicht darf die Angst noch um die Ecke lugen und ihr Gesichtchen zeigen, beim Kampf hingegen hat sie von der Bildfläche zu verschwinden.

Vor diesem Hintergrund erstaunt auch die Einstellung einer Tokioterin nach dem stärksten Erdbeben seit Jahrhunderten nicht. Unerschütterlich, gelassen und wohl alles andere als ängstlich wirkt der Satz dieser Japanerin, die meint: „Gegen Erdbeben kann man nichts machen, sondern nur hoffen nicht da zu sein, wenn es passiert."

Angesichts der aktuellen Situation in Japan leidet man nicht an einer Radiophobie, einer Angst vor Strahlung, wenn man sich bezüglich der Folgen eines atomaren Unfalls ängstigt. Zwar sind wir hier im deutschsprachigen Raum Tausende Kilometer von dem japanischen Super-GAU entfernt, aber dieses Unglück hindert uns daran, mögliche Sorgen und Angstgedanken betreffend all die Atomkraftwerke in unserer unmittelbaren Umgebung frisch-fröhlich zu verdrängen. Die trügerische Sicherheit, in der sich viele Menschen gewogen haben, ist nun mit einem Schlag verloren gegangen. Mit einem Beben der Stärke 9 und Aussagen von Risikoforschern, die darauf hinweisen, dass auch in erdbebensicheren Zonen, also in Zonen, wo nur alle 100.000 Jahre die Erde bebt, ja gerade das 99.999 Jahr sein könnte.

Dieser Gedanke kann Angst machen, aber nicht alle Menschen sind gleichermaßen empfänglich für „Angstmache". Es ist auch keine Angststörung, Phobie oder andere psychische Störung, wenn wir bei Bildern und Berichten aus Katastrophengebieten plötzlich Unruhe, Angst, Traurigkeit oder Seelenschmerz empfinden. Es ist Mitgefühl. Ich fühle mich in eine Situation ein, und das macht mir in diesem Augenblick Angst. Bevor diese uns zu überfluten droht, setzen gesunde psychische Abwehrmechanismen ein und holen uns wieder ins Hier und Jetzt zurück. Als Nachwirkung bleibt Betroffenheit, aus der sich konstruktive Handlungsstrategien entwickeln können, wie beispielsweise etwas zu spenden oder Antiatombewegungen zu unterstützen.

Versagen hingegen meine Abwehrmechanismen und ich fühle mich zu tief in solch bedrohliche Situationen ein, kann ich mich vom Leid dieser Menschen nicht mehr abgrenzen. Ängsten, Panik und Depression werden so Tür und Tor geöffnet. Die Folge kann eine Art Lähmung sein, man fühlt sich ohnmächtig, hilflos und den Mächten der Natur und des Menschen ausgeliefert.

„Ganbatte kudasai" wäre bei solchen Hilflosigkeitsgefühlen angebracht, wird jedoch gerade da nicht auf fruchtbaren Boden fallen, denn ein solcher Boden muss über Jahre hinweg dafür vorbereitet werden. Um „Ganbatte kudasai" in asiatischer Tradition zelebrieren zu können, muss der zarte Boden kindlicher Unbeschwertheit mit Leistungsdruck gedüngt, mit Drill geharkt und mit Drohungen umgegraben werden. Dass ich hier nicht vorurteilshaft mit Schmutz werfe, bezeugt das Buch von Amy Chua „Battle Hymn of the Tiger Mother" – „Schlachthymne der Tigermutter" –, die einen derartigen Erziehungsstil bestätigt.

Ob im asiatischen Raum jemals Kinder oder Jugendliche unter einer Schulphobie leiden?

Ist die Ursache der Angst, in die Schule zu gehen, auf das Gefühl der Überforderung zurückzuführen, dann wäre Schulphobie wohl verboten, denn Überforderung gibt es nicht, sondern „Ganbatte kudasai". Liegt Schulverweigerung vor, darf es eine solche schon gar nicht geben, denn Disziplin ist mit Verweigerung absolut nicht kompatibel. Steckt eine Trennungsangst hinter der Schulphobie, so könnte man auch asiatische Kinder nicht gegen eine solche immun machen. Die Frage ist nur, ob Trennungsangst akzeptiert wird und Rücksicht darauf genommen werden würde. Wohl kaum, denn es gilt ja „Ganbatte kudasai".

Ein bisschen „Ganbatte kudasai" würde hierzulande so mancher Familie mit einem schulphobischen Sprössling guttun. Die Ursache dafür liegt nämlich selten im Kind, sondern meist in der Dynamik des Systems Familie.

Der Grundpfeiler zahlreicher Ängste und Phobien wird in der Kindheit gegossen, aus einer Mischung von Genetik, Erziehung und Umfeld. Ängste und Phobien können für Betroffene Höllenqualen bedeuten, selten jedoch verfügen von pathologischen Ängsten betroffene Menschen über teuflische Wesenszüge.

In einer Untersuchung, die der Kriminalist Harbort an 52 Serienmördern durchgeführt hat, wiesen 7,7 Prozent, also vier Personen, eine ängstliche (vermeidende) Persönlichkeitsstörung auf. Diese Störung zeichnet sich durch starke Gefühle der Unzulänglichkeit sowie eine anhaltende Angst, in sozialen Situationen kritisiert oder abgelehnt zu werden, aus. Daraus resultieren auch die Angst und Vermeidung, sich auf zwischenmenschliche Beziehungen privater wie beruflicher Natur einzulassen, da solche die Gefahr von Kritik, Missbilligung oder Ablehnung in sich bergen. Menschen, die einen solchen Persönlichkeitsstil aufweisen, stehen unter ständiger innerer Anspannung und leiden unter ihrer Kontaktarmut und häufig auch an Depressionen.

Handelt es sich in diesem Fall dann um schüchterne, verängstigte und deprimierte MöderInnen? Vermutlich nicht, aber sicher sind es sonderbare Menschen, die in ihrer Kindheit und Jugend abgelehnt, abgewertet oder gedemütigt wurden und ohne Zuwendung und Liebe aufwachsen mussten. Entweder haben sie im Laufe der Zeit erfolglos versucht ihre Ängste und Unsicherheiten auszubalancieren und es ist so ein Übermaß an Unverfrorenheit entstanden oder sie entwickelten einen gefährlichen, überdimensionalen Hass auf andere Menschen und rächten sich mit sadistischen Tötungsritualen.

28,8 Prozent, das sind circa 15 der Mörder, zeigten alle Anzeichen einer dissozialen Persönlichkeitsstörung. Auf diese gehe ich in einem eigenen Kapitel noch genau ein. Vorab sei jedoch gesagt, dass solche Menschen selbst bar jeder Angst sind, aber ihre Mitmenschen häufig in Angst und Schrecken versetzen.

Von einer Persönlichkeitsstörung spricht man erst dann, wenn Persönlichkeitszüge unflexibel, eingefahren und wenig angepasst sind. Die Wahrnehmung, das Denken und Fühlen sowie die zwischenmenschliche Beziehungsgestaltung von persönlichkeitsgestörten Menschen weichen deutlich von der Mehrheit der Bevölkerung ab. Die jeweiligen auffälligen Verhaltensmuster sind meist stabil und zeigen sich in sehr vielen Lebensbereichen. Fachleute sollten daher nur ja nicht zu voreilig mit der Diagnose einer Persönlichkeitsstörung sein, da diese stigmatisierend ist. Von Persönlichkeitszügen oder Persönlichkeitsakzentuierungen zu sprechen reicht in vielen Fällen völlig aus. Bei MörderInnen ist diese Vorsicht nicht nötig, denn mit seiner oder ihrer Tat fügen sich MörderInnen bereits selbst ein Stigma zu.

Eine soziale Phobie ist auch nicht mit der ängstlichen (vermeidenden) Persönlichkeitsstörung gleichzusetzen. So sind etwa fünf bis zehn Prozent der Menschen einmal in ihrem Leben von sozialen Ängsten betroffen. Auch wenn die Gedanken und Gefühle, die auftreten, jenen der Persönlichkeitsstörung gleichen, liegt der Unterschied auf jeden Fall in der Bewältigung der Probleme. Soziale Phobien können mittels verhaltenstherapeutischer Techniken bewältigt werden, die ängstliche (vermeidende) Persönlichkeitsstörung weist hingegen oft eine Therapieresistenz auf.

Menschen mit sozialphobischen Zügen sind schüchtern, haben Hemmungen im Kontakt mit Mitmenschen und kämpfen oft mit Gefühlen der Minderwertigkeit. Freundschaften zu knüpfen wird als schwierig empfunden, wodurch sich Einsamkeitsgefühle breit machen können. Die Furcht vor einer Blamage ist unermesslich groß, Schamgefühle sind stete Begleiter. Das kann dazu führen, dass man die Öffentlichkeit, wo nur möglich, meidet. Auftritte, in denen man im Mittelpunkt stehen muss, sind der absolute Horror. Lieber würden Menschen mit sozialen Ängsten ohne ZuschauerInnen barfuß über glühende Kohlen laufen, als vor einem Publikum einen Vortrag zu halten oder in einer anderen Situation alle Blicke auf sich zu ziehen.

Ängstlichkeit und Unsicherheit sind, wie man sich denken kann, nicht vordergründige Gefühle von Unmenschen. Sollte der eine oder andere Mörder an einer Phobie leiden, so ist diese sicher nicht die Ursache, warum er mordet, sondern wohl eher ein „Zufallsbefund".

Kriminellen fehlen meist Angstgefühle, aber umso mehr verbreiten sie solche. Unbescholtene BürgerInnen, die keine Ängste oder Phobien aufweisen, können infolge eines Verbrechens mit einem Schlag zu verängstigten und schwerstens traumatisierten Menschen werden. Der Fachbegriff für diese Problematik lautet „akute Belastungsreaktion". Eine solche besteht dann, wenn die dazugehörigen Symptome nach Stunden oder wenigen Tagen wieder abklingen. Der Schweregrad einer solchen Belastungsreaktion hängt von den psychischen Ressourcen ab. Damit sind die psychische Stabilität eines Menschen und seine Bewältigungsmechanismen gemeint. Typisch an der Symptomatik ist das gemischte und wechselnde Bild, das sie zeigt. Meist beginnt es mit einer Art „Betäubung", man fühlt sich neben sich stehend, in Watte gepackt, desorientiert. Sich zu konzentrieren ist fast unmöglich, die Reize, die auf den betroffenen Menschen einströmen, können nicht verarbeitet werden. Diesem Zustand kann ein Rückzugsverhalten folgen, man igelt sich ein, will niemanden sehen, keinen Kontakt zur Außenwelt haben. Ebenso können auch Unruhezustände oder eine Art Überaktivierung auftreten, ein Getrieben-Sein, ein drängendes Bedürfnis nach Bewegung, nur keinen Stillstand zu spüren. Begleitet werden diese Empfindungen von den klassischen körperlichen Zeichen von Angst, wie Herzrasen, Schwitzen und Erröten. Oft treten Erinnerungslücken auf, die Elemente des Traumas sowie die Zeit davor und danach betreffen können.

Auch wenn die akute Belastungsreaktion in vielen Fällen wieder verschwindet, hat sich die schreckliche Situation, der ein Mensch ausgesetzt war, meist tief in sein Gedächtnis eingebrannt. Die Folge können Albträume sein, in denen das Erlebte verarbeitet wird, sowie Schlafstörungen oder auch blitzartiges, bildliches Wiedererinnern im wachen Zustand untertags, die sogenannten „Flashbacks". Diese können den Betroffenen in diesen Sekunden völlig real erscheinen, sie werden so in das erlebte Trauma zurückkatapultiert.

Wenn das traumatische Ereignis ein katastrophenartiges Ausmaß aufwies oder höchste Gefahr für Leib und Leben des betroffenen Menschen bestand, also eine Situation eintrat, die in fast jedem Menschen tiefe Verzweiflung hervorrufen würde, kann sich eine posttraumatische Belastungsstörung entwickeln. Die zuvor angeführten Symptome sind auch für diese gültig, jedoch treten sie anhaltend und intensiver auf. Angstzustände und Depression bis hin zum Suizid sind möglich.

Die Erdbebenkatastrophe in Japan müsste demzufolge zu massenhaft auftretenden Belastungsreaktionen oder posttraumatischen Störungen geführt haben. Solche werden jedoch vermutlich nur in einem durchschnittlich häufigen Ausmaß auftreten. Warum? Weil zahlreiche Menschen über unglaubliche psychische Kräfte verfügen und JapanerInnen hier erfolgreich auf ihre „Ganbatte kudasai"-Mentalität zurückgreifen. Was aber nicht bedeutet, dass all diese Menschen nicht unsägliches Leid verspüren und der Schmerz des Verlustes und der Trauer sich nicht tief in ihre Herzen bohrt.

Ich denke, die meisten Menschen, die noch nie um ihr Zuhause fürchten mussten, können sich nicht in die Situation versetzen, die Menschen durchleben, die gerade dem Tod entronnen sich plötzlich ohne Zuhause in Massenunterkünften wiederfinden, um ihre vermissten Lieben bangen und mit größter Sorge in eine ungewisse Zukunft blicken.

Katastrophen des Alltags

Es müssen jedoch keine Katastrophen sein, die das Leben eines Menschen plötzlich aus den Fugen geraten lassen. Ein Überfall am Arbeitsplatz kann bereits einen emotionalen Sturm auslösen. Solche finden übrigens häufig statt. Kassen von Drogeriemärkten und Supermärkten sind beliebte Ziele. Die Beute ist zwar meist gering, die Folgen für die Menschen, die an der Kasse sitzen, meist schwer. Und wenn, wie erst kürzlich geschehen, die einzige Beute in einer Wurstsemmel bestand, kann der Überfall für die Person an der Kasse zu einem großen psychischen Problem werden.

Ich habe Opfer solcher Überfälle kennengelernt, eine davon, ich nenne sie Frau Huber, musste einen Überfall mit Schusswechsel an ihrem Arbeitsplatz miterleben. Zwar wurde sie dabei körperlich nicht verletzt, aber seelische Wunden trug sie sehr wohl davon.

Die erste Zeit nach diesem Überfall riefen dunkel bekleidete Menschen, wo auch immer sie ihr begegneten, eine Welle der Angst hervor, die von Herzrasen, Schwindelgefühlen und Kurzatmigkeit begleitet wurde. Nachdem Winterzeit war, gab es zahlreiche dunkel gekleidete, vermummte Menschen auf der Straße und so wurde Frau Huber täglich von Angstwellen überflutet. Aber sie wurde nie hinweggespült, denn sie stellte sich diesen überschäumenden Wogen mit der Kraft eines Wellenbrechers entgegen.

Frau Huber verfügte über eine gute seelische Stabilität und gute Bewältigungsmechanismen, trotzdem litt sie unter den Folgen des Verbrechens. Dank ihres auf festem Boden gebauten seelischen Fundamentes eroberte sich Frau Huber rasch wieder ihr Territorium von der Angst zurück.

Als Jugendliche jedoch in der Zeit um Silvester in einem Durchgang Knallfrösche zündeten, als Frau Huber diesen passierte, sah sie sich schlagartig in die Situation des Überfalls zurückversetzt, eine Retraumatisierung fand statt. Ein Rückschritt in der Bewältigung des Traumas war die Folge. Dank ihrer seelischen Ressourcen gewann sie jedoch bald wieder ihre davor hart erarbeitete Sicherheit zurück.

Etwas, das sie jedoch seit dem Überfall beibehalten hat, ist, dass sie an ihrer Arbeitsstelle immer eine Kassa wählt, bei der sie mit dem Rücken zu einer Wand sitzen kann.

Frau Huber wurde ein Jahr später nochmals Opfer eines Kassenraubes. Diesmal bedrohte der Täter sie mit einem Messer, griff in die Kassenlade und flüchtet dann blitzschnell aus dem Geschäft. Seine Beute war lächerlich gering, der Schock von Frau Huber riesengroß. Dieses Ereignis verarbeitete Frau Huber jedoch sehr schnell. Gut für Frau Huber, aber erschreckend, wenn man davon ausgeht, dass MitarbeiterInnen von Supermarktketten eine erhöhte Widerstandsfähigkeit gegen Raubüberfälle entwickeln müssen, um ihren Beruf halbwegs angstfrei ausüben zu können.

Ein tiefer Abgrund, der sich für mich auftat, war das Verhalten des Konzerns, der die Supermarktkette betreibt. Frau Huber wurde nach der Zeit ihrer Krankschreibung vorgeschlagen, sich doch vielleicht vorzeitig pensionieren zu lassen, was sie aber nicht tat. Aber ich will hier nicht nur Negatives erwähnen, sondern auch von der unglaublichen Großzügigkeit dieses Arbeitgebers berichten. Frau Huber erhielt für das durch den Überfall erlittene Leid einen Gutschein im Wert von 50 Euro!

Zynismus ist nicht sehr gesund, aber in diesem Fall kann ich auf keine andere Strategie zurückgreifen, um meiner Empörung Luft zu machen. Ein Konzern, der 2009 einen Umsatz von mehr als 50 Milliarden Euro vorweisen konnte, hat als Sonderangebot für seine MitarbeiterInnen „50 Euro für ein erlittenes Trauma am Arbeitsplatz". Billiger geht's nicht.

Hätte ein Konzern eine Psyche, jene dieses Konzerns wäre wahrlich gestört. Die Diagnose würde lauten: dissoziale Persönlichkeitsstörung!

16. Die gestörte Psyche

Der Journalist und Autor Thomas Hartl betitelte seine Buchrezension meines Buches „Wie der Mensch denkt. Die Milliarden im Kopf" mit den Worten „Das menschliche Gehirn ist kein Computer, sondern ein Schlingel."
Zahlreiche seelische Vorgänge, die in unser Bewusstsein gelangen, kommentiert das Gehirn in einem inneren Monolog oder Dialog. Und genau hier trickst das Gehirn und beschummelt uns. Es kann ein kleiner Schlingel sein oder ein ausgewachsener Schurke! Das menschliche Gehirn kann sich mit Schummeln begnügen oder es kann betrügerische Gedanken produzieren, die Einfluss auf unser Erleben, Fühlen, Verhalten und Handeln nehmen, je nachdem, welche Störungen in unserer Psyche auftreten.

Störungen gibt es überall. In der Natur, im Tierreich, dort, wo Technologien zum Einsatz kommen, und dort, wo Menschen aufeinandertreffen. Solche Störungen können ein minimales bis katastrophales Ausmaß annehmen. Mutiert eine Störung zu einer Katastrophe, wird hier nochmals in Katastrophen unterschiedlicher Art unterschieden.

Die Atomreaktor-Katastrophe von Tschernobyl wurde auf der INES, der Internationalen Bewertungsskala für nukleare Ereignisse, als bisher einziges Ereignis mit dem Höchstwert sieben, einem katastrophalen Unfall, eingestuft. Die Stufen eins bis drei werden als Störfälle, die Stufen vier bis sieben als Unfälle klassifiziert. Die Stufe 0 gilt hingegen lediglich als Abweichung.

Aktuell liegt die Einstufung der Gefahr durch die beschädigten Reaktoren im Atomkraftwerk Fukushima in Japan noch unter Stufe sieben. Ob dem noch so ist, wenn Sie das Buch dann in Ihren Händen halten, ist zurzeit nicht absehbar. Kein Experte kann aktuell eine sichere Prognose abgeben.

Ähnlich verhält es sich auch mit den Störungen der Psyche. So wie wohl jeder, der in einer technisierten Umgebung lebt, schon einmal einen Stromausfall erlebt hat, wird auch fast jeder Mensch im Laufe seines Lebens zumindest einen kleinen psychischen Störfall über sich ergehen lassen müssen. Zwar wird in der Psychologie nicht nach der INES differenziert, aber es gibt Diagnoseschemata, die dazu dienen, psychische Störungen einzuordnen.

Wie schon in vorigen Kapiteln angeführt, sind diese das ICD und das DSM. ICD ist die Abkürzung für International Statistical Classification of Diseases and Related Health Problems und es handelt sich dabei um ein weltweit anerkanntes Diagnoseklassifikations- und Verschlüsselungssystem der gesamten Medizin. Im Kapitel V, mit der Notation F00 bis F99, sind Erkrankungen der Psyche und Verhaltensstörungen zu finden.

Das Diagnostic and Statistical Manual of Mental Disorders, kurz DSM genannt, ist ein Klassifikationssystem für psychische Störungen, herausgegeben von der Amerikanischen Psychiatrischen Vereinigung.

Sowohl ICD-Kapitel V als auch DSM verfügen über hervorragende Eigenschaften und so habe ich es mir zur Gewohnheit gemacht, beide zum Einsatz zu bringen, wenn ich eine Diagnose erstellen möchte. Die Sozialversicherungsträger in Österreich akzeptieren zwar nur ICD-Diagnosecodes, sind aber sicher froh, wenn eine Diagnose auch aus Sicht des DSM beleuchtet wird und somit gut fundiert ist.

Diagnosen psychischer Störungen haben jedoch einen Januskopf. Eine Seite blickt in Richtung Stigmatisierung, die andere Seite in Richtung Normalisierung und Beruhigung.

Stellen Sie sich vor, Sie sind alleine zu Hause oder gehen spazieren und plötzlich nehmen Sie Ihren Herzschlag bewusst wahr. Sie merken, dass Ihr Herz zu rasen beginnt, und haben das Empfinden, nicht mehr genug Luft zu bekommen. Ihre Brust schmerzt, Schweiß tritt auf Ihre Stirn und breitet sich über den gesamten Körper aus. Sie beginnen sich hektisch die Augen zu reiben, da Ihr Blick unscharf ist, gleichzeitig haben Sie das Gefühl, dass der Boden unter Ihnen gefährlich zu schwanken beginnt. Ein Schwächegefühl durchströmt Ihren Körper. Benommenheit nimmt Besitz von Ihnen, Sie meinen völlig neben sich zu stehen, nicht mehr Sie selbst zu ein. Ihre Gesichtsfarbe wird fahl und blass, Sie zittern, ein Kloß bildet sich in Ihrem Hals. Ein Schwall von Übelkeit überfällt Sie. Sie müssen würgen. Wie tausend Ameisen kribbelt es in Ihren Armen und Beinen. Sie holen mit klammen, ungelenken Fingern Ihr Handy hervor, um die Notrufnummer einzutippen. Der erste Versuch schlägt fehl, Sie probieren es nochmals. Es ist Ihnen unmöglich, sich zu konzentrieren, Ihre Gedanken rasen, Ihr Körper ist gelähmt durch Todesangst!

Was würden Sie nun vorziehen: in der Ungewissheit zu sein,

es könnte sich um einen Herzinfarkt, eine Lungenembolie, einen Schlaganfall oder Hirntumor handeln, oder zu wissen, das ist eine Panikattacke?

Zu wissen, es handelt sich um eine Panikstörung mit dem ICD-Diagnosecode F41.0, bringt Betroffenen eine ungemeine Erleichterung. Zu wissen, man ist nicht todkrank, sondern die Psyche meldet einen Störfall, ist eine beruhigende Diagnose!

Werden in Schlagzeilen einer Tageszeitung Begriffe wie „Psycho-Killer" oder „Psycho-PatientIn" benutzt, sind das keine Diagnosen, sondern niveaulose, unqualifizierte Äußerungen. Nicht nur, dass damit psychische Störungen in den Dreck gezogen werden, es werden so auch Menschen mit einer solchen verunglimpft und diskriminiert.

Meint man, dieses Dreckschleudern sei nicht mehr zu toppen, so irrt man. Dieses Blatt schreckte auch nicht davor zurück, unter der Rubrik „Wien Crime" über einen 12-jährigen Buben, der stationär in einem Kinder- und Jugendneuropsychiatrischen Krankenhaus aufgenommen war, als Überschrift zu formulieren: „Psycho-Bub ging auf seine Pflegerin los", und die Diskriminierung noch auszuschmücken mit: „... mussten den Koloss von der Pflegerin losreißen." Für die Beschreibung psychischer Störungen derartiges Vokabular zu benutzen ist ekelerregend und stigmatisiert alle, die selbst oder deren Angehörige schon einmal von einen psychischen Störfall betroffen waren.

Zu glauben, dass man selbst psychisch störungsfrei durchs Leben gehen wird, ist recht leichtfertig, denn die WHO geht davon aus, dass psychische Störungen rasant zunehmen werden. So wird angenommen, dass bis zum Jahr 2020 die Depression zur Volkskrankheit Nummer eins wird.

In einer Zeit, in der das „Material Mensch" von vielen Wirtschaftszweigen wie ein Wegwerfprodukt behandelt wird, liegt es nahe, dass Störfälle im Körper und der Psyche auftreten. Keine Maschine, kein Haushaltsgerät und schon gar nicht das Statussymbol Auto wird so lieblos behandelt wie ArbeitnehmerInnen in bestimmten Branchen.

Fast täglich begegnen mir diese Opfer oder sagen wir besser die Kollateralschäden von wirtschaftlicher Profitgier und ebensolchem Machtstreben.

Wir leben in einem Jahrhundert, in dem die menschliche Seele einem Druckkochtopf gleicht. Es ist nachgewiesen, dass zunehmender psychosozialer Stress am Arbeitsplatz, in den Familien und in der Gesellschaft dazu führt, dass psychische Erkrankungen ansteigen. Sehr häufig handelt es sich dabei um Depressionen, Angststörungen, psychosomatische Erkrankungen, Süchte und Persönlichkeitsstörungen.

Psychosozialer Stress tritt dann auf, wenn in einer Situation zu hohe Anforderungen auf unzureichende Kraftquellen, auch Ressourcen genannt, treffen. Das ist, als würde man unter Androhungen gezwungen, mit einem 50-kW-Auto ein Formel-1-Rennen zu bestreiten. Auch wenn das Auto von höchster Qualität ist, wird es diesen Anforderungen nicht entsprechen können, weil es eben kein Formel-1-Rennwagen ist.

Zu solchen Ressourcen zählen auch Fähigkeiten und Fertigkeiten einer Person, wie zum Beispiel seinen Ärger in angemessener Form ausdrücken zu können, Nein sagen zu können, Forderungen formulieren zu können, sich verbal gut ausdrücken zu können und dergleichen. Aber auch ein ausreichender Wissenstand, handwerkliches Geschick, einer Sache Struktur geben zu können oder Organisationstalent sind nur einige wenige Beispiele für mögliche Ressourcen einer Person. Ressourcen liegen nicht nur innerhalb eines Menschen, sondern ebenso in seinem Umfeld, daher zählen auch der Freundeskreis und die Familie dazu.

Eine Mutter, deren Kind erkrankt und die keinen Pflegeurlaub in Anspruch nimmt, weil sie Angst hat, deswegen ihren Arbeitsplatz zu verlieren, ist psychosozialem Stress ausgesetzt. Eine Familie mit kleinen Kindern und geringem Einkommen, die sich weder einen Babysitter leisten kann, noch über Großeltern verfügt, ist psychosozialem Stress ausgesetzt. ArbeitnehmerInnen, die unter hohem Zeitdruck ihre Arbeit verrichten müssen oder sich ständig an neue Arbeitsbedingungen, neue Vorgesetzte, neue Firmenstrukturen oder an neue technische Systeme anpassen müssen, sind psychosozialem Stress ausgesetzt. Seitenweise könnte ich hier Situationen anführen, die psychosozialen Stress bedeuten, ich bremse mich jedoch ein, da ich annehme, dass leider jeder die Liste für sich selbst individuell ergänzen kann.

Im multiaxialen Diagnoseschema DSM werden solche psychosozialen und umgebungsbedingten Probleme auch erfasst, da diese sowohl die Diagnose als auch die Therapie und die Prognose einer psychischen Störung beeinflussen können. Von psychosozialen und umgebungsbedingten Problemen kann jeder Mensch überrollt werden. Kaum jemand ist gefeit vor einer schweren Erkrankung, einem Unfall oder dem plötzlichen Tod eines nahestehenden Menschen. Unerwartet kann es einen Menschen auch treffen, vom Partner verlassen zu werden, diskriminiert oder verleumdet zu werden oder den Arbeitsplatz zu verlieren. Wer kann sich seine Eltern aussuchen und beeinflussen, ob diese überfürsorglich oder vernachlässigend handeln? Wer ist davor gefeit, Opfer eines Verbrechens oder einer Naturkatastrophe zu werden? Die Antwort klingt hart und bitter, aber vor einer Menge möglicher Probleme ist der Mensch nicht in der Lage sich zu schützen, wodurch leichte wie auch schwere psychische Störungen eintreten können.

Jeder vierte Mensch, der weltweit einen Arzt aufsucht, leidet an einer psychischen Störung. Acht Millionen Menschen in Deutschland, so belegen es Studien, weisen eine behandlungsbedürftige psychische Erkrankung auf. Es gibt gar nicht so viele PsychotherapeutInnen, um all diese Menschen zu versorgen, wobei aber auch nicht alle eine psychotherapeutische Praxis aufsuchen. In den Praxen von AllgemeinmedizinerInnen gehören psychische Störungen zu den häufigsten Beratungsanlässen.

In keinem Fall kann ein Zeitungsreporter eine psychische Störung diagnostizieren, denn nur die Klinische Psychologie, die Psychotherapie und die Psychiatrie sind jene Wissenschaften, die sich grundlegend mit Störungen der Psyche beschäftigen. Ein Basiswissen über psychische Störungen sollten jedoch auch kompetente MedizinerInnen, SozialpädagogInnen und KriminalistInnen haben.

Im alltäglichen Sprachgebrauch sind wir schnell dazu bereit, unseren Mitmenschen oder Nachbarn eine gestörte Psyche anzulasten. Ich nehme mich dabei selbst keinesfalls aus, bezichtige ich doch des Öfteren den einen oder die andere einer lockeren Schraube im Oberstübchen – und das meist auch nicht zu Unrecht. Fährt mir jemand mit guten achtzig Stundenkilometern auf einer Stadtautobahn mit einem „Achtzigerlimit" so knapp hinten auf, dass ein Tritt auf meine Bremse vermutlich einen Crash herbeiführen würde, so darf ich mein Lenkrad doch wohl mit einem „Ja, ist der Irre denn völlig durchgeknallt!?" anbrüllen.

Sollte jetzt Kritik laut werden, dass ich eine solche Ausdrucksweise einem Tagesblatt zum Vorwurf machte, nehme ich diese Kritik dankend an. Auch wenn ich, im Gegensatz zu einem Reporter, über die Kompetenz verfüge, eine psychische Störung zu diagnostizieren, ist meine Ausdrucksweise politisch nicht korrekt.

Trotzdem bin ich der Ansicht, dass Menschen (jedoch nicht öffentliche Medien) in der einen oder anderen Situation Ausdrücke wie „durchgeknallt", „irre" oder „verrückt" verwenden dürfen und damit niemanden diskriminieren. Es werden damit lediglich Verhaltensweisen von Mitmenschen beschrieben, die auf einer Skala von nervend, kränkend, untragbar, gefährlich hin zu schrecklich und monströs einzuordnen sind. Es ist der Ausdruck von starken Emotionen, die wir empfinden, es ist jedoch keine Diagnose.

So benutzen auch Menschen als Grußformel „Grüß Gott", ohne besonders gläubig zu sein, aber ebenso ohne einen Hauch von Blasphemie. Spricht hingegen ein Mann oder eine Frau Gottes diesen Gruß aus, handelt es sich um achtsam eingesetzte Worte und nicht um einen Automatismus.

Im fachlichen Kontext kommen mir Begriffe wie „irre", „wahnsinnig" und „verrückt" nie über die Lippen, im Privatleben hingegen versuchen derartige Ausdrücke diese Schwelle schon hin und wieder zu passieren.

Kürzlich habe ich mich dabei ertappt, meine Katze zu fragen, ob sie verrückt sei, da sie wieder einmal das Telefon- und Modemkabel wie einen Kauknochen mit ihren Zähnen bearbeitet hatte. Nein, ich habe keine Antwort von ihr bekommen. Hätte ich hingegen tatsächlich eine Antwort wahrgenommen, wäre meine Katze zwar nicht verrückt, aber ich würde Symptome einer schweren psychischen Erkrankung zeigen.

Bevor ich entdeckt hatte, dass meine Katze regelmäßig auf diesem Kabel kaut, hatte ich eine Zeit lang immer wieder Internet- und Telefonausfälle infolge einer Art „Wackelkontakt" zu verzeichnen, bis ich dann die Katze auf frischer Tat ertappte und das Kabel erneuerte.

Davor nervte ich jedoch die TechnikerInnen meines Telefonanbieters und warf ihnen auch noch die miese Qualität des Produktes vor. Diese Damen und Herren bezichtigten mich sicherlich einer lockeren Schraube im Oberstübchen oder gar der Verrücktheit, da für sie ja kein Fehler oder Ausfall meines Anschlusses sichtbar war. Sie hätten damit nicht unrecht, denn mein Verhalten war nervig, unfair und nicht angemessen und genau dafür verwenden Menschen eben im Alltag Bezeichnungen wie „nicht normal", „wahnsinnig" oder Ähnliches.

Man beschreibt mit solchen Begriffen auch Taten und Ereignisse, die so unfassbar sind, dass zarte Worte nicht ausreichen, um unserer Empörung Ausdruck zu verleihen. Was soll man sich zu jener Aussage Gaddafis denken, die lautet: „Es gibt keinen demokratischen Staat auf diesem Planeten außer Libyen"? Es ist naheliegend, diesen Mann als „völlig durchgeknallt" einzustufen.

Was liegt bei der Rechtfertigung eines Politikers, er sei deshalb ohne Führerschein gefahren, weil er auf Anraten eines Arztes infolge seiner Schmerzen sofort ein Spital aufsuchen sollte, näher, als zu denken, dieser Mensch müsse doch „gestört" sein?

Was in aller Welt soll ich von einer Mutter, die ihr Kind grob an der Hand reißt und zu ihm sagt: „Du unnötige Krätze", anderes denken, als dass diese Frau wohl „völlig schwachsinnig" ist?

Auch wenn es keineswegs auszuschließen ist, dass all diese Personen eine krankheitswertige psychische Störung aufweisen, dienen die hier von mir angeführten Bezeichnungen nicht als Diagnose, sondern nur als Ausdruck meiner aufgewühlten Emotionen.

Gräueltaten von Serienkillern, Vergewaltigern, Pädophilen und Gewalttätern rufen in der Bevölkerung häufig als ersten Gedanken hervor, dass diese Unmenschen einfach „irre" sein müssen. In einigen Fällen trifft es tatsächlich zu, dass TäterInnen psychisch schwer gestört sind. In zahlreichen anderen Fällen sind menschliche Monster wenn auch nicht als normal zu bezeichnen, aber zumindest ohne psychische Problematik, die eine Erklärung für ihre Tat bieten könnte.

Menschen in einem Zustand, der die für eine Straftat erforderliche Besonnenheit ausschließt, werden strafrechtlich gesondert behandelt. Im Volksmund ist dieser Sachverhalt unter „jemand ist nicht zurechnungsfähig" bekannt. Dazu zählen psychische Krankheiten, geistige Behinderung oder Trunkenheit. Das bedeutet nicht, dass TäterInnen, die als nicht zurechnungsfähig befunden werden, ohne Konsequenzen frisch und fröhlich weiter kriminelle Handlungen ausführen dürfen, sondern dass sie ihre Strafe in speziellen Einrichtungen verbüßen müssen.

Das Gesetz sieht vor, dass, wenn jemand eine Straftat begangen hat, die mit einer Freiheitsstrafe, die ein Jahr übersteigt, bedroht ist, und diese Person nur deshalb nicht bestraft werden kann, weil sie die Tat unter dem Einfluss eines die Zurechungsfähigkeit ausschließenden Zustands begangen hat, sie in eine Anstalt für geistig abnorme Rechtsbrecher eingewiesen werden muss. Weitere Voraussetzung für eine Einweisung in eine solche Anstalt ist, dass infolge der Persönlichkeit von TäterInnen, deren Zustand und der Art der Tat, die begangen wurde, die Vermutung naheliegt, dass unter dem Einfluss der geistigen oder seelischen Abartigkeit erneut strafbare Handlungen mit schweren Folgen begangen werden könnten.

Als Anlasstaten kommen alle mit einer Strafe bedrohten Handlungen in Betracht, bei denen Gewalt gegen eine Person angewendet wurde oder bei einer Person infolge einer Bedrohung Gefahr für Leib oder Leben bestand.

In welchem Zustand TäterInnen zum Tatzeitpunkt waren und ob bei ihnen eine behandlungsbedürftige psychische Störung oder eine entsprechende geistige Behinderung vorliegt und wie die Prognose aussieht, damit setzen sich KriminalistInnen und forensische PsychiaterInnen eingehend auseinander.

Ein Trainer hat das österreichische Langlaufteam als Trainer und später als Nordischer Direktor zu den ersten WM- und Olympiamedaillen geführt. Die Medien sprechen heute, aufgrund einer ausfernden Dopingaffäre, vom „tiefen Fall" dieses Trainers. Er war während der Olympischen Winterspiele in Turin vorgeworfen worden, Dopingvergehen österreichischer Athleten organisiert zu haben. Aus Angst vor der Strafverfolgung italienischer Behörden soll der Trainer dann von Turin zurück nach Österreich geflüchtet sein. In Kärnten wurde er von der Polizei in seinem Auto schlafend aufgefunden. Er soll sich in stark alkoholisiertem Zustand befunden und einer Kontrolle widersetzt haben. Dann soll er mit dem Auto geflüchtet und kurz darauf bei einer Straßensperre in ein Polizeiauto gedonnert sein.

Vor Gericht wurden ihm laut Medienberichten Widerstand gegen die Staatsgewalt, schwere Körperverletzung und Sachbeschädigung vorgeworfen. Für diese Vergehen ist eine Haftstrafe von drei Jahren möglich. Jedoch wurde er als zum Zeitpunkt der Tat zurechnungsunfähig eingestuft und ging schließlich straffrei aus. Es heißt, er habe aus Angst vor einer Festnahme unter einer tief greifenden Bewusstseinsstörung gelitten, soll suizidgefährdet gewesen sein und sich auch in einer psychiatrischen Klinik behandeln lassen haben.

Auch wenn der Trainer tatsächlich psychisch gestört war, so erstaunt es mich trotzdem, dass seine Vergehen zu gering und seine psychische Problematik so beträchtlich war, dass er völlig straffrei die Stätte von Justitia verlassen konnte.

Wäre Thomas P., über den ich in einem vorhergehenden Kapitel berichtet habe, wenn er den „Suicide by Cop"-Versuch überlebt hätte, auch als zurechnungsunfähig eingestuft worden? Immerhin hatte auch er aus großer Angst heraus, ins Gefängnis zu müssen, gehandelt und war ebenfalls suizidgefährdet. Vermutlich hat auch Thomas P. zum Zeitpunkt seiner Tat unter einer tief greifenden Bewusstseinsstörung gelitten. Da er aber einen Menschen ermordet hatte, wäre er niemals straffrei ausgegangen, sondern in eine Anstalt für geistig abnorme Rechtsbrecher eingewiesen worden.

Warum wird eigentlich einer psychischen Problematik erwachsener Menschen, die eine Straftat begehen, mehr Verständnis und Rücksichtnahme entgegengebracht und werden ihnen Behandlungen ermöglicht, als das beispielsweise bei SchülerInnen oder StudentInnen der Fall ist?

Kindern mit einer Aufmerksamkeitsstörung, egal ob mit oder ohne Hyperaktivität, machen die Symptome, die mit dieser psychischen Erkrankung einhergehen, im Schulalltag sehr häufig Probleme. Jene Kinder, die hyperaktiv sind, setzen des Öfteren Handlungen, die ihr soziales Umfeld in Versuchung führen, auszurufen: „Ist dieses Kind denn jetzt völlig durchgeknallt?!" Sie starten „hirnrissige" und oft auch gefährliche Aktionen, ohne sich jedoch der Gefahr oder der Konsequenzen bewusst zu sein.

Kinder mit AD(H)S haben Konzentrationsprobleme. Die Überaktivierten, weil ihnen hunderttausend Gedanken durch den Kopf rasen, die bedächtigen Traummännlein, weil sie oft auf ihrer Wolke schweben und sich durch den Tag träumen. Diese Kinder weisen somit zum „Tatzeitpunkt" Schulunterricht, Lernsituation oder Hausaufgabe eine tief greifende Bewusstseinsstörung auf. So wie der Trainer, als er sich der Exekutive widersetzte. Er ging straffrei aus, zahlreiche Kinder mit AD(H)S werden tagtäglich bestraft!

Auch wenn das Wissen und das Verständnis diese Erkrankung betreffend bei Eltern und PädagogInnen immer größer werden, ist die gesetzliche Regelung bezüglich des Umgangs mit der Erkrankung sowie der Benotung und speziellen Förderung von Kindern mit AD(H)S nicht so klar wie Maßnahmen im Strafvollzug. Stattdessen ist viel zu oft die diskriminierende Aussage zu hören, AD(H)S sei eine Modekrankheit.

AD(H)S hat im ICD den Code F90, „hyperkinetische Störungen". Das bedeutet, es ist eine psychische Krankheit ebenso wie Störungen, die durch Alkohol hervorgerufen werden. Vermutlich ist eine solche unter anderen bei dem Trainer diagnostiziert worden. Störungen durch Alkohol fallen im ICD unter die Gruppe F1, „Psychische und Verhaltensstörungen durch psychotrope Substanzen", Untergruppe F10. Ja, sogar für Störungen durch Tabak gibt es eine Diagnose mit dem Code F17. Um die Schädlichkeit des Tabakkonsums und wie schwer es oft fällt, damit aufzuhören, darüber wissen heutzutage bereits Kindergartenkinder Bescheid und trotzdem rauchen zahlreiche Menschen und verschulden so bewusst eine mögliche psychische Störung. Wird eine Tabakabhängigkeit oder ein Nikotinentzug auch als „Modekrankheit" bezeichnet?

Wenn jemand eine Lungenentzündung oder eine schwere Grippe hat, hat dieser Mensch doch sicher das Bedürfnis, dass darauf Rücksicht genommen wird und er eine entsprechende Behandlung erfährt. Er ist sicher nicht gewillt, in diesem Zustand verpflichtet zu werden einen aktiven, stressigen Arbeitstag ableisten zu müssen. Solches wird jedoch von vielen Menschen, nicht nur von Kindern, verlangt, die unter einer psychischen Störung leiden.

Seelenröntgen gibt es keines, einen Emotionsbefund als Alternative zum Blutbefund gibt es auch nicht, zum Glück sitzen diese Menschen auch nicht im Rollstuhl, wo es offensichtlich wäre, dass eine Beeinträchtigung vorliegt, also werden so manche psychische Erkrankungen als „Ausreden" einfach achtlos vom Tisch gefegt. Natürlich gibt es Diagnoseverfahren, deren Ergebnisse in psychologischen wie psychiatrischen Befunden zusammengefasst werden, aber das Verständnis in unserer Gesellschaft für etwas, das nicht so richtig sichtbar und greifbar ist wie beispielsweise die Anzeige auf einem Fieberthermometer oder ein Knochenbruch auf einem Röntgenbild ist dafür eher mäßig.

Welch tragende Rolle im Drama des Lebens die Kindheit und Jugend eines Menschen spielen, wissen Sie bereits. Genau aus diesem Grund ist es wichtig, psychische Probleme, die in der Kindheit und Jugend auftreten, ernst zu nehmen und dem Kind und der Familie entsprechende Unterstützung angedeihen zu lassen.

Hyperaktive Kinder neigen zu unüberlegten Handlungen ebenso wie sie auch sehr schnell frustriert sind, wenn etwas nicht nach ihren Vorstellungen läuft. Mit solchen Verhaltensweisen verscherzt man es sich leicht mit Autoritäten. Die Gefahr, sich damit die Schullaufbahn oder Berufsausbildung zu zerstören, ist beachtlich. Ohne Schulabschluss oder mit abgebrochener Berufsausbildung kann man wiederum leicht ins Abseits geraten. Vom Abseits zum Abstieg kann der Weg kurz sein.

Kinder und Jugendliche, die unter Hyperaktivität leiden, verhalten sich nicht aus Freude an Zerstörung oder aus Lust und Wonne auffällig, sondern weil Hyperaktivität eben eine psychische Erkrankung ist. Man kann ja auch nicht bei einer Verkühlung Niesen oder Husten als mutwillige Belästigung des sozialen Umfeldes bezeichnen, sondern als Symptome einer Krankheit.

Entsprechende Maßnahmen zu setzen liegt sehr wohl in der Verantwortung der Betroffenen beziehungsweise der Eltern. Beim Husten und Schnupfen wird man sich die Hand vorhalten und nicht seinen Mitmenschen ins Gesicht prusten. Bei Hyperaktivität soll man Kindern eine psychotherapeutische Behandlung ermöglichen, Eltern eine begleitende Beratung und PädagogInnen entsprechende Fortbildungen sowie personelle Unterstützung im Unterricht zukommen lassen, denn es handelt sich nicht um eine Modediagnose, sondern um eine ernst zu nehmende psychische Erkrankung.

In Institutionen wie Universitäten und Fachhochschulen wird selten Nachsicht geübt oder Verständnis für StudentInnen mit Prüfungsängsten aufgebracht. Wobei der Lehrkörper auch selten um solche Ängste der jeweiligen StudentInnen weiß. Menschen mit Prüfungsangst sind oft schüchtern, zurückhaltend und verfügen über ein geringes leistungsmäßiges Selbstvertrauen und suchen somit nicht ihre ProfessorInnen auf, um diese über ihre Problematik zu informieren. Manche hätten zwar wohl Verständnis, aber andere wiederum würden es als „Ausrede" abtun. Zwar ist weder im DSM noch ICD der Prüfungsangst ein eigener Code zugeordnet, trotzdem kann es sich um eine krankheitswertige Störung handeln, wenn die Angst über eine „gesunde" Angst und Nervosität vor Prüfungen hinauswächst. Die Diagnose wäre dann F40.2, „spezifische Phobien".

Menschen mit ausgeprägter Prüfungsangst leiden in Prüfungssituationen unter einer tief greifenden Bewusstseinsstörung, die bis zu einem völligen Blackout führen kann. Der Prüfling weiß plötzlich absolut nichts mehr. Manchmal kann es sogar sein, dass nicht mal mehr die Wohnadresse, das eigene Alter oder Geburtsdatum abrufbar ist.

Diese Bewusstseinsstörung wird hervorgerufen durch die Angst, etwas nicht zu wissen, nicht alles zu können, durch die Angst vor der Autorität der prüfenden Person sowie durch extreme Unterschätzung des eigenen Wissens und Könnens. Eine schlechte Benotung wird wie eine Ablehnung der gesamten eigenen Person erlebt. Bei einer Straftat wäre das ein Grund, die Tat anders zu beurteilen. Im Bildungssystem wird hingegen kaum darauf eingegangen.

Ich kenne eine junge Frau, die ein enormes vernetztes Wissen ihr Studiengebiet betreffend aufweist. Hinzu kommt, dass sie auch laufend praktische Erfahrung sammelte und bereits in ihrer Kindheit wusste, welchen Beruf sie ergreifen wollte.

Sie befand sich in der Halbzeit ihres Studiums, als eine große mündliche Prüfung anstand, die sich aus drei Bereichen und somit auch verschiedenen PrüferInnen zusammensetzte. Der Prüfungsmodus lautete, dass jeweils drei Fragen pro PrüferIn gezogen werden mussten. Schnitt man bei einem Prüfer, also in einem der drei Bereiche, nicht positiv ab, so galt die gesamte Prüfung als nicht bestanden, sogar dann, wenn man in den anderen beiden Bereichen mit einem „Sehr gut" benotet wurde.

Diese Prüfung brachte die Studentin fast zu Fall, obwohl sie bis dahin zahlreiche andere Prüfungen, wenn auch unter extremer Anspannung, aber trotzdem, positiv gemeistert hatte. Ein Prüfungsmodus, der bei dieser jungen, talentierten und hochintelligenten Frau zu einer tief greifenden Bewusstseinsstörung und somit zum Blackout führte und in Folge zu einer Vermeidung, die Prüfung wieder in Angriff zu nehmen.

Niemand „scherte" sich darum, dass eine intelligente, talentierte, willensstarke Person, die mehr als genug gelernt hatte, infolge eines „psychischen Störfalls" fast ihr Studium aufgegeben und somit ihre Berufung unerfüllt belassen hätte.

Psychische Störungen, egal ob stark ausgeprägt oder nur als Akzentuierung vorhanden, machen vor intelligenten, feinfühligen, verantwortungsbewussten Menschen nicht halt, sondern lassen sich gerade in dieser Umgebung gerne nieder. Bestimmte klimatische Bedingungen unserer Gesellschaft tragen dann auch noch zu einem guten Wachstum bei.

Vieles, das in unserer (Leistungs-)Gesellschaft tagtäglich geschieht, ist wahrlich verrückt und abnormal – sage ich jetzt einmal im Alltagsjargon und geniere mich auch nicht ob dieser unprofessionellen Ausdrucksweise.

Jedoch sind all jene Menschen im Volk, in der Politik, der Wirtschaft und anderen involvierten Institutionen, die den Hauptanteil an dem gesellschaftlichen Dilemma tragen, sicher nicht „geistig abnorm", sondern für ihre Taten voll verantwortlich.

Es sei denn, der § 11 des Strafgesetzbuches trifft zu, der Folgendes besagt:

§ 11. *Wer zur Zeit der Tat wegen einer Geisteskrankheit, wegen einer geistigen Behinderung, wegen einer tiefgreifenden Bewusstseinsstörung oder wegen einer anderen schweren, einem dieser Zustände gleichwertigen seelischen Störung unfähig ist, das Unrecht seiner Tat einzusehen oder nach dieser Einsicht zu handeln, handelt nicht schuldhaft.*

17. Was bedeutet „geistig abnorm"?

> *Die christliche Religion fing mit einem Traum an und endete mit einem Mord.*
> THOMAS PAINE

Werden in der Bibel die ersten abnormen Rechtsbrecher der Menschheitsgeschichte beschrieben?

Litt Pontius Pilatus an einer Bewusstseinsstörung, hervorgerufen durch die ausfernde Angst vor Machtverlust, als er den Tod Jesu durch Kreuzigung anordnete und danach seine Hände in Unschuld wusch, um so seine Schuldunfähigkeit zu bezeugen?

Pilatus wurde angeblich nie für seinen angeordneten Mord an Jesus zur Rechenschaft gezogen, sondern verliert seine Machtstellung nur deshalb, weil er wegen Bestechungen, Beleidigungen, Raub, Gewalttätigkeit, Zügellosigkeit, wiederholter Hinrichtungen ohne juristisches Verfahren und konstanter Ausübung von extrem leidvoller Grausamkeit angeklagt wird. Ob es jedoch je zu einem Gerichtsverfahren kam, ist unbekannt.

Pilatus wies vermutlich eine dissoziale Persönlichkeitsstörung auf. Eine psychische Störung, die bei zahlreichen Kriminellen zu finden ist.

Litt Kain, als er seinen Bruder Abel erschlug, zum Zeitpunkt der Tat an einem Eifersuchtswahn, also einer wahnhaften Störung mit der ICD-Diagnose F22.0, und konnte so das Unrecht seiner Tat nicht einsehen? Zwar wurde bei Kain damals keine psychische Störung diagnostiziert, die erklären könnte, dass er nicht in der Lage gewesen war, das Unrecht seiner Tat einzusehen, jedoch hatte Gott Nachsehen mit ihm. Er ließ Gnade walten und um ihn davor zu schützen, als Brudermörder gelyncht zu werden, kennzeichnete er Kain mit einem Mal. Zwar musste er zur Strafe als nicht Sesshafter durchs Land ziehen, aber das Mal signalisierte allen, dass dem, der ihn töte, die Blutrache folge. So wollte Gott Kain die Chance geben, gewaltfrei sein weiteres Leben zu meistern. Man kann das Vorgehen Gottes auch als eine Art der gesonderten Behandlung für einen geistig abnormen Rechtsbrecher werten.

Ob dem nun wirklich so gewesen sein könnte, wird wohl immer im Dunkeln bleiben, da es damals noch kein Diagnosesystem für psychische Störungen gab und in Österreich erstmals 1806 die medizinische Überprüfung der Zurechnungsfähigkeit eines Mörders belegt ist.

Warum sind nun eine gestörte Psyche und geistige Abnormität nicht dasselbe, obwohl jede Person, die geistig abnorm ist, auch eine gestörte Psyche aufweist?

Zum einen, weil der Umkehrschluss nicht gilt, denn nicht jeder Mensch, dessen Psyche einen Störfall signalisiert, ist geistig abnorm. Zum anderen, weil man von „geistig abnorm" ausschließlich dann spricht, wenn jemand mit einer psychischen oder kognitiven Beeinträchtigung eine Straftat begangen hat. Und sogar dann wird erst durch ein langwieriges Prozedere festgestellt, ob die psychische Problematik überhaupt die entsprechende Relevanz aufweist.

Unbescholtene BürgerInnen, die unter psychischen Problemen leiden, würde man nie als geistig abnorm bezeichnen, auch dann nicht, wenn sie unter einer schweren psychischen Erkrankung wie beispielsweise einer Schizophrenie leiden.

Die Begriffsverwendung „geistig abnorm" und die daraus folgende Unterbringung in speziellen Anstalten dienen somit dem Wohl der RechtsbrecherInnen wie auch dem der Bevölkerung. So sollen geistig abnorme Kriminelle davon abgehalten werden, unter dem Einfluss ihrer geistigen oder seelischen Abartigkeit erneut mit Strafe bedrohte Handlungen zu begehen, und gleichzeitig sollen sie in diesen Spezialanstalten eine interdisziplinäre Behandlung und Förderung erfahren. Im Anhang dieses Buches finden Sie ein Diagramm mit den jeweiligen Entscheidungsschritten, ob, wie und zu welcher Art von vorbeugenden Maßnahmen es kommen kann.

Die österreichische Justizanstalt Göllersdorf, eine Einrichtung zur Unterbringung geistig abnormer Rechtsbrecher, verfügt wie ein klassisches Gefangenenhaus über eine hohe Sicherheit nach außen und birgt gleichzeitig innerhalb der Mauern alle Strukturen einer fortschrittlichen Psychiatrie. Es kommen medikamentöse psychiatrische Behandlung, Einzel- und Gruppentherapie sowie sozialpsychiatrische Maßnahmen zum Einsatz. Die dort untergebrachten geistig abnormen RechtsbrecherInnen werden von PsychologInnen, MusiktherapeutInnen, ErgotherapeutInnen, einem Team des Sozialen Dienstes und des Gesundheits- und Krankenpflegedienstes betreut. Es versteht sich von selbst, dass zum Personal natürlich auch ausreichend JustizwachebeamtInnen zählen.

Ziel dieser Spezialanstalten und der außergewöhnlichen Bedingungen einer solchen Unterbringung ist es, den Zustand der dort verweilenden Menschen soweit zu bessern, dass nicht mehr zu erwarten ist, dass sie eine mit Strafe bedrohte Handlung begehen, und ihnen somit zu sozialem Gewissen, sozialen Kompetenzen und einer moralisch vertretbaren Lebenseinstellung zu verhelfen.

Manch rechtschaffene BürgerInnen empören sich, dass gerade besonders brutale VerbrecherInnen infolge einer krankhaften seelischen Störung oder einer anderen seelischen Abartigkeit als zurechnungsunfähig befunden werden und damit entschuldigt wie in Schutz genommen werden und auch noch kostenlos alle möglichen Therapien erhalten und bald wieder frisch-fröhlich entlassen werden. Diese empörten Menschen unterliegen jedoch einem Irrtum, denn für viele werden solche Spezialanstalten zu einem Zuhause auf Lebenszeit und nicht zu einem kurzweiligen Wellnessaufenthalt.

Für geistig abnorm erklärte RechtsbrecherInnen können nicht mit Zuversicht auf Entlassung die ihnen „aufgebrummten" Jahre absitzen. GutachterInnen müssen zu der Überzeugung gelangen, dass alle Ziele der Resozialisierung erreicht wurden und der Rechtsbrecher keine Gefahr für die Allgemeinheit darstellt, denn das würde eine Entlassung überhaupt erst möglich machen.

Im Grunde genommen sollte dieses Ziel jenes jeden Gefängnisaufenthaltes sein, egal ob TäterInnen als „geistig abnorm" oder im normalen Strafvollzug untergebracht werden. Im normalen Strafvollzug sitzen sie ihre Strafe ab. Ob sie jedoch infolge des Freiheitsentzugs durch ihre Reue geläutert wurden, überprüft bei ihrer Entlassung niemand.

Da es nahezu unmöglich ist, jemanden zu resozialisieren, der nie sozialisiert wurde, passiert es im normalen Strafvollzug viel zu oft, dass Haftentlassene recht bald wieder auf Abwege geraten.

Wenn der Setzling eines Baumes unter sehr schlechten Boden- und Witterungsbedingungen zu einem windgebeugten, krummen Jungbaum heranwächst, ist er später kaum mehr so zu kultivieren, dass er in geradliniger gesunder Stärke zur Sonne emporwächst. Den kleinen Setzling zumindest zu stützen, damit er den Umgebungsbedingungen trotzen kann, das wäre nötig gewesen. Aber da solcherlei gärtnerische Maßnahmen im Humanbereich kein gewinnbringender Wirtschaftszweig sind, ist für solche Maßnahmen kaum Geld vorhanden.

Sind das soziale Umfeld und die Lebensbedingungen in Kindheit und Jugend in einem katastrophalen Zustand, hinterlässt das Spuren im Gehirn. Es werden psychische Störungen aller Schweregrade begünstigt so wie der Weg in eine kriminelle Karriere geebnet wird. Es gibt Studien, die belegen, dass PatientInnen mit einer antisozialen Persönlichkeitsstörung erkennbare Abweichungen in bestimmten Hirnarealen aufweisen. Ob diese hirnorganischen Abweichungen jedoch ausreichen, um alle dissozialen TäterInnen in Spezialanstalten unterzubringen, darüber sind sich ExpertInnen noch uneins, zumal nicht der Defekt an sich ausschlaggebend ist, sondern die Frage, ob sich dieser auf die Steuerungsfähigkeit auswirkt.

Man kann nicht einheitlich davon ausgehen, dass bei RechtsbrecherInnen mit einer dissozialen Persönlichkeitsstörung die Steuerungsfähigkeit fehlt. Das verdeutlicht der forensische Psychiater Nedopil mit folgendem Beispiel: Eine schizophrene Person, die die Stimme Gottes hört oder gar meint, dieser zu sein, wird sich durch einen anwesenden Polizisten eher nicht von einem Tötungsdelikt abhalten lassen, da sie ihre Steuerungsfähigkeit infolge der Krankheit verloren hat. Ein dissozialer Mensch wird im Beisein der Exekutive kaum einen Mord durchführen, sondern den ungünstigen Zeitpunkt sofort erkennen und die Tat vertagen, da er über eine Steuerungsfähigkeit verfügt.

„Extremistische" WissenschafterInnen sind der Ansicht, dass das Strafrechtssystem grundsätzlich auf das traditionelle Schuldprinzip verzichten und auf das Modell „Therapie statt Strafe" umsteigen sollte. Auch in der Verhaltenstherapie weiß man, dass Strafe nicht das geeignete Mittel ist, um ein unerwünschtes, „böses" Verhalten zu unterbinden. Man kann ein solches nur dann löschen, wenn man ein erwünschtes Alternativverhalten fördert und dieses „gute" Verhalten auch auf bestimmte Art belohnt. Klingt in der Theorie so flauschig leicht wie Weichspülerwerbung, in der Praxis hingegen kann es dann ganz anders aussehen. Daher stellt sich für mich zu allererst die Frage, ob die BefürworterInnen von „Therapie statt Strafe für alle RechtsbrecherInnen" auch über praktische (psycho)therapeutische Erfahrung verfügen, aber dazu mehr im Schlusskapitel.

Die häufigsten Störungen, die bei geistig abnormen männlichen Rechtsbrechern diagnostiziert werden, sind Krankheiten aus dem schizophrenen Formenkreis. Diesen folgen hirnorganische und substanzbedingte Störungen, geistige Behinderungen und affektive Störungen.

Schizophrenie mit wenigen Worten zu beschreiben ist zwar möglich, verzerrt aber die Realität dieser Krankheit, also wähle ich „Vielverbuchstabler". Dieses Wort ist ein Neologismus und solche Wortneubildungen werden auch von Menschen mit Schizophrenie getätigt. Ebenso aber auch von Menschen, die an einer Aphasie leiden, einem Verlust der Sprache, infolge eines Unfalls oder Schlaganfalls. Aber am häufigsten sind Neologismen wohl bei völlig gesunden Kindern im Zuge der Sprachentwicklung zu beobachten. Der Wörterbuchverlag Pons vergibt sogar jährlich den Medienpreis für kreative Wortschöpfungen, die erstmals in einem journalistischen Medium erscheinen. So erhielt Dietmar Dath von der FAZ im Jahr 2005 diesen Preis für seine Wortschöpfung „Charismakler", mit der er Bill Clinton auf dessen Autobiografie-Präsentationsreise bezeichnete.

Kreativität und Krankheit können sehr nahe beisammen liegen und oft gehen sie ineinander über, worauf auch der Ausspruch „Genie und Wahnsinn" hindeutet.

Frau Toy, die Sie bereits in einem vorhergehenden Kapitel kennengelernt haben, beharrte in den wenigen Momenten, in denen sie krankheitseinsichtig war, darauf, die Krankheit nicht Schizophrenie zu nennen, denn sie leide an einer Informationsverarbeitungsstörung. Die fehlende Krankheitseinsicht ist bei vielen Menschen, die an einer Krankheit des schizophrenen Formenkreises leiden, gegeben. Aber wenn ich so in den angeblich normalen Alltag unserer Gesellschaft blicke, sind hier weitaus mehr Menschen zu finden, die in irgendeiner Art und Weise seelische wie körperliche Krankheiten verleugnen. Wieder etwas, das nicht nur der Schizophrenie innewohnt.

Frau Toy ist eine gebildete Frau und sie hatte durchaus recht, denn laut ICD sind schizophrene Störungen im Allgemeinen durch grundlegende und charakteristische Störungen von Denken und Wahrnehmung sowie durch inadäquate oder verflachte Affekte gekennzeichnet. Die Klarheit des Bewusstseins und die intellektuellen Fähigkeiten sind in der Regel nicht beeinträchtigt, wobei sich im Laufe der Zeit gewisse kognitive Defizite entwickeln können.

Jedoch sind diese Störungen der Informationsverarbeitung tief greifend, das wiederum hat Frau Toy nicht dazugesagt. Sie zeigen sich als Halluzinationen, das sind Trugwahrnehmungen, die durch Störungen der menschlichen Sinne zustande kommen. Alle fünf Sinne können betroffen sein. Daher kann es dazu kommen, dass Menschen mit Schizophrenie Geräusche oder Stimmen hören, die kein anderer hören kann, die aber einen sehr beunruhigenden Charakter annehmen können, obwohl sie nicht real sind. Die Inhalte, die die Stimmen vermitteln, sind selten motivierend, sondern häufig destruktiv und beschimpfend oder die Stimmen geben Befehle.

Auch beim Riechen und Schmecken können Trugwahrnehmungen auftreten. Von Schizophrenie Betroffene sehen zudem Bilder oder Erscheinungen, die andere nicht sehen können, oder nehmen innerlich oder äußerlich etwas wahr, das nicht wirklich vorhanden ist. Das können Berührungen sein, obwohl keine Person anwesend ist. Solche Sinnestäuschungen sind unangenehm und machen Angst, besonders wenn jemand sie zum ersten Mal erlebt und nicht der Krankheit zuordnen kann.

Wahnideen zählen auch zu den Symptomen. Von diesen Ideen

und Gedanken sind die betroffenen Menschen in den Zeiten der Erkrankung völlig überzeugt, egal wie unlogisch und irrational sie auch anmuten. Es kann sich um die Überzeugung handeln, überwacht, verfolgt oder in gefährliche Verwicklungen geraten zu sein oder Missionen erfüllen zu müssen, von anderen beeinflusst zu werden oder auch übernatürliche Fähigkeiten zu besitzen. Im Moment des Erlebens ist das für die Menschen Realität und kein fröhliches Rollenspiel. Es kann so weit gehen, dass vom Wahn Betroffene so stark beeinträchtigt sind, dass sie absolut niemandem mehr trauen können, was zu extremer Angst, Hilflosigkeit und zu Einsamkeitsgefühlen führen kann.

Es öffnen sich in Episoden solch schwerer psychischer Störungen die tiefsten Abgründe und die dunkelsten Seiten für Betroffene selbst, in die sie stürzen, obwohl sie hilflos versuchen Halt zu finden und voller Angst sind, dieser Hölle nie wieder zu entkommen. Jene, die während der Zeit in der Seelenhölle auch noch teuflische Taten begehen, stehen nach der Krankheitsepisode dann der wahrhaft mörderischen Realität gegenüber, wenn sie erkennen müssen, dass sie selbst für ein Verbrechen verantwortlich sind.

Neben diesen Symptomen treten auch die sogenannten „Minussymptome" auf, diese ähneln jenen einer schweren Depression. Betroffene leiden an Konzentrationsstörungen, haben Schwierigkeiten, Struktur und Ordnung in ihre Gedanken zu bringen, einen Gedanken zu Ende zu verfolgen, bei Aufnahme neuer Information diese erfolgreich zu erfassen, oder können keinen Gedanken mehr festhalten.

Krankheiten des schizophrenen Formenkreises können sehr unterschiedlich verlaufen. Es kann bei einer einmaligen Episode bleiben, sie können mehrmals im Leben auftreten oder aber die Krankheit kann einen chronischen Verlauf annehmen.

Die Ursache dieser psychischen Krankheit erklärt die Fachwelt mit dem sogenannten „Vulnerabilitäts-Stress-Modell". Menschen mit bestimmten genetischen Veranlagungen können unter bestimmten belastenden Umständen eine schizophrene Erkrankung entwickeln. Also im Grunde genommen nicht viel anders als beispielsweise bei der Entstehung von Neurodermitis oder Diabetes.

Es ist nun, wie ich befürchtete, eine Vielverbuchstablung geworden, aber um dieses facettenreiche Krankheitsbild wirklich ausführlich darzustellen, reicht ein ganzes Buch nicht aus. Der Vollständigkeit halber möchte ich noch ergänzen, dass zu den Krankheiten des schizophrenen Formenkreises auch psychotische, wahnhafte, schizotype und schizoaffektive Störungen zählen. Zum Glück gibt es zu dieser Thematik bereits hervorragende Literatur, wobei ich auch jene des Antipsychiatrieverlages interessierten LeserInnen besonders ans Herz legen möchte, sowie die Werke von Leo Navratil, dem leider schon verstorbenen österreichischen Psychiater, dessen Berufung die Erforschung und Förderung der „zustandsgebundenen Kunst", war, das ist jene Kunst, die von PatientInnen psychiatrischer Anstalten geschaffen wird.

Menschen, die unter schweren psychischen Störungen leiden, müssen nicht unweigerlich Gräueltaten begehen, sondern sie können auch Großartiges vollbringen, wie eben geniale Kunstwerke erschaffen, schwierigste mathematische Probleme lösen oder literarische Feuerwerke zünden. Von groben Abweichungen der geistigen Normalität sind beispielsweise auch WissenschafterInnen, KünstlerInnen und SchriftstellerInnen betroffen. Sie schaffen zwar Konstruktives, aber das bedeutet nicht, dass sie sich wohler in ihrem Krankheitsgeschehen fühlen oder weniger Höllenqualen ausgesetzt sind.

John Forbes Nash Jr., der begnadete Mathematiker, der gemeinsam mit einem Kollegen für die Leistungen auf dem Gebiet der Spieltheorie den Nobelpreis für Wirtschaftswissenschaften erhielt, erkrankte mit dreißig Jahren an (paranoider) Schizophrenie. In dem beeindruckenden Film „A Beautiful Mind" wird sein Leben mit der Erkrankung sehr einfühlsam dargestellt. Obwohl mir dieser Film ausgezeichnet gefallen hat, hege ich den Verdacht, dass viel beschönigt wurde. Aber das ist Hollywood und vermutlich wäre auch nie ein Film über diesen ausgezeichneten Wissenschafter gedreht worden, würde er nicht an Schizophrenie leiden. Einerseits schade, dass dem Wahnsinn gepaart mit dem Genie mehr Beachtung geschenkt wird als dem Genie alleine! Aber andererseits: Wer würde Filme drehen, die eine so breite Masse erreichen, wenn die Person kein Genie, sondern nur krank ist? Dieser Film hat in der Bevölkerung sicher dazu beigetragen, das Wissen über schizophrene Krankheiten zu vergrößern. Das kann wiederum dabei helfen, schwere psychische Krankheiten nicht unweigerlich mit geistiger Abnormität gleichzusetzen.

Wer kennt ihn nicht, den beeindruckenden Künstler Vincent

van Gogh, der bereits in frühen Jahren psychische Auffälligkeiten gezeigt haben soll oder zumindest als eigenbrötlerisches Kind beschrieben wurde?!

Den biografischen Daten van Goghs ist zu entnehmen, dass er sich vermutlich im Zuge von Wahnvorstellungen sein linkes Ohr abgeschnitten hatte. Er verbrachte dann auch längere Zeit in einer Nervenheilanstalt. Dort durfte er sein künstlerisches Schaffen fortsetzen und es entstanden Werke, deren Gewaltigkeit und überflutenden Emotionen sich nicht einmal Menschen entziehen können, denen Kunst völlig egal ist.

Van Gogh versuchte während des Klinikaufenthalts giftige Farben zu schlucken, was einen Suizidversuch vermuten lässt. Am 27. Juli 1890 setzte van Gogh seinem Leben dann endgültig ein Ende, er erschoss sich. Es wird angenommen, dass der Maler an Wahnvorstellungen, Albträumen sowie Depressionen gelitten hat.

Van Gogh nahm sich selbst das Leben, warum hingegen nahm die erste weibliche Serienmörderin der USA, Aileen Carol Wuornos, innerhalb eines Jahres sieben Männern das Leben?

Aileen Wuornos – Monster

Ich nenne Frau Wuornos in Folge nur bei ihrem Vornamen, zumal es im amerikanischen Sprachgebrauch üblich ist und dieser auch in den Dokumentarfilmen fast ausschließlich benutzt wird.

In Österreich wäre Aileen mit großer Wahrscheinlichkeit in eine Anstalt für geistig abnorme RechtsbrecherInnen eingewiesen worden und das wäre wohl auch ihre Unterkunft bis ins hohe Alter geblieben. In der Dokumentation „Aileen: Life and Death of a Serial Killer" von dem Dokumentarfilmer Nick Broomfield erkennt man deutliche Zeichen einer paranoiden Schizophrenie. Auch Nick Broomfield stellt sich die Frage, wie es überhaupt möglich war, dass an Aileens geistiger und seelischer Gesundheit nie gezweifelt wurde.

Zwar dürfte diese erst in der Zeit der Haft deutlich bemerkbar gewesen sein, aber ich mutmaße, dass bereits in der Zeit, als sie mit den Gewalttaten begann, schon Anzeichen für die Krankheit erkennbar waren. Aileen war damals 32 Jahre alt.

Es ist gehäuft zu beobachten, dass schizophrene Erkrankungen so um das dreißigste Lebensjahr zum Ausbruch kommen, wobei auch die Zeit um die fünfzehn eine ist, in der sich sowohl psychische Krisen aber auch Krankheiten zeigen. Es bedeutet jedoch nicht, dass sich diese chronifizieren müssen.

Als Aileen sechs Monate alt war, verließ die Mutter die Familie und überließ ihre beiden Kinder deren Großeltern.

Der leibliche Vater von Aileen wurde wegen Entführung und Missbrauch eines achtjährigen Jungen angeklagt, verurteilt und nahm sich im Gefängnis das Leben. Aileen und ihr Bruder Keith wurden somit von den Großeltern großgezogen, die Aileen dann auch Mom und Dad nannte.

Der Großvater vergewaltigte und misshandelte sowohl seine Tochter, also die Mutter von Aileen, als auch später Aileen selbst. Es gibt sogar Gerüchte, dass er der leibliche Vater von Aileen sein könnte.

Eine Schulkollegin beschreibt den Großvater als „Bastard" und erzählt, wie sie und Aileen die Schule schwänzten und der Großvater sie dabei erwischte. Sie beobachtete dann vom Garten aus, wie der Großvater Aileen über einen Sessel warf und ihr mit seinem Gürtel die Seele aus dem Leib prügelte.

Berichten zufolge hatte Aileen bereits im Alter von neun Jahren Sex mit jungen Burschen und Männern aus der Nachbarschaft, unter anderem auch mit ihrem Bruder Keith. Als Bezahlung für beispielsweise Oralsex nahm sie damals Zigaretten.

Sie wurde von vielen Peers sehr mies behandelt, ausgespottet, als Hure beschimpft und gedemütigt. Personen aus ihrer damaligen Peergroup berichten auch, dass es recht wild zugegangen sei zu dieser Zeit. Mengen von Alkohol, aber auch harte Drogen wie LSD, Meskalin und Ähnliches wurden konsumiert.

Ein „Freund", den Aileen zu jener Zeit hatte und von dem sie sich wünschte, dass sie sich wie ein Liebespaar verhielten, berichtete vor Gericht, dass er sie damals wie „Dreck" behandelt habe. Er schien zwar den Sex mir ihr zu genießen, jedoch genierte er sich in der Öffentlichkeit dafür, Kontakt mit ihr zu haben. Wenn andere Personen dabei waren, war Aileen ein Nichts für ihn, er beschimpfte sie als hässliche Hure, sie solle ihm aus den Augen gehen, sich zum Teufel scheren und er hätte mit Steinen nach ihr geworfen, wenn sie ihm zu nahe gekommen wäre.

Mit 14 wurde Aileen schwanger, das Baby, das sie zur Welt brachte, wurde zur Adoption freigegeben. Kurz darauf starb ihre

Großmutter und der Großvater warf Aileen aus dem Haus. Sie wurde dadurch obdachlos, lebte auf der Straße und verdiente sich ihren Lebensunterhalt als Prostituierte. Sie lebte in einem Lager im Wald, in Autos, nutzte die Tankstelle des Ortes, um sich zu duschen, oder nächtigte im Zuge ihrer Prostitution in Motels oder bei Freiern zu Hause. Ab dem Alter von ungefähr achtzehn war Aileen polizeibekannt, da sie sich über all die Jahre hinweg bis zu ihrer Mordanklage hin immer wieder wegen unterschiedlicher Delikte schuldig machte. Delikten wie Alkohol am Steuer, Ruhestörung, Schießen aus einem fahrenden Fahrzeug, Körperverletzung, Raubüberfall, Scheckfälschung und Autodiebstahl.

Kurz nachdem ihr Bruder Keith im Alter von einundzwanzig Jahren an Krebs verstarb, heiratete Aileen einen mehr als fünfzig Jahre älteren, gut situierten Mann. Einen Monat nach der Hochzeit brachte dieser zur Anzeige, dass ihn Aileen mit seinem Spazierstock verprügelt hatte. Die Ehe wurde nach elf Wochen wieder geschieden.

Mit Ende zwanzig begann sich Aileen für Frauen zu interessieren und hatte eine dreijährige lesbische Beziehung mit einer Frau namens Tyria. Aileen soll sich und Tyria als eine Art Bonnie und Clyde gesehen haben. Sie wurde von Tyria später als Fantastin beschrieben, die extrem eifersüchtig, besitzergreifend, gewalttätig und furchteinflößen gewesen sein soll.

Ein Autounfall, den Aileen und Tyria mit dem gestohlenen Auto eines der Mordopfer verursachten, brachte die Polizei auf die Spur und führte schlussendlich dazu, dass Aileen der Serienmorde überführt wurde. Aileen war zu diesem Zeitpunkt fünfunddreißig Jahre alt. Gegenüber ihrer Freundin Tyria soll sie bereits Ende 1989 ihren ersten Mord gestanden haben.

Aileen ermordete in einem Jahr sieben Männer. Sechs Morde konnten ihr nachgewiesen werden, eine Leiche blieb verschollen. Vor Gericht beschrieb Aileen, wie es zu ihrem ersten Mord gekommen war. Sie war, wie sie es später ausdrückte, als Straßenhure tätig gewesen. Auf diese Weise war sie auch mit ihrem ersten sowie auch den späteren Opfern in Kontakt gekommen.

Bevor Aileen nun einen Mann namens Richard Mallory tötete, ist sie von diesem aufs Brutalste vergewaltigt, geschlagen, beschimpft und gedemütigt worden. Mallory, ein perverser Sadist, setzte Aileen unvorstellbaren Qualen aus, unter anderen Gräueltaten penetrierte er Aileen vaginal und anal brutal mit einem Kreuzschlüssel.

Mallory war ein polizeibekannter Sexualverbrecher, der auf eine lange Geschichte von sexuellen Gewalttaten zurückblickte und bereits fünf Jahre wegen Sexualverbrechen in Haft gewesen war. Aileens Berichte wirkten durchaus glaubhaft. Die Qualen, denen sie dabei ausgesetzt war, hatten den Grad des Erträglichen überschritten, sie musste ihn töten, sagte sie damals vor Gericht aus.

Aileen war bei ihren Berichten emotional sehr aufgewühlt. Sie plädierte zu diesem Zeitpunkt noch auf Notwehr, revidierte diese Version später jedoch und bestand auf Mord, da die Umstände der Haft für sie nicht mehr tragbar waren und sie daher eine Hinrichtung vorzog.

Ich gehe davon aus, dass der erste Mord in Notwehr begangen wurde, jedoch mit diesem die Hemmschwelle zum Töten überschritten war und mit den weiteren Morden die auflodernde Mordlust befriedigt wurde. Eine Mordlust, die durch einen tiefen Hass auf Sexualität fordernde, übergriffige und gewalttätige Männer (wie auch ihr Großvater einer war) sowie durch das gesamte Gesellschaftssystem gespeist wurde. Es ist auch nicht auszuschließen, dass bereits zu dieser Zeit erste Wahnsymptome auftraten, ebenso wenig schließe ich jedoch aus, dass Aileen schon in früher Jugend ausgeprägte soziopathische Persönlichkeitszüge entwickelt hatte. Das alles benutze ich als Erklärung, nicht als Entschuldigung oder zur Befürwortung der Morde.

1992 wurde Aileen von einem Gericht wegen Mordes in sechs Fällen zum Tode verurteilt, die Hinrichtung fand dann schließlich zehn Jahre später im Oktober 2002 statt.

Ich möchte nun Auszüge eines Interviews aus dem Dokumentarfilm von Nick Broomfield wiedergeben, in denen Anzeichen einer schweren psychischen Störung deutlich werden. Die Biografie der Kindheit und Jugend von Aileen haben Sie eben kennengelernt, hier präsentiert Aileen jedoch plötzlich eine völlig neue Variante:

„Was meine Familie angeht, haben alle gelogen!
Die Wahrheit über meine Familie ist:
Mein Vater war so aufrichtig und so anständig, dass er sich nicht einmal zum Rasenmähen sein Hemd ausgezogen hätte. Er hielt nichts davon, wenn jemand fluchte, er mochte keinen langen

Haare und auch keine Miniröcke. Er war wirklich aufrichtig und zurückhaltend.

Meine Mutter genauso. Meine Mutter hat es gehasst, wenn jemand in unserem Hause geflucht hat. Wenn du geflucht hättest, dann hättest du sofort einen Klumpen Seife im Mund gehabt. Ich stamme also aus einer wirklich anständigen und unauffälligen Familie."

Nick Broomfield stellte die Zwischenfrage: *„Aber warum haben sie dich dann nach der Schwangerschaft rausgeworfen?"*

„Nach dem Tod meiner Mutter ist mein Vater durchgedreht. Sie war so etwas wie der letzte Strohhalm für ihn. Er dachte, ich war die Ursache für Mutters Tod. Weil sie durch all den Stress, die Schmerzen, die Entbehrungen krank wurde. Sie hat viel mit mir durchgemacht, ich war ein wildes Kind und da ist er durchgedreht.

Er war der Meinung, diese Sachen hätten sie umgebracht – eben ihren Tod verursacht. Deshalb habe ich ihn angekotzt und er wollte mich nicht mehr sehen.

Wenn ich so auf mein Leben zurückblicke, wenn ich eine Familie gehabt hätte, die in Ordnung gewesen wäre ...

Ich meine, meine Familie war ja in Ordnung, ich meine, ich wollte damit sagen, wenn meine Mutter nicht gestorben wäre, mein Vater nicht durchgedreht hätte, wenn ich nochmals ganz von vorne anfangen könnte, meine Familie ist einfach zu früh gestorben, ich musste auf der Straße leben und ich stamme aus einer Familie, auf die man bauen kann. Solchen Kram wie Halbschwester oder Halbbruder, so was gab es bei uns nicht. Das war alles reine Blutsverwandtschaft und finanziell war auch alles stabil. Und wir hatten alle eine sehr starke Bindung.

Es ist mehr als wahrscheinlich, dass ich sonst eine hervorragende Bürgerin Amerikas geworden wäre. Wer hätte denn sonst weibliches Mitglied der Feuerwehr, Archäologin, Polizistin, Sanitäterin, Undercoveragentin beim Drogendezernat werden sollen?"

Aileen versucht ihre Familie als gute und unauffällige Familie darzustellen und möchte das selbst auch wirklich glauben. Sie lügt daher nicht. Es ist ihr innigster Wunsch, dass es so gewesen ist, wodurch pathologische Abwehrmechanismen der Psyche einsetzen.

Ihre Stimme und Sprachmelodie nehmen in diesem Teil des Interviews auch den Ton eines Kindes an. Aileen wechselt jedoch infolge einer anderen Frage, gegen die sie sich sträubt, völlig abrupt zu vulgären Ausdrücken, die Stimme klingt plötzlich hasserfüllt und nimmt einen heiseren und tiefen Ton an.

Das sind einerseits Zeichen für geringe Frustrationstoleranz und fehlende Aggressionshemmung, ebenso aber auch Symptome von Krankheiten aus dem schizophrenen Formenkreis. In verschiedenen anderen Interviews sind auch die paranoiden Tendenzen deutlich erkennbar.

So beschuldigt Aileen die Polizei, sie seit ihrem ersten Mord mit Hubschraubern überwacht und mit Lockvögeln manipuliert zu haben. Weil die Polizei es zuließ, deshalb habe sie sieben Menschen getötet. Sie habe Spuren hinterlassen, sie sei keine Profikillerin. Die Polizei hätte die weiteren Morde verhindern können, aber sie wollte es nicht.

Sie beschuldigt alle der Korruption und die Haftanstalt ihr Essen zu vergiften. Sie werde schlecht behandelt, weil sie eine Serienkillerin ist. Alles sei ein Plan, man wolle sie verrückt machen, man beobachte sie, beeinflusse ihre Gedanken und bearbeite sie mittels Funkwellen. Der ganze Zellenraum sei Folter. Sie wolle daher nicht lebenslang im Gefängnis sitzen, das halte sie infolge der schrecklichen Zustände der Haft nicht aus. Sie wolle endlich ihre Hinrichtung und deshalb plädiere sie nicht mehr auf Notwehr. Deshalb wolle sie endlich in den Tod gehen.

Sie sei vorbereitet auf den Tod. Jesus und alle Engel würden bei ihr sein. Es werde sein wie bei Raumschiff Enterprise, sie werde hochgebeamt und dann lebe sie auf einem anderen Planeten.

In einem der letzten Interviews lässt sich Aileen über die Behörden aus und meint, das Oberste Gericht der Vereinigten Staaten „verarsche" sie und treibe ein Spiel mit ihrer Hinrichtung. Letzteres erscheint mir durchaus real und keineswegs mehr paranoid.

Aileen Wuornos war die erste überführte Serienmörderin der USA und der damalige Gouverneur John Ellis „Jeb" Bush, Sohn des ehemaligen US-Präsidenten George Bush, ist ein überzeugter Befürworter der Todesstrafe. Er benutzte ihre Hinrichtung im Sinne einer „Law and Order"-Politik für seine (Wieder-)Wahlpropaganda.

Die Hinrichtung wurde dann schlussendlich auch einen Monat vor dem Wahltermin angesetzt. Zwar reichte der Anwalt von Aileen noch kurz davor ein Gnadengesuch ein und begründet es mit ihrem geistig verwirrten Zustand. Bush beorderte daraufhin drei Gutachter, um Aileen auf ihre mentale Verfassung prüfen zu lassen. Diese Gutachter bescheinigten Aileen eine normale mentale Verfassung, die eine Hinrichtung zulasse.

Nick Broomfield, der durch seine Dokumentarfilme mit Aileen über all die Jahre ihrer Inhaftierung immer wieder Kontakt hatte, drehte mit ihr auch ein letztes Interview vor der Hinrichtung, welches einen Tag nach dieser Begutachtung stattfand. Bei diesem Interview springen sogar einem Laien die Symptome des Wahns deutlich ins Auge. So deutlich, dass man sich diesen gar nicht entziehen kann, auch wenn man es wollte.

Nach diesem Interview fragte sich Broomfield, wie es denn möglich sein konnte, dass Aileen eine gute mentale Verfassung bescheinigt wurde, und was man wohl tun müsse, um bei dieser Testung als psychisch krank eingestuft zu werden.

Vielleicht hätte ein anderes Jahr schon ausgereicht, ein Jahr, in dem keine Wahlen stattfanden und kein Politiker Bedarf gehabt hätte, sich durch die Hinrichtung einer Serienmörderin WählerInnenstimmen erschleichen zu müssen.

Abgesehen davon ist bewiesen, dass die Todesstrafe keine abschreckende Wirkung hat. In US-Bundesstaaten ohne Todesstrafe ist die Mordstatistik sogar niedriger.

Aus meiner Sicht hätte Aileen in einer Anstalt für geistig abnorme RechtsbrecherInnen ihr weiteres Leben verbringen müssen, statt im Wahlkampf als mörderische Quotenrakete eingesetzt zu werden, die Bush so für seine Karrierezwecke missbrauchen durfte.

Politische Soziopathie (er)schlägt scheinbar geistige Abnormität!

18. Der Soziopath (wohnt um die Ecke)

Hört man so manche Eltern über ihre halbwüchsigen Kinder sprechen, hat man den Eindruck, sie haben kleine SoziopathInnen großgezogen, die ihnen nun über den Kopf wachsen. Eltern beschreiben hier rücksichtslose, ichbezogene, großkotzige, ignorante, machtgierige, rechthaberische und völlig uneinsichtige Wesen. Alles Züge, die auch einer dissozialen Persönlichkeitsstörung zugeschrieben werden.

Trotzdem handelt es sich hier nicht um eine solche! Diese sich eigenartig verhaltenden und unangenehm auffallenden Geschöpfe befinden sich lediglich in jener Phase, die ein kleiner Irrtum der Natur ist – sie sind in der Pubertät.

Abgesehen davon kann man in diesem Alter noch gar nicht von einer Persönlichkeitsstörung sprechen, denn um eine solche Diagnose zu stellen, muss der Mensch seine grundlegende Persönlichkeitsentwicklung abgeschlossen haben. Auch wenn man sich bis zu seinem Lebensende weiterentwickeln sollte, gilt zumindest das junge Erwachsenenalter als jene Zeit, in der sich der Persönlichkeitsstil halbwegs gefestigt hat. Also vor dem einundzwanzigsten Lebensjahr von einer Persönlichkeitsstörung zu sprechen, wäre grob fahrlässig. Man kann aber sehr wohl Tendenzen beobachten und solche beschreiben. Wie bereits erwähnt, ist grundsätzlich von jeder vorschnellen Diagnose einer Persönlichkeitsstörung abzusehen, egal wie alt der Mensch schon ist.

Jene grauenhaften Verhaltensweisen der Pubertät, die Eltern verzweifeln lassen, haben im Gegensatz zur Psychopathie ein sehr gesundes und notwendiges Ziel. Sie dienen den Jugendlichen einerseits dazu, ihre eigene Identität zu finden, und andererseits dazu, sich schön langsam von der Bezugsfamilie abzulösen.

Ablösen kann ich mich nur dann von jemandem, wenn ich mich nicht in symbiotischer Harmonie mit dieser Person fühle. Also liegt es nahe, den Konflikt zu suchen oder zu provozieren.

Wenn ich Identitätsmerkmale erforsche, die ich mir neu aneignen will, muss ich experimentieren und dabei kann es nun einmal passieren, dass ich übers Ziel hinausschieße. Probiere ich zum Beispiel aus selbstbewusst und cool zu wirken, so kann daraus leicht Großkotzigkeit werden. Versuche ich ohne elterliche Hilfe mit Traurigkeit fertigzuwerden, kann es sein, dass ich kalt und hartherzig wirke. Trainiere ich selbstständig und unabhängig zu sein, kann ich damit anfänglich überfordert sein, will mir das aber nicht eingestehen und für mein Umfeld sieht es dann so aus, als wäre ich völlig verantwortungslos.

Aus solchen pubertären Verwirrungen entwickelt sich jedoch sicher keine dissoziale Persönlichkeitsstörung. Die Tendenz dazu ist, so die Wissenschaft, bereits angeboren oder durch das (anti)soziale Umfeld wird bereits in sehr frühen Jahren der kindlichen Entwicklung der Grundstein gelegt. Kinder mit Tendenzen zur Soziopathie werden fast immer bereits im Volksschulalter durch Störungen des Sozialverhaltens auffällig. Im ICD ist diese Problematik mit F91 kodiert. Wobei nicht alle Kinder, die diese Diagnose erhalten, unweigerlich zu PsychopathInnen werden!

Hat man jedoch bei einer erwachsenen Person den Verdacht, dass diese psychopathische Züge aufweist, wird man bei genauem Nachfragen (vorausgesetzt diese Person lügt nicht) in deren Kindheit auf ein gestörtes Sozialverhalten stoßen.

Im ICD wird die dissoziale Persönlichkeitsstörung, Code F60.2, durch verschiedene Charakteristika beschrieben, deren auffälligstes Merkmal die große Diskrepanz zwischen dem gezeigten Verhalten und den geltenden sozialen Normen einer Gesellschaft ist.

Die weiteren Merkmale sind ein dickfelliges Unbeteiligtsein gegenüber den Gefühlen anderer und ein Mangel an Einfühlungsvermögen. Zu beobachten sind eine deutliche und andauernde Verantwortungslosigkeit und das Missachten sozialer Normen, Regeln und Verpflichtungen. Es besteht eine sehr geringe Frustrationstoleranz, eine niedrige Schwelle für aggressives wie auch gewalttätiges Verhalten und die Reizbarkeit ist andauernd erhöht. Schuldbewusstsein scheint nicht zu existieren und aus Erfahrungen einer Strafe oder aus negativen Konsequenzen wird nicht gelernt.

Lügen, tricksen und betrügen sind häufig eingesetzte Strategien, um zu dem zu kommen, was man will. Es ist ein Unvermögen vorhanden, längere Beziehungen aufrechtzuerhalten. Menschen mit dieser Störung neigen dazu, stets andere zu beschuldigen sowie für das eigene, gesellschaftlich unerwünschte Verhalten an den Haaren herbeigezogene Erklärungen zu bieten.

Im DSM wird für eine antisoziale Persönlichkeitsstörung vorausgesetzt, dass bei der betroffenen Person seit dem fünfzehnten Lebensjahr ein tief greifendes Muster besteht, die Rechte anderer Menschen zu missachten und zu verletzen, sowie dass bereits vor diesem Alter eine Störung des Sozialverhaltens offenkundig gewesen sein muss. Um diese Diagnose zu stellen, muss die Person zudem mindestens achtzehn Jahre alt sein.

Es werden sieben Kriterien beschrieben, von denen mindestens drei erfüllt sein müssen, bevor man von dieser Persönlichkeitsstörung sprechen kann. Das erste Kriterium ist, dass jemand nicht in der Lage ist, sein Verhalten dem Gesetz und den gesellschaftlichen

Normen anzupassen, wodurch diese Person wiederholt Handlungen begeht, die Anlass für eine polizeiliche Festnahme bieten.

Dissoziale Menschen zeichnen sich durch Falschheit aus, sie lügen, betrügen und benutzen falsche Identitäten, um sich damit einen persönlichen Vorteil zu schaffen oder einfach weil es ihnen Vergnügen bereitet. Das pathologische Lügen kann gemäßigt bis hoch sein. In milder Form wirken sie schlau, pfiffig, listig, gerissen und raffiniert, in der entarteten Form agieren sie hingegen betrügerisch, skrupellos, manipulativ, infam und schändlich.

Sie zeichnen sich durch Impulsivität aus und zeigen keine Ambitionen, vorausschauend zu denken oder zu planen. Reizvollen Versuchungen kann nicht widerstanden werden und Frustration wird nicht ausgehalten, sondern sofort ausgelebt.

Infolge ihrer leichten Reizbarkeit und fest verankerter Aggressivität sind sie häufig in Schlägereien wie auch in Überfälle verwickelt. Verärgerung, Ungeduld, Drohung, Aggression und verbaler Missbrauch stehen stets auf ihrer Tagesordnung.

Vonseiten dissozialer Menschen wird rücksichtslos agiert, weder auf die eigene Sicherheit geachtet und schon gar nicht auf die der Mitmenschen. Um an Sicherheit zu denken, muss ich davor um die Gefahr wissen. Gefahr zu erkennen setzt Sorge bis Angst voraus. Gefühle wie Sorge oder Angst sind antisozialen Wesen fremd.

Der Begriff Verantwortung fehlt ebenso in ihrem Wortschatz, sie übernehmen eine solche unter keinen Umständen. Das führt häufig dazu, dass sie Jobs nicht lange behalten, weil sie schlampige Arbeit abliefern oder einfach zu spät oder gar nicht zur Arbeit erscheinen. Finanziellen Verpflichtungen wird nicht nachgekommen, Rechnungen werden nicht bezahlt und mit Raten von Darlehen bleiben sie oft im Rückstand.

Reue und Schuld kommen im Gefühlsrepertoire von antisozialen Menschen nicht vor, stattdessen ist eine Gleichgültigkeit gegenüber (den Gefühlen von) anderen Menschen zu beobachten, die sie gekränkt, misshandelt, betrogen oder bestohlen haben. Schuld sind immer nur die anderen oder die jeweilige Situation.

Tritt solch antisoziales Verhalten ausschließlich im Verlauf einer Schizophrenie oder einer manischen Episode auf, wird es nicht einer antisozialen Persönlichkeitsstörung zugeordnet.

Die Beschreibung im DSM lässt die Assoziation aufkommen, dass es sich vorrangig um Kriminelle oder um Menschen handelt, die ständig mit einem Fuß im Gefängnis stehen, was ist aber mit jenen Dissozialen im Nadelstreif, in Jeans und Polohemd, einem Blümchenkleid oder im Businesskostüm, die nebenan leben? Diese Gattung der PsychopathInnen ist gefährlich, sie vergiften zahlreichen ihrer Mitmenschen das Leben und stehlen ihnen die Ressourcen.

Es sind nicht wenige, die unter uns weilen, denn einer von hundert Menschen gilt als antisozial. Wobei gesicherte Daten fehlen und die Dunkelziffer wahrhaft monströs zu sein scheint. Solche Gentleman- oder Ladylike-PsychopathInnen können klug, witzig sowie überaus charmant sein und wirken anfänglich sehr interessiert an ihrem Gegenüber. Sie können hervorragend Emotionen vortäuschen. Sie tricksen, wo es nur geht.

Eine Vielzahl der ExpertInnen weigert sich, Psychopathie als eine von vielen Persönlichkeitsstörungen zu betrachten, denn bei dieser Störung fehlt der Leidensdruck, der eine psychische Krankheit kennzeichnet. PsychopathInnen leiden nicht unter ihrem fehlenden Gewissen, sie verursachen Leid überall dort, wo sie agieren.

Wie natürlich überall, wo es um Persönlichkeitszüge, Persönlichkeitsakzentuierungen oder Persönlichkeitsstörungen geht, gibt es unterschiedliche Ausprägungen. Leider ist bei einem antisozialen Persönlichkeitsstil bereits die Minimalform schon gefährlich für das soziale Umfeld.

Während meines Studiums ging ich einer „Medium-Psychopathin" auf den Leim, was ich zu diesem Zeitpunkt natürlich noch nicht ahnte. Es war eine Studienkollegin, ich nenne sie Betty Schanderle, die gegen Ende des Studiums schwanger wurde. Betty bat mich, ihr eine Vorlesung, zu der es kein Skriptum gab, mit einem Diktiergerät aufzunehmen, da sie sich selbst infolge ihrer komplikationsreichen Schwangerschaft sehr schonen müsse. Es sei für sie und ihr ungeborenes Kind zu jener Zeit daher nahezu lebensgefährlich, Lehrveranstaltungen zu besuchen. Betty wollte sich die Audioaufzeichnungen der Lehrveranstaltung dann zu Hause anhören und versprach, den Inhalt auch in den Computer zu tippen. Diese Unterlagen werde sie mir umgehend zukommen lassen, so erspare ich mir das mühsame Mitschreiben während der Vorlesung. Das sei doch eine gute Gegenleistung für meine Mühen, umgarnte mich Betty.

Nun ja, was tat ich naives prosoziales Wesen? Ich besuchte fleißig die Vorlesungen, achtete auf eine gute Qualität der Audioaufnahme, indem ich zeitgerecht im Hörsaal eintraf, um einen „akustisch guten Platz" zu ergattern. Mitschriften fertigte ich jedoch trotzdem an. Nicht, dass ich Betty zu diesem Zeitpunkt schon misstraut hätte, sondern mitzuschreiben ist meine Art, mir akustisch wahrgenommen Lernstoff gut einzuprägen.

Ein eigenartiges Gefühl stellte sich erstmals dann ein, als ich erfolglos darauf wartete, die getippten Vorlesungsinhalte des aktuellen Semesters von Betty zu bekommen. Es ginge ihr so schlecht infolge der Schwangerschaft, sie sei einfach noch nicht dazu gekommen, das Manuskript fertigzustellen. Außerdem benötige sie noch etwaige Notizen von mir, denn manches auf dem Tonband sei akustisch nicht so gut verständlich, klagte Betty.

Um es nun kurz zu fassen: Durch Zufall, denn auch die Welt der Universität ist manchmal klein, erfuhr ich dann einige Zeit später, dass Betty Schanderle bereits ein perfektes Skriptum zu dieser Vorlesung verfasst hatte, dieses als Computerdatei gespeichert und in dieser Form der Lehrbeauftragten der Vorlesung gegen Geld oder sonstige Honorationen angeboten haben soll.

Da ich Betty zu diesem Zeitpunkt nur einen kleinen Bruchteil meiner Mitschriften ausgehändigt hatte, war es mir in Folge eine Genugtuung, ihr den Rest vorzuenthalten. Natürlich musste ich dafür büßen, sie beflegelte mich niveaulos am Telefon und ich bekam nicht ein Blatt des getippten Skriptums zu sehen. Wobei ich denke, dass ich dieses Vorlesungsskriptum sowieso nie erhalten hätte.

Das war noch nicht alles, denn ich entdeckte des Weiteren, dass sich Betty ganz und gar nicht schonen musste. Sie trieb sich fleißig auf der Universität herum und nutzte die Zeit, um ihre Diplomarbeit möglichst rasch fertigzustellen. Nicht nur ich war Bettys Lakaiin, die an ihrer statt Lehrveranstaltungen besuchte und brav Audioaufnahmen ablieferte, sie hatte sich gleich mehrere zugelegt! Es beruhigte mich zumindest, dass ich nicht alleine so prosozial naiv bis dümmlich war und in Bettys raffiniert ausgelegtes, dissoziales Spinnennetz getappt bin.

Betty schloss ihr Studium mindestens ein Jahr vor mir und ihren anderen Lakaien ab und fügte unmittelbar an dieses sofort das Doktoratsstudium an. Sie schaffte es in kürzester Zeit, Frau Doktor zu werden. Ja, Betty Schanderele ist ein hochintelligentes Individuum, welches sehr rasch Wissen aufnehmen und exzellent wiedergeben kann sowie sich mit gutem Auftreten, Charme und List durchs Leben bewegt.

Ich weiß nicht, ob die Gerüchte wahr sind, dass Betty später einmal ihr rumänisches Aupairmädchen, welches über keine eigene Unterkunft verfügte, mitten in der Nacht auf die Straße gesetzt haben soll, weil diese das Badezimmer nicht wunschgemäß gesäubert hatte, oder dass sie laufend Geld für etwas nimmt, wofür sie grundsätzlich keines nehmen dürfte. Falls diese Gerüchte die Realität widerspiegeln, sind es auf jeden Fall deutliche Zeichen dafür, dass Betty Schanderle eine gut getarnte, gefährliche Psychopathin ist.

Ihre Bekanntschaft gemacht zu haben war mir zwar alles andere als ein Vergnügen, aber ich konnte aus dieser Erfahrung eine Lehre für mein weiteres Leben ziehen!

Der selbsternannte Psychopath und „Selfmademan" Sam Vaknin benutzt zur Beschreibung der Auswirkungen seiner „Gattung" auf die Menschheit einen Vergleich: Man könne diese nicht mit einem Messer gleichsetzen, sondern eher mit schleichendem Gift.

Diesem schleichenden Gift setzte sich der australische Dokumentarfilmer Ian Walker freiwillig aus, indem er mit Sam Vaknin den Film „Ich bin ein Psychopath" drehte. Er begleitete Sam Vaknin, einen ehemaligen Wirtschaftskriminellen, der in großer Selbstgefälligkeit von sich behauptet, eine dis- oder antisoziale Persönlichkeitsstörung aufzuweisen – also ein Psychopath zu sein. Sam Vaknin schmückt die wenig einnehmenden Elemente seines Persönlichkeitsstils noch etwas blumiger aus, indem er von sich behauptet, boshaft, raffiniert, abstoßend, widersprüchlich, größenwahnsinnig, skrupellos, unberechenbar und unzuverlässig zu sein. Er gefällt sich in der Rolle des „Bad Boys" und liebt diese Facetten an sich – behauptet er zumindest.

In diesem Dokumentarfilm machen sich Regisseur Walker, sein Filmteam, Sam Vaknin als Hauptdarsteller und Lidija Rangelovska in der unscheinbaren Nebenrolle der Ehefrau auf eine Reise. Sie suchen WissenschafterInnen auf, die als ExpertInnen auf dem Gebiet der antisozialen Persönlichkeitsstörung gelten. Diese ExpertInnen sollen Vaknin auf „Herz und Nieren" testen, ob er, so wie er behauptet, tatsächlich ein echter Psychopath ist.

Im Normalfall wird ein „Bilderbuchpsychopath" kein Interesse daran haben, seiner Visitenkarte die Diagnose „antisoziale Persönlichkeitsstörung" hinzuzufügen. Bei Vaknin ist das jedoch ein bisschen anders, denn er ist unbescheiden und besteht noch auf eine zweite Persönlichkeitsstörung, und das ist die narzisstische. Wenn diese dominant ist, bewegt sie ihn vermutlich dazu, durch den Aspekt des übersteigerten Größenselbst gottgleich alles zu können, also kann er auch hervorragend psychopathisch sein.

Sam Vaknin ist Autor des Buches „Malignant Self Love: Narcissism Revisited". Mit diesem selbstverlegten Werk über die bösartige Selbstliebe vermarktet er seine Störung und zielt darauf ab, den Opfern von narzisstischen Menschen zu helfen. Er wurde vom Schlächter zum Schwein. Nun, diese Metapher habe ich jetzt etwas ungeschickt gewählt, Ian Walker hat es im Film besser getroffen, indem er Vaknins wundersame Wandlung als jene vom Täter zum Rattenfänger beschreibt. Eine Wandlung zumindest in Buchform. Von den Einnahmen scheint Vaknin gut leben zu können.

Es ist kein Irrtum meinerseits, wenn ich diesem Kapitel über PsychopathInnen zum Narzissmus abgleite, denn man geht davon aus, dass alle PsychopathInnen NarzisstInnen sind. Wieder einmal gilt jedoch keineswegs der Umkehrschluss, denn nicht alle NarzisstInnen sind auch gleichzeitig PsychopathInnen.

Eine Art Guru der Psychopathieforschung ist der kanadische Kriminalpsychologe Robert D. Hare, der auch die Psychopathie-Checkliste, kurz PCL genannt, entwickelt hat. Die meisten Menschen mit einer dissozialen oder antisozialen Persönlichkeit sind jedoch nach der Definition von Hare keine echten PsychopathInnen. PsychopathInnen weisen nach Hare eine extreme Sonderform der antisozialen oder dissozialen Persönlichkeitsstörung auf.

Aber auch Hurrikans werden mit verschiedenen Namen getauft, noch bevor man das Ausmaß des Schadens einschätzen kann, welches sie beim Weiterziehen anrichten. Das verursachte Leid der Opfer kann enorm sein, egal ob der Hurrikan nun Susi oder Luzifer heißt. Dasselbe gilt für Opfer von antisozialen, dissozialen, soziopathischen oder psychopathischen Wesen. Es handelt sich allesamt um „SozialstraftäterInnen", deren Weg von unterschiedlicher Anzahl psychischer wie auch physischer Leichen gepflastert ist, egal welchen Begriff man für ihre Abartigkeit benutzt.

In einem aktuellen Interview meint Hare, er hätte doch wohl mehr Zeit mit seinen Verhaltensbeobachtungen an den Börsen verbringen sollen statt in Strafanstalten. Bedeutet das, dass die PsychopathInnen im Businesslook mehr und mehr im Kommen sind?

Der deutsche Psychologe und Neurowissenschafter Niels Birbaumer führt in einem Interview aus, dass es nicht möglich sei, an solch gesellschaftlich etablierte PsychopathInnen heranzukommen. Sein Team habe es schon mit diversen Inseraten versucht, solchen SoziopathInnen die Teilnahme an wissenschaftlichen Studien schmackhaft zu machen. So wurden Personen gesucht, die erfindungsreich, risikobereit, erfolgreich und spielfreudig sind und es wurde ihnen für die Teilnahme auch viel Geld geboten. Aber es meldete sich niemand.

Niels Birbaumer sieht die Ursache darin, dass diese Menschen sehr intelligent sind und sofort durchschauen, worum es geht. SoziopathInnen tricksen, aber sie lassen sich nicht austricksen. Und weil sich gesellschaftlich gut integrierte SoziopathInnen eben nicht in ihre Karten blicken lassen, gibt es auch keine „harten Fakten" zu dieser etablierten Gruppe der antisozialen Menschen.

Umso wichtiger ist es jedoch, dass sich prosoziale Menschen für den Umgang mit glattrasierten, gebildeten, gestylten und feingeschliffenen PsychopathInnen effiziente Skills aneignen, um sich davor zu schützen, als „Einwegflasche" zu enden – also ausgesaugt und weggeworfen zu werden.

Die Paradigmen der Einstellung von Menschen mit einer antisozialen Persönlichkeit basieren auf bestimmten Grundannahmen. Nicht, dass ich meine, Sie sollen sich selbst überprüfen, sondern vielleicht ist Ihnen dieser Überblick einmal von Nutzen, um einen Menschen mit psychopathischen Tendenzen in Ihrem Umfeld zu identifizieren, noch bevor dieser eine Spur des Grauens hinterlassen hat. Zu diesem Zweck stelle ich Ihnen nun vierzehn Überlebensregeln von SoziopathInnen vor.

PsychopathInnen-Regeln

Ich muss ausschließlich auf mich selbst aufpassen – ich bin mir selbst der Nächste.

Mit dem entsprechendem Druck, mit Manipulation und Raffinesse lassen sich Angelegenheiten am besten erledigen.

Das Leben ist ein Kriegsschauplatz, nur die Stärksten überleben.

Meine Mitmenschen möchten mich ausbooten oder austricksen, daher muss ich ihnen zuvorkommen.

Versprechungen oder Verpflichtungen einzuhalten ist für mich unwichtig.

Es ist nichts Schlechtes daran, die Wahrheit an die entsprechende Situation anzupassen oder jemanden in die Irre zu führen, man darf sich dabei nur nicht erwischen lassen.

Bin ich ungerecht behandelt worden, so habe ich das Recht, mir mit allen zur Verfügung stehenden Mitteln meinen gerechten Anteil zurückzuholen.

Menschen sind nachgiebig und machtlos (ich ausgenommen) und verdienen es daher, dass man sie für die eigenen Zwecke benutzt.

Ich bin gezwungen mich über meine Mitmenschen zu stellen, denn sonst versuchen mich diese zu unterdrücken (terrorisieren).

Es steht mir zu, alles zu tun, was zu meinem Vorteil und Nutzen ist, ich muss nur darauf achten, dabei ungestraft davonzukommen.

Wenn ich etwas haben oder erreichen möchte, sollte ich alle denkbaren Mittel einsetzen, um es zu bekommen.

Über negative Konsequenzen brauche ich mir überhaupt keine Sorgen zu machen, denn ich kann mit allem ungeschoren davonkommen.

Es ist völlig belanglos für mich, was andere über mich denken.

Es ist das Problem der anderen, wenn diese sich nicht schützen oder für ihr Wohlergehen sorgen können – was kratzt das mich?!

PsychopathInnen sind überall

All diese Punkte lesen Sie in diesem Kapitel nun zum wiederholten Mal, wenngleich in etwas abgewandelter Form. Damit will ich Sie keineswegs langweilen, sondern bin der Überzeugung, je öfter sich prosoziale Menschen mit den gefährlichen Verhaltensweisen von antisozialen Menschen auseinandersetzen, desto besser können sie auch dezente PsychopathInnen entlarven und gehen diesen nicht auf „den Leim".

So warnt auch Robert D. Hare, dass alle Arten von PsychopathInnen Unglück und Zerstörung über die Menschen in ihrem Umfeld bringen, und deshalb sei es so wichtig, sie zu erkennen und ihnen entsprechend begegnen zu können.

Wir sind von weit mehr PsychopathInnen umgeben, als wir annehmen, und es kann lange dauern, bevor uns bewusst wird, dass wir von solchen Menschen benutzt werden. Es kann sich um ArbeitskollegInnen, um Führungskräfte, Verwandte, NachbarInnen, aber ebenso um den geliebten Partner handeln.

Niels Birbaumer schätzt die Zahl der PsychopathInnen in Deutschland auf eine Million. Daraus ergibt sich, dass man zu hundert Prozent in seinem Leben schon einmal mit einem oder einer solchen zu tun hatte.

Sam Vaknin wurde bei seiner Station in Tübingen von Niels Birbaumer unter anderen Verfahren auch einer Testung mit der aktuellen Version der besagten Psychopathie-Checklist nach Hare unterzogen und das Ergebnis war außergewöhnlich. So außergewöhnlich und so auffallend, wie Sam Vaknin eben gerne sein möchte. Das Testergebnis der Mehrheit der Bevölkerung würde zwischen null und einem Punkt liegen. GefängnisinsassInnen erreichen im Schnitt einen Punktewert um die dreizehn. Sam Vaknin konnte sich mit stolzen achtzehn von vierundzwanzig möglichen Punkten als ausgewachsener Psychopath brüsten. Obwohl er danach kundtat, dass es für ihn ein Schock war, da er sich mehr als Narzisst denn als Psychopath sah, kann ich ihm diese Aussage nicht so recht glauben. Seine Mimik, Gestik sowie die Art in der er seine Antworten bei der Testung ausschmückte, drücken etwas anderes aus. Etwas wie selbstgefälliges Wohlwollen und Zufriedenheit mit seinem Verhalten.

Während des strukturierten Interviews, welches zu der Psychopathie-Checkliste gehört, schmückte er beispielsweise die Frage zum parasitären Lebensstil mit dem Satz aus „Ich vermarkte meine geistige Krankheit sehr erfolgreich", und ergänzte zum Thema der fehlenden realistischen Langzeitziele: „Für mich ist das Leben ein gigantischer Supermarkt. Ich nehme mir, was kommt, ich schlendere einfach herum, völlig ungeplant, absolut gedankenverloren, absolut psychopathisch." Untermauert wurden diese Aussagen mit einem selbstgefälligen Lachen.

Wenn man wohlhabend, gebildet, gut gekleidet ist und sich gut ausdrücken kann, so raubt man keine Bank aus, sondern wird Bankdirektor, so lautet ein zynischer Kommentar im Film.

Gutes Aussehen, ein hoher Intellekt und ein fehlendes Gewissen, dieses „Dreigestirn" ist sehr gefährlich und es strahlt auch über Sam Vaknin. Geboren wurde er 1961 in Israel. Er soll, wenn es wahr ist, über einen Intelligenzquotienten von 185 verfügen und studierte bereits im zarten Alter von elf Jahren an einer Universität. Da er von einem reichen israelischen Geschäftsmann unter die Fittiche genommen wurde, startete er rasch eine steile Karriere als „Dotcom-Unternehmer".

Im Jahr 1995 verlor er alles und verbüßte eine Haftstrafe wegen schweren Wertpapierbetruges. Diese Fakten braucht man wohl nicht in Zweifel stellen, ebenso wenig jene, dass er bereits in seiner Jugend straffällig wurde. Als eine der ExpertInnen auf der diagnostischen Filmreise die Echtheit seines Doktortitels infrage stellte, weil sich der Link zum Diplom auf seiner Website nicht öffnen ließ, reagierte Vaknin sehr ungehalten. Die anfängliche Charmeoffensive, mit der er die attraktive Psychologin zu beeindrucken versuchte, wandelte sich somit rasch in ein Abwertungsmanöver vom Feinsten.

Ich habe Sam Vaknins Website besucht und war überrascht. Ich hatte mir eine hochprofessionelle Site mit allen technischen Finessen erwartet. Die Realität sah jedoch anders aus, denn vor mir tat sich eine lieblos und dilettantisch gestaltete Website auf. Der Link zum Foto seines Diploms der Pacific Western University funktionierte jedoch einwandfrei. Ob er sich die Skepsis der Psychologin zu Herzen nahm oder ob es sich nur um einen kurzen Serverausfall handelte oder ob ihn die Psychologin vielleicht gar nur provozieren wollte, man weiß es nicht.

Klickt man auf die zahlreich vorhandenen Links, die zu den verschiedenen Erwerbsmöglichkeiten seines Buches führen, kommt man störungsfrei ans Ziel. Aber diese Links waren ja auch nicht Stein des Anstoßes, der einmal ins Rollen gebracht die gute Laune des stolzen Psychopathen umgehend in düstere Impulsivität wandelte.

Überlege ich es mir jetzt genau, hätte mich das lieblose Outfit der Website nicht erstaunen dürfen, denn warum sollte ein Psychopath Energie oder Geld in etwas investieren, wenn diese Sache auch ohne Investitionen läuft, zumal es ihn sowieso nicht „kratzt", was andere über ihn denken, Hauptsache, er bekommt, was er will?!

Positiv fällt bei Sam Vaknin jedoch auf, dass er eine bereits langjährige Beziehung mit seiner Frau Lidija führt. Durch eine Langzeitbeziehung zeichnen sich PsychopathInnen im Allgemeinen nämlich nicht aus. Ausnahmen bestätigen bekanntlich die Regel, jedoch handelt es sich dabei nie um „gesunde" Beziehungen. Es ist wissenschaftlich belegt, dass Partnerschaften mit antisozialen Menschen nicht ausgewogen oder gleichwertig geführt werden. Häufig handelt es sich um eine Täter-Opfer-Beziehung oder etwas weniger kriminell ausgedrückt um eine Oberhaupt-Untertan-Beziehung. Um eine solche aufrechterhalten zu können, braucht man immer beide Parts. In meiner psychotherapeutischen Arbeit habe ich erst eine Person genauer kennengelernt, die deutlich dissoziale Persönlichkeitszüge aufwies. Hingegen mangelt es nicht an Opfern von SozialstraftäterInnen, die den Weg in meine Praxis gefunden haben.

Bei den OpferpartnerInnen von SozialstraftäterInnen handelt es sich meist um prosoziale Menschen, die über eine hohe Selbstreflexion verfügen und gut in der Lage sind, sich zugunsten einer harmonischen Stimmung zurückzunehmen. Auch wenn es nicht den Anschein macht, verfügen einige von ihnen durchaus über Selbstachtung und Selbstwert, hüten sich jedoch davor, diese der Öffentlichkeit preiszugeben. Wenn, wie Schopenhauer deklarierte, Egoismus der Drang zum Dasein und Wohlsein ist, dann sind „Sozio-PartnerInnen" sehr gut dazu in der Lage, diesen Drang zu unterdrücken. Würde man den Harndrang in solcher Weise unterdrücken, wäre es, wenn überhaupt möglich, lebensgefährlich!

So wie der Soziopath der Ansicht ist, dass es ihn nicht kratzt, wenn es anderen schlecht geht, so sind Sozio-PartnerInnen sehr um das Wohlergehen ihrer Lieben besorgt. Wohl auch in der unendlichen Hoffnung, dass ihr Tun doch irgendwann einmal geschätzt wird oder sie als Modell dienen und ihr Soziopath ein wenig an sozialen Verhaltensweisen lernt. Daraus folgt, dass Sozio-PartnerInnen die Fähigkeit zur stillen Selbstbestätigung aufweisen müssen, denn laut darf diese nicht sein, da Lorbeeren ausschließlich für das Oberhaupt bestimmt sind. Dieses erntet solch edles Blattwerk unverschämt oft und gierig, egal ob es im Schweiße des eigenen Angesichts erworben wurde oder nicht.

Sozio-PartnerInnen verfügen über riesige Hoffnungsressourcen, wären diese Erdöl, würden sie zu den reichsten Menschen der Welt zählen. Die Hoffnungen betreffen Verhaltensänderungen ihres Soziopathen. Nachdem Menschen mit einem dissozialen Persönlichkeitsstil ausgesprochen charmant und liebenswürdig sein können, wenn sie das wollen oder besser gesagt wenn sie *etwas* wollen, werden durch solche Charmeoffensiven auch immer wieder Hoffungen geschürt. Verhält sich der (noch immer) geliebte Mensch auch nur für einen kurzen Zeitraum liebenswert, ist das für prosoziale Menschen wie ein Sonnenaufgang. Na geht ja doch, denken sie, und jetzt wird es auch sicher länger so bleiben. Herbe Enttäuschungen lassen nicht lange auf sich warten, denn prosoziales Verhalten ist für antisoziale Wesen höchst anstrengend und geht auch mit Machtverlust und Kontrollverlust einher, wodurch es bald wieder ad acta gelegt wird.

Sozio-PartnerInnen unterliegen so dem Trugbild, dass ihr geliebter Mensch ja wirklich nett sein kann, wenn er will. Dem ist aber nicht so, denn die gezeigten Emotionen sind nicht echt, das liebevolle Verhalten nicht authentisch.

Ich habe den Verdacht, dass doch ein Großteil der Sozio-PartnerInnen in ihrem tiefsten Inneren ahnt, wenn nicht sogar weiß, dass ihre Beziehung einem Potemkinschen Dorf gleicht.

Sicher ist eine solche Erkenntnis zu Beginn einer Beziehung noch nicht vorhanden, aber nach längerem Zusammenleben wird sie in vielen Fällen sehr wohl gewonnen. Es tut jedoch höllisch weh sich einzugestehen, dass all die Liebesbezeugungen nicht echt gewesen sein sollen, dass man auf einen Emotionsbetrüger hereingefallen ist und seit jeher nur benutzt wurde.

Auch wenn jemand über entsprechendes Selbstbewusstsein verfügt, um diese Kränkung zu verarbeiten, bedarf es dafür eines solchen in der Größenordnung des Himalajas. Verfügt jemand über ein solches, dann tut er sich sicher nicht mit einem Menschen zusammen, der versucht ihn klein zu machen.

Sozio-PartnerInnen neigen auch dazu, anderen Menschen sehr viel zu verzeihen, sogar Seitensprünge. Sie tendieren nicht dazu, nachtragend zu sein, und suchen Fehler als Erstes einmal bei sich selbst. Das alles sind optimale Umgebungsbedingungen, um einen Soziopathen gut gedeihen zu lassen.

Lidija, die Partnerin von Sam Vaknin, unterzog sich bei der diagnostischen Filmreise ebenfalls verschiedenen Untersuchungen, welche zutage brachten, dass sie sich hervorragend als Opfer eignet. Die Indikatoren dafür sind, dass diese Frau einen ausgeprägten Hang zur Empathie hat, eine hohe Emotionalität aufweist und ein durch und durch freundlicher Mensch ist.

Lidija hatte die Aufgabe, Sam Vaknin in Bezug auf mögliche Psychopathiezeichen einzuschätzen. Das einerseits erstaunliche und andererseits überhaupt nicht erstaunliche Ergebnis war, dass sie ihrem Ehemann nur sehr geringe Ausprägungen von Psychopathiezeichen zuordnete. Sie hatte nicht das Empfinden, dass Sam ihr gegenüber verletzendes Verhalten zeigt, Bestrafungen durchführt, Regeln aufstellt, sie demütigt, permanent Kritik an ihr übt, sie persönlich angreift oder sie beleidigt. Diese Einschätzung weicht nun völlig von dem Ergebnis der PCL von Sam Vaknin ab. Das ist erstaunlich, aber es ist eben deshalb wiederum nicht erstaunlich, weil die Wissenschaft die Erfahrung gemacht hat, dass es unglaublich ist, wie viel ein Mensch verleugnen kann. Dieser psychische Abwehrmechanismus der Verleugnung unterstützt auch die Aufrechterhaltung von kranken Beziehungen.

Somit sind nicht die prosozialen Verhaltensweisen alleine für die Opferrolle förderlich, die Verleugnung ist es ebenso. Bei Verleugnung handelt es sich um eine Zurückweisung schambesetzter, unangenehmer zwischenmenschlicher Aspekte, die sich in der Realität abspielen. Diese Aspekte, werden zwar wahrgenommen, aber ihre tatsächliche Bedeutung dringt emotional nicht durch und wird somit nicht anerkannt. Im Volksmund heißt so etwas dann: „Es kann nicht sein, was nicht sein darf."

Nicht immer ist das Opfer weiblich und der Psychopath männlich. Es wird angenommen, dass unsere Gesellschaft ebenso von Psychopathinnen unterwandert wird. Da Frauen nicht in derselben Art wie Männer Gewalttaten begehen, gibt es nicht so viele Straftäterinnen und somit sind hinter Gittern Psychopathinnen auch nicht so zahlreich zu finden wie männliche Straftäter. Aber in ChefInnenetagen oder als Kolleginnen, als Freundinnen, als Ehefrauen und natürlich auch als Nachbarinnen sind sie genau so häufig zu finden wie ihre männlichen Pendants. Also achten Sie sorgsam darauf, von welcher Nachbarin Sie sich das Mehl oder den Zucker borgen!

Der Schlüssel zum Tor der PsychopathInnen

Es gibt ein objektives Untersuchungsinstrument, das kein Psychopath der Welt austricksen kann: die Magnet-Resonanz-Tomografie, kurz MRT genannt. Am Institut für Medizinische Psychologie und Verhaltensneurobiologie in Tübingen wird von Niels Birbaumer und seinem Team auf diesem Gebiet intensiv geforscht.

Menschliche Angst kann mittels MRT im Gehirn sichtbar gemacht werden. Mehrere bestimmte Hirnareale werden bei Angst aktiv und die Nervenzellen beginnen dort zu feuern. Vorausgesetzt es handelt sich um das Gehirn eines prosozialen Menschen. Im Gehirn eines Psychopathen herrscht jedoch in diesen Hirnbezirken Totenstille, keine Nervenzelle feuert, es ist so, als wäre ein Ausgehverbot über sie verhängt worden.

PsychopathInnen empfinden keine Angst! Genau diese „Nichtangststörung" ist der Schlüssel zur Psychopathie, weil Angst eine Voraussetzung für Empathie ist.

Zum besseren Verständnis, wie Angst und Empathie zusammenhängen, gebe ich die sehr einleuchtende Erklärung des wohl bekanntesten Primatologen Frans de Waal wieder: Empathie ist ein mehrstufiges System. Die Grundstufe ist emotionale Ansteckung. Eben dafür ist die Angst ein gutes Beispiel. Wenn jemand Angst hat, so ist es meist ratsam, selbst auch Angst zu haben, da ja womöglich irgendwo Gefahr lauern könnte. Die Anlage zur Angstansteckung findet man bei allen Säugetieren.

Die nächste Stufe ist komplexer und somit nicht mehr bei allen Säugetieren zu finden, leider auch nicht bei allen Menschen. Hier will ein Wesen verstehen, woher eine Emotion, wie beispielsweise eben die Angst, stammt. Es will die Situation des anderen erforschen, verstehen und darauf reagieren, es zeigt Einfühlung.

Die höchste Stufe der Empathie ist die Fähigkeit, in die „Schuhe" eines anderen Wesens zu schlüpfen. Bereits bei Kindern im Alter von fünf Jahren sind alle drei Stufen zu finden. Aber auch bei Schimpansen, Delfinen sowie Elefanten gibt es sehr eindeutige Hinweise auf eine Perspektivenübernahme.

Wie soll nun bei einem Menschen die höchste Stufe funktionieren, wenn nicht einmal die Grundstufe angelegt ist?! Das habe ich jetzt nicht korrekt ausgedrückt, denn PsychopathInnen registrieren kognitiv sehr wohl, was in ihren Mitmenschen vorgeht, sie sind gute VerhaltensbeobachterInnen mit feinen Antennen. Sie nehmen wahr, interpretieren das, was sie sehen, aber empfinden nicht mit. In PsychopathInnen laufen somit „kalte Emotionen" ab.

Die gute Nachricht ist, dass sich das Gehirn aufgrund seiner Plastizität und Aktivität bis ins hohe Alter verändern und ausformen kann, zudem lassen sich sogar völlig neue neuronale Bahnen anlegen. Man kann eine einspurige Landstraße zu einem amerikanischen Multispur-Highway ausbauen. Die neuen Zielorte können dann dem Gehirnbesitzer Zuneigung, Freude, Angst und auch andere Gefühle zugänglich machen. Auch wenn für die Zukunft solche Lichtblicke sichtbar sind, da man mittels der Technik des Neurofeedback Emotionen wie Furcht und Mitleid trainieren kann, werden sich all jene PsychopathInnen, die im Undercovereinsatz unter uns weilen, sicher nicht einem solchen Training unterziehen. Warum sollten sie auch, sie leiden ja nicht unter ihrem Verhalten?! Das ist die schlechte Nachricht.

So bleibt es nach wie vor an prosozialen Menschen hängen, sich vor Undercover-PsychopathInnen zu schützen, zumal Personen mit psychopathischen Zügen dazu befähigt scheinen, die Angreifbarkeit ihrer Mitmenschen sehr gut einschätzen zu können. Das konnte in verschiedenen wissenschaftlichen Untersuchungen nachgewiesen werden.

Angela S. Book von der Brock Universität in Kanada wurde durch ein Zitat des Serienmörders Ted Bundy, der hinlänglich als Psychopath bekannt ist, auf die Idee eines Experimentes gebracht. Ted Bundy behauptete, er könne ein potenzielles Opfer an der Neigung des Kopfes beim Gehen erkennen. Diesen „Fluch oder Segen" psychopathischer Wesen wollte Book überprüfen.

Dazu ließ sie verurteilte inhaftierte Straftäter, denen psychopathische Züge nachgewiesen wurden, Videoclips von verschiedenen Personen ansehen, die gerade durch eine Unterführung gingen. Sie sollten dabei beurteilen, welche der Personen als Opfer für einen potenziellen Raubüberfall infrage käme.

Diese PassantInnen waren für die minimale Zeitspanne von fünfzehn Sekunden und ausschließlich mit dem Rücken zur Kamera zu sehen. Eine dieser FußgängerInnen war bereits ein Mal in ihrem Leben Opfer eines Gewaltverbrechens wie einer Vergewaltigung oder eines schweren Raubüberfalls geworden.

Ted Bundy sollte recht behalten, denn die inhaftierten psychopathischen Probanden brauchten nur Sekunden, um tatsächliche Opferpersonen in der FußgängerInnengruppe zu identifizieren. Entlarvt wurden die Opfer durch ihren unrhythmischen, schlenkernden, asynchronen Gang.

Book erklärt dies damit, dass in der Natur alles, was außerhalb der Norm liegt und sich nicht synchron bewegt, Opfer von Raubtieren wird. Daher haben auch alle „sozialen Raubtiere" der Gesellschaft diesen Spürsinn.

Eine weniger evolutionsfixierte Erklärung ist jene, dass diese Gangart einfach eine deutliche Unsicherheit signalisiert, und von dieser nicht weit entfernt ist die Hilflosigkeit – und diese Kombination ist ein wahres „Fressen" für PsychopathInnen.

Dass ihr Spürsinn feiner ist als der von prosozialen Menschen und sie daher potenziell unsichere wie hilflose Wesen besser aus der Menge „herausriechen", bezweifle ich. Der Psychopath liegt jedoch auf der Lauer, ein prosozialer Mensch hingegen nicht – wozu auch? Die Asse im Ärmel der PsychopathInnen sind somit ihre Aufmerksamkeit und ihre Achtsamkeit.

Dem Bauchgefühl vertrauen?

Es zeigen sich in der aktuellen Forschung aber zum Glück bereits erste Indizien dafür, dass auch prosoziale Menschen PsychopathInnen intuitiv erkennen können. So fanden R. Meloy und M. J. Meloy heraus, dass es unwillkürliche Reaktionen auf PsychopathInnen gibt.

ÄrztInnen, PsychologInnen und JustizbeamtInnen, die bereits Gespräche mit PsychopathInnen geführt hatten, nahmen an dieser Studie teil. 77 Prozent der Befragten berichteten, dass ihr Körper zu rebellieren begann. So wurde beispielsweise berichtet, dass die Haut zu kribbeln begann, das Herz stark klopfte, der Atem stockte oder das Gefühl aufkam, sofort den Raum verlassen zu müssen.

Diese Intuition und die darauf folgenden Reaktionen werden von den amerikanischen WissenschafterInnen wieder sehr evolutionsgebunden erklärt. Wenn ein Individuum Gefahr spürt, stellt sich das Nervensystem auf Kampf oder Flucht ein und so sei die beste Erklärung eine während der Evolution erworbene „biologisch verankerte Furcht, einem Raubtier innerhalb der eigenen Art zum Opfer zu fallen".

Zwar stimmt es, dass die Angst unser Überleben in der Evolutionsgeschichte gesichert hat, aber wir können auch auf unser Denken und somit auf Erfahrungen und Wissen zurückgreifen. Und genau daraus setzt sich auch Intuition zusammen. Sie ist spontanes, nicht auf reflektierendes Denken gegründetes, ganzheitliches Erkennen des eigenen Wissens. So weiß man mittlerweile, dass in den Tiefen unseres Unterbewusstseins Unmengen von Daten in Form von

Sinneseindrücken und Empfindungen abgelegt sind, die dann blitzschnell in bestimmten Situationen abgerufen werden können. Dieses sogenannte Bauchgefühl kann somit auch unserem Schutz dienen.

Aber egal, was es genau ist oder woher es kommt, wichtig ist nur, dass wir dem Bauchgefühl unser Ohr leihen. Gerade jene prosozialen Wesen, die einen tiefen Glauben an das Gute im Menschen aufrechthalten, sollten auf solche Gefahrensignale reagieren und dann ganz schnell ihre Ratio zu Rate ziehen.

Es kann nun jedoch ein Problem geben, das Verdrängung oder gar Verleugnung heißt, und schon wieder führen die PsychopathInnen!

Aber da, wie zuvor ausgeführt, unser Gehirn modifizierbar ist, kommt diese Eigenschaft auch Prosozialen zugute, da sie es ermöglicht, die eigene Wahrnehmung zu sensibilisieren und sich konstruktive Verhaltensstrategien im Umgang mit fordernden wie rücksichtslosen Menschen anzueignen. Ob es sich dabei nun um Mini-SoziopathInnen, Maxi-SoziopathInnen oder einfach auch nur NarzisstInnen handelt, spielt keine Rolle.

Zu solch schützenden Verhaltensweisen zählt unter anderem auch das Äußern der eigenen Bedürfnisse, Vorstellungen und Meinungen. Mit deutlicher, klarer und gut hörbarer Stimme sollten sie vorgetragen werden. Die Formulierung soll eine bestimmte und sachliche sein, mit einer eindeutigen und kurzen Begründung. Rechtfertigungen haben dabei jedoch nichts zu suchen. Wer sich rechtfertigt, klagt sich an und schon wieder führt der Psychopath mit einem weiteren Punkt. Wichtig ist es, für seine legitimen Rechte einzutreten. Ohne dabei die Rechte anderer zu verletzen, denn das erledigen bereits die PsychopathInnen.

Ein eher ernster Gesichtsausdruck, das Halten von Blickkontakt, eine aufrechte Körperhaltung wie eine forsche und feste Gangart signalisieren Stärke und Sicherheit, wodurch man nicht als potenzielles Opfer erscheint. Die Haltung des Kopfes, auf die Ted Bundy anspielte, kann man sich als Art „Demutsgeste" vorstellen. Es besteht eine sanfte Neigung des Kopfes und die Schultern sind leicht hochgezogen. Ähnlich der Kopfhaltung einer Schildkröte, wenn sie Gefahr erahnt und bereit ist ihr Haupt blitzschnell einzuziehen. Im Tierreich dient dieses Verhalten dem Schutz, zumal die Schildkröte sich dann ja auch umgehend in ihrem Panzer verschanzen kann. Wenn sich der Mensch schon Ideen aus dem Tierreich holen will, ist er mit Mimikry besser bedient. Mimikry bedeutet in diesem speziellen Fall, dass ein harmloses menschliches Wesen die Körperhaltung, Mimik, Gestik oder auch die Bewegung von giftigen, ungenießbaren und wehrhaften ZeitgenossInnen nachahmt.

Auch wenn Offenheit im prosozialen zwischenmenschlichen Umgang zu bevorzugen ist, bei PsychopathInnen ist sie nicht angebracht. Hier gilt es, sich bedeckt zu halten. Besser ist es nachzufragen, als selbst Informationen preiszugeben – auch wenn es um völlig harmlose Themen geht. Eine Regel, die man auch durchaus immer im Kontakt mit einem noch wenig bekannten Menschen anwenden kann.

Ich weiß aus meiner Arbeit, dass es nicht für alle Menschen so einfach ist, ein solches Verhaltenssicherheitspaket zum Einsatz zu bringen, aber man kann es trainieren. Hilfreich kann dabei auch das Erlernen von Verteidigungs- oder Angriffstechniken sein, wie zum Beispiel Krav Maga. Denn fühle ich mich körperlichen Angriffen gewachsen, so wirkt sich das auch positiv auf meine Körperhaltung, mein Auftreten und mein Selbstbewusstsein aus. Das Aroma von Selbstsicherheit ist nicht gerade jener Duft, auf den PsychopathInnen abfahren.

Nach einem Patentrezept zur PsychopathInnenabwehr suchen ExpertInnen jedoch noch vergeblich und so lautet der schlichte Rat: „Halten Sie sich fern von sozialen Raubtieren", oder machen Sie kehrt, sobald Sie meinen, derartige Duftmarkierungen zu erschnuppern.

Wenn sich dann jemand auf eine Gesellschaft auf dem Prinzip der Natur beruhend beruft und in Ihr Ohr säuselt, dass daher nur die Stärksten überleben, dann zitieren Sie den Primatologen Frans de Waal. Er ist der Ansicht, dass uns die Natur noch viel mehr gegeben hat, wie etwa Empathie, Zuneigung, Liebe und Solidarität. Sobald man die Natur als Vorbild für die Gesellschaft heranzieht, muss man sehr wohl alle Aspekte berücksichtigen.

Kontert eine Person in Ihrem Umfeld auf dieses Zitat, dass sie das alles natürlich immer berücksichtige, da sie doch ein ganz besonderer Mensch sei, dann seien Sie wachsam. Zwar kann es sein, dass Sie alle PsychopathInnen durch Ihre Selbstsicherheit bereits vertrieben haben, aber NarzisstInnen nun möglicherweise Ihre Nähe suchen.

19. Der Narzisst im Zerrspiegel der Selbstliebe

*Narzissmus ist ja nur der Begriff dafür,
dass ich weiß, dass ich intelligenter bin
als die ganzen Vollidioten.*
AUSSAGE EINES JUNGEN MANNES (MÄRZ, 2011)

Diese Worte sind treffend gewählt, wenngleich auch abwertend. Aber Narzissmus ohne Abwertung ist wie ein Auto ohne Räder. Narzissmus ist im Grunde genommen nur ein Konstrukt. Als NarzisstInnen werden Menschen bezeichnet, deren Charakteristika Selbstverliebtheit, Selbstbesessenheit, Ichsucht und Grandiositätsansprüche sind. Die klangvolle Bezeichnung Narzissmus ist auch nur die Spitze des Eisbergs. Unter der Wasserlinie brodeln tief gehende seelische Probleme, eines davon ist eine hilflose Suche nach Identität.

Stark narzisstische Anteile sind auch immer bei Menschen mit einer dissozialen Persönlichkeit zu finden. Jedoch ist keinesfalls jeder Mensch mit einem narzisstischen Persönlichkeitsstil ein Psychopath.

Christopher Lasch, ein bekannter amerikanischer Historiker und Sozialkritiker, beschreibt in seinem Buch „Das Zeitalter des Narzissmus" den niedergehenden Lebensstil unserer Gesellschaft. Wir leben in einer Kultur, die durch Konkurrenzdenken, Egozentrismus und Individualismus geprägt ist. Jeder ist sich selbst der Nächste und schaut, dass er seine Schäfchen ins Trockene bringen kann.

Eine Leistungsgesellschaft wie unsere birgt diese Gefahren durchaus in sich und fördert Selbstbezogenheit wie Rücksichtslosigkeit. Es macht so zwar oft den Anschein, als würden wir in einem Zeitalter des Narzissmus wie des Antisozialismus leben, aber wir sind weit davon entfernt, allesamt NarzisstInnen oder PsychopathInnen zu sein.

Die Spitze des Eisbergs

Jener junge Mann, von dem das Eingangszitat stammt, ich nenne ihn Divino, trägt beispielsweise deutliche narzisstische Züge, keineswegs jedoch psychopathische. Er ist zwar auch charmant, redegewandt und manipulierend, aber er verfügt über „heiße" Emotionen sowie Einfühlungsvermögen. Davon hat er mitunter sogar etwas zu viel, sodass ihm dieses Zuviel oft emotional zu schaffen macht. Divino handelt und denkt durchaus prosozial, zeigt sich hilfsbereit und wirkt rundum authentisch.

Jedoch ist er verzweifelt, weil seine Großartigkeit keine Anerkennung im Umfeld findet. In der Schule muss er seine Fähigkeiten ständig unter Beweis stellen. Sie ödet ihn an, langweilt ihn, die Lehrpersonen müssten doch erkennen, dass er viel weiß, bringt er sich doch oft im Unterricht ein. Warum sie dann so auf Schularbeiten, Hausarbeiten und Prüfungen herumreiten und ihm damit das Leben schwer machen, ist Divino unverständlich.

Blickt Divino in die nähere Zukunft, so liebäugelt er damit, Ähnlichkeiten mit dem erfolgreichen Werbejingle-Komponisten und charmanten Frauenheld Charlie Harper aus der Sitcom-Serie „Mein cooler Onkel Charly" aufzuweisen. Hingegen wäre es für ihn unvorstellbar, ein Leben wie Charlies Bruder Alan führen zu müssen: als geschiedener, erfolgloser, langweiliger Mann, alleinerziehender Vater, der Unterhalt zahlen muss und der nicht charmant, sondern tollpatschig und selbstunsicher wirkt. Divino bezeichnet Alan als Loser und ein solcher wolle doch wohl niemand sein.

Ich hatte vor, Ihnen an dieser Stelle eine kurze und prägnante Beschreibung eines typischen Menschen mit deutlichen narzisstischen Persönlichkeitsanteilen zu geben, bin dabei aber kläglich gescheitert. NarzisstInnen sind nun einmal etwas ganz Besonderes und so einzigartig, dass es ein Frevel wäre, ihnen eine einheitliche Beschreibung überzustülpen.

Sie sind auch nicht sofort zu erkennen, es sei denn, man würde jeden Menschen, der charmant und humorvoll sein kann, ein selbstsicheres Auftreten hat, redegewandt ist, auf seine äußere Erscheinung bedacht ist sowie zielstrebig und erfolgreich durchs Leben geht, zum Narzissten diskriminieren. Zum Glück versteckt sich aber nicht hinter jedem selbstsicheren und zielstrebigen Menschen ein Narzisst.

Doch lauert trotzdem gerade dort die Gefahr, die von narzisstischen Menschen ausgeht, da sie eben nicht sofort zu erkennen sind. Sie haben die Gabe, Bescheidenheit wie soziales Engagement heucheln zu können und so eine sympathische Fassade aufrechtzuerhalten. Durch ihr Charisma schaffen sie sich eine große Fangemeinschaft. Bleibt der Kontakt oberflächlich, kann eine narzisstische Person ihr wahres Ich weiterhin gut verbergen. Erst wenn man solche Menschen näher kennenlernt, beginnt die freundliche Fassade Risse zu bekommen.

Narzisstische Menschen outen sich spätestens dann, wenn ihre Grundeinstellungen in ihrem Verhalten erkennbar werden. Diese Einstellungen habe ich passend zum narzisstischen Persönlichkeitsstil in der Ichform formuliert:

Ich bin ein besonderer und außergewöhnlicher Mensch mit herausragenden Talenten.

Infolge meiner Überlegenheit habe ich das Recht, besonders behandelt zu werden, so wie mir auch entsprechende Privilegien zustehen.

Regeln, die für die Allgemeinheit gelten, muss ich nicht einhalten.

Es ist sehr wichtig, dass mir Lob und Bewunderung zuteil werden.

Mein Umfeld muss meinen Status respektieren, tut es das nicht, muss es mit negativen Konsequenzen rechnen.

Meine Mitmenschen sind dazu da, meine Bedürfnisse zu befriedigen.

Meine Mitmenschen haben die Pflicht, zu erkennen, wie besonders ich bin.

Wenn mir nicht der entsprechende Respekt entgegengebracht wird oder wenn ich nicht bekomme, was mir zusteht, so ist das unerträglich für mich.

Die anderen Menschen verdienen die Bewunderung, die ihnen zuteil wird, nicht und ebenso wenig Reichtum oder Status.

Kein Mensch hat das Recht, mich zu kritisieren.

Auf keinen Fall dürfen die Bedürfnisse von anderen Menschen meinen Bedürfnissen im Wege stehen.

Da ich mit großen Talenten ausgestattet bin, erwarte ich, dass die Menschen in meinem Umfeld alles in ihrer Macht Stehende tun, um meine Karriere zu fördern.

Ich werde nur von jenen Personen verstanden, die mir ebenbürtig sind und die so außergewöhnlich sind wie ich.
Infolge meiner Überlegenheit steht es mir zu, Großartiges vom Leben zu erwarten.

In diesen Überlebensregeln von NarzisstInnen sind Unterschiede zu jenen der dissozialen Menschen zu erkennen. Hier stehen die Gottähnlichkeit, der Glanz und die Glorie der eigenen Person mehr im Vordergrund und weniger die besonderen Handlungen, die jemand setzen muss, um sich entsprechend zu positionieren, wie das bei antisozialen Wesen der Fall ist. Hochmut, Neid und Missgunst prägen das Leben von NarzisstInnen. PsychopathInnen hingegen haben keinen Bedarf an diesen drei Todsünden, denn sie nehmen den anderen einfach weg, was sie selbst benötigen.

Der größte Unterschied zwischen der narzisstischen und der antisozialen Persönlichkeitsstörung ist so außergewöhnlich, wie NarzisstInnen es selbst gerne sein möchten. Die narzisstische Persönlichkeitsstörung gibt es nämlich teilweise gar nicht. Zumindest existiert sie im ICD nicht als eigener Diagnosecode, sondern ist nur unter sonstige spezifische Persönlichkeitsstörungen angeführt. Im DSM ist sie hingegen als eigenständige Störung zu finden.

Ich nehme nicht an, dass es im amerikanischen Raum mehr NarzisstInnen gibt als im Rest der Welt und die narzisstische Persönlichkeitsstörung deshalb im DSM Einzug fand. Der Grund dafür dürfte wohl eher jener sein, dass in den USA die Psychoanalyse sehr stark vertreten ist und Narzissmus einen festen Platz im Konzept der Psychoanalyse hat. So liegt es nahe, dass Narzissmus auch als psychisches Störungsbild ins amerikanische Diagnosesystem DSM aufgenommen wurde.

Wie kommt es aber dazu, dass es eine Störung gibt und wiederum nicht gibt? Die Antwort ist eigentlich ganz einfach. Die Beschreibung und Erklärung des Phänomens der narzisstischen Persönlichkeit hingegen ist so umfangreich, dass dazu schon zahlreiche interessante und spannende Bücher verfasst wurden.

Die einfache Antwort lautet, dass Narzissmus nur ein Symptom und keine eigenständige psychische Störung oder Krankheit ist. Die Ursache von Narzissmus ist in der Lebensgeschichte von Betroffenen zu finden. Sehr häufig findet man hier mangelnden Selbstwert und Selbstunsicherheit. Um diese Makel zu verstecken, schlüpft das verunsicherte Individuum in das Gewand der Grandiosität. Der psychologische Begriff hierfür ist Überkompensation.

Um jedoch die Diagnose narzisstische Persönlichkeitsstörung zu vergeben, ist es nötig, Kenntnis vom Innenleben einer Person zu gewinnen, was wiederum oft erst im Verlauf einer therapeutischen Behandlung möglich ist. Narzisstische Tendenzen oder Züge sind für aufmerksame PsychotherapeutInnen zwar schon beim Erstkontakt gut zu erkennen, aber das was tatsächlich dahintersteckt, bleibt oft noch lange, wenn auch nicht immer, im Dunkeln, zumal Selbstreflexion nicht zu den am meisten ausgeprägten Fähigkeiten narzisstischer Menschen zählt.

Wenn ich hier von NarzisstInnen spreche, so wähle ich den Ausdruck jedoch nicht als Diagnose, sondern als Beschreibung eines beziehungsgestörten Verhaltens, einer ausgeprägten Ichbezogenheit, einer Kritikunfähigkeit und eines Mangels an (oder Widerstands gegenüber) Einfühlungsvermögen. Ich spreche dann von Menschen, die alle oder zumindest einige der zuvor erwähnten Grundeinstellungen aufweisen.

Gesunde narzisstische Anteile kann man sich in Form von Selbstliebe, Selbstfürsorge und Selbstbewusstsein, gepaart mit Zielstrebigkeit und Ehrgeiz vorstellen. Bei Menschen mit einem gesunden, stabilen Selbstwert wird man beispielsweise weder Missgunst, Abwertung noch Demütigung beobachten können. Es ist dann auch nicht korrekt, von Narzissmus zu sprechen, was aber oft getan wird, weil der Begriff sehr plakativ ist und man mit einem Wort ein großes Spektrum an Eigenschaften beschreiben kann. Man spart Zeit und ist effizient, etwas, das im „Zeitalter des Narzissmus" sehr wichtig ist. Deshalb ist dieser ambivalente Begriff mittlerweile fest in unserem Sprachgebrauch verankert. Seinen Ursprung hat er in der griechischen Mythologie.

Der Jüngling Narziss

Narziss war der schöne Sohn eines Flussgottes und einer Nymphe. Ein (Hell-)Seher sagte ihm ein langes Leben voraus, sofern er sich nicht selbst erkenne. Narziss wurde von Mädchen wie auch Jünglingen bewundert und umworben. Er war jedoch von sehr großem Stolz auf seine Schönheit erfüllt und wies alle, die ihn verehrten, in herzloser Art zurück. Die Bergnymphe Echo, die ihrer Sprache beraubt war und nur mehr die Fähigkeit besaß, die letzten an sie gerichteten Worte zu wiederholen, war eine seiner Verehrerinnen. Mangels Sprache versuchte sie Narziss ihre Liebe durch eine Umarmung mitzuteilen, diese wies er jedoch auf grausame Weise zurück. Echo fühlte sich zutiefst gedemütigt und gekränkt, sodass sie sich in eine Höhle zurückzog und dort an Hunger zugrunde ging. Zurück blieben ihre Stimme und ihre Gebeine. Die Gebeine wurden zu den Felsen, die das Echo zurückwerfen.

Auch Ameinios, einer der Verehrer von Narziss, wählte infolge der harschen Zurückweisung den Freitod. Er erstach sich mit einem Schwert, welches ihm Narziss zukommen hatte lassen. Jedoch bat er die Götter, bevor er seine selbstzerstörerische Tat vollzog, seinen Tod zu rächen. Dieser Bitte wurde nachgekommen, indem Narziss mit unstillbarer Selbstliebe bestraft wurde, und so verliebte er sich bei einer Rast an einem See in sein eigenes Spiegelbild.

Dazu, wie es mit Narziss dann weiterging, gibt es unterschiedliche Überlieferungen. So heißt es an einer Stelle, dass Narziss die Unerfüllbarkeit seiner Liebe erkannte und sich aus Verzweiflung einen Dolch in die Brust stieß.

Eine andere Version berichtet, dass sich Narziss in sein Spiegelbild verliebte, jedoch nicht erkannte, dass es sein eigenes war. Als er sich mit diesem wunderschönen Jüngling, dem er sich gegenübersah, vereinigen wollte, ertrank er in den Tiefen des Sees.

In der dritten Version ergötzte sich Narziss wieder einmal bei einer Wasserquelle an seinem Spiegelbild, als plötzlich ein Blatt ins Wasser fiel. Die Wellen, die dadurch entstanden, trübten sein gespiegeltes Ego. Narziss glaubte in diesem Moment, er sei plötzlich hässlich geworden, was ihn dermaßen unter Schock setzte, dass ihn der Tod ereilte.

Wenn Narziss sich getötet hat, als er die Ausweglosigkeit und Hoffnungslosigkeit seiner Lage, also die Unerfüllbarkeit seiner Bedürfnisse, erkannte, spricht das gleichzeitig für eine schwere Depression.

Eine solche tritt auch bei NarzisstInnen des 21. Jahrhunderts auf, und zwar meist dann, wenn ihnen plötzlich der Boden unter den Füßen weggleitet oder sie so von ihrem hohen Ross zu fallen drohen. Ein solches Szenario ist auch als Krise zu bezeichnen und zu diesen zählen Scheidungen, beruflicher Abstieg, Verlust des Arbeitsplatzes, Konkurs und Ähnliches. In solchen Situationen haben überall narzisstische Menschen weit mehr zu verlieren als andere. Es handelt sich zusätzlich um den Verlust von Macht, Status und Kontrolle, da durch solche Ereignisse eine riesengroße narzisstische Kränkung ausgelöst wird. Das strahlende Ebenbild zerspringt mit einem Schlag in Abertausende graue Scherben.

Dass Narziss aus Dummheit starb, weil er nicht in der Lage war, die Realität zu erkennen, und vor lauter Eitelkeit verblendet war, ist ebenso nicht verwunderlich und hat auch heute noch Gültigkeit, wenngleich die NarzisstInnen der Neuzeit nicht daran sterben. Jedoch sind häufig Züge der Dummheit zu erkennen, obgleich viele dieser Menschen durchaus intelligent sind. Dabei handelt es sich häufig um einen Mangel an emotionaler Intelligenz. Dies ist jener Punkt, der es emotional klugen und prosozialen Menschen möglich macht, NarzisstInnen mit deren eigener Waffe, der Manipulation, zu schlagen. Mehr dazu führe ich später noch unter dem Terminus „Schadensbegrenzung" aus.

In der Version, in der ein Blatt das Spiegelbild trübt, ist zu erkennen, dass Narziss zutiefst verunsichert ist und diese Unsicherheit nicht aushält. Das lässt darauf schließen, dass ein Narzisst in seinem Innersten alles andere als selbstsicher ist. Sein Selbstwert steht auf wackeligen Beinen, weil dieser nicht echt ist, sondern Narziss sich ihn in übertriebener und künstlicher Form antrainiert hat, wie wenn ein Schauspieler seine Rolle übt. NarzisstInnen der heutigen Zeit versuchen ein solches Defizit von Unsicherheit ebenso zu kompensieren und erwischen häufig eine zu hohe Dosis der Kompensation, die sogenannte Überkompensation.

Anteile unter der Wasserlinie

Wie bei der antisozialen Persönlichkeitsstörung beginnt auch beim Narzissmus das Dilemma in der Kindheit. Jedoch wird kein Kind als NarzisstIn geboren, sondern es sind eindeutig die Früchte elterlicher „Arbeit", die ein Wesen dazu bringen, narzisstische Züge anzunehmen. Die elterlichen Arbeitsweisen, die als Endprodukt Narzissmus hervorbringen, unterscheiden sich jedoch gravierend.

Prinzen- und Prinzessinnen-Kinder

Sie haben sicher schon einmal Kinder kennengelernt, die für ihre Eltern die besten, schönsten, klügsten und großartigsten Wesen sind. Diese Vergötterung geht dann natürlich über das gesunde Ausmaß an Liebe und Wertschätzung hinaus. Es sollte zwar grundsätzlich immer so sein, dass die eigenen Kinder die allerliebsten Wesen der Welt sind – aber stets mit einem differenzierten Blick auf alle ihre Stärken wie Schwächen und nie infolge ihrer (außergewöhnlichen) Fähigkeiten.

Alles, was nun solch ein abgöttisch verehrtes Kind an Worten und Taten von sich gibt, wird von den Eltern aufgesogen wie ein Schwamm und sofort mit goldenen Lorbeeren umkränzt. Dieses Kind lernt, dass es nur dann geliebt wird, wenn es sich außergewöhnlich verhält und aus der Masse hervorsticht. Es darf nur ja nicht mit dieser „mitschwimmen". Was aber nun, wenn es nur über die Voraussetzungen zum „Mitschwimmer" verfügt oder nicht einmal im Mittelfeld mithalten kann? Das hat fatale Auswirkungen für das spätere Leben der Kinder, wenn ihnen von ihren Bezugspersonen Begabungen zugeschrieben werden, die sie nicht einmal im Ansatz besitzen.

Ich kenne eine Mutter, die ihrem Sohn recht früh zu verstehen gab, dass sie ihn später als Fernsehmoderator oder als Politiker sehe, weil er ein so charmantes und redegewandtes Kind sei. Zutrauen ist sehr wichtig in der Beziehung zum eigenen Kind, aber das ist kein Zutrauen, das ist fordernde Erwartung ohne eine Gebrauchsanleitung für Frustration. Dass ein Weg an die Spitze mit Mühen, Plagen, Verletzungen und Rückschlägen gepflastert sein kann, davon sprechen diese Eltern nie. So lernen ihre Kinder auch nicht mit unangenehmen Gefühlen, unbefriedigten Bedürfnissen oder Frustration umzugehen.

Eltern, die selbst das Empfinden haben, zu wenig erreicht zu haben, oder ihre Chance auf eine bessere Ausbildung oder eine Karriere infolge misslicher Bedingungen nicht wahrnehmen konnten, versuchen sich so über ihre Kinder zu verwirklichen. Die Folge ist diese fordernde Erwartung, woraus Überforderung entspringen kann. Ebenso sind aber auch Eltern zu finden, die erfolgreich sind und deren Kind somit automatisch ein Ebenbild ihrer selbst sein muss, egal ob es über entsprechende Voraussetzungen dafür verfügt oder nicht. Egal ob es das selbst überhaupt möchte oder nicht.

Wenn alles, was man als Kind macht, gut ist und man selbst immer super ist, wird damit auch vermittelt, dass man besondere Privilegien hat und anderen überlegen ist. Das Leben wird als grenzenloses Vergnügen mit Ruhm und Reichtum wahrgenommen. Ein solches Kind wird dann später im Erwachsenenleben keine Grenzen erkennen und jene seiner Mitmenschen ständig überschreiten sowie sich infolge der gnadenlosen Realität gerne in Größenfantasien flüchten.

Sternenkinder, die einsam am kalten Himmel funkeln

Auch weiß man, dass Eltern Kinder als Vorzeigeobjekte missbrauchen, um so selbst als grandios dazustehen. Sie holen sich Bewunderung aus ihrem Umfeld, weil sie ein so adrettes, hübsches, gescheites, charmantes, redegewandtes oder begabtes Kind haben. Sie schmücken ihr eigenes Ego mit den Erfolgen ihres Kindes. Das Kind selbst hingegen wird dann oft wie eine Trophäe, also wie ein lebloses Objekt, behandelt. Es hat den Anschein, als ob das Kind einfach so ins Regal gestellt und regelmäßig abgestaubt wird, um den Glanz nicht trüb werden zu lassen. Im richtigen Augenblick wird es dann in den Mittelpunkt geholt. Das Verhalten solcher Eltern ihren Pokal-Kindern gegenüber ist oft kühl und distanziert, sie geben sich eben wie gegenüber einem Ding.

Eltern, die beginnen ihren Nachwuchs bereits in sehr jungen Jahren zu sportlichen Höchstleistungen anzutreiben, zählen hier auch häufig dazu. Ebenso jene, die ihre Kinder für Werbespots, Spielfilme, Talentshows oder Ähnliches „verkaufen".

Durch den oft lebenslang bestehenden Anspruch, grandios zu sein, setzen sich solche Kinder später auch selbst sehr unter Leistungsdruck. Sie wirken oft kalt, haben sie doch zum Schutz ihrer einsamen Seele eine Mauer aus dickem Gletschereis aufgebaut. Es strahlt und glitzert nach außen hin, aber es hält auch jegliche Seelenwärme fern.

Man kann sich zwar in Eigenregie sein Leben lang strahlend darstellen, Zündstoff für echte Seelenwärme hingegen findet man zum Großteil in zwischenmenschlichen Bereichen.

Ich-bin-du-Kinder

Über diese Kinder wird von Eltern eine sogenannte Käseglocke gestülpt. Kein Insekt, kein Windzug, einfach nichts darf das Kind belästigen, jeder Schmerz soll ihm erspart bleiben.

Käse beginnt bekanntlich leicht zu stinken, also hört sich der Begriff des goldenen Käfigs besser an. In einen solchen sperren Eltern ihre Kinder, indem sie ihnen alles abnehmen und nichts zutrauen oder zugestehen. Die kindlichen Bedürfnisse werden ausradiert und durch jene der Eltern ersetzt.

Kindern wird so die Möglichkeit entzogen, das Gefühl der Eigenständigkeit zu entwickeln. Das Kind kann seine Fähigkeiten und Fertigkeiten nicht entdecken und ausbauen. Nicht einmal so wichtige wie die der sozialen Interaktion, denn auch diese regeln die Eltern oder verhindern sie sogar, wo es möglich ist.

Ein solches Kind entwickelt Gefühle der Abhängigkeit und fühlt sich ausgeliefert. Es kann kein Selbstkonzept entwickeln, es weiß nicht um seine Fähigkeiten, es fühlt sich für nichts kompetent.

Es ist naheliegend, dass ein solcher Zustand dazu anregt, diese Unzulänglichkeiten möglichst rasch auszugleichen. Nachdem solche Menschen kaum Möglichkeiten hatten, sich soziale Basisfertigkeiten anzueignen oder ihre Fähigkeiten zu entdecken, wie man Herausforderungen konstruktiv meistern kann, schießen sie, auf sich selbst gestellt, dann leicht übers Ziel hinaus. In der Psychologie spricht man von Überkompensation.

Wohlstandsverwahrloste Kinder

Diese Kinder haben zahlreiches in einem ausreichenden Ausmaß, etwas ganz Wichtiges fehlt jedoch. Der fehlende Teil ist die Zeit der Zuwendung durch und die Aufmerksamkeit von ihren Bezugspersonen.

Wohlstand definiere ich hier nicht nur als Reichtum, sondern auch als das, was man in unserer Gesellschaft als „Wohlstand der Mittelschicht" bezeichnet.

Diese Kinder werden sehr wohl gefördert und es werden ihnen auch viele Möglichkeiten geboten, sich selbst verwirklichen zu können. Jedoch sind die Eltern so sehr mit sich selbst und mit ihrem

Leben beschäftigt, dass sie sich nur wenig mit ihren Kindern über deren Erlebnisse, Erfolge, aber auch Enttäuschungen austauschen und ihnen kaum Rückmeldungen geben. Die Kinder werden wenig bestärkt, aufgemuntert, ermahnt oder geleitet. Solche Kinder sind auf sich selbst gestellt, müssen sich oft selbst bestätigen und selbst zurechtweisen. Das jedoch wäre die Aufgabe von nahen Bezugspersonen und nicht die eines Kindes. Kinder sind nun einmal keine kleinen Erwachsenen. Weiß ich nicht, wer ich bin, was ich tatsächlich kann, so greife ich schnell in den Topf der Großartigkeit, daran kann nichts falsch sein und es geht auch recht einfach und tut fürs Erste auch gut.

Kleine Einsteins

Hochbegabte Kinder gibt es nicht so zahlreich, aber es sind jene, die infolge ihrer tatsächlich vorhandenen außergewöhnlichen häufig intellektuellen Fähigkeiten den Durchschnitt überragen. Die meisten Aufgaben, die in unserer Leistungsgesellschaft gefordert und mit Anerkennung bedacht werden, gehen ihnen sehr leicht von der Hand. Sie müssen sich für ihre schulischen Erfolge kaum anstrengen, wodurch auch rasch Langeweile entstehen kann.

Wenn Eltern solch hochbegabter Kinder nicht penibel darauf bedacht sind, dass die Förderung des prosozialen Denkens und Verhaltens nur ja nicht zu kurz kommt, kann es sein, dass ihre Sprösslinge sich schon in jungen Jahren großspurig und überheblich verhalten. Bereiche, die ihnen nicht so liegen, gleichen sie durch ihren Intellekt gut aus. Sie halten andere Kinder für dumm, unfähig, weil die nicht können, was sie selbst ohne Schwierigkeiten zustande bringen. Es ist Hochbegabten meist nicht bewusst, dass diese anderen eigentlich die „Normalen" sind und sie eigentlich selbst zu den „Abnormalen" zählen. Wenn man selbst etwas sehr gut kann, sich dafür nicht anstrengen muss, nimmt man das (besonders im Kindesalter) meist als selbstverständlich und meint, alle anderen müssten das doch auch können.

Mit dieser Einstellung macht sich ein Kind nicht unbedingt FreundInnen. Zumal Hochbegabung von Gleichaltrigen in der Regel nicht honoriert, sondern oft mit Strebertum gleichgesetzt wird. Ist ein Kind nun hochintelligent, aber schafft es nicht, sich in die soziale Gemeinschaft zu integrieren, wird es zum Außenseiter.

Dieses Anderssein infolge der außergewöhnlichen Begabungen wird mit der Zeit internalisiert und trägt schließlich den Namen Grandiosität. Als Überlebensregeln liegen somit jene nahe, die zu Beginn dieses Kapitels beschrieben sind.

ZappelphillipInnen

Von Kindern mit ADHS weiß man, dass diese sehr leicht kränkbar sind, was einerseits genetische Ursachen haben kann, andererseits liegt ein Sekundäreffekt sehr nahe. Kinder mit ADHS müssen meist viele negative Erfahrungen im Laufe ihres Lebens machen. Sie erfahren oft Ablehnung, Ausgrenzung und werden nicht so selten zu schwarzen Schafen gemacht, die dann immer und an allem Schuld tragen. Diesen Kindern werden auch recht plastisch die eigenen Unzulänglichkeiten und das eigene Versagen vor Augen geführt.

So ein turbulentes und aufwühlendes Kinderleben stresst ganz gewaltig und im Zusammenhang mit all den negativen Erfahrungen ist es kaum möglich, ein gesundes und stabiles Selbstwertgefühl aufzubauen. So liegt es auch hier nahe, dass es zur Überkompensation und so zu narzisstischen Tendenzen kommen kann.

Kinder ohne Kindheit

Kinder, die in einem Umfeld aufwachsen, in dem sie körperlich und seelisch misshandelt, gedemütigt werden, keine Förderung erfahren, wenig bis keine Zuwendung und Liebe entgegengebracht bekommen und meist auf sich selbst gestellt sind, verfügen selten über ein gesundes Selbstbild oder eine positive Selbstwahrnehmung. Zum Kitten und Ausgleichen eines zerschundenen und verwitterten Selbstbildes eignen sich Allmachtsfantasien hervorragend.

Um sich nicht minderwertig, schwach und unterlegen zu fühlen, mobilisiert der Mensch immense Kräfte, um zu beweisen, dass er mithalten kann und Anerkennung verdient. Immer wenn gewaltige Kräfte ungebremst zum Einsatz kommen, können diese überschießen, wodurch dann Größenfantasien entstehen und sich der einst unsichere Mensch plötzlich übermächtig und groß fühlt. Das Ergebnis ist Narzissmus als eine Überlebensstrategie im Umgang mit seinem zerbrechlichen und auf wackeligen Beinen stehenden Selbstwert.

Es gibt somit verschiedene Quellen, denen eine narzisstische Persönlichkeitsentwicklung entspringen kann. Sehr häufig sind es Mischformen, weil sich mehrere Quellen zu einem Wasserlauf vereinigen. Ebenso kann es sein, dass sich Kinder trotz Umgebungsbedingungen, welche einer narzisstischen Persönlichkeitsentwicklung zuträglich sind, zu psychisch gesunden, selbstbewussten Menschen entwickeln.

Schadensmeldungen

Für das soziale Umfeld von ausgewachsenen NarzisstInnen ist es jedoch egal, welche Ursache der Narzissmus hat. Ausgelebter pathologischer Narzissmus wirkt sich, egal woher er kommt, immer sehr negativ auf Mitmenschen aus.

So wie es Opfer von PsychopathInnen gibt, gibt es auch Opfer von NarzisstInnen. Die Persönlichkeitsstrukturen der Opfer dieser beiden Persönlichkeitsstile sind ident und wurden im vorigen Kapitel beschrieben.

NarzisstInnen kommen selten in die Praxen von PsychologInnen oder PsychotherapeutInnen, was infolge ihrer Einstellungen und Annahmen leicht nachzuvollziehen ist. Sie weisen, wenn das Leben so verläuft, wie sie es sich vorstellen, keinen Leidensdruck auf.

Wie bei der dissozialen Persönlichkeitsstörung suchen sich auch bei der narzisstischen Persönlichkeitsstörung vorrangig die Opfer Hilfe. NarzisstInnen werden nur dann bei PsychologInnen und Co vorstellig, wenn ihr strahlendes Ebenbild durch Krisensituationen verzerrt oder gar zerbrochen wird. Dann jedoch kann der Abgrund, in den sie stürzen, sehr tief sein und es treten Angststörungen, Panikattacken und depressive Episoden auf. Ein Teufelskreis beginnt, denn solche Funktionsstörungen der Psyche werden als narzisstische Kränkung erlebt, wodurch es den Betroffenen hundeelend geht. Es ist so ähnlich, als würde beispielsweise ein prominenter Eiskunstläufer bei einem Wettbewerb bei einer leichten Figur auf den Hintern plumpsen und das Publikum beginnt lauthals zu lachen.

Es ist jedoch wirklich nicht auszuschließen, wenn die Welt von

NarzisstInnen plötzlich aus den Fugen gerät, dass es Lacher aus dem Umfeld gibt. Schadenfreude haben sich NarzisstInnen infolge ihres Verhaltens immer selbst zuzuschreiben. Nur sehen sie selbst das ganz anders!

Wenn sich doch einmal Menschen mit ausgeprägten narzisstischen Zügen, noch ohne völlig am Boden zerstört zu sein, psychologische Unterstützung holen, so sind sie wirklich einzigartig. Ich habe es in meinem gesamten Berufsleben noch nicht erlebt, dass jemand stolz auf eine Diagnose war. „Ich bin stolz auf meine Panikattacken", mutet sehr absurd an. Eine Diagnose kann zwar Erleichterung bringen, weil man dann beängstigende und unangenehme Symptome benennen und einordnen kann, aber stolz darauf zu sein ist ausgesprochen unüblich.

Nicht so, wenn man Menschen mit geringen oder mit ausgeprägten narzisstischen Zügen mitteilt, dass sie solche besitzen. Das Wort Störung sollte man jedoch dabei tunlichst unterlassen, sondern von Stil oder Akzentuierung sprechen. Dann nämlich gleitet ein wohlwollendes, stolzes Lächeln über das Antlitz dieser Menschen. Warum soll jemand etwas loslassen, das er an sich mag? Es ist somit nicht verwunderlich, dass, solange die grandiose Welt eines Narzissten heil bleibt, diese Symptomatik treue Begleiterin bis ans Lebensende ist.

Ein recht harmloses, wenngleich auffallendes und unangenehmes selbstgefälliges bis narzisstisches Verhalten erlebte ich in einem Erstgespräch mit einem attraktiven Mann nahe der siebzig. Infolge seiner Gesamterscheinung und Topform hätte ich ihn jedoch nicht einmal auf sechzig Jahre geschätzt. Es ging darum, mögliche Stressoren, die eine somatische Erkrankung begünstigen können, zu erheben. Eine Standardfrage ist die nach dem Beruf, auch wenn sich die Person bereits im Ruhestand befindet.

Die Antwort von Herrn X lautete: „Ich habe in einem großen Unternehmen gearbeitet."
Ich fragte nach: „In welchem Bereich?"
Herr X: „In einem sehr breiten Bereich."
Ich fragte weiter nach: „Hatten Sie eine Führungsposition inne?"
Herr X: „Sozusagen."
Ich war an der Reihe: „Was waren Ihre Aufgaben?"
Herr X: „Zahlreiche."

Ich bohrte weiter: „In welchem Unternehmen waren Sie tätig?"
Herr X: „Es wurde umstrukturiert in den 90ern, jetzt ist dort alles anders."
Ich, schon etwas verzweifelt: „Wie heißt das Unternehmen jetzt?"
Herr X: „Es sind jetzt zwei Unternehmen."
Ich, repetitiv: „Wie heißen die beiden Unternehmen jetzt?"
Herr X nannte mir daraufhin die Namen zweier Schiffgesellschaften.
Ich, euphorisch: „Sie waren somit Kapitän, ist das korrekt?!"
Herr X: „Ja!"
Ich, leicht entrüstet: „Warum lassen Sie mich so lange fragen und haben das nicht gleich gesagt?"
Herr X: „Na, dafür sind Sie doch da!"

Aus meiner Sicht ging es Herrn X zu diesem Zeitpunkt psychisch nicht gut, er wies leichte Symptome einer depressiven Verstimmung auf. Nicht nur, dass ihm sein beruflicher Status, der Macht und Kontrolle in sich trug, infolge der Pension abhanden kam, hatte er auch eine orthopädische Operation hinter sich, die nicht den gewünschten Erfolg gebracht hatte. Die Folge war, dass er drei Sportarten, die er liebte, nicht mehr ausüben konnte. Es blieben ihm nur mehr jene, die wenig spektakulär waren und in denen man keine Glanzleistungen zeigen konnte. Das war ihm zu wenig, es kränkte ihn zutiefst und er haderte mit diesen Funktionseinbußen.

Die narzisstische Kränkung

Der Begriff narzisstische Kränkung geht auf Sigmund Freud zurück. Es werden damit Vorgänge beschrieben, die dazu führen, dass sich eine Person in ihrem persönlichen Wert zutiefst verletzt und infrage gestellt fühlt. Der Anlass hierfür mag von außen oft geringfügig erscheinen. Wird durch diese Kränkung das Innerste der Seele getroffen, kann die Reaktion darauf sehr heftig sein. Der Ausdruck dafür ist narzisstische Wut, diese kann auch das Ausmaß von Gewalt gegen Mitmenschen annehmen.

Aber nicht jeder Mensch, der eine narzisstische Kränkung erfährt, weist unweigerlich auch narzisstische Persönlichkeitszüge auf, denn im Grunde genommen sind tiefe Kränkungen gleichzeitig auch immer narzisstische Kränkungen. Auf Kränkungen mit konstruktivem Ärger zu reagieren ist gesund. Ärger aktiviert und macht wehrhaft. Psychische Stabilität und Wehrhaftigkeit sind auch dann nötig, wenn ich mit Menschen, die narzisstische Züge aufweisen, zusammenlebe oder zusammenarbeite. Abwertung von anderen, um sich selbst aufzuwerten, ist eine sehr unliebsame Eigenschaft von NarzisstInnen. Oft erfolgen Abwertungen nicht plump und direkt, sondern werden feingesponnen zwischen den Zeilen eingewebt. Deswegen sind sie aber nicht weniger kränkend. Wenn ich mich wehrhaft fühle, ist die Chance, dass mich Hilflosigkeitsgefühle überfallen, sehr gering und so kann aus der Kränkung keine Traurigkeit werden.

Narzissmus und Aufstieg

Studien belegen, dass es in Führungsetagen von NarzisstInnen nur so wimmelt. Eine Gruppe von ForscherInnen ist der Ansicht, dass die narzisstische Persönlichkeit hervorragende Eigenschaften zum Karrieremachen in sich birgt.

NarzisstInnen sind auf die Welt gekommen, um diese zu erobern. Voller Selbstvertrauen verfolgen sie ihre Ziele und lassen sich von nichts vom Weg zum Erfolg abbringen. Hindernisse sehen sie als Herausforderungen, sie lieben es, gegen ebenbürtige GegnerInnen zu kämpfen, sich mit ihnen zu messen und natürlich zu gewinnen. Sie haben keine Hemmungen, ihre Ellenbogen gegen KonkurrentInnen einzusetzen, um sich so ihren Weg zu bahnen. Kritik gegenüber sind sie zwar nicht so aufgeschlossen, aber können diese sehr gut zurückweisen. Sind sie einmal in der Hierarchie weit nach oben geklettert, so werden auch potenzielle KritikerInnen rar. Das heißt nicht, dass es nichts zu kritisieren gäbe, aber würde es jemand aus den unteren Etagen wagen, so wäre das vermutlich sein beruflicher Tod. Demut, Kniefall und uneingeschränkte Bewunderung hingegen sind Pflicht. Die uneingeschränkte Kontrolle über alle Untergebenen ist der narzisstischen Persönlichkeit sehr wichtig.

Sind Menschen lange in einer Position, in der das Feedback fehlt und sie so schalten und walten können, wie sie wollen, entgleitet leicht der Bezug zur Realität. Als kleines Rädchen im Getriebe einer Institution erhält man ausreichend Feedback und so manche Unzulänglichkeit wird einem vor Augen geführt. Wer aber macht das bei Führungskräften?

So kann es dazu kommen, dass ManagerInnen sich völlig unantastbar fühlen und leichten Schrittes Grenzen überschreiten – jene ihrer Untergebenen und (auch nicht auszuschließen) jene von Recht und Gesetz. Opfer sind unvermeidbar. Nein, nicht eine narzisstische Person muss Opfer bringen, sondern sie hinterlässt als TäterIn zahlreiche Opfer.

Nicht nur die Führungsetagen sind prädestiniert, NarzisstInnen zu beherbergen, auch gewisse Berufe weisen eine höhere Konzentration selbstverliebter, selbstgefälliger wie überaus selbstbewusster Menschen auf. Es sind Berufe, in denen Macht im Spiel ist. Macht kann übermächtig werden. Macht kann missbraucht werden.

Ich zähle die Berufe nun nicht im Einzelnen auf, um mir keinen Narzissten zum Feind zu machen, denn das sollte jeder tunlichst vermeiden. Jedoch möchte ich Ihnen hier kurz über einige Situationen berichten, bei denen ich rückblickend den starken Verdacht habe, dass ich dabei auf Menschen mit narzisstischen Persönlichkeitsanteilen getroffen bin.

Narzisstisch gefärbte Episoden

Eine Begegnung mit einer Richterin ist mir sehr gut in sehr schlechter Erinnerung geblieben. Meine eigene Naivität und Unerfahrenheit sowie das kriminelle Verhalten eines Hausbesitzers haben vor vielen Jahren dazu geführt, dass ich im Zuge einer Wohnungssuche ordentlich übers Ohr gehauen wurde. Also klagte ich diesen Hausbesitzer, einen Herrn Doktor Irgendwie. Ich stand dann, das erste Mal in meinem Leben, vor Gericht. Meine Nervosität wirkte sich bei meiner Aussage auf meine Sprache aus und die Richterin hatte nichts Besseres zu tun, als mich anzublaffen, ich solle gefälligst in ganzen Sätzen sprechen. Ich stand da wie eine Idiotin. Gedemütigt und als dämlich hingestellt. Die Kränkung war heftig und so wurde daraus narzisstische Wut, die ich dann außerhalb des Gerichtssaals nur mehr in Form eines Heulanfalls auslassen konnte.

Diese Richterin verhielt sich während der gesamten Verhandlung zurechtweisend und abwertend all jenen gegenüber, die ihrer Ansicht nach minderwertig waren. Den Herrn Doktor Hausbesitzer – Hausbesitzer hatte er doch tatsächlich als Beruf angeführt – behandelte sie höflich und zuvorkommend, war er ihr doch im akademischen Grad ebenbürtig.

Eine andere Begegnung mit einem überaus selbstgefälligen Menschen hatte ich, als ich schmerzgeplagt zu einem Urologen ging und zu ihm sagte, dass ich wegen einer Blasenentzündung bei ihm vorstellig sei. Er richtete sich vor mir auf, strafte mich mit einem strengen Blick und wies mich mit herrischer Stimme zurecht: „Was Sie haben, das sage ich Ihnen!"

Meine Schullaufbahn, die ebenfalls nicht frei von selbstherrlichen Lehrkräften war, will ich Ihnen hier ersparen. Als widerspenstige Schülerin war ich jedoch ein gefundenes Fressen für narzisstische Lehrpersonen aller Art. Zum Glück wurde mein Leben trotzdem nicht zur Hölle, das jedoch passiert leider im Schulalltag viel zu oft. Wie tragisch Opfer von selbstgerechten Lehrpersonen enden können, beschreibt der Journalist und Autor Thomas Hartl sehr einfühlsam und feinfühlig in seinem Buch „Die kleine Angst".

Erst kürzlich dürfte ich einen Polizisten narzisstisch schwer gekränkt haben. Ich kam an eine Kreuzung, an der die Ampelanlage ausgefallen war. Da in unmittelbarer Umgebung Bauarbeiten für eine U-Bahnverlängerung durchgeführt wurden, waren Ampelausfälle und Behinderungen des Straßenverkehrs nichts Unübliches. Ebenso war es normal, dass Bauarbeiter an solch exponierten Stellen zugegen waren, um ein Chaos zu verhindern.

Ich sah nun an dieser ungeregelten Kreuzung einen Mann in gelber Warnweste mit einer Wollhaube auf dem Kopf stehen, der untätig mitten auf der Kreuzung stand. Ich hielt ihn für einen Bauarbeiter und rollte vorsichtig vor, um Einblick in die Querstraße zu bekommen. Plötzlich deutete er mit einer Wischerbewegung der Hände an, dass ich verrückt sei. Ich blieb zwar stehen, deutete aber mit einer Geste, dass ich nicht wisse, was los sei, und er solle doch irgendetwas was tun. Dieser nonverbalen Aufforderung kam der Mann sofort nach, indem er einen Notizblock zückte und mein Kennzeichen notierte.

Der Polizist, der nicht für einen Bauarbeiter gehalten werden wollte, verpasste mir eine Anzeige, untermauert mit einem Sachverhalt, der nicht so ganz der Realität entsprach. Aber ein solch nachlässiges Verhalten wie meines gehöre nun einmal bestraft. Wie kann man auch nur einen mächtigen Polizisten mit einem machtlosen Bauarbeiter verwechseln?!

Wirklich baff und sehr erschüttert war ich, als eine mehr als abwertende Aussage einer honorigen Kollegin der Psychotherapie bei einem Vortrag auf mein Gehör traf. Sie meinte, wenn Frauen in islamischen Ländern in ein Zugabteil zu einem Mann stiegen, dann müssten sich diese Frauen nicht wundern, wenn sie vergewaltigt werden. Wobei diese Kollegin auch hier zu Ort ein sehr klassenbewusstes Denken aufweist. Da gibt es eben die einfachen Leute und die besseren Leute.

Vermutlich habe ich für die Aussage dieser Kollegin deshalb kein Verständnis, weil ich ihr weder ebenbürtig noch so außergewöhnlich bin wie sie.

Leitlinien zur Schadensbegrenzung

Wenn es geht, sollte man um NarzisstInnen einen großen Bogen machen. Da es jedoch recht viele Menschen mit ebensolchen Zügen gibt, ist das nicht immer möglich und daher ist es anzuraten, sich Strategien im Umgang mit kleinen wie großen NarzisstInnen anzueignen.

Es ist von Vorteil, die eigenen Fähigkeiten und Stärken nicht zu sehr zu zeigen oder zu betonen. Besser man schweigt über eigene Erfolge und den eigenen Status. Man tut gut daran, einen kleinen Schritt zurückzutreten. Noch besser wäre jedoch ein großer Schritt, um sich so ganz in den Schatten dieser großartigen Wesen zu stellen.

Dankbarkeit zu zeigen ist wichtig. Gibt es keinen unmittelbaren Anlass zu Dankbarkeit, so kann man sich auf jeden Fall dafür dankbar zeigen, dass man in der Nähe dieses großartigen Menschen weilen darf und ihn näher kennenlernen durfte.

Es ist nötig, einer Person mit einem narzisstischen Persönlichkeitsstil ausreichend Aufmerksamkeit zu schenken und ihr gewisse Vorrechte zu gewähren.

Erwarten Sie sich nichts, aber absolut nichts von ihr. Nicht, dass NarzisstInnen nicht in der Lage wären, gute Taten zu setzen, aber sie tun es nur dann, wenn ihnen danach ist. Erwarte ich nichts, kann ich auch nicht enttäuscht oder gekränkt werden.

Kritik darf, auch in konstruktiver Form, keinesfalls geübt werden. Ein schlimmeres Vergehen gibt es fast nicht und so wird es auch umgehend bestraft.

Geben Sie von sich selbst keinesfalls zu viel Persönliches preis, es wird sonst gegen Sie verwendet. Auch wenn man zu seinen Schwächen stehen sollte, gegenüber selbstherrlichen Menschen kann einem das leicht zum Nachteil gereichen. Es sei denn, es handelt sich um Defizite, die einem gleichgültig sind, dann hat der Narzisst einen Schwachpunkt entdeckt und kann darin fröhlich herumbohren, jedoch ohne Schaden anzurichten. Er hat seine Freude und Sie haben Ihre Ruhe.

Menschen, die hilfsbereit und einfühlsam sind, sollten mit diesen wertvollen Gütern sparsam umgehen, denn es grenzt an Verschwendung, diese NarzistInnen zuteil werden zu lassen. Wer solchen Persönlichkeiten einmal eine Gunst erweist, hat damit seine Seele verkauft und muss diese Gunst, die für diese Wesen nun eine Selbstverständlichkeit darstellt, immer wieder erweisen. Von Beginn an klare Grenzen mit Sanftmut, aber trotzdem eindeutig gesetzt schützen Sie vor Übergriffen.

Man tut sich etwas Gutes für das eigene Seelenwohl, Ansichten und Aussagen von selbstverliebten Menschen nie auf sich zu beziehen und nicht so richtig ernst zu nehmen, ohne das jedoch nach außen hin zu zeigen. Am besten ist es, solcherlei unreifes Verhalten bewusst zu übergehen. So ähnlich, wie man mit Wutanfällen in der Trotzphase von Kindern umgehen soll oder mit dem Herumzicken von Jugendlichen. Einfach ruhig zu bleiben, gelassen zu reagieren und nur auf Sachaspekte einzugehen ist von Vorteil. Damit macht man sich selbst zum Überlegenen, lässt aber den Narzissten im Glauben an seine Überlegenheit.

Sehr gut kommen Anerkennung und Lob an. Solcherlei saugen Wesen mit narzisstischen Persönlichkeitszügen gierig auf. Es fällt wohl kaum jemandem ein Stein aus der Krone, andere zu loben, egal ob verdient oder unverdient. Solche kleinen Opfer zu bringen kann dabei helfen, nicht selbst zum Opfer zu werden.

Keine erwachsene Person ist narzisstischen Menschen völlig hilflos ausgeliefert, weil immer ein Handlungsspielraum gegeben ist, anders sieht es damit hingegen bei StalkerInnen aus, denn diesen zu entfliehen ist oft nicht möglich.

20. Stalken – Pirschjagd auf Menschen

> *Hörst Du ein leichtes Kratzen an der Tür*
> *Das Stöhnen auf dem Hausflur, das gilt Dir*
> *Du kannst Dir sicher sein, Dein Schrein bleibt ungehört*
> *Niemand, der uns stört*
>
> *Stellen sich Deine Nackenhaare hoch*
> *Wirst mich nie los, ich find Dich doch*
> *Steht vor Angst auf Deiner Stirn Dir der Schweiß*
> *Hab ich mein Ziel erreicht*
>
> *Ich find's wunderbar, dass Du mich nicht siehst*
> *Ich find's wunderbar, dass Du Dich vor mir verkriechst*
> *Ich genieße unendlich das Gefühl*
> *Ich begehr Dich fanatisch viel*
>
> Ausschnitt aus dem Lied „Fanatisch"
> von HERBERT GRÖNEMEYER

Der englische Begriff „stalken" ist der Jägersprache entnommen. Damit wird jene Situation beschrieben, in der Jäger Wild beobachten, sich an dieses heranpirschen, um es dann im richtigen Augenblick erlegen zu können. Ein Vorgang, der für Wildtiere oft harmloser endet als für Menschen, hängt doch ein Jagderfolg von der Treffsicherheit des Jägers ab. Nicht so bei Menschen, denn Opfer von StalkerInnen werden immer getroffen, zwar nicht unweigerlich tödlich, aber in der Vielzahl der Fälle schleppen sie sich seelisch schwer verwundet weiter durch ihr Leben.

Wird eine Person gestalkt, so heißt das, dass sie gegen ihren Willen von einem Mitmenschen wiederholt oder fortwährend verfolgt, belästigt oder terrorisiert wird. StalkerInnen belästigen ihre Opfer somit weit mehr als einmal, sehr häufig sogar über einen längeren Zeitraum mit wiederkehrenden unerwünschten Kontaktaufnahmen.

Und es begab sich in Ihrem Haus ...
Stellen Sie sich vor, es zieht eine neue Nachbarin oder ein neuer Nachbar ein. Sie kommen mit dieser Person im Stiegenhaus ins Gespräch und machen, aus Ihrer Sicht, lediglich höflichen Smalltalk.

Es dauert nicht lange und diese Nachbarsperson läutet bei Ihrer Wohnungstüre an und erbittet allgemeine Infos betreffend Gepflogenheiten im Wohnhaus. Sie als prosozialer, hilfsbereiter Mensch geben Auskunft und werden so in ein längeres Gespräch verwickelt. Je nach Ihrem persönlichen Nähe-Distanz-Bedürfnis könnte es sein, dass Sie die Person in die Wohnung bitten, weil es nicht angenehm ist, so lange zwischen „Tür und Angel" zu stehen.

Ihre Nachbarsperson kommt dann wiederholte Male kurz vorbei, weil sie Fragen hat, oder spricht Sie häufig im Supermarkt, Lift oder Stiegenhaus an. Sie finden auch immer wieder Zettelchen mit kurzen Nachrichten an Ihrer Wohnungstür. Auch Ihre Telefonnummer hat diese Person bereits herausgefunden und scheut nicht davor zurück, Sie mit Telefonanrufen zu traktieren, deren Inhalt in schüchterne Hilflosigkeit verpackt wird. Ähnlich wie „Ich wollte mich nur vorweg entschuldigen, aber ich muss kurz bohren. Wenn es Ihnen zu laut wird, sagen Sie es bitte", oder „Sagen Sie mir bitte, was soll ich machen, meine Klospülung macht so komische Geräusche?!"

Sie merken mittlerweile, dass diese Person nur schwer wieder „loszuwerden" ist, und haben sich bereits Ausflüchte zurechtgelegt, um keine längere Konversation pflegen zu müssen. Sie haben manchmal sogar das Gefühl, als würde Ihre Nachbarsperson ihr Ohr lauschend an Tür oder Wand legen, während Sie sich in Ihren vier Wänden ungeniert genussvollen Aktivitäten wie Intimitäten hingeben.

Abends lassen Sie alle Jalousien hinunter – etwas, das Sie früher nie taten, lieben Sie doch die funkelnde Weite der Nacht. Aber jetzt ist das anders, denn jetzt ist die Dunkelheit zur Gefahr geworden, könnte sie doch ein auf Sie gerichtetes gierig funkelndes Augenpaar verbergen.

Etwas in Ihrem Alltag hat sich auf subtile und unangenehme Art verändert.

Sie fühlen sich in Ihren eigenen vier Wänden häufig angespannt, zucken zusammen, wenn Ihr Telefon oder die Türglocke klingelt, und ertappen sich dabei, wie Sie vor dem Verlassen Ihrer Wohnung zuerst durchs Guckloch spähen. Es wird Ihnen mehr und mehr bewusst, dass Sie sich immer, wenn Sie den Nahbereich Ihrer Wohngegend erreichen, wie ein Dieb verhalten, der Angst hat, entdeckt zu werden. Sie blicken sich vorsichtig um und schleichen, unter Umständen sogar auf Umwegen, zu Ihrer Wohnung. Ja, selbst innerhalb Ihrer Wohnung schleichen Sie wie ein Schuldiger herum.

Ihr Freiheitsgefühl beginnt dahinzuschmelzen, schleichende Empfindungen der Bedrängnis ziehen in Ihre Seele ein.

Eines Abends, Sie kommen gerade ziemlich ausgepowert nach Hause, zu keiner Vorsicht mehr fähig, sperren Sie mit trägen Bewegungen das Türschloss auf, als plötzlich diese Nachbarsperson wie aus dem Nichts auftaucht und auf Sie zuspringt.

Es ist, als hätte sie die ganze Zeit hinter dem Guckloch nur auf Sie gewartet. Lieblich lächelnd fragt sie, ob Sie ihr vielleicht einen Hammer leihen könnten. Sie sind trotz der Gefühle von Genervtheit und Bedrängnis noch immer freundlich, weil Sie seit Ihrer Kindheit eingetrichtert bekommen haben, dass es wichtig ist, für gute Nachbarschaft zu sorgen, und borgen ihr daher das Werkzeug. Um der Nachbarsperson jedoch nicht sofort wieder einen Grund zur Kontaktaufnahme zu geben, fügen Sie an, dass Sie den Hammer derzeit nicht benötigen, es sei somit absolut, wirklich absolut keine Notwendigkeit gegeben, ihn sofort zurückzubringen.

Es dauert keinen ganzen Tag und die Nachbarsperson steht mit selbstgebackenen Keksen vor Ihrer Türe und bedankt sich für die Nachbarschaftshilfe. Weil Sie sittenfest sind, nehmen Sie die Kekse an. Oh, auf den Hammer habe sie jetzt vergessen, aber den werde sie dann ein andermal bringen, teilt Ihnen die Nachbarsperson mit. Und flüstert noch ganz unverfänglich die Frage, ob Sie denn kürzlich gar Streit mit jemandem in Ihrer Wohnung gehabt hätten, sie habe sich Sorgen gemacht, weil sie meinte, der Schall harter Worte sei durch die Wand gedrungen.

Sie wissen zwar genau, dass Sie keinen Streit hatten, aber Ihr Gehirn beginnt trotzdem auf Hochtouren zu arbeiten. Was könnte sie gehört haben? Woher kam dieser Lärm eines Streites überhaupt? Hat sie das nur erfunden? Wird sie nun Gerüchte verbreiten? Sie wissen es nicht! Sie werden es auch nie erfahren!

Solche und ähnliche Aktionen wiederholen sich in der nächsten Zeit gehäuft. Es vergeht keine Woche, in der diese Nachbarsperson nicht in irgendeiner Weise Kontakt zu Ihnen aufnimmt. Das geliehene Werkzeug hat jedoch noch immer nicht den Weg zu Ihnen zurückgefunden, aber es dringen stattdessen überschwängliche Entschuldigungen für die Vergesslichkeit an Ihr Ohr.

Mittlerweile hält Sie nur mehr Ihre Manierlichkeit davon ab, dieser penetranten Person zu sagen, sie solle sich den Hammer sonst wohin stecken, Sie wollten ihn nicht mehr zurück.

Ich könnte diese Begebenheiten nun fortsetzen und daraus eine schwarzhumorige Kurzgeschichte machen. Oder, wäre ich Krimiautorin, einen Psychothriller erschaffen. Oder man könnte eine grausame Fortsetzung dieser Geschichte unter der Schlagzeile „Hammermord-Stalking. Mit dem eigenen Hammer von Stalkerin erschlagen!" in allen aktuellen Tageszeitungen lesen.

Bandbreite von Stalking

Stalking weist eine sehr große Bandbreite auf, es reicht von „einfachen" Belästigungen über ernsthafte Drohungen und Körperverletzungen bis hin zur Tötung des Opfers.

Wäre es dann aufgrund dieser Tatsachen nicht vielleicht besser, neue NachbarInnen weder zu grüßen, noch mit ihnen zu sprechen, und sollten sie einmal Nachbarschaftshilfe brauchen, ihnen ganz schnell wieder die Türe vor der Nase zuzuschlagen? Nein, das wäre gar nicht gut, denn dann machen Sie sich Ihre NachbarInnen zu FeindInnen. Medienberichte und Dokumentarfilme zeigen immer wieder auf, dass besonders nachbarliche FeindInnen zu hemmungslosen StalkerInnen werden können. Das bedeutet: Niemand kann es verhindern, Opfer einer stalkenden Nachbarsperson zu werden.

Das Opfer von StalkerInnen wird auch Stalkee genannt. Dabei handelt es sich um ein „Neuwort", welches deshalb geschaffen wurde, weil der Begriff Opfer besonders in einem solchen Zusammenhang eine negative und schädliche Konnotation hat. Man würde ja auch nicht von Beute sprechen, aber so ähnlich klingt Opfer hier. Opfer wie Beute implizieren Hilflosigkeit, Wehrlosigkeit und Ausgeliefertsein. Menschen, die gestalkt werden, brauchen stattdessen Kraft, Energie, Mut, Motivation und Unterstützung, da Stalker darauf bedacht sind, nur ja alle ihnen zur Verfügung stehende Macht und Kontrolle über das Leben ihrer „Auserwählten" zu erlangen.

Typische Stalking-Handlungen sind Telefonterror durch Anrufe zu den unmöglichsten Zeiten zu Hause wie an der Arbeitsstelle, das

Herumtreiben in der Nähe des Stalkees, horrende Mengen an Briefen, E-Mails oder SMS an diese Person zu versenden, über dritte Personen Kontakt zu ihrem Stalkee aufzunehmen, ihm Geschenke zu senden, dem Stalkee nachzugehen, Nachrichten an der Windschutzscheibe des Autos oder an der Haustüre zu hinterlassen, vor der Haustüre zu stehen oder sich in der näheren Wohnumgebung aufzuhalten, um dem Stalkee nahe zu sein und ihn beobachten zu können, dem begehrten Menschen vor der Arbeitsstätte, seinem Zuhause, beim Spaziergang oder bei sportlichen Aktivitäten aufzulauern, ihn mit dem Auto zu verfolgen, ihm zur Arbeitsstelle zu folgen und die Person dort auch zu kontaktieren.

Man weiß auch von Waren oder Dienstleistungen, die von StalkerInnen im Namen des Opfers bestellt werden und häufig pornografischen oder obszöne Couleur aufweisen.

StalkerInnen schrecken auch nicht davor zurück, den Stalkee zu beleidigen, zu verleumden, das Eigentum ihres Gejagten zu beschädigen, unerlaubt in dessen Wohnung einzudringen oder ihm Sendungen mit schockierendem Inhalt zu schicken. Oft werden auch bedrohliche Nachrichten auf dem Anrufbeantworter hinterlassen oder per E-Mail oder SMS gesendet. Bisweilen kommt es sogar zu körperlichen Übergriffen und Gewalttaten.

Cyberstalking

Beim Cyberstalking ist es auch üblich, unter dem Namen des Stalkees rufschädigende Kommentare in Foren zu posten oder Rufmord am Stalkee zu begehen. Cyberstalking umfasst das Recherchieren von Personen im Internet (über Suchmaschinen wie Google oder in sozialen Netzwerken wie Facebook), um mehr über diese zu erfahren, um sie dann mittels aller zur Verfügung stehenden Mittel zu stalken sowie üble Nachrede im Internet über sie zu verbreiten, was auch zu einer Ruf- wie Geschäftsschädigung führen kann.

So wurde ein deutscher Berufsmusiker und Musiklehrer namens Bruno Leicht Opfer eines üblen Cyberstalkingangriffs, der bereits mehr als fünf Jahre andauert. Der Stalker postete gefälschte Bilder des Jazzmusikers im Netz. Es handelte sich dabei um Bildmontagen, durch die der Musiker und Lehrer mit der Naziszene in Verbindung gebracht wurde. Auch Verleumdungen wurden gepostet, in denen er als Pädophiler, Stalker, Nazi, Alkoholiker, Schizophrener oder Terrorist bezeichnet wurde. Sogar den Sohn des Musikers bezog der Stalker in seine Angriffe mit ein. Er fertigte eine Fotomontage an und fügte ein Bild des Sohnes mit jenem von Josef Fritzl zusammen und kommentierte es in einem Begleittext mit perversen Fantasien.

Dieser Cyberstalker diffamierte den Jazzer auch in verschiedenen Internet-Musikforen. Des Weiteren terrorisierte er den Musiker mit Anrufen, in denen er ihn mit perversen Schimpfworten attackierte und überflutete ihn mit obszönen wie drohenden Mails.

Über eine Detektei konnte anhand von speziellen Telefon-, Mail- und Internetdaten eruiert werden, dass der Stalker von den USA aus agierte.

Von Deutschland aus den Stalker aufzuspüren, um mit ihm vor Gericht zu gehen, ist nahezu unmöglich. Mögliche Maßnahmen könnte man nur von den USA aus setzen und das wäre mit einem enormen Kostenaufwand verbunden. Aber auch vor Ort einen Cyberstalker dingfest zu machen ist ein höchst unsicheres Unterfangen. Also erhielt der Jazzmusiker den Rat, er solle sich über eine gewisse Zeit vom Internet fernhalten. Das tat Bruno Leicht auch, er war konsequent mehr als ein halbes Jahr offline – ohne Erfolg, denn der Stalker agierte weiter und tut es heute noch!

Wieder ist es einem Stalker gelungen, seinen widerlichen Machtrausch ausleben zu können und sich im Leben seines Stalkees einzunisten.

Gibt man übrigens den Namen des Musikers Bruno Leicht bei Goggle ein, so findet die Suchmaschine im Zusammenhang mit diesem Namen unter anderen auch Stichworte wie Nazi, Hitler und Stalking.

Das Internet vergisst nichts und es spielt für das Netz auch keine Rolle, ob das, was es speichert, Wahrheit oder Lüge ist! Cyberstalking ist im Begriff zu „expandieren" und infolge der explosiven Zunahme von Social Networks wimmelt es nur so von potenziellen Stalkees!

Der Musiker Bruno Leicht nutzt das Internet, wie viele von uns es tun. Er hat eine Website, einen Blog und ist auf verschiedenen Plattformen aktiv wie beispielsweise auf YouTube. Er präsentiert dort seine Musik, um Engagements zu bekommen.

Stalking kann jeden treffen!

Stalking hat zahlreiche Gesichter und Stalking kann jeden treffen! Wirklich jeden! StalkerInnen kommen auch aus allen sozialen Schichten. Untersuchungen haben gezeigt, dass jeder Zehnte, wenn nicht sogar jeder Siebente mindestens einmal im Leben die Erfahrung macht, von jemandem über die Maßen wiederholt bedrängt und belästigt zu werden, und sich dabei bedroht sowie in seiner Freiheit eingeschränkt fühlt.

Nicht weniger beängstigend ist die Tatsche, dass sich in etwa 90 Prozent aller Fälle die gestalkte Person und ihr Jäger kennen. Häufigste Stalkingopfer sind LebenspartnerInnen, Bekannte oder ArbeitskollegInnen.

Jeder zweite Stalker ist ein Expartner. Je besser sich StalkerIn und Stalkee kennen, desto höher ist das Gewaltrisiko. Die Wahrscheinlichkeit für ein Tötungsdelikt beim Expartner-Stalking ist 25 Mal höher als im Bevölkerungsdurchschnitt.

Untersuchungen, bei denen das besondere Augenmerk auf das Expartner-Stalking gelegt wurde, brachten bestürzende Ergebnisse zutage. 85 Prozent der Stalker terrorisierten bereits während die Beziehung noch intakt war, ihre Partnerinnen, indem sie extreme Kontrolle ausübten. Sie waren stets darauf bedacht zu wissen, was ihre Partnerin gerade machte, wo sie sich jeweils aufhielt, was sie plante, und vermutlich auch, was sie gerade dachte. Auch zeigte sich, dass der Großteil der Stalker während der Beziehung Angst hatte, dass die Beziehung zerbricht.

Massive Eifersucht, Machtausübung und Kontrolle prägten dann diese Partnerschaften. Wie man sieht, forcierten sie durch ihr freiheitsraubendes Verhalten genau das, wovor sie Angst hatten und was sie eigentlich verhindern wollten.

War während der Beziehung bereits körperliche Gewalt im Spiel, so waren die Partner dann in ihrer Rolle als Stalker sehr häufig gewalttätig.

Wäre diese Expartner-Stalking-Thematik nicht so brisant wie schrecklich, würde sie wohl auch nicht in Hollywood zu Thrillern verarbeitet werden, wie beispielsweise in dem Film „Genug. Jeder hat seine Grenze" (Originaltitel: „Enough. Everyone has a limit"), in dem Jennifer Lopez eine Ehefrau und Mutter spielt, deren gewalttätiger Partner, nachdem sie ihn verlassen hat, ihr und der kleinen Tochter nach dem Leben trachtet. Sie flüchtet und versucht unterzutauchen, doch ohne Erfolg. Ihr Ex bleibt ihr als mordlüsterner Stalker immer ganz dicht auf den Fersen. Die Stalkingstrategien dieses Mannes lassen auch abgebrühten CineastInnen das Blut in den Adern gefrieren. Vermutlich tun sie das aufgrund ihrer Realitätsnähe.

Der Film nimmt ein „gutes Ende", wie man es von Hollywoodfilmen ja auch erwartet, nur leider sprechen die realen Zahlen der Stalkingstatistiken eine ganz andere Sprache.

Schon ein etwas älterer Spielfilm, der Expartner-Stalking zum Inhalt hat, ist „Der Feind in meinem Bett" (Originaltitel: „Sleeping with the Enemy"). Julia Roberts spielt hier die Rolle einer Frau namens Laura, deren Mann ein gewalttätiger und kontrollierender Sadist ist. Er kontrolliert und bestimmt jedes Detail ihres Lebens. Er befiehlt ihr sogar die Handtücher so aufzuhängen, wie er es für richtig befindet, und die Lebensmittel im Küchenschrank nach bestimmten Regeln anzuordnen. Laura täuscht Tod durch Ertrinken vor, um diesem Monster von Ehemann zu entkommen und sich ein neues Leben aufzubauen. Sie hat jedoch nicht bedacht, dass Menschen mit einer so abartigen Persönlichkeitsstruktur sich nicht so einfach austricksen lassen, und so entpuppt sich auch der Pseudowitwer als gefährlicher Stalker.

Frauen, die von ihrem Expartner gestalkt werden, scheuen sich oft davor, eine neue Beziehung einzugehen. Ein Grund dafür kann sein, dass es sehr schwer ist, nach einer derartigen seelischen Folter und Verletzung wieder Vertrauen zu einem Menschen aufzubauen. Sehr naheliegend ist jedoch auch die Sorge von Betroffenen, dass sich der stalkende Expartner dadurch, dass ein neuer Mann ins Leben des Objektes seiner unstillbaren Begierde tritt, zu Intrigen angestachelt fühlt.

In den Medien sind immer wieder solche Fälle zu finden. Die Leiterin eines Gewaltschutzzentrums berichtet beispielsweise von einer Frau, die von ihrem Expartner über lange Zeit mit unterschiedlichsten Methoden gestalkt wurde. Diese Frau verlor nicht das Vertrauen in alle Männer, ging wieder eine Beziehung ein und wagte sich sogar an die Ehe heran. Ihr stalkender Expartner ließ jedoch nicht locker und versuchte den Hochzeitstermin herauszubekommen, was ihm auch gelang. Diesen stornierte er umgehend mit List und Tücke und unter Vorspiegelung falscher Tatsachen.

Eine Mitarbeiterin des Frauennotrufes schildert das Leid einer

Frau, die von ihrem Exmann bis zu 300 Anrufe pro Tag erhalten hatte, und zeigt damit auf, dass Stalking für die Gejagten genau so wie für die Jäger zur „Fulltime-Beschäftigung" werden kann. Die Folgen solch permanenter Bedrängung können dramatische Ausmaße annehmen. Stalkingopfer können in tiefe Verzweiflung geraten und ausgeprägte Gefühle der Hilflosigkeit und Ausweglosigkeit entwickeln. Ängste, Panikattacken, Schlafstörungen, Depression und Suizidgedanken sowie posttraumatische Belastungsstörungen sind häufige Folgen der Belastungen.

Stalkees geraten auch leicht in soziale Isolation, da sie den Stalker von ihrem Freundes- und Bekanntenkreis fernhalten möchten. Durch die Angst, dem Stalker begegnen zu können, trauen sich gestalkte Personen oft nicht mehr aus dem Haus. Manche ziehen schließlich sogar um. Nicht selten verlieren Stalkees dabei sogar ihren Job. Entweder durch zu lange oder zu viele Krankenstände oder aber, weil der Stalker auch ihren Arbeitsplatz annektiert hat.

Ihr ganzes Leben ist oft nur mehr darauf ausgerichtet, dem Verfolger zu entkommen. Der ist hingegen resistent gegen die Vielzahl von Abwehrmaßnahmen. Es kann sogar sein, dass ein flehentlicher Appell, doch endlich in Ruhe gelassen zu werden, einen Stalker erst so richtig in seinem Machtrausch aufgeilt.

Der Leitspruch von StalkerInnen lautet: „Du entkommst mir nicht!", und das spiegelt auch eine deutsche Studie wider, in der sich zeigt, dass Stalkingterror im Durchschnitt 28 Monate, also mehr als zwei Jahre dauert. Es kann somit zwischen wenigen Wochen und vielen Jahren variieren, wobei auch Stalkingfälle bekannt sind, die zwanzig Jahre andauerten.

Stalking ist nicht nur ein weitverbreitetes Phänomen, es weist leider auch eine hohe Dunkelziffer auf. Erst seit etwa zehn Jahren finden sich wissenschaftlich kontrollierte Studien zu Stalking.

So hat eine deutsche Studie ergeben, dass nur 40 Prozent der Verfolgten die Polizei wegen Stalkings aufgesucht haben. Der Großteil dieser Personen gab jedoch an, schlechte Erfahrung dabei gemacht zu haben. Die Verfolgung sei von vielen ExekutivbeamtInnen bagatellisiert worden und mit pseudolustigen Tipps in der Art, dass sich die Stalkees doch über die Verehrer freuen sollen, abgetan worden.

Wer stalkt, begeht ein Verbrechen!
In Österreich ist Stalken unter dem Terminus „beharrliches Verfolgen" seit Juli 2006 strafbar. Der § 107 a besagt, dass jeder, der eine Person widerrechtlich beharrlich verfolgt, mit einer Freiheitsstrafe bis zu einem Jahr zu bestrafen ist.

Als beharrliches Verfolgen gilt, wenn eine Person in einer Art und Weise verfolgt wird, die geeignet ist, diese Person in ihrer Lebensführung zu beeinträchtigen, und diese Verfolgung eine längere Zeit hindurch fortgesetzt wird.

Als Handlungen des beharrliches Verfolgens einer Person gelten solche, wenn ihre räumliche Nähe aufgesucht wird, wenn im Wege einer Telekommunikation oder unter Verwendung eines sonstigen Kommunikationsmittels oder über Dritte Kontakt zu ihr hergestellt wird, wenn unter Verwendung ihrer personenbezogenen Daten Waren oder Dienstleistungen für sie bestellt werden oder unter Verwendung ihrer personenbezogenen Daten Dritte veranlasst werden, mit ihr Kontakt aufzunehmen.

Hier wird ersichtlich, dass Stalken jederzeit zur Anzeige gebracht werden kann, auch dann, wenn es zu keinem körperlichen Übergriff gekommen ist. Es kann dann unter Anwendung des § 382 g EO zum Schutz vor Eingriffen in die Privatsphäre kommen, welcher vermutlich gerade beim ExpartnerInnen-Stalken den Stalkees ein gewisses Quantum an Sicherheit geben kann. Laienhaft ausgedrückt heißt das, es wird eine allgemeine Verfügung erwirkt, wodurch es einer Person per Strafe verboten wird, all das zu tun, was unter § 107 a fällt, und dass sich diese Person auch nicht in die nähere Umgebung des Stalkees begeben darf.

Aus der polizeilichen Kriminalstatistik Österreichs geht hervor, dass im Jahr 2010 2.534 Fälle beharrlichen Verfolgens nach § 107 a StGB zur Anzeige gebracht wurden. 2.035 Fälle konnten geklärt werden. Es zeigt sich, dass die Aufklärungsquote bei diesem Delikt sehr hoch ist und 2010 bei 80,3 Prozent lag. Diese Zahlen lassen auch darauf schließen, dass Stalking von der österreichischen Polizei sehr wohl ernst genommen und nicht, wie die deutsche Studie ergab, bagatellisiert wird.

Männliche Stalker dominieren zwar die „Szene", sie machen rund 80 Prozent aus, aber auch wenn Stalkerinnen seltener sind, so stehen sie in ihrer Gefährlichkeit und Penetranz den Männern um nichts nach.

In rund 80 Prozent der Fälle sind Frauen die Opfer von StalkerInnen. Eine Studie der Universität Graz hat ergeben, dass 18 Prozent aller Frauen im Laufe ihres Lebens Stalkingerfahrung machen. Besonders gefährdet sind junge, partnerlose Frauen die im städtischen Bereich wohnen. Doch eher erstaunlich ist, dass immerhin 19 Prozent der Frauen von einer Frau gestalkt wurden.

Hier nochmals ein Blick auf die polizeiliche Kriminalstatistik Österreichs, die besagt, dass es 2010 insgesamt 555 männliche und 1.659 weibliche Stalkingopfer gab. Von den Personen, die des Tatbestands des Stalkings verdächtigt wurden, waren 1.629 Männer und 482 Frauen.

Der Psychothriller „Weiblich, ledig, jung sucht ..." (Originaltitel: „Single White Female") hat diese Thematik zum Inhalt. Allison Jones fühlt sich nach der schmerzhaften Trennung von ihrem Lebensgefährten einsam in der großen Wohnung. Per Inserat sucht die attraktive junge Frau eine neue Mitbewohnerin. Die Betonung liegt auf weiblich, denn von Männern scheint Allison vorerst die Nase voll zu haben. Eine eher unscheinbare und zurückhaltende junge Frau namens Hedra meldet sich auf die Annonce und zieht auch kurz darauf ein.

Allison und die schüchterne Hedra hegen von Beginn der Wohngemeinschaft an Sympathien füreinander. Hedra ist eine gute Zuhörerin, hat Einfühlungsvermögen, spendet Allison Trost, damit diese über den Trennungsschmerz besser hinwegkommt, und macht sich schön langsam unentbehrlich. Für Hedra erfüllt sich so der Traum, einen Ersatz für ihre verstorbene Zwillingsschwester gefunden zu haben. Diese harmonische Freundschaft erfüllt das Leben der beiden jungen Frauen. Wäre da nicht jener fatale Tag, an dem sich Allison und ihr Lebensgefährte wieder versöhnen. Hedra beginnt ab diesem Zeitpunkt ihr wahres und wahrhaft schreckliches Gesicht zu zeigen. Unsäglich hinterhältig und unverfroren stellt sie sich zwischen Allison und deren Freund. Eine tödliche Intrige nimmt ihren Lauf.

Es entspricht ganz der Realität, dass die Gefühle von StalkerInnen zu eben diesem Zeitpunkt, wenn es für sie den Anschein macht, dass sich eine Person zwischen sie und ihr Opfer „drängt", umschlagen. Wahnsinnige Verehrung und Liebe können plötzlich zu tiefer Verachtung und abgrundtiefem Hass mutieren. StalkerInnen fühlen sich zurückgewiesen, enttäuscht und verschmäht. Hass und

Rache können sowohl die einst verehrte Person treffen, ebenso aber auch deren Partner. Dieses Phänomen ist häufig beim Prominentenstalking zu beobachten, und zwar dann, wenn aus Fans plötzlich fanatische VerfolgerInnen werden. Oder wenn sich die abgöttische Verehrung eines Stars durch eine Form der Zurückweisung in gärenden, blanken Hass verwandelt.

Auch wenn es sich bei Stalking um ein Phänomen handelt, das in allen Gesellschaftsschichten anzutreffen ist, kennt es die Mehrzahl der Bevölkerung aus Medienberichten, in denen es als jene bedauerliche Schattenseite dargestellt wird, mit der sich Prominente häufig abmühen müssen.

Prominentenstalking

80 Prozent aller Stars werden im Laufe ihrer Karriere zur Zielscheibe fanatischer Fans, das wird in einer Dokumentation von Vox Spiegel TV berichtet. Populär zu sein wird so zum Risiko. Junge Schauspielerinnen und Sängerinnen sind besonders gefährdet.

Es stellt sich die Frage, ob man es beim Prominentenstalking mit einem „normalen" Stalking zu tun hat oder ob es sich dabei um eine Spezialform handelt. Es gibt keine eindeutige Meinung unter den Fachleuten und so sehen StalkingexpertInnen sowohl Gemeinsamkeiten als auch Unterschiede.

Gemeinsam haben Prominentenstalking und Stalking von „normalen" Personen, dass es sich dabei im Kern um eine Fixierung auf einen anderen Menschen handelt und diese Fixierung auch im Verhalten des Verfolgers deutlich wird. Er oder sie versucht wiederholt Kontakt aufzunehmen und sich häufig auch an die begehrte Person anzunähern.

Als deutlicher Unterschied wird in der Fachliteratur angeführt, dass beim Stalken von Berühmtheiten keine echte Beziehung besteht, sondern diese ausschließlich von den StalkerInnen fantasiert wird. Es besteht dann keine Grenze zwischen Fantasie und Realität, beides geht ineinander über. Das Verschwimmen von Wunschgedanken wie Fantasiegebilden und der Realität ist ein Symptom schwerer psychischer Störungen wie Schizophrenie, Wahnerkrankung und Psychose. Das bedeutet, dass unter den ProminentenstalkerInnen vermehrt psychisch schwer kranke Personen zu finden sind. Eine Ausnahme ist es jedoch, wenn nicht berühmte Menschen von völlig Fremden gestalkt werden, dann handelt es sich beim Stalker ebenfalls meist um einen psychisch schwer gestörten Menschen. Es wird jedoch angenommen, dass die Mehrheit der StalkerInnen zwar psychisch auffällig ist, aber in der Regel keine psychische Erkrankung aufweist und somit für ihr Verhalten strafrechtlich verfolgt werden kann. Solche StalkerInnen haben zwar absolut keine Einsicht, dass ihr Verhalten völlig unangebracht und übergriffig ist, aber diese Uneinsichtigkeit ist nicht Ausdruck einer krankheitswertigen psychischen Störung.

StalkerInnen von Prominenten weisen noch eine weitere Besonderheit auf, nämlich die, dass ihre „verfolgende Bewunderung" den Versuch darstellt, innerlich an der Größe und dem sozialen Prestige einer Berühmtheit teilhaben zu können. Man bezeichnet dies in der Psychologie auch als „Sehnsucht nach dem idealen Selbstobjekt". Wenn ein Mensch auf der Suche nach einem Menschen oder Bereich ist, der kraftvoll und mächtig empfunden wird, um an dessen Stärke und Ausstrahlung teilhaben zu können, entsteht dadurch ein Gefühl der eigenen Selbstaufwertung. Dahinter steht meist ein Mensch, der kaum einen Schatten eines Selbstbildes aufweist und zutiefst verunsichert ist.

StalkingexpertInnen nehmen an, dass ProminentenstalkerInnen viele emotionale Fehlschläge in ihrem Leben erlitten haben und sich deshalb in die Welt der Fantasie flüchten. Ihr wahres Leben verliert mehr und mehr an Bedeutung, während die Scheinwelt immer wichtiger wird. Oft konzentrieren sich StalkerInnen dann in ihrem Alltag ausschließlich auf ihren Star und verfügen bald über keine sozialen Kontakte mehr. Der Star wird zu ihrem einzigen Lebensinhalt und stellt ihre einzige „Beziehung" dar.

Klassische Fans investieren auch viel Zeit und Emotionen in ihren Star und verlieben sich natürlich auch in ihn und doch ist ihnen stets in trauriger Gewissheit bewusst, dass eine solche Beziehung immer nur ein Wunschtraum bleiben wird.

StalkerInnen sind hingegen der felsenfesten Überzeugung, bereits eine Beziehung mit ihrem menschlichen Objekt der Begierde zu führen. So kann es leicht dazu kommen, dass eine einseitige Liebesbeziehung mit fatalen Folgen entsteht.

Die bekannte deutsche Schlagersängerin Kristina Bach erlebte, dass ein fanatischer Fan und Stalker eines Tages mit gepackten Koffern vor ihrer Tür stand und einziehen wollte – in der festen Überzeugung, er sei ihr Ehemann. Frau Bach erklärt in der Vox-Spiegel-TV-Dokumentation, dass die Schlagerbranche große Volksnähe fordere und somit auch oft persönlicher Kontakt zu den Fans bestehe, wie beispielsweise auch in Form einer gemeinsamen Wanderung. Dadurch sei die Gefahr natürlich recht groß, dass man als Stalkee missbraucht werde.

Aber da Stalking nicht nur jeden Normalbürger, sondern eben auch jeden Star treffen kann, ist die Volksnähe wohl nur eine von vielen Gefahren. So gelangte auch eine Österreicherin als Stalkerin eines volksfernen Hollywoodstars zu trauriger Berühmtheit.

Frau Heidi S., eine Tirolerin, soll dem Schauspieler David Caruso, der in der Serie CSI Miami Leutnant Horatio Caine verkörpert, mehr als 100 Briefe geschickt haben. Da ihr Wunsch nach einem Autogramm jedoch von David Caruso nie erhört worden war, fühlte sich die Frau zutiefst gekränkt und zurückgewiesen und startete daraufhin im Internet eine Hetzkampagne gegen ihren einst vergötterten Star. Schließlich soll Heidi S. den Schauspieler und eine seiner CSI-Partnerinnen sogar mit dem Tod bedroht haben, wodurch auch seine kleine Tochter und deren Mutter gefährdet schienen. Sie schickte Caruso per Einschreiben „Fanpost", in der stand: „Ich werde dich und deine hässliche Latino-Schlampe umbringen." Der Originaltext, dessen Authentizität jedoch nicht belegt ist, soll wie folgt gelautet haben:

„*I'm going to kill you and your butt-ugly latina whore.*

Your third wife had some style but that fat assed bimbo an offense to your whole fan base.

It'll take some time – but I'll find you. You don't know how much someone can buy on the Internet today – or maybe I should start with your daughter. Then you'll see how it is to be treated the way you treat us.

And you treated me very badly ..."

Das FBI wurde eingeschaltet und in Folge wurde in Österreich eine Gerichtsverhandlung gegen die Tiroler Stalkerin anberaumt. Diese flüchtete im Frühjahr 2008 nach Mexiko und entzog sich so dem Verfahren. Von dort aus soll sie Caruso weiter belästigt und auch im Internet verunglimpft haben. Im Februar 2009 konnte die per internationalem Haftbefehl gesuchte Stalkerin dann schließlich doch festgenommen und nach Österreich ausgeliefert werden.

Die Stalkerin Heidi S. wurde zu sieben Monaten unbedingter Haft sowie zur Einweisung in eine Anstalt für geistig abnorme RechtsbrecherInnen verurteilt, da sie nach Angaben der psychiatrischen Sachverständigen unter einer tief greifenden Persönlichkeitsstörung leide, die weitere Straftaten befürchten lasse. Begründet wurde das Gutachten auch damit, dass Frau S. mit ihrer Umgebung manipulativ umgegangen sei und einen parasitären Lebensstil gepflegt habe. Sie sei nicht einsichtig und bagatellisiere ihre Taten und alle Vorfälle in der Vergangenheit. Es sei so zu befürchten, dass sie weitere Straftaten, insbesondere das Delikt der gefährlichen Drohung, begehen werde.

Die Haftstrafe wurde nach der Berufung durch den Anwalt von Frau S. auf fünf Monate reduziert.

Aufgrund des Prominentenbonus beschäftigt sich die Presse natürlich sofort mit solchen Stalkingfällen. Das kann zu dem verzerrten Bild führen, dass das Leben jener Menschen, die bekannt und berühmt sind oder sich besonders in der Öffentlichkeit exponieren, durch Stalking stärker bedroht ist als jenes der Durchschnittsbevölkerung. Welche öffentlichen Medien würden sich wohl für das von mir geschilderte „Nachbarschaftsstalking" interessieren? Wohl keines, es sei denn, dieses Stalking endet mit einem „Hammermord".

Berufsgruppen mit höherem Stalkingrisiko

Da vermutlich absolut niemand, nicht einmal die allergrößten NarzisstInnen das Bedürfnis haben, auf eine solche Weise in die Schlagzeilen zu gelangen, ist es ratsam, bereits Schritte zu unternehmen, wenn es sich um ein „beharrliches Verfolgen" in der Art wie das von mir geschilderte „Nachbarschaftsstalking" handelt.

In mehreren Studien konnte zwar gezeigt werden, dass grundsätzlich jeder Mensch, unabhängig von seiner Herkunft, sozialen Schicht und seinen individuellen Persönlichkeitsmerkmalen von StalkerInnen zum Zielobjekt auserkoren werden kann, aber es gibt neben jenen Faktoren wie eine Frau oder eine Berühmtheit aus Film, Fernsehen, Musikgeschäft, Business, Modewelt oder Politik zu sein, noch weitere Risikofaktoren.

So weisen nämlich auch bestimmte Berufsfelder ein erhöhtes Risiko auf. Das gilt besonders für jene beruflichen Tätigkeiten, die mit intensiveren Kontakten zu ihrer Klientel einhergehen, wie es bei PsychiaterInnen, PsychologInnen, PsychotherapeutInnen, LehrerInnen, ProfessorInnen und RechtsanwältInnen der Fall ist. Aber ebenso ÄrztInnen wie auch Krankenpflegepersonal werden häufiger gestalkt sowie Personen, die beruflich mit alleinstehenden Menschen zu tun haben.

Die Berufsgruppe der JournalistInnen ist ebenfalls gefährdet, im Laufe ihrer Karriere gestalkt zu werden. Als Grund dafür wird von ExpertInnen angeführt, dass JournalistInnen „öffentliche Personen" sind, die „öffentlich" ihre Meinungen äußern, wodurch sich StalkerInnen zur Identifikation oder zur Projektion veranlasst fühlen können.

All diese Risikogruppen werden im Falle eines Stalkings gleichermaßen von weiblichen wie männlichen Stalkern bedrängt.

Die Identifikation kann man sich im Zusammenhang mit Stalkings als eine seelische Einverleibung vorstellen. Vergleichbar mit archaischen, kannibalischen Völkern, die die Kraft ihrer Feinde in sich aufnehmen wollen, indem sie die Körper der Feinde verzehren.

Bei der Projektion werden die eigenen Gefühle und Wünsche einem anderen Menschen zugeschrieben. Oder, wie Sigmund Freud es ausdrückte: „Projektion ist das Verfolgen eigener Wünsche in anderen."

Egal wer jemand ist oder welchen Beruf er ausübt, wird ein Mensch gestalkt, so kann das tiefe Spuren in seiner Seele hinterlassen. Oder, wie der Jazzmusiker Bruno Leicht befürchtete, dass, wenn das Stalking sich noch lange fortsetzt, er „seelisch bald am Stock gehen" würde.

Zermalmt von der Last – wie Stalkees sich fühlen

Es ist wohl nicht verwunderlich, dass es massive Auswirkungen haben kann, wenn Menschen, ohne sich etwas zu Schulden kommen lassen haben, plötzlich Veränderungen ihres Alltagsverhaltens vornehmen müssen, ihre Telefonnummer ändern müssen, bestimmte Orte meiden müssen, einen Wechsel des Wohnortes vornehmen müssen, ihren Job aufgeben und sich einen neuen suchen müssen und laufend Kontakt mit der Polizei und mit RechtsanwältInnen haben.

Es ist belegt, dass die mit Stalking einhergehende Belastung beim Stalkee chronischen Stress verursacht, wodurch körperliche wie seelische Krankheiten ausgelöst und aufrechterhalten werden können. Stalkees weisen im Vergleich zu nicht gestalkten Personen signifikant häufiger Symptome einer Depression, Angststörung, psychosomatischer Erkrankungen sowie einer posttraumatischen Belastungsstörung auf.

Wie es sich zeigte, liegen sogar bei mehr als der Hälfte aller Stalkees die Werte ihres psychischen Wohlbefindens außerhalb gesunder Normen, im pathologischen Bereich. Stalkees beschreiben hierbei das Auftreten von Gefühlen der inneren Unruhe, Nervosität, Schreckhaftigkeit, Angst, verstärktem Misstrauen gegenüber anderen Menschen, Wut, Reizbarkeit, Aggressionen, Schlafstörungen, Depressionen, Kopfschmerzen, Magenschmerzen und Panikattacken.

Sogar wenn das Stalking ein Ende nimmt, können die dadurch ausgelösten psychischen Störungen weiterhin bestehen bleiben. Natürlich weisen auch von Stalking betroffene Menschen unterschiedliche biopsychosoziale Ressourcen auf. Somit geht jeder auf seine Art mit Belastungen um und verarbeitet diese entsprechend besser oder schlechter.

Eine starke Ressource beim Prominentenstalking ist beispielsweise, dass Berühmtheiten umgehend bezüglich des Umgangs mit StalkerInnen beraten und geschult werden und sofort Bodyguards an ihre Seite holen.

Personen aus der Durchschnittsbevölkerung werden sich zwar keinen Personenschutz leisten können, Beratung und Hilfe holen kann und sollte sich jedoch jeder Mensch, der beharrlich von jemandem verfolgt wird. Auch dann, wenn noch nichts Gewalttätiges geschehen ist.

So wie beispielsweise bei einem in den Medien beschriebenen Stalkingfall, bei dem ein Mann eine Frau 20 bis 30 Mal täglich anrief, ihr täglich mehr als 20 Seiten lange Liebesbriefe schrieb, an der Haltestelle auf sie wartete, sich hinter sie setzte und ihr in den Nacken atmete.

Auch solchen Handlungen wohnt Gewalt inne, denn StalkerInnen weisen den Zwang auf, einen anderen Menschen mit Macht zu dominieren. Genau dieser Zwang ist auch die Motivation von SerienmörderInnen zu morden, wie erfahrene FBI-Leute zu berichten wissen. Daher kann man bestimmte Formen des Stalkings durchaus als Verbrechen bezeichnen, welches getriggert wird durch Machtgelüste, Kontrollsucht und das Verlangen, einen Menschen einzuschüchtern.

Nicht immer sind die Motive von StalkerInnen grundlegend negativ, aber sie können sich im Verlauf des Stalkingprozesses ändern und umschlagen.

Menschen können zu StalkerInnen werden, weil sie das Bedürfnis haben, ihre Liebe zum Ausdruck zu bringen, Zuwendung zu erfahren oder sich mit jemandem zu versöhnen. Kurz ist die Liste der positiven Motive.

Hingegen haben die negativen Motive für Stalking mehr Dynamik und eine größere Bandbreite. Wie zuvor angeführt, zählen hierzu die Bedürfnisse, Macht und Kontrolle auszuüben, sowie Gefühle der Eifersucht, Rache und Wut. Ich schließe auch Gefühle des Neides nicht aus.

Hier haben wir es wieder einmal mit narzisstischen Kränkungen oder eben sehr tiefen Seelenschrammen zu tun, die der Grund für brennende Wut, abgrundtiefen Hass wie mörderische Rache sein können. Ausgelöst durch Zurückweisung oder nicht erwiderte Liebe.

Die wahre Gestalt von StalkerInnen

Auch wenn die Typologisierung von StalkerInnen in der Wissenschaft umstritten ist, möchte ich Ihnen eine solche nicht vorenthalten.

Der zurückgewiesene Stalker – der Expartner-Stalker

Es handelt sich dabei meist um vergangenheitsorientierte und zurückgewiesene Personen, die nach einer beendeten Intimbeziehung auf Versöhnung drängen oder von Verbitterung, Hass und Rache getrieben sind.

Oft spielt auch der Streit ums Sorgerecht für die gemeinsamen Kinder eine Rolle. Um dieses zu gewinnen, scheut der Stalker nicht davor zurück, gemeinsame FreundInnen oder Bekannte zu manipulieren und dabei den/die ExpartnerIn zu verleumden.

Bei diesem Stalkertyp besteht ein hohes Risiko für den Stalkee, vom Stalker bedroht zu werden, ebenso ist die Gefahr groß, dass es zu spontan, situativ und emotional ausgelösten gewalttätigen Übergriffen kommt.

ExpertInnen raten den Stalkees, ausschließlich im Zusammenhang mit rechtlichen Belangen Kontakt mit dem Stalker zu haben, und das am besten nur im Beisein einer Rechtsvertretung. Zu Wohnortwechsel mit ausreichender räumlicher Distanz und zur Geheimhaltung des neuen Wohnortes wird ebenfalls motiviert.

Der beziehungssuchende und verliebte Stalker

In dieser Gruppe ist der höchste Frauenanteil zu beobachten und es soll der am wenigsten gefährliche Stalkertyp sein. Beziehungssuchende StalkerInnen sind davon überzeugt, dass ihre Gefühle erwidert werden. Diese Menschen möchten jedoch nicht, dass die von ihnen vergötterte Person Leid erfährt. Zwar kann es sein, dass mit Gewalt gedroht wird, diese Drohungen werden allerdings höchst selten in die Tat umgesetzt.

StalkerInnen setzen zum Beispiel Aktionen, wie ihrer idealisierten und heißgeliebten Person Blumen vor die Türe zu legen, sich in deren Wohngegend aufzuhalten oder Liebeswerbungen auf Zettelchen zu interlassen. Es liegt ihnen viel daran, eine Beziehung zu ihren Auserwählten aufzubauen.

Da die Grenze von Werbungsverhalten zu Stalking fließend ist, können sich Stalkees auch durch solch augenscheinlich harmloses Verhalten in große Bedrängnis gesetzt fühlen.

Wobei diese Gruppe als einzige angeführt wird, bei der es zum Erfolg führen kann, wenn man StalkerInnen damit droht, rechtliche Maßnahmen gegen sie zu erwirken.

Der wahnhaft fixierte Stalker

In dieser Gruppe sind jene StalkerInnen zu finden, die an schweren psychischen Erkrankungen leiden. Hier unterscheidet man jene, die gefährlich sind, von jenen, die ungefährlich sind.

Den ungefährlichen StalkerInnen wird Liebeswahn nachgesagt.

Der Fachbegriff dafür ist Erotomanie, womit eine wahnhaft ausgeprägte, unwiderstehliche Liebe zu oder tiefe seelische Verbundenheit mit einer meist unerreichbaren Person bezeichnet wird. Dabei handelt es sich um eine Überzeugung, die durch nichts zu erschüttern ist, nämlich dass die Liebe auf Gegenseitigkeit beruhe. Dieser Glaube wird durch verschiedene fehlgedeutete Gesten und andere Signale der vergötterten Person genährt. So werden Ablehnung und Abgrenzungsversuche des Liebesobjekts zum Beispiel als Versuch gedeutet, sich der sexuellen oder anderweitigen unwiderstehlichen Anziehungskraft des Erotomanen zu entziehen. Oder Versuche der Grenzsetzung werden vom Erotomanen als Geziertheit und Koketterie interpretiert.

Nachdem Erotomanie eine seltene wahnhafte Störung ist und meist nicht alleine, sondern mit anderen psychischen Erkrankungen gemeinsam auftritt, insbesondere einer paranoiden Psychose oder einer Manie, kann ich die behauptete völlige Ungefährlichkeit dieser StalkerInnen nicht so ganz nachvollziehen. Ein Krankheitsschub bei einer paranoiden Psychose kann durchaus dazu beitragen, dass sich konstruktive Gefühle plötzlich in destruktive verwandeln.

Der gefährliche Typus leidet häufig an Schizophrenie, wie auch vermehrt schwere Persönlichkeitsstörungen diagnostiziert wurden. Der Literatur ist zu entnehmen, dass es sich hier vorwiegend um Männer handelt. Das Risiko von sexuell motivierten und anderen Gewalttaten ist sehr hoch, zumal auch das Verhalten dieses Stalkertyps nur schwer vorhersagbar ist.

Man weiß von Stalkern, die dieser Gruppe zugehörig sind, dass sie bevorzugt Telefonkontakt herstellen sowie ihre Opfer zu Hause und am Arbeitsplatz aufsuchen. Auch schriftliche Nachrichten und Briefe werden hinterlassen. Diese Nachrichten sind inhaltlich oft sehr verwirrend formuliert. Das auffälligste Merkmal ist, dass diese Stalker ihre Zuneigung dem Opfer sehr deutlich in Form sexueller Absichten unterbreiten. Dieser Stalker lebt eher am Rande der Gesellschaft und ist im Laufe seines Lebens bereits durch seine schwere psychische Störung aufgefallen. Sein Beuteschema beinhaltet Männer wie Frauen, jedoch handelt es sich dabei meist um Personen des öffentlichen Lebens und Prominente.

Der gefährliche, wahnhaft fixierte Stalker ist für rationale Argumente nicht zugänglich, ebenso wenig lässt er sich in seinem Handeln von klar gesetzten Grenzen und Zurückweisungen aufhalten.

Die isländische Sängerin Björk wurde einst von einem Stalker dieses Typus verehrt. Über drei Jahre lang war Björk der Lebensmittelpunkt des Stalkers Ricardo López. Als López, der rassistischem Gedankengut nachhing, entdeckte, dass die Sängerin einen Freund mit dunkler Hautfarbe hatte, schlug seine Verehrung schlagartig in Verachtung und Hass um.

Er führte ein Videotagebuch, in dem er seine kranken Ideen und Handlungen festhielt. So auch, als er den Prototyp seiner selbstgefertigten Säurebombe an die Wand seiner Wohnung warf, um die Wirkung zu testen. Bei dieser Aktion erkennt man auf dem Video, dass er seinen Schädel kahl rasiert und sein Gesicht dunkelbraun angemalt hatte. Auch seine Mimik und Gestik sind deutlich vom Wahn geprägt. In der Spiegel-TV-Dokumentation wurde berichtet, dass die regelmäßigen Videoaufzeichnungen deutlich zeigen, dass der Stalker zunehmend psychotischer wurde.

Ricardo López schoss sich kurz darauf vor laufender Kamera mit einem 38er-Revolver eine Kugel in den Kopf. Die Schwefelsäurebombe hatte er noch zuvor mit der Post an die Sängerin Björk abgeschickt. Die Bombe konnte jedoch auf einem Postamt abgefangen werden, da der Polizei infolge des Suizids von Lopez sofort die Videoaufzeichnungen in die Hände fielen.

War Ricardo López zu Beginn seiner flammenden Leidenschaft für die Sängerin nicht auch Erotomane, der primär jedoch an einer psychotischen Erkrankung litt und dadurch zu einem gefährlichen, wahnhaft fixierten Stalker mutierte?!

Der sadistische Stalker

Dieser Typus wird als der gefährlichste beschrieben. Sehr häufig handelt es sich hierbei um Menschen, die eine antisoziale Persönlichkeitsstörung aufweisen, also als Psychopathen zu bezeichnen sind. In der Mehrzahl handelt es sich um Männer, die Frauen stalken.

Welches Grauen PsychopathInnen in ihrem Umfeld verbreiten, habe ich bereits in dem gleichnamigen Kapitel ausgeführt. Nachdem es kein Patentrezept für den Umgang mit PsychopathInnen gibt, war hier der Rat der ExpertInnen, man solle sich von diesen „hungrigen sozialen Raubtieren", wenn immer es geht, fernhalten.

Wie furchterregend ist es dann erst, wenn man sich gar nicht fernhalten kann, weil diese Personen eben mit Ausdauer versuchen, auf Tuchfühlung zu gehen?!

Sadistische Stalker jagen ihre menschliche Beute mitleidslos, ja sogar mit wolllüstigen Gefühlen der Wonne. Dieser Stalker wählt sein Opfer vermutlich nach den Kriterien der „geschundenen Seele" aus. So weiß man, dass Psychopathen feine Antennen dafür besitzen, ob ein Mitmensch unsicher, hilflos und leicht zu verletzen ist. Meist kennt er die Person auch nur flüchtig und benutzt sie als Jagdobjekt, über diese menschliche Beute will er mehr und mehr die Kontrolle gewinnen.

Psychopathen verfügen über Charme und diesen setzen solche Stalker auch zu Beginn ein, um ihre potenzielle Beute in Sicherheit zu wiegen. Sie arbeiten anfangs hinter der Fassade der Freundlichkeit und Herzlichkeit, um ihr Opfer dann später umso stärker aus der Fassung zu bringen, wenn sie plötzlich die Biedermannmaske fallen lassen und ihre wahre Fratze der Gewalt und Niedertracht entblößen. Nach und nach saugen sie ihrer Beute das Blut in Form von Lebensenergie aus Körper und Seele.

Sie agieren aus dem Hinterhalt und setzen subtile Handlungen, um es so aussehen zu lassen, als wäre ihr Opfer hysterisch oder nicht mehr ganz bei Sinnen. Ihre Verschlagenheit und ihre Vorgehensweisen tragen dazu bei, dass sie ihre Identität über Monate oder sogar Jahre hinweg gut verbergen können. Zwischendurch pausieren sie mit ihren Stalkingattacken, um diese dann nach gewisser Zeit mit perfider Inbrunst wieder aufzunehmen. Sie kontaminieren das soziale Umfeld ihres Opfers mit „bösem Blut", bringen widerwärtige Gerüchte geschickt in Umlauf, stellen ihr Opfer bloß und bleiben dabei selbst aber unerkannt.

Sie agieren oft als Anonymus und da sie keine Scheu haben, Regeln wie auch Gesetze zu brechen, dringen sie auch illegal in den Wohnbereich des Opfers ein. Dort durchwühlen sie beispielsweise die Unterwäsche oder sonstige intime Dinge. Oder sie hinterlassen kleine Objekte in der Wohnung des Stalkees. Manchmal deponieren sie auch Nachrichten und Briefe im Inneren des verschlossenen Fahrzeuges ihres Opfers. Sie markieren den Bereich ihrer Macht, indem sie deutliche Zeichen ihres Eindringens hinterlassen, jedoch keine forensisch verwertbaren Spuren, anhand derer sie identifiziert werden könnten. Sadistische Stalker planen ihre Handlungen akribisch und verfügen oft auch über kriminalistisches Wissen. Sie sind daher sehr schwer zu fassen. Sollten sie doch von der Polizei geschnappt und gerichtlich verurteilt werden, dann sind sie durchaus in der Lage, ihre Verfolgung beharrlich aus dem Gefängnis fortzusetzen.

Die Darstellung dieses Stalkertypus findet oft Einkehr in Psychothriller, sind doch die Handlungen derart furchterregend und verhängnisvoll, dass sich auch bei Nichtbeteiligten die Nackenhaare sträuben und Angstschauer den Körper durchlaufen. Ein Film hat ein Ende, in der Realität hingegen kann Stalking endlos weitergehen.

Da PsychopathInnen sehr resistent gegen polizeiliche und juristische Interventionen sind, weisen diese Stalker all jene Eigenschaften ebenso auf. Werden Behörden eingeschaltet, so kann der sadistische Stalker sogar dazu animiert werden, seine Stalkinghandlungen zu intensivieren. Oft bleibt dem Stalkee nichts anderes übrig, als an einem völlig anderen Wohnort sein Leben neu zu beginnen.

Der rachsüchtige oder nachtragende Stalker

Das sind Menschen, die sich aufgrund eines tatsächlichen oder vermeintlich erlittenen Unrechts, welches ihnen eine Person angetan hat, an dieser rächen wollen und sie deshalb terrorisieren. Ziel solcher StalkerInnen ist es, dem Stalkee Angst einzujagen, ihn einzuschüchtern, mutlos und marode zu machen. Der rachsüchtige Stalker möchte seinen Widersacher für das vermeintliche Unrecht, das ihm diese Person angetan hat, büßen lassen. Dadurch erlangt der nachtragende Stalker Genugtuung.

Zu Zielpersonen von rachsüchtigen StalkerInnen werden häufig ÄrztInnen, PsychotherapeutInnen, PsychiaterInnen und Mitglieder anderer Berufsgruppen, die berufsbedingt mit ihren PatientInnen oder KlientInnen in engere professionelle Beziehungen treten müssen.

Arbeitsbeziehungen können von PatientInnen oder KlientInnen missinterpretiert werden oder es bestehen unrealistische Vorstellungen und unerfüllbare Erwartungen. Bei Menschen mit entsprechenden Persönlichkeitsakzentuierungen bieten solche Rahmenbedingungen einen guten Nährboden für Missverständnisse und Kränkungen.

So ist es nicht verwunderlich, wenn tatsächliche oder mutmaßliche Behandlungsfehler oder falsch verstandene therapeutische Beziehungen rachsüchtige StalkerInnen auf den Plan rufen. Ähnlichkeiten zum zurückgewiesenen Stalker und Expartner-Stalker sind gegeben, jedoch liegt der Unterschied in der Beziehungsebene zum Opfer und auch in der Bereitschaft des Stalkers, körperliche Gewalt anzuwenden. Beim rachsüchtigen oder nachtragenden Stalker kommt es häufig zu Bedrohungen und Sachbeschädigungen, aber praktisch nicht zu körperlichen Gewaltanwendungen.

Der Mischtyp-Stalker

Der Grund, warum Typologien in der Wissenschaft umstritten sind, ist jener, dass sich das Individuum Mensch weder gut noch gerne in Schubladen stecken lässt. Menschen sind nun einmal keine Automodelle mit bestimmten Ausstattungsmerkmalen, anhand derer man sie klassifizieren kann, ja sogar Autos weisen eine gewisse Individualität auf.

So bevölkern auch StalkerInnen unsere Welt, die nicht nur einem Typus entsprechen, sondern unterschiedlich stark ausgeprägte Eigenschaften der verschiedenen Typologien aufweisen.

So weiß ich von einem Stalker, der sowohl zu den zurückgewiesenen ExpartnerInnen-Stalkern zählt, ebenso aber auch Züge des wahnhaft fixierten wie sadistischen Stalkers trägt und auch Handlungen des rachsüchtigen Stalkers gesetzt hatte. Zu Beginn der Beziehung zeigte er sich von der allerbesten Seite, mimte den Biedermann, der in einem christlichen Singleclub auf Brautschau war. Als er sein Opfer ins Visier genommen hatte, pirschte er sich charmant und einfühlsam heran.

Viel schneller, als es der Frau, ich nenne sie Frau Morgan, lieb war, nahm er einen festen Platz an ihrer Seite ein. Er nistete sich in ihrem Leben ein. Ebenso schlug er in ihrer Wohnung seinen Zweitwohnsitz auf. Ab diesem Zeitpunkt pflegte er unverfroren einen parasitären Lebensstil. Mit bereits etwas bröckelndem Charme, aber umso mehr Dominanz versuchte er alle Ruder an sich zu reißen und das Leben von Frau Morgan zu dirigieren.

Seine Zuneigung zeigte er seiner Partnerin, indem er sie, trotz ihrer Abwehr, immer wieder zu abartigen Sexualpraktiken drängte.

Er sandte ihr auch Briefe, denen er pornografische Bilder beilegte. Der Widerstand und Ekel der Frau waren ihm gleichgültig. Frau Morgan beendet die Beziehung nach rund einem dreiviertel Jahr. Er versuchte sie zuerst mit der „Mitleidstour" umzustimmen, drohte ihr aber dann bald schon mit Rache. Schließlich zog er schwer gekränkt aus.

Nun wuchs sich die ehemalige Bedrängung zum Terror aus. Er rief Frau Morgan bis zu zwanzig Mal am Tag sowie in der Nacht an und bombardierte sie mit E-Mails mit wirren, obszönen Inhalten. Er hinterließ Drohungen und Beschimpfungen auf ihrem Anrufbeantworter, inszenierte mehrmals ein „Sturmläuten" spät abends an der Wohnungstür von Frau Morgan. Er versuchte Einfluss auf eine Nachbarin zu nehmen, die Frau Morgan umstimmen sollte, doch nicht so lieblos und brutal zu ihm zu sein. Er erzählte dabei wirre Lügengeschichten. Schließlich zerkratzte er auch die Wohnungstüre von Frau Morgan und urinierte und defäkierte auf ihre Türmatte.

Frau Morgan suchte sich Unterstützung bei einer Frauenberatungsstelle. Dort wurde ihr geraten Anzeige zu erstatteten. Das tat sie umgehend genau wie sie zu ihrem Schutz vor weiteren Eingriffen in die Privatsphäre eine einstweilige Verfügung erwirken konnte. Dadurch wurde es dem Expartnerinnen-Stalker untersagt, mit Frau Morgan persönlich, brieflich, telefonisch oder sonst in einer Form Kontakt aufzunehmen. Diese Verfügung missachtete er in Folge einige Male.

Es ergab sich zufällig, dass er in dieser Zeit ein Jobangebot in einem anderen Bundesland erhielt und es auch annahm. Schlagartig hörte damit auch das Stalking auf.

Frau Morgan hatte in der Zeit nach ihrer Trennung, in der sie gestalkt wurde, erfahren, dass dieser Mann bereits eine frühere Partnerin nach Beziehungsende gestalkt hatte. Er war in ihr Haus eingedrungen, hatte das Bett verwüstet und darauf uriniert und auf ihr Garagentor das Wort Hure mit roter Lackfarbe geschmiert.

Auch kam ans Tageslicht, dass ihm eine Manie mit psychotischen Symptomen diagnostiziert worden war, er sich jedoch keiner Behandlung unterzog. Aufgrund von Verhaltensauffälligkeiten, die er in einer hochmanischen Phase gezeigt hatte, war er in der Vergangenheit auch schon mit dem Gesetz in Konflikt gekommen.

Die Zeit der beharrlichen Verfolgung war für Frau Morgan sehr belastend, jedoch hat sie rasch Gegenmaßnahmen gesetzt und sich auch auf allen Ebenen Unterstützung geholt. Sie verarbeitete diesen Horror gut und ihr Seelenwohl konnte wieder hergestellt werden. Vergessen wird sie diese Zeit der Angst und Bedrängung aber wohl nie.

Niemand weiß zu Beginn des Stalkings, um welchen StalkerInnen-Typus es sich handelt, wie die beharrliche Verfolgungsjagd enden wird oder welche seelischen Belastungen zu bewältigen sein werden. Und da der Stalker sicher nicht bereit ist, sich einer psychologischen oder psychiatrischen Begutachtung zu unterziehen, ist grundsätzlich schon bei den ersten Vorboten eines Stalkings größte Vorsicht geboten.

Bollwerk gegen Stalking

Die in der Literatur wie auch von Behörden und Institutionen des Opferschutzes empfohlenen Maßnahmen, die Stalkees setzen sollten, und Verhaltensregeln, die eingehalten werden sollen, lassen sich wie folgt zusammenfassen:

Es bringt nichts, alleine mit dem Erlebten und der daraus resultierenden Angst zu bleiben. Es ist wichtig, sein privates und berufliches Umfeld darüber zu informieren, dass man gestalkt oder beharrlich verfolgt wird. Das stärkt den Stalkee und schwächt den Stalker.

Jede Kontaktaufnahme und alle Vorkommnisse sollen in einem Kalender vermerkt werden. Alles, was der Stalker an Nachrichten, Zusendungen oder Geschenken schickt, soll als Beweis gesichert werden. Für ein mögliches straf- bzw. zivilrechtliches Verfahren kann das in Folge sehr nützlich sein.

Dem Stalker sollte keine Zeit gegeben werden, Gewohnheiten aufbauen zu können. Deshalb sollte man möglichst schnell handeln und sich institutionelle Unterstützung holen. Von alleine hören StalkerInnen nur sehr selten mit ihrem Terror auf. Daher soll ehest möglichst Rat und Hilfe bei diversen Opferschutzeinrichtungen in Anspruch genommen werden, auch in Hinblick auf eine mögliche Anzeige.

Auch RechtsanwältInnen, die Erfahrung mit dem Straftatbestand der beharrlichen Verfolgung haben, können Stalkees beratend zu Seite stehen und klären, inwieweit eine Anzeige, eine Unterlassungsverfügung oder ein Belästigungsverbot ein geeigneter Weg ist.

Dem Stalker soll einmalig ausdrücklich mitgeteilt werden, dass kein Kontakt erwünscht ist. Es ist von Vorteil, diese Mitteilung per Einschreiben oder vor ZeugInnen zu machen. Danach soll man auf absolut keine Kontaktversuche wie E-Mails, SMS oder sonstiges eingehen, sondern diese Person konsequent ignorieren. Handelt es sich beim Stalker um den Expartner, soll man sich keinesfalls auf eine „allerletzte" Aussprache einlassen.

Es kann vom Stalker als Provokation oder als Kränkung empfunden werden, wenn Geschenke retourniert werden. Auch daher soll man eine Rückgabe unterlassen. Die unerwünschten Gaben sollte man jedoch nicht wegwerfen, sondern als mögliche Beweismittel aufheben.

Es ist ratsam, keine persönlichen Unterlagen in den Hausmüll zu werfen – etwas, das man auch dann unterlassen sollte, wenn man (noch) nicht gestalkt wird.

Es ist nicht zielführend, einen Stalker zur Einsicht bewegen zu wollen oder auf sein Mitgefühl für die schreckliche Situation zu hoffen. Uneinsichtigkeit und das Empfinden, im Recht zu sein, ist allen StalkerInnen gemein.

Es wird geraten, bei der Polizei Anzeige zu erstatten. Falls der Stalker unbekannt ist, kann man auch „Anzeige gegen Unbekannt" erstatten. Ein ähnliches Vorgehen, das man ja auch in Falle eines Parkschadens am Auto wählt. Sollte die Polizei keine Notwendigkeit sehen, etwas zu unternehmen, oder die Anzeige abweisen, so soll man zumindest auf ein Protokoll bestehen.

Zu jenen Maßnahmen, die dazu beitragen, wieder etwas mehr Anonymität zu erlangen, zählen ein Wechsel der Telefonnummer wie die Erstellung eines neuen E-Mail-Accounts. Diese Unterfangen sind natürlich bei Stalking im beruflichen Kontext schwieriger, aber nicht unmöglich.

Kommt es zu einer Autoverfolgungsjagd mit dem Stalker, soll man umgehend zur nächsten Polizeidienststelle fahren.

Bei jeder akuten Bedrohung, zum Beispiel wenn der Stalker in die Wohnung eindringt oder ein körperlicher Angriff droht, ist der internationale Notruf 112 zu wählen.

Es ist auch ratsam, einen Psychologen oder Psychotherapeuten für eine Beratung oder Krisenintervention aufzusuchen. Natürlich ist der Stalker damit nicht zu stoppen, sehr wohl kann psychologische Unterstützung aber Balsam für das eigene Seelenwohl sein und einen stärken.

Es ist wissenschaftlich belegt, dass es für Menschen, deren Leben gerade fremdgesteuerte Purzelbäume schlägt, entlastend sein kann, über die Situation, die Gedanken und all die unangenehmen Empfindungen, die sie quälen, mit einer kompetenten Person zu sprechen. Es tut hierbei auch gut zu erfahren, dass auftretende psychische wie körperlichen Reaktionen in solchen Ausnahmesituationen etwas Normales und dass dies keine Anzeichen von Labilität oder aufkommendem Wahnsinn sind.

In psychologischen und psychotherapeutischen Sitzungen können neue Denk- und Handlungsstrategien erarbeitet werden, durch die der Stalker daran gehindert wird, auch vom Denken und Fühlen des Stalkees Besitz ergreifen zu können. So erobert sich ein Stalkee wieder etwas an Lebensqualität und Territorium zurück.

Opferforschung

Jeder Mensch kann ebenso Opfer von Stalking werden wie von fast jeder anderen Straftat. Die Viktimologie, bekannter als Opferforschung, befasst sich damit, warum Menschen zu Opfern werden können. Eine Rolle spielen dabei unter anderem bestimmte situative Merkmale, Verhaltensweisen und Persönlichkeitseigenschaften, wodurch die Anfälligkeit, zum Stalkee zu werden, als erhöht gilt.

Menschen, die grundlegend Schwierigkeiten damit haben, sich abzugrenzen und ihre eigenen berechtigten Ansprüche durchzusetzen, gelten als stalkinggefährdet.

Menschen, die ein Singledasein führen, und solche, die auch nur alleine leben, scheinen von StalkerInnen bevorzugt zu werden.

Es sind unter den Stalkees auch vermehrt Personen zu finden, die in ihrer Vergangenheit bereits die tragische Erfahrung von körperlichen Misshandlungen wie sexueller Gewalt machen mussten. Es liegt, wie schon erwähnt, die Vermutung nahe, dass es sich nicht unbedingt um stalkingspezifische Opfermerkmale handelt. Menschen, die solches Leid erfahren mussten, scheinen generell gefährdeter zu sein, auch durch andere Straftaten und antisoziales Verhalten geschädigt zu werden.

Vorwürfe, dass Menschen, denen großes Leid widerfahren ist, an diesem selbst Anteil haben, hört man immer wieder. Es ist jedoch kein Stalkee selbst schuld daran, beharrlich verfolgt und terrorisiert zu werden. Nichts ist schlimmer als Schuldzuweisungen, wie sie auch Menschen, die vergewaltigt wurden, leider viel zu oft hören: „… hat es ja provoziert!", „… hat es ja eh wollen!", „… hat sich aufreizend verhalten", „… hätte sich halt nicht so einen kurzen Rock anziehen sollen!", um nur an einige solcher Diffamierungen zu erinnern. Schuldzuweisungen, die keineswegs von Kriminellen ausgesprochen werden, sondern von unbescholtenen Mitmenschen. Vielleicht argwöhnen dies sogar Bekannte, ArbeitskollegInnen oder die nette Nachbarsfamilie von nebenan? Da drängt sich doch die Frage auf, warum sagt jemand so etwas Böses?! Ist dieser Mensch dann durch und durch böse? Und gibt es das Böse denn überhaupt?

21. Gibt es „das Böse"?

Die Maßnahmen
*Die Faulen werden geschlachtet,
die Welt wird fleißig.
Die Hässlichen werden geschlachtet,
die Welt wird schön.*

*Die Narren werden geschlachtet,
die Welt wird weise.
Die Kranken werden geschlachtet,
die Welt wird gesund.*

*Die Traurigen werden geschlachtet,
die Welt wird lustig.
Die Alten werden geschlachtet,
die Welt wird jung.*

*Die Feinde werden geschlachtet,
die Welt wird freundlich.
Die Bösen werden geschlachtet,
die Welt wird gut.*

ERICH FRIED

„Vater unser [...], führe uns nicht in Versuchung, sondern erlöse uns von dem Bösen." Solche und ähnliche Gebete sprechen fromme Menschen zu Gott.

Soll Gott das nun als Aufforderung betrachten, alles Böse auf seinem Erdboden zu vernichten, oder ist es die Bitte, den Gläubigen davor zu schützen, Böses zu denken und zu tun?

Die häufigste Assoziation zum personifizierten Bösen ist der Teufel. Teufel kommt aus dem Griechischen und heißt wörtlich übersetzt „der Durcheinanderwerfer" im Sinne von Verwirrer, pathologischer Lügner oder Verleumder. Durcheinanderwerfer sagt mir persönlich mehr zu als das Wort Teufel. Unter Teufel kann man sich außer einer asozialen, bocksfüßigen, gehörnten Gestalt, die nach

Schwefel stinkt, nicht viel vorstellen. Hingegen werden mit Durcheinanderwerfen, Lügen und Verwirren Handlungen beschrieben. Solch „böse" Handlungen führt wohl jeder Mensch hin und wieder mal aus oder war schon davon betroffen. Durch die gezielte Beschreibung eines Verhaltens bekommt das Wort böse auch gleich eine greifbarere Gestalt.

Natürlich gibt es eine Vielzahl philosophischer und psychologischer Interpretationen des Bösen. Darüber haben sich schon viele geniale DenkerInnen und WissenschafterInnen ihre klugen Köpfe zerbrochen und hochgeistige Abhandlungen geschrieben. Ich würde wohl an einem Göttinnenkomplex leiden, wenn ich meinte, den Begriff des Bösen neu definieren zu können. Um mich hier nun nicht als Narzisstin zu outen, konzentriere ich mich in diesem Kapitel mehr auf die Praxis des Bösen, denn da gibt es immer wieder neue und erstaunliche Widerlichkeiten zu berichten.

Zurück zum Gebet. Soll Gott nun die Menschen vor dem Durcheinanderwerfer erlösen? Soll er sie vor Verwirrung schützen oder davor, zu lügen oder belogen zu werden?

Würde Gott all diesen Bitten nachkommen, wäre er schon lange ins Burn-out geschlittert, denn der Durcheinanderwerfer leistet ganze Arbeit und wird in dieser auch von den Menschen selbst hervorragend unterstützt. Verwirren wir uns nicht selbst ständig, allein schon deshalb, weil wir in Lage sind, ein und dieselbe Sache gleichzeitig als gut und böse wahrzunehmen?

Wenn sogenannte Gute Böses tun

Ein Guter: Barack Obama, Präsident der Vereinigten Staaten von Amerika.

Ein Böser: Osama bin Laden, der angeblich gefährlichste Mann der Welt, ist ein Terrorist und der Drahtzieher der Anschläge des 11. September 2001, bei denen etwa 3.000 Menschen den Tod fanden.

Das Online Nachrichtenmagazin Stern.de informiert seine LeserInnen mit der Schlagzeile „Die USA besiegen das Böse" darüber, dass Barack Obama nun mit der Tötung Osama bin Ladens für die Opfer des 11. September 2001 Vergeltung geleistet hat.

Ein Guter veranlasst eine aus moralischer wie ethischer Sicht böse Tat: Der gute Barack Obama lässt den bösen Bin Laden töten und erhält nun als Auftraggeber eines erfolgreichen Mordes viel Lob. Eine böse Tat, die gut ist? Das ist verwirrend! Also scheint doch der Durcheinanderwerfer und Verwirrer seine Klauen im Spiel zu haben und seine Marionetten tanzen lassen.

Bereits Obamas Vorgänger George W. Bush jun. hatte sich jahrelang vergeblich darum bemüht, Bin Laden aufzuspüren, um ihn, wie er es ausdrückt, „der Gerechtigkeit zuzuführen". Im Evangelium nach Lukas ist zu lesen: „... und die Ungehorsamen zur Gerechtigkeit zu führen ...", woraus ich schließe, dass ein solches Unterfangen nichts Böses ist.

Wäre es George W. Bush jun. gelungen, Bin Laden aufzuspüren, so wäre der Terrorist vermutlich ebenso exekutiert worden, da der Tod scheinbar als jene Gerechtigkeit bezeichnet wird, der er zugeführt werden musste.

Da hatten wir nun eine böse Tat, die gleichzeitig gut war. Was aber ist mit all jenen Menschen, die den Tod von Bin Laden ausgiebiger feierten wie Silvester oder den amerikanischen Unabhängigkeitstag? Sich über das Ableben eines Menschen zu freuen fällt doch in die Kategorie „böse"?!

Für viele AmerikanerInnen soll es der schönste Tag in der US-Geschichte gewesen sein. Sie feierten Bin Ladens Tod wie ein überdimensionales Volksfest. Unüberhörbar sollen die Jubelrufe „Wir haben ihn, wir haben ihn!" durch die mit feiernden Menschen und Autoschlangen vollgestopften Straßen geklungen sein. US-Fahnen wurden geschwenkt und Sektkorken knallten, um diesem wunderbaren Tag gebührende Achtung zu erweisen.

Deutschlands Bundeskanzlerin Merkel soll Barack Obama ihre Anerkennung mit den herzlichen, wenngleich etwas derben Worten „Ich freue mich, dass es gelungen ist, ihn zu töten" ausgesprochen haben. Schon etwas dezenter drückte sich Großbritanniens Premierminister Cameron aus, indem er meinte, dass es ein großer Erfolg sei, dass Bin Laden gefunden wurde und nun nicht mehr in der Lage sei, seinen Feldzug des globalen Terrorismus fortzusetzen. Berlusconi unterstützte den Titel dieses Kapitels, da er in der Tötung des Terroristen einen großen Schlag gegen das Böse sah.

Osama bin Laden ist das Böse in Person, da gibt es keine Zweifel. Aber was ist mit all den Guten, die er durch seinen Tod nun dazu verführt hat, sich böse zu verhalten?

Man könnte es sogar als Beweis sehen, dass Osama bin Laden eine neuzeitliche Gestalt war, die der Teufel angenommen hatte, um Menschen zum Bösen zu verleiten, auf dass sie alle verdammt werden. So verführte Satan doch schon in der alttestamentarischen Schöpfungsgeschichte in der Gestalt der Schlange Adam und Eva dazu, die Frucht vom „Baum der Erkenntnis des Guten und Bösen" zu kosten und uns allen somit ein paradiesisches Leben zu versauen.

Ein weiterer Beweis dafür, dass Bin Laden Satan in Menschengestalt war, ist der, dass sein Körper nun zwar tot ist, sein Geist jedoch leider in Unmengen seiner Gefolgsleute und AnhängerInnen weiterlebt.

Laut einer Pressemeldung soll es auf der Internetplattform Facebook innerhalb einer Stunde, nachdem Barack Obama Bin Ladens Tod bekanntgab, zu der Gründung einer Gruppe mit dem Namen „Wir alle sind Osama bin Laden" gekommen sein, die innerhalb kurzer Zeit etwa 30.000 Menschen gefiel. Noch rund weitere 50 ähnliche Gruppen sollen auf Facebook existieren.

Ich bin nun zu dem Schluss gekommen, dass es ganz einfach nicht als böse zu bezeichnen ist, wenn man sich über den Tod eines massenmordenden Terroristen freut, und somit hoffe ich den Verwirrer und Durcheinanderwerfer seinerseits verwirrt zu haben.

Egal welche Gestalt der Teufel annimmt, sie ist immer abgrundtief böse. Diejenigen jedoch, die sich darüber freuen, wenn eine der zahlreichen Teufelsgestalten stirbt, sind nicht zutiefst böse. Das bedeutet jedoch auch nicht, dass alle gut sind.

Gut und böse sind zwei so kurze Worte, die man auch mit Abertausenden Worten nicht zu aller Menschen Zufriedenheit je erklären können wird.

Demaskierung von „Böse" und „böse"

Eine vielversprechende Beschreibung des „Bösen" stammt vom deutschen Psychiater und Forensikexperten Hans-Ludwig Kröber. Er sieht das Böse als eine Wahrnehmungskategorie und eine Form des unmittelbaren Erlebens. So, wie wir etwas als schön oder eklig empfinden, so erleben wir auch ein bestimmtes Handeln – ob wir es wollen oder nicht – als gut oder böse. Im Angesicht des Bösen sind wir dann fassungslos und empört, denn die Welt ist plötzlich aus der Fugen geraten – und das nur deshalb, weil jemand bewusst eine zerstörerische Tat setzte.

So sei das Böse auch umso offensichtlicher, je eindeutiger es darauf abzielt, ganz bewusst das Schöne, das Heile, das Kindliche wie auch die Zukunft zu zerstören.

Für jemanden, der Böses erlebt hat, also Demütigung, Qual, Zerstörung, bleibt dieses Erleben unauslöschbar und in keiner Weise relativierbar.

Diese Betrachtungsweise des Bösen legitimiert in jedem Fall die Freude über das Ableben Osama bin Ladens. Wobei ich denke, dass jene, die Menschen durch Bin Ladens Wirken verloren haben, nicht unbedingt zu jenen zählen, die Freudentänze aufführen. Bin Ladens Tod gibt ihnen ihre Lieben nicht mehr zurück und der Verlust wird dadurch weder relativiert, noch werden die Gefühle und Bilder des Tages X gelöscht. Der Tod der unzähligen Terroropfer mag zwar in gewisser Weise gesühnt worden sein, aber wer profitiert von dieser Sühne oder besser gesagt diesem Vergeltungsschlag?

Ich unterstelle, wie es auch bereits die Medien taten, zumindest dem Präsidenten Barack Obama Eigennutz an der Tötung des Terroristen. Oder präzise ausgedrückt, die Form, in der US-Präsident Barack Obama den Tod von Bin Laden vermarktet hat, wirkt eigennützig. Keine Werbekampagne, eine Wiederwahl von Obama betreffend, könnte wohl mehr Stimmen bringen als die erfolgreiche Tat, den meistgehassten und gefährlichsten Mann der Gerechtigkeit zuzuführen.

Die Hinrichtung von MörderInnen scheint sich gut als kostengünstige Wahlwerbung zu eignen. Diese Tatsache machte sich auch Gouverneur John Ellis „Jeb" Bush zu Nutze, als er gezielt die Hinrichtung der zum Tode verurteilten ersten amerikanischen Serienkillerin Aileen Wournos forcierte, obwohl die Frau alle Anzeichen geistiger Abnormität aufwies. Bush stand damals unmittelbar vor einem Wahlkampf, da war es doch nur recht und billig, eine Serienkillerin der Gerechtigkeit zuzuführen.

Es geht nicht darum, ob es Terroristen und Massenmörder verdient haben zu sterben oder nicht, sondern wozu ihr Tod missbraucht wird, das erachte ich als böse. Selbstverständlich fallen für mich Völkermord, Massenmord wie auch Mord von Einzelnen und die Tatsache, dass jemand Nutzen aus legitimierten Tötungen zieht, nicht in dieselbe Kategorie von „Böse".

Der österreichische Psychiater und Gerichtsgutachter Reinhard Haller ist der Ansicht, dass man zwischen dem Eigenschaftswort „böse" und dem Hauptwort „das Böse" unterscheiden muss. Das Eigenschaftswort beinhaltet viele Nuancen und wird in den unterschiedlichsten Kombinationen eingesetzt. Wie beispielsweise in „Vorsicht, das kann böse ausgehen", „das ist eine böse Krankheit", „jetzt werde ich aber gleich böse", „einen bösen Kratzer am Auto haben" oder „die böse Schwiegermutter". In einem solchen Kontext ist völlig klar, was hier mit „böse" gemeint ist.

Wird jedoch vom Bösen als Nomen gesprochen, so ist der Begriff vielschichtig und wird je nach Fachbereich unterschiedlich definiert. So handelt es sich im religiösen Sinn um den Ungehorsam gegen Gott, die Philosophie durchdenkt es als Frage des freien Willens, die Biologie betrachtet es als Auswuchs des Aggressionstriebes. Haller selbst sieht das Böse als einen aggressiven Akt, bei dem jemand die psychische und/oder körperliche Unversehrtheit eines anderen zerstört, ihn entwürdigt oder gar entmenschlicht und keinen Hauch Einfühlungsvermögen aufweist. Das Böse manifestiert sich jedoch erst in der Tat, denn in der Fantasie durchgespielt kann Böses durchaus eine psychohygienische Funktion aufweisen.

Das große und das kleine Böses für das Seelenwohl

Zur Aufrechterhaltung unseres Seelenwohls gehört es, dass wir Böses denken und Szenarien der Rache im Geiste durchspielen dürfen. Es ist legitim, jemanden in der Fantasie derart niederzumachen, dass er völlig geknickt um Verzeihung bittet, oder zu erleben, dass jemand, der uns verletzt, bis aufs Blut geärgert, gekränkt, gedemütigt oder verleumdet hat, der Gerechtigkeit zugeführt wird. Was auch immer das zu bedeuten hat.

Auch wenn ich mich sicher nicht als fromm betrachte, sondern lediglich als rücksichtsvoll, so erhielt ich doch den Beweis, dass der Frömmste nicht in Frieden leben kann, wenn es dem bösen Nachbarn nicht gefällt. Da eine „böse" Nachbarsfamilie mit mir Tür an Tür lebte, begab es sich, dass ich aufgrund verschiedener Begebenheiten schließlich von Rachefantasien heimgesucht wurde.

Jener Vorfall, der dann schlussendlich die Schleusen für die Ströme meiner Rachevorstellungen öffnete, war, dass diese Nachbarn, die auch leider meine Garagennachbarn waren, mir in mein funkelnagelneues Auto – es war der erste Neuwagen in meinem Leben – zwei fiese Dellen mit ihrer Autotüre schlugen. Natürlich ohne sich danach zu outen. Statt mich auf einen Beweisstreit einzulassen und mich auch weiter der Gefahr ihrer asozialen Rücksichtslosigkeit auszusetzen, wechselte ich innerhalb der Garage den Parkplatz. Eine kleine böse Überraschung hielt der neue Parkplatz dann doch noch für mich bereit: Die Mietkosten waren durch den neuen Vertrag höher. Das Gute daran war jedoch, dass ich jetzt einen rücksichtsvollen und netten Autonachbarn an meiner Seite hatte.

Mehr als zehn Jahre lebte ich neben diesen bösen Nachbarn, zwar nicht im dauerhaften Unfrieden, jedoch in größter (wohl beidseitiger) Antipathie. Nicht nur, dass ich weder Herrn Nachbar noch Frau Nachbarin jemals mit einem freundlichen Lächeln auf den Lippen gesehen hätte, war die Mehrzahl ihrer zufällig von mir beobachteten Interaktionen mit ihren Kindern laut, aggressiv, zurechtweisend, ungeduldig oder lieblos und zumeist schreiend.

Was ich Ihnen bis jetzt verschwiegen habe, ist, dass ich den Stein des Anstoßes für alles Böse gegeben hatte. Ich hatte nämlich zu verantworten, dass zu Beginn unserer unglückseligen Nachbarschaft Freunde von mir zu Besuch kamen und etwas Schreckliches taten. Sie tippten an der Torsprechanlage versehentlich die Türnummer meiner Nachbarn ein und klingelten damit das Böse wach. Der Herr Nachbar brüllte mich aufgrund dieses Versehens an, wie *ich* es wagen könne, sie in ihrer Ruhe zu stören und die Unverschämtheit besitze, auch ihre Kinder aufzuwecken. Das sei unerhört. Es war zu diesem Zeitpunkt sechs Uhr abends. Ich entschuldigte mich für dieses Missgeschick, zwar etwas eisig, aber doch höflich.

Das Böse einmal geweckt lässt sich ebenso schwer schlafen legen wie überdrehte Kinder und somit schlug es kurze Zeit darauf wieder zu. Es passierte nämlich ein zweites Mal, zur ungefähr gleichen Uhrzeit, dass sich leicht legasthene Bekannte von mir in der Türnummer irrten und bei der Nachbarsfamilie läuteten. Diesmal war Herr Nachbar nahe daran, mir den Kopf abzubeißen, von solch einem Tobsuchtsanfall wurde er heimgesucht. Diesmal entschuldigte ich mich nicht mehr, ich war auch nicht mehr höflich, sondern wies ihn mit bitterbösen Worten in die Schranken.

Also habe ich doch selbst zu verantworten, dass Herr Nachbar und Frau Nachbarin böse auf mich waren. Aber dass die beiden so böse waren, dass sie dann bei einer günstigen Gelegenheit vermutlich ihre Rachefantasien in die Realität umsetzten, das hat mich doch schockiert. Ist es denn wirklich befriedigend, einem fast fremden unsympathischen Menschen das neue Auto zu beschädigen? Meine Vorstellungen der Rache an den Nachbarn waren eher verschwommene böse Wünsche. Im Grunde genommen hätte ich ihnen nur gerne ins Gesicht gesagt, was ich von ihnen und ihrem Erziehungsstil halte, und dass ich hoffe, sie mögen bald ausziehen. Ja und dann, das muss ich doch zugeben, hatte ich schon auch noch ein bisschen bösere Fantasien, an denen ich jedoch niemanden teilhaben lasse.

Meine (bösen) Wünsche gingen tatsächlich in Erfüllung, ohne dass ich meine Rachegelüste auch nur ansatzweise in die Tat umsetzte. Meine Nachbarn zogen aus – wortlos, grußlos, weiterhin grimmig blickend. Aber ich meinte, einen leichten Geruch nach Schwefel wahrzunehmen, als sie ihre Wohnung endgültig verließen.

Voraussetzung dafür, dass Rache-, Tötungs- oder Gewaltszenarien in der Fantasie ein gesunder und entlastender Akt sind, ist die persönliche Betroffenheit. Die Person, die dem Peiniger Demütigungen, unsägliche Qualen oder den Tod wünscht und solche Szenarien in Einzelheiten fantasiert, muss einen persönlichen Grund dafür haben. Dieser Grund rechtfertigt Gewaltfantasien, keineswegs aber Gewalttaten.

Liegt keine persönliche Betroffenheit vor, ist dieser Mensch zwar nicht unweigerlich böse, aber er weist ein sehr auffälliges Verhalten auf. Stellvertretende Betroffenheit wäre dabei ein Milderungsgrund. Dieser gilt wohl auch für alle AmerikanerInnen, die sich den Tod Bin Ladens wünschten und sich jetzt freuen, hat er ihnen doch mit dem Anschlag vom 11. September in jedem Fall ihre psychische Unversehrtheit zerstört. Wenn man sich vorstellt, Selbiges wäre im eigenen Land oder gar vor den eigenen Augen geschehen, würde man sich vermutlich auch Vergeltung für diese Untat wünschen.

Es gibt aber einen kleinen Haken, denn wir wollen und können uns bis zu einem gewissen Grad auch gar nicht voller Empathie in die Bilder des 11. September 2001 hineinversetzen und versuchen all die Entsetzlichkeiten und das Grauen, die elendigliche Hilflosigkeit sowie die unsägliche Angst nachzuvollziehen. Es ist derart unerträglich, dass unser Gehirn und unsere Seele zu ihrem Schutz in einen Tresor schlüpfen und sich darin verbarrikadieren, um nur ja nicht zu tief in solchen Horror eintauchen zu müssen.

Es ist das reale Böse, das wir nicht in der Lage sind zu verarbeiten.

Diese Aussage stimmt nun so nicht ganz, denn es gibt genügend Menschen, die sich Horror, Tod und Verderben mit Begeisterung und zur Entspannung in Form von Filmen zu Gemüte führen. Ich spreche jedoch gar nicht von Horrorfilmen, sondern weise auf Erfolgsserien wie Tatort oder diverse CSI-Staffeln hin.

Die Interpretation von Reinhard Haller, warum dem so ist, sagt mir nicht so richtig zu. Er ist der Ansicht, dass Menschen, die dieses Filmgenre gerne sehen, sich dabei auf die Suche nach dem eigenen Bösen begeben. Dass sie dabei spüren, dass etwas in ihnen ist, das sie kaum kennen. Etwas, das aber unter bestimmten Umständen ausbrechen könnte.

Bedenkt man, dass es unzählige erfolgreiche Thriller gibt und dazu ein Millionenpublikum, das diese Filme mit Angstlust auf der Leinwand oder dem Bildschirm verfolgt hat und mit wohliger Befriedigung den Ort des Geschehens verlassen hat, dann müsste die Welt überquellen vor Menschen, in denen das Böse schlummert!

Vielmehr liegt es für mich nahe, dass wir das Böse (im Film) brauchen, um Genugtuung empfinden zu können, wenn das Gute siegt. Meistens ergötzen wir uns doch daran, dass in Krimis Attribute wie Mut, Courage, Rückgrat haben, Empathie und Menschlichkeit das Böse in Schach halten oder besiegen.

Bevorzugt jemand filmische Liebesdramen, sucht er ja wohl auch nicht nach seinem eigenen Schmerz oder möglichen Verlustängsten, um zu spüren, dass etwas in ihm ist, das er noch kaum kennt. Fans von Komödien wären dann auf der Suche nach dem Clown in ihnen, der ihnen noch nie vorgestellt wurde?

Vielleicht brauchen Menschen nur Ablenkung und Entspannung und suchen diese unter anderem in diversen Genres des Films oder in Büchern, um das reale Böse für ein Weilchen beiseiteschieben zu können, das sich in den Dienst von Gesellschaft, Politik oder Wirtschaft stellt.

Wenn das Böse Dienstverhältnisse eingeht und vom Gesellschaftsbösen Beistand erhält

Das Böse im Dienste der Wirtschaft nimmt Menschen beispielsweise Arbeitsplätze weg, kürzt ihnen den Lohn, nutzt ihre Abhängigkeit aus, es behandelt Menschen schlechter als Materialien.

Das Böse im Dienste der Wirtschaft wurde mir bereits unzählige Male vorgestellt. Natürlich nicht freundlich und höflich, sondern verbittert und trübsinnig und eher in der Art wie „Darf ich vorstellen, das Böse im Dienste der Wirtschaft. Es hat mich zum Wrack gemacht!".

Täglich treibt das Böse im Dienste der Wirtschaft Menschen in den Ruin. Eine seiner Lieblingsstrategien ist es, Arbeitsplätze wegzurationalisieren und langjährige MitarbeiterInnen zu entlassen. Solche Entlassungen sind kostensparend, da diese Stellen, wenn überhaupt, dann mit jungen, euphorischen Menschen besetzt werden, die weniger kosten, die weniger wehrhaft und die noch unverbraucht sind. Solch unverbrauchtes Menschenmaterial wird dann umgehend verheizt. Es brennt übrigens hervorragend, nach rund fünf Jahren schlägt es die ersten Funken und der Weg in ein hell loderndes Burnout steht dem jungen, erfolgreichen und dynamischen Menschenmaterial dann immer offen.

Ich weiß, das ist ein böses Statement, aber ich spreche aus Erfahrung, denn die „verkohlten Seelenleichen", also die ausgebrannten Menschen, sind jene, die dann in psychologische und psychotherapeutische Behandlung kommen. Das Böse hingegen treibt weiter sein Unwesen und zündelt, wo es nur kann.

Das Böse im Dienste der Wirtschaft hat das Böse im Dienste der Gesellschaft als Companion und gemeinsam sind sie unsäglich stark.

Das Böse im Dienste der Gesellschaft ist beispielsweise ein Befürworter dessen, dass Frauen hinter den Herd gehören und dort fleißig Kinder gebären sollen, ebenso wie Männer verwöhnen und gehorsam den Mund halten. Die Frauen ohne Männer, aber mit Kind sollen sich gefälligst welche suchen und dann obiger Anforderung nachkommen.

Da sich das Wirtschaftsböse mit dem Gesellschaftsbösen abgesprochen hat, werden (alleinerziehende) Mütter, die arbeiten gehen wollen oder müssen, unter anderen Schandtaten auch mit familienunfreundlichen Arbeitszeiten gequält und mit miesen Löhnen gedemütigt.

Die Durchschnittsgehälter von Frauen liegen in Österreich im internationalen EU-Vergleich deutlich unter jenen der Männer. Und da das Böse bekanntlich nie schläft, „bestraft" das österreichische Lohnsystem Mütter gleich doppelt, denn Karenzzeiten werden in den meisten Kollektivverträgen nicht als Vordienstzeiten eingerechnet und somit fallen Frauen beim Wiedereinstieg in den Beruf auch um die sonst fälligen automatischen Gehaltsvorrückungen um. Das Böse im Dienste der österreichischen Gesellschaft leistet ganze Arbeit. Oder, wie es der Sozial- und Arbeitsrechtsexperte Wolfgang Mazal sarkastisch ausdrückt, sagt die österreichische Gesellschaft zu den Frauen: „Wenn du nicht in den Erwerb gehst, wirst du dein ganzes Leben lang ein ökonomisches Problem haben. Und wenn du in den Erwerb gehst, dann bist du eine Rabenmutter."

Oh, auch die Väter lässt die „böse Kooperation" nicht aus ihren Klauen, denn diese müssen oft, um nicht unter die Kategorie „bestens ersetzbar" zu fallen, ihre Seele verkaufen. Als besser verdienendes Geschlecht oder Familienerhalter kommt ein Arbeitsplatzverlust einer Existenzgefährdung der gesamten Familie gleich. Sie unterschreiben daher mit ihrem Blut Arbeitsverträge mit Überstundenpauschalen und dürfen ihre Kinder und PartnerInnen dann höchstens nur mal kurz am Wochenende sehen.

Sie finden, die Darstellung ist zu pointiert? Mag sein, aber sie ist trotzdem keineswegs unrealistisch. Das Traurige daran ist, dass dieses Böse nicht greifbar ist. Es hat keine Gestalt!

Selten nur werden jene Entscheidungen, infolge derer ArbeitnehmerInnen ins existenzielle Verderben stürzen, von ihren unmittelbaren Vorgesetzten oder Führungskräften getroffen.

Ja, nicht einmal der Vorstand einer Institution trägt alleine Schuld daran. Es werden zahlreiche, voneinander unabhängige Entscheidungen von einzelnen Menschen getroffen, die dann in der Summe das Desaster ergeben. Keine dieser Einzelpersonen will vermutlich der Person, die schlussendlich ruiniert wird, auch nur einen Funken Böses. Sie kennt weder Namen noch Gesicht dieses „Menschenmaterials".

Es macht hilflos und unsicher, wenn das Böse keine Gestalt hat und nicht greifbar ist. Darum stürzen sich Presse, Medien und der

Mensch im Allgemeinen darauf, wenn dem Bösen ein „Facelifting" verpasst wird. Das Böse im Dienste der Wirtschaft hat beispielsweise durch Personen wie den US-amerikanischen Milliardenbetrüger und ehemaligen Finanz- und Börsenmakler Bernard L. Madoff ein Gesicht erhalten. Ihm eilte bei seinen teuflischen Verbrechen eine der sieben Todsünden zu Hilfe, nämlich die Habgier seiner Opfer. Na, dann muss er doch der Teufel und somit das Böse in Menschengestalt sein, wenn er seine Mitmenschen zur Sünde verführen kann. So einfach ist das – und gut tut es, den leibhaftigen Satan verdammen zu können!

Solche genugtuenden Erfahrungen, dass das Böse endlich einmal hinter Gitter kommt, wurden auch den ÖsterreicherInnen nicht verwehrt. Das Böse im Dienste der Wirtschaft verlor sein Inkognito und outete sich als Banker Helmut Elsner mit „seinem" BAWAG-Skandal – einem Eklat durch die 2006 bekannt gewordenen Verlustgeschäfte der österreichischen Bank für Arbeit und Wirtschaft AG. Dem Bösen wurden Fußfesseln verwehrt und es saß daher sehr lange krank und gebrechlich in einer Gefängniszelle, bis es sogar dafür zu krank war und entlassen wurde und nun vermutlich seinem Ende entgegensiecht.

Krank, gebrechlich und Siechtum? Das passt doch nicht zum Bösen! Das muss wohl ein Irrtum sein. Das Böse verwirrt uns anständige BürgerInnen sicher nur, ist es doch der Durcheinanderwerfer, Verwirrer und pathologische Lügner.

Nur ein Firmenlogo, aber leider kein Gesicht hat das Böse im Dienste der Wirtschaft im Zuge der Ölpest im Golf von Mexiko 2010 erhalten. Ausgelöst wurde diese schwerste Umweltkatastrophe durch eine Explosion auf der Ölbohrplattform Deepwater Horizon, welche von Transocean im Auftrag des Konzerns BP betrieben wurde. 780 Millionen Liter Rohöl flossen dabei ins Meer. Mit dieser Menge kann man fünf Millionen Badewannen oder 39.000 Tankwagen füllen! Eine solche Menge ist einfach unvorstellbar und der Schaden, der dadurch an unserer Umwelt angerichtet wurde, ebenso. Das Leid von betroffenen Tieren wurde uns zwar in den Medien vor Augen geführt, aber es war so schrecklich und schmerzhaft, dass es einen dazu verführte, den Blick rasch davon abzuwenden. Mir persönlich erging es zumindest so.

Im Übrigen berichten AnwohnerInnen der vom schwarzen Tod

betroffenen Strände, dass auch noch ein Jahr nach der Explosion der Bohrinsel Stürme Öl an den Strand schwemmen. Pressemeldungen weisen darauf hin, dass die Untersuchung durch ein von Barack Obama beauftragtes, unabhängiges ExpertInnengremium zu dem Ergebnis kam, dass es Fehlentscheidungen der an der Bohrung beteiligten Unternehmen und Aufsichtsbehörden gewesen waren, die zur Ölkatastrophe führten. Die Fehler sollen demnach vorrangig aus Entscheidungen der Firmen resultiert haben, die Zeit und Kosten einsparen wollten. Anders ausgedrückt führten Schlamperei, Profitgier und kollektives Versagen zur Umweltkatastrophe.

BP soll aber trotz allem, laut Presseberichten, von der US-Regierung in der Schuldfrage entlastet worden sein. Jedoch sei die US-Regierung, in deren Auftrag die Kommission den Hergang der Ölkatastrophe rekonstruierte und bewertete, in diesem Fall keine unabhängige Instanz, denn sie soll gleich in mehrerlei Hinsicht von der Ölindustrie abhängig sein. Wobei es, wie die „Zeit Online" schreibt, dabei nur um Entschädigungszahlungen gehe, nicht aber um die Verantwortung. Die Moral bleibt somit auf der Strecke, das Böse im Dienste von Wirtschaft und Politik hat freie Hand, um weiter zu wüten.

BP reicht nun ein Jahr, nachdem ihr Kompanion, der schwarze Tod, zu wüten begann, eine Milliardenklage gegen die Plattformbetreiber Transocean ein, da die Bohrinsel nicht seetauglich gewesen sein soll.

Mich erinnert diese Taktik an einen Auszählreim aus meiner Kindheit, der lautet: „Scheider gib es weiter, gib es nimmermehr zurück."

Aktuell kämpft auf jeden Fall eine Anwaltselite die größte juristische Schlacht aller Zeiten und wenn diese Schlacht dann in zehn oder mehr Jahren geschlagen sein wird, werden viele von den Opfern aus Mangel an Beweisen auf ihrem Schaden sitzen bleiben. Mit Zynismus vermerkt die Presse noch, dass BP aber für sich bisher alles richtig gemacht habe, denn die Aktienkurse seien bereits wieder am Steigen.

Und außerdem ist BP an Millionenstrafen gewöhnt, „Dr. Google" berichtet davon, wenn man ihn danach frägt.

Es ist auf jeden Fall völlig unbefriedigend, sich das Böse in Form des BP-Logos vorzustellen. Grün, gelb, blumig, unaufdringlich, zwei lächerliche Buchstaben, einer davon hart, der andere weich. Das ist eine hervorragende Fassade für das Böse, zumal es in seinem tiefsten Inneren abstoßend feige ist. Es ist ein kleiner, geifernder, schleimiger Wurm, der sich hinter einer Fassade der Macht, Dominanz und, wenn es leicht geht, auch hinter Glanz und Glorie leider sehr erfolgreich zu verstecken pflegt.

Das Böse im Dienste der Sorge

Für das Böse im Dienste der Sorge besteht nicht einmal die Notwendigkeit sich zu tarnen. Dieses Böse kennt die Mehrheit der Bevölkerung, zumindest kennen es alle, die ein für den Verkehr zugelassenes Fahrzeug besitzen. Dieses Böse spielt mit – und profitiert von – den Ängsten und Sorgen der Menschen. Vermittelt es doch ein (trügerisches) Gefühl von Sicherheit, gegen möglichst viele potenzielle Gefahren, die in unserem Alltag lauern, abgesichert zu sein.

*Ab*gesichert ist mehr als übertrieben, denn sehr oft ist man nicht mal *ge*sichert. Keinem vernünftigen Kletterprofi oder Bergsteiger würde dieses Maß an Sicherung für eine Klettertour ausreichen. Ich spreche, wie Sie schon ahnen können, von Versicherungen. Kfz-Haftpflichtversicherung, Voll- oder Teilkaskoversicherung, Rechtsschutzversicherung, Unfallversicherung, Haushalts- und Eigenheimversicherung, Krankenversicherung, Pensionsvorsorgeversicherung, Krankenversicherungen für Tiere, Krankenzusatzversicherungen für Menschen wie zum Beispiel die sogenannte Sonderklasseversicherung, Hagel- und Unwetterversicherung, Erlebens- und Ablebensversicherung, Versicherungen für Notebook, Mobiltelefon und sonstige technische Geräte und was es sonst noch alles an Versicherungen gibt. Mittlerweile wird auch schon eine „Tip & Tat"-Reparaturversicherung angeboten, die laut Werbung der Versicherung genau jene Mechanikerrechnungen abdeckt, von denen sonst keine Kfz-Versicherung etwas wissen will.

Klingt in ängstlichen Ohren hervorragend und beruhigt ungemein. Grundsätzlich wäre nichts daran zu beanstanden, dass das Gefühl von Sicherheit eine käufliche Ware ist wie ein Kondom oder eine Packung Milch. Da aber die sogenannte „Milchmädchenrechnung" in zahlreichen Fällen nicht aufgeht, wenn ein Schadensfall eintritt, unterstelle ich manchen Versicherungsunternehmen, sich in den Dienst des Bösen zu stellen.

Es gibt immer schwarze Schafe, meint hier jemand? Ja, dem ist so, aber wenn es einer Branche eigen ist, ausschließlich Karakulschafe zu züchten, deren Farbe bekanntlich in der Mehrheit schwarz oder grau ist, hat das böse Auswirkungen. Nicht nur, dass diverse Zeitschriften, Webseiten, Fernseh- und Radiosendungen, die dem Thema KonsumentInnenschutz gewidmet sind, von zahlreichen Fällen berichten, in denen Versicherungsunternehmen die Kostenübernahme für eingetretene Schäden verweigern oder elendiglich verzögern, kenne ich solche Vorfälle auch aus meinem Umfeld und viele haben solche auch schon hautnah erlebt.

Ich muss gestehen, ich habe weiterhin Versicherungen laufen. Warum? Weil man sich dem Bösen im Dienste der Sorge nur sehr, sehr schwer entziehen kann – das macht es ja auch so böse! Auch wenn VersicherungsvertreterInnen bei Abschluss einer Versicherung seriös, charmant, höflich und äußerst vertrauenswürdig wirken, kann es sein, dass sie sich im Falle eines Versicherungsschadens zwar nicht als der Teufel persönlich outen, aber als sein freundlicher Handlanger agieren, der mit gespaltener Zunge spricht.

Keineswegs sind alle Personen, die im Dienste von Versicherungsgesellschaften stehen, böse, sondern auch hier hat das Böse wieder einmal kein Gesicht. Es ist das Konstrukt „Konzern" oder der Kopf des Unternehmens, bekanntlich fängt ein „Fisch beim Kopf zu stinken" an. Auch wenn das Anglerlatein sein mag, ist die Versicherungsbranche eine, in der ich auch persönlich schon einige „Schlitzohren" kennengelernt habe.

Erst kürzlich war auf der Website von help.orf.at ein Bericht zu lesen, dass eine Diebstahlversicherung nach Diebstahl nicht gezahlt hatte. Herr Steiner hatte vor Antritt einer Auslandsreise ein umfassendes Versicherungspaket abgeschlossen. Da er vor Dieben in den öffentlichen Verkehrsmitteln von Buenos Aires gewarnt wurde, trug er seine Kamera in einem Beutel mit Reißverschluss vor der Brust und schützte diesen, indem er seinen Arm darüber hielt. Bei einer Haltestelle kam es zu einem Gedränge und als die U-Bahn wieder weiterfuhr, bemerkte Herr Steiner, dass die Kamera aus der Tasche verschwunden war. Diebe hatten den Zeitpunkt des Gedränges beim Ein- und Aussteigen genutzt, um die Kamera aus der Tasche zu klauen.

Herr Steiner meldete den Diebstahl mit allen Unterlagen inklusive Polizeibericht der Versicherung. Diese lehnte mit der Begründung ab, dass keine sichere Verwahrung vorgelegen sei. Denn eine sichere Verwahrung liege nur dann vor, wenn ständiger Blick- oder Körperkontakt gehalten und dadurch eine Entwendung sofort entdeckt würde. Herrn Steiners Schilderung des Tatherganges meint die Versicherung entnommen zu haben, dass er den Verlust erst nach einiger Zeit bemerkt habe.

Herr Steiner führte in einer schriftlichen Entgegnung aus, dass den Angaben der Polizei zufolge professionelle Diebsbanden unterwegs gewesen seien, die im Gedränge für Ablenkung sorgten und blitzschnell zuschlugen. Somit wäre es gar nicht möglich gewesen, den Diebstahl früher zu bemerken als unmittelbar nach dem Gedränge.

Die Versicherung blieb stur und kommentierte Herrn Steiners Argumente mit dem Satz: „Für uns ist es noch immer nicht nachvollziehbar, wie unter diesen Umständen eine Entwendung aus der geschlossenen Tasche überhaupt unbemerkt passieren konnte."

Herr Steiner blieb hartnäckig und wies nochmals auf das professionelle Vorgehen der Diebe hin, darauf erklärte die Versicherung: „Ihrer Schilderung nach hätten Sie den Diebstahl einfach bemerken müssen. Eine sichere Verwahrung lag einfach nicht vor."

Dieser Aussage hatte die Versicherung auch nichts mehr hinzuzufügen, als „help" sie zu einer Stellungnahme aufforderte.

Der Rechtskonsulent von „help" stellte dazu fest, dass die Versicherung hier eine seltsame und absurde Argumentation verfolge und auch das Erfordernis der Sorgfaltspflicht mächtig überspanne. Die Versicherung meine, wenn man einen Diebstahl nicht bemerke, dann würde eine sichere Verwahrung gar nicht vorliegen können. Diese Argumentation führe dazu, dass eine Versicherung für einen Diebstahl schlussendlich gar nicht einstehen muss.

Zu einem ähnlichen Vorfall gibt es jedoch auch ein Urteil des Obersten Gerichtshofes, der entschieden hat, dass eine Bankomatkarte, die sich in einem verschlossenen Rucksack am Rücken des Bestohlenen befand, ausreichend sicher verwahrt war. Die Versicherung musste zahlen.

Der Bestohlene hatte weder mit der Karte noch mit seinem Rucksack Blickkontakt – wie auch immer man mit einem leblosen Ding Blickkontakt halten kann. Aber vielleicht wäre das eine weitere Forderung der Versicherung, dass das versicherte Objekt zurückblinzeln muss.

Auch wenn Geschädigte schlussendlich zu ihrem Recht kommen, so dauert das oft sehr lange und viele müssen den mühseligen, teuren und zeitaufwendigen Weg über das Gericht gehen.

Jeder weiß, dass man sich verbrennen kann, wenn man die Hölle betritt. Aber wussten Sie auch, dass man um sein einwöchiges Rücktrittsrecht umfällt, wenn man einen Versicherungsvertrag in der stetig genutzten, gefährlich heißen Hölle des Versicherers unterzeichnet?

Nachzulesen unter „Rücktrittsrecht nach § 3 Konsumentenschutzgesetz": „Wenn Sie den Versicherungsantrag *nicht* in den Geschäftsräumlichkeiten des Versicherers abgeschlossen und auch nicht selbst angebahnt haben, können Sie binnen einer Woche ab Erhalt der Polizze vom Vertrag zurücktreten." Soll ich nun denken, dass, wenn mich ein Versicherungsvertreter ersucht, ihn in seinem Büro aufzusuchen, er dies in hinterhältiger Absicht oder aus purer Bequemlichkeit heraus macht? Oder wagt er es nicht, seinen Laptop aus dem Büro zu entfernen, da er ja weiß, dass Diebstahlversicherungen in der Regel im Schadensfall nicht zahlen und behaupten, dass der Diebstahl sicher verhindert hätte werden können.

Vielleicht sollte man sich, wenn man zum Advocatus Diaboli geht, um eine Versicherung abzuschließen, den Advocatus Angeli schon präventiv an seine Seite stellen, um nicht Opfer des Bösen im Dienste der Sorge zu werden.

Oder man überprüft sein Sicherheitsbedürfnis vor Abschluss einer „ach so tollen Versicherung", die laut Werbung genau all jenes abdeckt, von dem sonst keine andere Versicherung etwas wissen will, ganz genau und wägt ab, welches Bedürfnis im Vordergrund steht: vorgegaukelte Sicherheit, kostenfreie Unsicherheit oder kostenintensive Ungerechtigkeit?

Das Böse im Dienste der Gerechtigkeit schließt Freundschaft

Kürzlich wurde mir das Böse im Dienste der Gerechtigkeit von einer jungen Mutter vorgestellt. Dieses Böse hatte übrigens sofort Freundschaft geschlossen mit dem alltäglichen Bösen, welches vielen Menschen innewohnt, aber es hat zumindest sein Gesicht gezeigt, wodurch es etwas greifbarer ist.

Diese Frau, ich nenne sie Frau Sollich, versucht sich seit einem Dreivierteljahr von ihrem Mann scheiden zu lassen. Der Wasserfall, der das Fass zum Übersprudeln brachte, zeigt sich darin, dass Herr Sollich seinem nun 22 Monate alten Sohn ausschließlich dann Vater ist, wenn ihm gerade danach ist. Herrn Sollich ist jedoch leider meist nur minutenweise danach.

Er verbringt hingegen gute 80 Prozent seiner Freizeit mit Computerspielen, vernachlässigt seine Aufgaben als Vater aufs Schändlichste, gibt Geld aus, das er nicht hat, schaut nicht auf sich selbst, was Körperpflege und Gesundheit angeht, bevorzugt einen parasitären Lebensstil und benutzt seine Partnerin ausschließlich als Haushälterin und Bürgin für einen Kredit, den er vor Jahren als „Spielgeld" verprasst hatte.

Auf den Punkt gebracht weist dieser Mann ausgeprägte antisoziale Persönlichkeitszüge auf, auch jenen, dass er ein charmanter Lügner sein kann und denen, die es hören wollen, gerne „das Blaue vom Himmel verspricht".

Frau Sollich ist eine liebevolle Mutter und eine starke, verantwortungsvolle und reflektierte Frau, aber sie ist gleichzeitig auch unsicher und ängstlich und holt deshalb bei vielen ihrer Entscheidungen eine Fremdbestätigung aus ihrem sozialen Umfeld ein. Ich darf Ihnen die im Kapitel über Soziopathen beschriebenen Eigenschaften und Verhaltensweisen der „Sozio-PartnerInnen" ins Gedächtnis rufen, denn diese Beschreibung passt auch genau auf Frau Sollich.

Frau Sollich begab sich nun nach zahlreichen schlaflosen Nächten und durchgrübelten Tagen zu Gericht, um eine einvernehmliche Scheidung einzureichen. Es hatte sie enorm viel Seelenenergie und Kraft gekostet, diesen gefürchteten Schritt nun endlich zu setzen.

Sie hatte Pech (und Schwefel), denn sie traf auf das Böse im Dienste der Gerechtigkeit. Nein, sie traf keineswegs auf einen grundlegend bösen Menschen, sondern auf einen Richter, der anfangs nur seine Kompetenzen überschritt und selbst die Rolle als Mediator und Eheberater einzunehmen versuchte. Der Richter schaffte es, Frau Sollich wiederholte Male dazu zu bewegen, die Scheidung nochmals zu überdenken, da sich ihr Mann doch einsichtig zeigte und versprach sich zu ändern. Frau Sollich gab ihrem Mann diese Chance einmal, zweimal, dreimal, viermal und noch weitere Male.

Bei einem der letzten dieser immer wieder erfolglos verlaufenden Gerichtstermine holte sich Frau Sollich seelische Unterstützung und ließ sich von einer Freundin begleiten. Herr Sollich war an diesem Tag nicht zugegen.

Diese Freundin war nach dem richterlichen Gespräch völlig außer sich, denn sie nahm den Richter in seinen Äußerungen nicht als engagiert und versöhnend wahr, sondern schlichtweg als frauenfeindlich. So regte er Frau Sollich unter anderem auch dazu an, sich doch zu überlegen auf Unterhalt zu verzichten, zumal sie ja keine strittige Scheidung anstrebe. Strittige Scheidungen werden meist auch sehr teuer, warnte er.

Unterhalt kann eine Mutter, zumindest solange ihr Kind im Vorschulalter ist und sie es betreut, fordern, denn in dieser Zeit ist eine Erwerbstätigkeit nicht oder nur teilweise zumutbar.

Unter der Annahme, der Mensch ist gut, kann für diesen Richter sprechen, dass er es grundsätzlich gut meint und nicht will, dass eine Beziehung ohne Versöhnungsversuche zu rasch „weggeworfen" wird. Oder dass er weiß, dass es AlleinerzieherInnen nicht einfach haben, und Frau Sollich davor bewahren will. Aber ist das seine Aufgabe?

Gute Menschen machen aber nun mal oft mehr, als sie müssen, deshalb könnte man dem Richter auch einfach nur ein sehr hohes Engagement unterstellen. Im Überschwang seiner positiven Emotionen hatte er sich unklar ausgedrückt und vermutlich hatte Frau Sollich infolge ihrer Nervosität und Angst alles nur falsch verstanden.

Wäre da nicht jener Tag gewesen, an dem Frau Sollich mit all ihrer Willenskraft vor den Richter trat und bekannt gab, dass ihr Mann keine seiner Versprechungen eingehalten hatte und sie jetzt die Scheidung endgültig wolle. Es zeigte sich in Folge, wie aufgrund der Persönlichkeit von Herrn Sollich zu erwarten war, dass es zu keiner einvernehmlichen Scheidung kommen würde. Als strittige Punkte ergaben sich die Wohnungsteilung und der Kredit.

Jetzt erdreistete sich das Böse im Dienste der Gerechtigkeit doch glatt, den letzten Funken von Anstand und Verantwortung aus Herrn Sollich wegzupusten. Herr Sollich sicherte seiner Frau zu, die Raten für seinen Kredit nach der Scheidung nun doch alleine zu zahlen. Kaum hatte Herr Sollich diesen Satz ausgesprochen, holte sich der Richter nochmals die Bestätigung ein, ob Herr Sollich das auch tatsächlich so meine. Herr Sollich bejahte laut und deutlich. Danach herrschte eine Zeit tiefes Schweigen. Es war so, als ob der Richter auf etwas wartete, das aber nicht zu kommen schien. Also machte er Dampf, um die letzten Anstandsfunken wie mit einem Hochdruckreiniger aus der Seele von Herrn Sollich zu waschen, indem er fragte: „Was verlangen Sie von Ihrer Frau dafür?" Herr Sollich antwortete erstaunt und etwas verunsichert: „Was kann ich denn verlangen?" Und nun antwortet das Böse im Dienste der Gerechtigkeit: „Na, zum Beispiel, dass sie auf ihren Unterhalt verzichtet."

Mag sein, dass diese Geschichte, würde sie der Richter oder Herr Sollich erzählen, ganz anders klingt. Mag sein, dass der Richter die Aufgabe hat, auf solche Punkte hinzuweisen. Mag sein, dass der Richter frustriert ist über die unzähligen Scheidungen, mit denen er konfrontiert wird.

Das alles mag sein und wenn dem tatsächlich so ist, dann war ich jetzt sehr böse, indem ich einer Person, die im Dienste der Gerechtigkeit steht, Böses unterstellte. Vielleicht hat der Durcheinanderwerfer bei mir Erfolg gehabt, oder doch nicht?

Dem Bösen ein Gesicht geben

Das Böse begegnet uns täglich, gegen manche seiner Verkleidungen wird der Mensch immun. Andere hingegen reißen all den mehr oder weniger guten Menschen den Boden unter den Füßen weg und traktieren die Seele mit Nadelstichen. Sie versetzen uns in grauenvolles Erstaunen und schmerzliches Unverständnis. Wie kann jemand nur so durch und durch böse sein, stellen wir uns dann als Frage.

Wie kann jemand mit dem Gesicht eines Engels seinen Lebenspartner erschießen, ihn mit einer elektrischen Säge in ökonomisch kleine Stücke zerteilen und anschließend in praktischen Behältnissen einbetonieren und im Keller lagern und diese Grausamkeiten zudem nicht nur einem einst geliebten Menschen antun, sondern auch dem nächsten Partner? Dazu muss ein Wesen keineswegs „plötzlich vom Bösen erfasst werden", wie der „Eisengel" Estibaliz C. die ihr angelastete Tat zu erklären versuchte, sondern ein Mensch muss dafür bereits über einen langen Zeitraum hinweg abgrundtief kaltherzig, berechnend und böse sein. Er muss, um eine Tat so strategisch durchdacht wie logistisch einwandfrei durchzuführen, über ausgeprägte dissoziale Eigenschaften verfügen. Ein solcher Mensch muss ein Psychopath sein. Wie in dem vorangegangenen Kapitel über diese Spezies nachzulesen ist, gibt es auch zahlreiche weibliche Psychopathen. Weil sich die „PsychopathInnen von nebenan" jedoch geschickt wissenschaftlichen Erforschungen zu entziehen wissen, wissen wir noch viel zu wenig über sie. Daher erscheint es schier unglaublich, dass eine so hübsche, zarte, engelsgleiche junge Frau wie Estibaliz C. eine kaltblütige Doppelmörderin sein soll und so das Böse verkörpert. Für sie gilt ohnedies natürlich die Unschuldsvermutung.

Auch wenn es wahr wäre, dass ihre mutmaßlichen Mordopfer sie in der Beziehung misshandelt haben (wobei PsychopathInnen auch MeisterInnen der Lügenkunst sind), rechtfertigt es nicht deren Hinrichtung, Zerstückelung und Konservierung. Es leben vermutlich Abertausende Frauen auf dieser Welt, die von ihren Partnern geknechtet und misshandelt werden – warum töten nicht alle ihre Folterknechte? Und wenn es eine jahrelang misshandelte Frau doch tut, dann tut sie es einmal – und nicht beim nächsten Partner wieder –, falls sie psychisch überhaupt in der Lage dazu ist, sich auf eine neue Beziehung einzulassen.

Misshandelte Frauen, die keinen anderen Ausweg mehr sehen, als den Mann an ihrer Seite zu töten, leben nach der Tat auch sicher nicht so weiter, als hätten sie lediglich ein lästiges Insekt erschlagen. Meist schulden sie ihren Partnern auch kein Geld, wenn sie in der Beziehung überhaupt eigenständig über solches verfügen durften. Sie stürzen sich auch nicht sofort wieder in eine Beziehung, zeugen in völliger Unbeschwertheit ein Kind und zimmern zielstrebig an ihrer Karriereleiter. Dazu braucht man schon eine große Portion Kaltblütigkeit und kann so dem Bösen auch ein Engelsgesicht verleihen.

Schauplatzwechsel: Wie konnte ein 22-jähriger Mann mit einem „Milchbubengesicht" seiner Freundin 200 Messerstiche versetzen, also sie verstümmeln und niedermetzeln, und danach noch zerstückeln? Unabsichtlich sei sie im Zuge von einer nachgestellten Vergewaltigung für ein Sexvideo mit einem Messer verletzt worden. Danach habe er sie, damit sie nicht unnötig leiden müsse, in den Hals gestochen.

Das ist eine der Versionen eines jungen Mannes, wie die Bluttat, die ihm angelastet wurde, abgelaufen sein soll. Seine Liebe zu der Frau beschreibt der Mann als extrem stark.

So scheint das Böse eben zu sein, wenn es extrem stark liebt oder extrem stark hasst, metzelt es ganz einfach das Objekt seiner Begierde oder seines Hasses nieder, zerstückelt es in handliche Einzelteile, die das Böse dann in farbenfrohe Müllbeutel packt und diese in Mülltonnen entsorgt oder in praktischen Behältnissen einbetoniert.

Dem Bösen namens Josef Fritzl habe ich in diesem Buch schon so viel Platz gewidmet, dass ich ihm hier nicht nochmals die Ehre erweisen möchte. Daher nur kurz zu diesem Monster. Da Fritzl über Jahre hinweg als sogenannter Guter Tür an Tür mit anderen guten und unbescholtenen BürgerInnen gelebt hat, ist das Ausmaß des Bösen nun umso größer, da sich alle persönlich betrogen fühlen. Betrogen deshalb, weil sie diesen Mann womöglich als freundlich oder gar sympathisch wahrgenommen haben.

Es kann einen Menschen sehr verunsichern, wenn er plötzlich erkennen muss, dass jemand, den er als sympathisch erachtete oder dem er vertraut hat, sich als Monster erweist. Je näher dieser Mensch einem steht, desto intensiver ist natürlich die Betroffenheit.

Outet sich das Böse in einem solchen Fall ganz plötzlich, überrollt es alle Nahestehenden und nimmt ihnen den Atem. Kommen Angehörige und FreundInnen dieser Bösen dann wieder zu Luft und wären ganz ehrlich, dann müssten sie gestehen, dass es davor bereits Auffälligkeiten gegeben hatte. Darüber wurde schon im ersten Abschnitt dieses Buches berichtet.

Es gibt aber auch noch das Böse, welches sich über lange Zeit in seiner Rolle als Verwirrer und Lügner genussvoll suhlt und daher gar nicht versucht sein niederträchtiges Verhalten zu verbergen. Ist es doch auch stolz darauf und fühlt sich immer im Recht. Bei dieser Gattung des Bösen kommen ihm nahestehende Menschen eines Tages zu der Erkenntnis, dass der Verwirrer an ihrer Seite zu einem übermächtigen Monster herangewachsen ist. Das mag dann zwar keine Überraschung mehr sein, da solch duldsame Wesen sich schon daran gewöhnt haben, tagtäglich gekränkt, gedemütigt und schlecht behandelt, wenn nicht sogar misshandelt zu werden, aber es kann trotzdem höllisch schmerzen.

Menschen, deren Lebens- oder IntimpartnerInnen einen narzisstischen oder antisozialen Persönlichkeitsstil aufweisen, berichten häufig von solchen „Monstererkenntnissen". Das ist dann der Tag der Erkenntnis von Gut und Böse. Das ist jener Tag, an dem auch die Hoffnung stirbt, die (einst) geliebte Person ändere sich doch noch zum Guten.

Frau Mustermann und das Böse

Eine Frau berichtete mir, dass der Dokumentarfilm „Ich bin ein Psychopath" von Ian Walker zu ihrem Tag der bitteren Erkenntnis des Bösen führte.

Ich nenne sie Frau Mustermann, denn das, was ihr an Bösem widerfuhr, betrifft auch Abertausende andere Frauen, vielleicht sogar Ihre Nachbarin. Die Leidensgeschichten solcher geknechteten Frauen sind nahezu identisch. Wobei Frau Mustermann eine jener ist, die es geschafft haben, dem Bösen zu entkommen.

Frau Mustermann hatte jahrelanges Hoffnungstraining. Zeigte sich ihr Partner zwar die meiste Zeit als herrischer und selbstgefälliger Ehemann, gab es doch immer wieder Tage, an denen er sich „normal" verhielt. Normal bedeutet, dass seine Stimme beispielsweise keinen aggressiven Unterton trug und dass er Frau Mustermann nicht der Dummheit bezichtigte. Unangenehm bis kränkend waren hingegen die täglichen Gepflogenheiten, wie die absolute Kontrolle seiner Frau und seiner Kinder. Er musste wissen, mit wem seine Frau sprach, mailte oder sich traf, und damit sind keine fremden Männer gemeint, sondern ihre Arbeitskolleginnen und Freundinnen. Stellte sich heraus, dass eines seiner Kinder einmal vergaß, ihm vom Schulgeschehen zu berichten, dann wies er dieses Kind und gleich auch seine Frau auf demütigende und aggressive Art zurecht.

Es widerstrebte ihm, dass seine Frau arbeiten ging, machte es sie doch finanziell unabhängig und sie entzog sich so auch seiner Kontrolle. Auch wenn er sie zu Hause nicht rund um die Uhr „überwachen" konnte, ermöglichte ihr die Arbeit trotzdem viel zu viel Freiheit. Oder besser gesagt, sie hatte an ihrem Arbeitsplatz mehr Privatsphäre als zu Hause und das war ihm ein Dorn im Auge. Er las auch heimlich ihre privaten Mails, checkte ihr Handy und durchstöberte ihre Handtasche sowie andere persönliche Dinge. Da er seine Frau für völlig naiv und dumm hielt, machte er sich keine große Mühe, sein Spionieren zu verheimlichen.

Frau Mustermann ist aber alles andere als dumm, sondern eine kluge, starke, reflektierte und einfühlsame Frau. Sie ist eine engagierte Mutter, die sich in ihre Kinder hineinversetzen kann, sie fördert und nicht nur für deren leibliches, sondern auch für deren Seelenwohl sorgt.

Ihre Sorge um die Kinder führte auch bereits dazu, dass sie ihren Mann verließ und in ein Frauenhaus flüchtete. Nicht nur, dass er ein Despot war, er schlug nicht nur sie, sondern auch die Kinder. Als Frau Mustermann erkannte, dass der gewalttätige Vater den Kindern mehr und mehr zum Modell wurde, flüchtete sie nach einer neuerlichen Gewaltattacke an einem unbeobachteten Tag ins Frauenhaus.

Sie kehrte zurück, weil er Besserung versprach und sie ihm als „Sozio-Partnerin" glaubte. Er gelobte, nie mehr Gewalt gegen seine Familie anzuwenden. Dieses Versprechen konnte er tatsächlich über einen größeren Zeitraum hinweg einhalten, hatte er ja nur die körperliche Gewalt gemeint.

Je mehr Alltag wieder bei Familie Mustermann einkehrte und als die Tage seit der Flucht von Frau Mustermann ins Frauenhaus zu Monaten und die Monate schließlich zu zwei oder drei Jahren wurden, desto stärker begann die Maske von Herrn Mustermann zu bröckeln. Seine ehemalige Fratze lugte zwischen den Rissen hervor. Noch prügelte er nicht auf Frau und Kinder ein, aber es kam ihm immer öfter „die Hand aus". Er meinte unentdeckt zu bleiben, wenn er seinen Kindern in günstigen Augenblicken die „gesunde Watsche" verpasste, und drohte ihnen mit weiterer Gewalt, wenn sie ihrer Mutter davon berichten würden.

Herr Mustermann unterschätzte seine Frau gehörig, denn sie war eine Mutter, der ihre Kinder vertrauten und die sich auf sie verlassen konnten, und so erfuhr Frau Mustermann von seinen Übergriffen.

Ungefähr zu dieser Zeit sah Frau Mustermann den besagten Dokumentarfilm. Sie war bestürzt und sprach zum ersten Mal aus, was sie vermutlich schon über all die Jahre hinweg gespürt hatte, aber nicht benennen konnte: „Mein Mann ist ja ein Psychopath!"

Das Böse war dingfest gemacht, es wurde getauft und hatte nun einen Namen. Man konnte es nun benennen, aber man konnte es auch verbannen. Frau Mustermann verbannte es. Wie sie das Böse verbannt hat? Sie, liebe LeserInnen, kennen sicher eine Frau Mustermann, fragen Sie sie danach, denn dafür gibt es keine einheitliche Methode, zumal sich der Exorzismus doch nicht als wirklich hilfreich erwiesen hat.

Etwas kann ich Ihnen verraten, Frau Mustermann hat sich Unterstützung für ihre Seele geholt, aber damit hat sie noch nicht das Böse von ihrer Seite verbannt. Das Böse im Dienste der Ehe hat sich hingegen nie Unterstützung für seine Seele geholt, war es doch der Seelenzerstörer.

Da drängt sich nun die Frage auf, kann man SeelenzerstörerInnen von ihrer Zerstörungswut befreien? Kann man sie heilen?

V. Ist Heilung möglich?

22. Geheilt in ein neues Leben entlassen – geht das?

*Seine Krankheit zu erkennen,
ist der erste Weg zur Heilung.*
LUCIUS ANNAEUS SENECA

Heilung?! Dieser Begriff erscheint wie ein Bruch im Inhaltsverzeichnis dieses Buches. Wie ein impulsiver Step aus der Reihe der menschlichen Grausamkeiten. Genau diese Funktion soll dieser letzte Buchabschnitt auch erfüllen. Das Kapitel über Heilung soll alles Monströse einen Schritt zur Seite treten lassen, um nun auch jenen Menschen, denen durch andere oder von anderen Menschen Leid zugefügt wurde, ein Podium zu geben und ihnen Respekt zu erweisen.

Nicht, dass ich es Monstern in Menschengestalt grundsätzlich abspreche, dass sie sich ändern können – also durch eine multiprofessionelle Betreuung und Behandlung zu einem neuen Leben finden, sind es auf jeden Fall jene Menschen, denen sie Leid zufügten, für die jede erdenkliche und bestmögliche psychologische, physiologische und soziale Unterstützung vorhanden sein soll, um ihnen so eine Chance auf Heilung psychischer und physischer Verletzungen zu ermöglichen.

Aber ist Heilung überhaupt möglich? Die Antwort lautet: „Ja, sie ist möglich und nein, sie ist nicht möglich."

Sie sind nicht zufrieden mit dieser Antwort? Ich auch nicht und deshalb zerpflücke ich zuerst einmal die Frage nach einer möglichen Heilung in Einzelteile, da sie nämlich differenzierter gestellt werden muss, um entsprechend befriedigende Antworten geben zu können.

Es macht einen Unterschied, ob es sich um die Heilung von Menschen handelt, die Opfer eines Verbrechens wurden, oder um die Heilung jener, die selbst Verbrechen begangen haben. Wenn man auch all jene Menschen als Opfer bezeichnet, deren kindliche Seele über Jahre hinweg durch Eltern oder Bezugspersonen tief verletzt oder gar zerbrochen wurde, bedarf diese Opfergruppe einer speziellen Antwort. Aspekte, die dieser Antwort zugehörig sind, wurden bereits im Buchabschnitt „Die Kindheit – Schlüssel unserer Psyche" aufbereitet.

Die Prognose, als geheilt entlassen zu werden, ist des Weiteren von der Art der psychischen Erkrankung abhängig – das wiederum gilt für TäterInnen wie Opfer gleichermaßen.

Es gibt Erkrankungen des Geistes und der Psyche, bei denen eine medikamentöse Langzeitbehandlung erforderlich ist, die Betroffenen sich aber trotzdem nicht krank fühlen müssen.

Menschen, die beispielsweise bereits in ihrer Jugend an Diabetes erkrankt sind und ihr Leben lang Insulinpräparate erhalten, können sich durchaus vital und gesund fühlen. Gleiches gilt für Personen, die eine Schilddrüsenüber- oder -unterfunktion haben und ebenso dauerhaft Medikamente nehmen. Trotzdem können Betroffene von einem ganzheitlichen Wohlbefinden und guter Gesundheit berichten. Was für den Körper gilt, muss auch für die Psyche gelten.

Der Wortherkunft nach entspringt „Heilung" der Bedeutung des „Ganzwerden", womit ich auch schon zu des „Pudels Kern" komme, nämlich den unterschiedlichen Betrachtungsweisen von Heilung sowie zu den unterschiedlichen Professionen der „HeilerInnen".

Heil und Unheil von Heilung und HeilerInnen

In der Medizin wird Heilung als Wiederherstellung des Gesundheitszustandes unter Erreichen des Ausgangszustandes definiert. Bleibt ein organischer oder funktioneller Restschaden bestehen, spricht man von Defektheilung.

In der Psychotherapie – der Begriff entstammt dem Altgriechischen und bedeutet Seelenheilung – wird der Heilungsbegriff mit einer Wiederherstellung der psychischen Gesundheit gleichgesetzt. Psychotherapie ist der Oberbegriff für alle psychologischen Verfahren, die sich ohne Einsatz von Medikamenten die Behandlung von psychischen Krankheiten, von möglichen seelischen Ursachen bei körperlichen Erkrankungen (psychosomatische Krankheiten), Leidenszuständen und Verhaltensstörungen zum Ziel nehmen.

Ich erachte keine der beiden Heilungsdefinitionen als befriedigend, zumal die Gesundheit des Menschen laut der Weltgesundheitsorganisation ein Zustand des vollständigen körperlichen, geistigen und sozialen Wohlergehens ist. Gesund sein bedeutet somit nicht nur ein Fehlen von Krankheit oder eines Gebrechens. Körper und Seele werden in dieser Definition als ein Ganzes gesehen, wodurch Heilung ebenfalls ganzheitlich gesehen werden müsste.

Egal ob ein Mensch nun durch eine psychische Erkrankung oder tiefe Seelenverletzung Narben davonträgt, kann er trotzdem wieder genesen. Ein Knochenbruch ist auf einem Röntgenbild ein ganzes Leben sichtbar, trotzdem können Betroffene sich völlig gesund und fit fühlen und keinerlei Probleme haben. Der Verletzungsgrad spielt natürlich eine Rolle dabei, wie unversehrt sich Betroffene nach der Heilung fühlen können. Das Gleiche gilt auch für eine psychische Gesundung.

Ich möchte nun nicht weiter auf theoretische Definitionen eingehen, sondern mich der Praxis zuwenden. Mir gefällt, wie die Lyrikerin Irina Rauthmann Heilung beschreibt. Für sie bedeutet Heilung, wieder in Kontakt mit sich selbst zu kommen, Gefühl und Verstand in Einklang zu bringen und wieder aus der eigenen Mitte zu leben. Das kommt auch der ursprünglichen Bedeutung von Heilung, dem „Wieder-ganz-Werden", sehr nahe.

Was würde aber geschehen, wenn ein Orthopäde versucht, eine gebrochene Seele mit einem Gips zu versehen? Wo würde er die Seele finden? Kämen PatientInnen mit einem Ganzkörpergips aus dem Krankenhaus oder wäre nur ihr Kopf eingegipst oder würden sie ein Gipskorsett um die Brust tragen?

Hier wird deutlich, dass eine Heilbehandlung der Psyche ein hochkomplexer Vorgang ist.

Wer darf die Seele ohne chemische Zusätze behandeln?

Wer aller ist nun befugt Hand an die Seele eines Menschen zu legen? Grundsätzlich sind es in Österreich zwei Berufsgruppen, die zur

„Seelenbearbeitung frei von chemischen Zusätzen" gesetzlich zugelassen sind: die PsychologInnen und die PsychotherapeutInnen.

Die Berufsbezeichnung Psychologe oder Psychologin darf nur von Personen geführt werden, die über den Abschluss eines Hochschulstudiums im Fach Psychologie verfügen. Die Geschichte der Psychologie geht bis in die Antike zurück, jedoch wurde sie erst im 19. Jahrhundert als eigene Wissenschaft begründet. Psychologie ist somit eine empirische Wissenschaft. Sie erforscht, beschreibt und erklärt das Bewusstsein, das Erleben (zum Beispiel Gedanken und Gefühle) und Verhalten des Menschen sowie seine Entwicklung im Laufe des Lebens und alle dafür maßgeblichen inneren und äußeren Ursachen und Bedingungen.

PsychotherapeutInnen sind all jene Personen in Österreich, die eine (mehrjährige) Ausbildung in einer der gesetzlich anerkannten Therapieschulen (Methoden) absolviert haben und in der Liste der anerkannten PsychotherapeutInnen des Bundesministeriums für Gesundheit eingetragen sind.

Die Mehrzahl der PsychotherapeutInnen sind in ihrem Quellberuf PsychologInnen oder ÄrztInnen, gefolgt von PädagogInnen, Gesundheits- und KrankenpflegerInnen und anderen sozialen Berufen.

Werkzeuge zur „biologischen Seelenbearbeitung"

Die verschiedenen psychotherapeutischen Methoden lassen sich aufgrund ihrer historischen Entwicklung in Gruppen gliedern. Diese Methodengruppen wiederum sind vier Orientierungen zuzuordnen: kognitiv-verhaltenstherapeutische, die tiefenpsychologisch-psychodynamische, die humanistisch-existentialistische und die systemische Orientierung.

Stellen Sie sich dies ähnlich einem Land (Oberbegriff Psychotherapie) vor, welches in vier verschiedene Bundesländer (die Orientierungen) aufgeteilt ist. Zu jedem Bundesland zählt eine Anzahl von Ortschaften und Städten (Psychotherapiemethoden). Dann wäre das Bundesland Niederösterreich die tiefenpsychologisch-psychodynamische Orientierung und die Stadt St. Pölten die Individualpsychologie oder Mistelbach die Psychoanalyse und Amstetten die Transaktionsanalyse, um nur einige Methoden dieser Orientierung als Beispiele zu nennen.

Wien als Bundesland und gleichzeitig Stadt könnte man als die kognitiv-verhaltenstherapeutische Orientierung sehen, welche auch nur die eine Methode, die Verhaltenstherapie, inkludiert. Dasselbe gilt auch für die systemische Orientierung, in der auch nur eine Methode, die systemische Familientherapie, angesiedelt ist.

Hingegen sind die tiefenpsychologisch-psychodynamische und die humanistisch-existentialistische Orientierung große Bundesländer mit vielen Orten. Denn zu diesen beiden Orientierungen zählen jeweils zahlreiche Therapiemethoden.

Auch wenn die Sprache in einem Land eine einheitliche ist, so unterscheiden sich doch die Dialekte der Bundesländer. Ja, sogar die einzelnen Ortschaften und Städte innerhalb eines Bundeslandes weisen Unterschiede im Sprachgebrauch auf. Selbiges kann man als Metapher für die verschiedenen Orientierungen und ihre Therapiemethoden sowie deren VertreterInnen verwenden. Darin liegt auch die Erklärung, warum es keine einheitliche befriedigende Definition von Psychotherapie gibt, und böse Zungen behaupten sogar, dass es genauso viele Psychotherapiedefinitionen gäbe wie (publizierende) PsychotherapeutInnen. Und solche spitzen Zungen neigen nicht zum Schweigen und lästern weiter, indem sie sagen, dass Therapiemethoden einander viel ähnlicher sind, als es die TherapeutInnen je sein werden.

Dieser Umstand wirkt sich natürlich auch darauf aus, ob die jeweiligen PsychotherapeutInnen es grundsätzlich für möglich halten, dass Psychotherapie eine Heilung bewirken kann.

Um weitere Verwirrungen jedoch hintanzuhalten, macht es Sinn, sich auf ein allgemeingültiges Ziel von Psychotherapie zu einigen, und ein solches existiert auch im Bundesgesetz.

Psychotherapie wird hier beschrieben als umfassende, bewusste und geplante Behandlung von psychosozial oder auch psychosomatisch bedingten Verhaltensstörungen und Leidenszuständen mit wissenschaftlich-psychotherapeutischen Methoden in einer Interaktion zwischen einem oder mehreren Behandelten und einem oder mehreren PsychotherapeutInnen mit dem Ziel, bestehende Symptome zu mildern oder zu beseitigen, gestörte Verhaltensweisen und Einstellungen zu ändern und die Reifung, Entwicklung und Gesundheit des Behandelten zu fördern.

Der Begriff „heilen" kommt in dieser Beschreibung von Psychotherapie nicht vor. Liegt die Chance auf Heilung vielleicht doch mehr im Bereich der Chemie? Können jene Professionen, also Psychiatrie und Neurologie, die zur Seelenbearbeitung auf „biologisch abbaubaren Künstdünger und Co" zurückgreifen dürfen, besser heilen?

Keinen „Seeleneintopf" kochen!

Wichtig ist es auf jeden Fall, Psychotherapie und Psychiatrie wie Neurologie nicht in einen Topf zu werfen. PsychiaterInnen oder NeurologInnen sind DoktorInnen der Medizin. Sie haben das Medizinstudium an einer Universität abgeschlossen und nach ihrem Turnus (der allgemeinmedizinischen Grundausbildung) eine Ausbildung zu FachärztInnen für Psychiatrie oder Neurologie absolviert.

Eine Neurologin diagnostiziert und behandelt Erkrankungen der Nerven. Auch Erkrankungen im Bereich des Rückenmarks, des Gehirns und der Muskulatur zählen dazu. Dadurch gibt es Überschneidungen zu anderen Fächern wie eben der Psychiatrie.

PsychiaterInnen beschäftigen sich mit den Erkrankungen der Seele und des Geistes und haben dabei in der Regel eine vorrangig körperliche Perspektive der Erkrankungen. Sie behandeln Menschen mit schweren psychischen Krankheiten vor allem medikamentös, das heißt mit Psychopharmaka. „Vor allem" meine ich deshalb, da natürlich auch das Gespräch einen enorm wichtigen und unverzichtbaren Part für eine erfolgreiche medikamentöse Behandlung darstellt.

Die Forensische Psychiatrie ist ein Teilgebiet der Psychiatrie und befasst sich mit dem Grenzgebiet von Psychiatrie und Recht, also auch mit der Begutachtung und der Behandlung von psychisch kranken RechtsbrecherInnen (zurechnungsunfähige [§ 21/1 österr. StGB] und zurechnungsfähige [§ 21/2 österr. StGB] geistig abnorme RechtsbrecherInnen).

Aufgaben der Forensischen Psychiatrie sind die gutachterliche Beurteilung der Schuldfähigkeit eines Rechtsbrechers, die Unterbringung eines solchen Täters im Maßnahmenvollzug und dessen Behandlung und Nachsorge. Die Dauer des Aufenthaltes im Maßnahmenvollzug hängt von einer Gefährlichkeitsprognose ab, die ein Psychiater stellen muss. Im Maßnahmenvollzug werden unter bestimmten Umständen psychisch kranke oder suchtkranke Straftäter untergebracht. Im Kapitel „Was bedeutet ‚geistig abnorm'?" wurde Ihnen die Österreichische Justizanstalt Göllersdorf als eine Einrichtung des Maßnahmenvollzugs vorgestellt.

Grundvoraussetzung für jede erfolgreiche Therapie

Unabhängig davon, ob es sich nun um die Therapie von Opfern oder TäterInnen oder einfach nur um Menschen mit seelischen Problemen handelt, gilt, dass es ohne Problem- oder Krankheitseinsicht zu keiner „Heilung" kommen kann.

Bereits der 4 v. Chr. geborene römische Philosoph und Stoiker Lucius Annaeus Seneca postuliert diesen Grundsatz, wie das Zitat am Beginn dieses Kapitels zeigt. Auch wenn es damals nicht die heutige Form von Psychotherapie gab, wurden dennoch wichtige Samen für diese gesät. Außerdem gilt seine Aussage für körperliche wie seelische Krankheiten gleichermaßen.

Hat ein Mensch keine Krankheitseinsicht und/oder kein Problembewusstsein, warum sollte er dann ein Medikament nehmen und/oder etwas an seinem Denken, Fühlen und Handeln verändern?

Etwas zu erkennen, benennen und verändern ist, minimalistisch ausgedrückt, das Herzstück jeder psychologischen Behandlung. Bestehende Symptome zu mildern oder zu beseitigen, gestörte wie störende Verhaltensweisen und Einstellungen zu ändern und die emotionale Reifung, die Entwicklung und die Gesundheit des Behandelten zu fördern, ist nur dann möglich, wenn die Behandelten mitarbeiten.

Die psychologisch Behandelten bezeichne ich lieber als KlientInnen, auch wenn die Krankenkasse von PatientInnen spricht. Die Bedeutung des lateinischen Begriffs Patient impliziert Passivität, da „aushaltend" oder „fähig zu ertragen" gut in ein Büßergewand passt, aber nicht mit Selbstverantwortung und aktiver Veränderungsmotivation einhergeht.

Kein Mensch ist in der Lage, einen anderen Menschen zu ändern. Jeder kann nur sein eigenes Verhalten oder seine eigenen Denkweisen ändern. So haben PsychotherapeutInnen nicht die Aufgabe, KlientInnen „normaler" zu machen. Sondern sie bieten fachliche Unterstützung, damit sich der Klient selbst besser akzeptieren lernt und ein optimales Maß an Selbstkontrolle und Selbststeuerung erlangt.

PsychotherapeutInnen können in gemeinsamer Arbeit mit dem Klienten größere Entfaltungsmöglichkeiten, höhere Autonomie und ein besseres Kennenlernen der eigenen Person für den Klienten erwirken, aber sie können ihn niemals verändern. Jeder ist seines Glückes Schmied, auch das weiß man schon seit mehr als 2.000 Jahren.

Die stoische Philosophie geht davon aus, dass das Glück nur durch die gelebte Praxis zu erreichen ist. Dazu gehört Gelassenheit in Anbetracht des Schicksals, auch als Akzeptanz zu bezeichnen. Des Weiteren zählen hierzu die Erkenntnis der eigenen Fehler und Unzulänglichkeiten sowie die Motivation und die Fähigkeit, diese zu korrigieren. Und schlussendlich muss sich der Mensch seiner Pflichten und Verantwortungen bewusst sein und diese natürlich auch aus freiem Willen heraus erfüllen.

Ja, ich will!

Freier Wille ist neben einer Problem- und Krankheitseinsicht ein weiteres wichtiges Kriterium für eine erfolgreiche Psychotherapie. KlientInnen, die zu einer Psychotherapie gezwungen werden, wären wohl besser versorgt, würde man ihnen ein buntes Kinderpflaster auf die Stirn kleben. Manche meinen, dass dieses Kinderpflaster zumindest um 99,9 Prozent mehr zum Heilungserfolg beiträgt.

Dieser provokanten Aussage zufolge wäre aber der Großteil der Therapien im Strafvollzug und der Kinder- und Jugendlichenpsychotherapien zum Scheitern verdammt. Dem ist aber nicht so! Denn auch wenn Menschen sich nicht so ganz freiwillig einer Psychotherapie unterziehen, können sie, nach dem anfänglichen Widerstand, durchaus Gefallen an diesem „Unternehmen" finden.

Widerstand gegenüber Psychotherapie kann Angst vor Neuem und Unbekanntem sein. Die Therapie kann als mögliche Bedrohung der gewohnten und in der Vergangenheit bewährten Überlebensstrategien wahrgenommen werden. Ein Mensch schützt all das Altbewährte, das ihm in seiner Lebensgeschichte bei lebensbehindernden und lebensbedrohlichen Einflüssen und Erfahrungen zur Sicherung seines Überlebens hilfreich war. Widerstand ist hier somit nichts anderes als Überlebenswille.

Mit einem Überlebenswillen kann man arbeiten, aber man darf als Therapeut den Willen eines Menschen nie brechen, man kann nur den Widerstand zum Thema machen und Unfreiwillige bedächtig ins „Boot" holen. Sobald auf diese Weise eine stabile psychotherapeutische Arbeitsbeziehung aufgebaut ist, erkennen auch unfreiwillige KlientInnen jeden Alters, dass sie von psychotherapeutischen Interventionen profitieren können und sich so ihr Überleben zunehmend energiesparender und angenehmer gestalten und sichern können.

Der österreichische Jurist, Soziologe und Kriminologe Wolfgang Gratz weist darauf hin, dass die therapeutische Arbeit mit StraftäterInnen bei den TherapeutInnen eine bestimmte Grundhaltung erfordert. Es ist jene, die jedem psychotherapeutischen Setting zugrunde liegen muss und auch in der Arbeit mit Menschen, die unvorstellbare und grauenhafte Verbrechen verübt haben, nie fehlen darf. Fühlt sich ein Therapeut nicht in der Lage dazu, dann kann und sollte er nicht mit TäterInnen arbeiten.

Freundlich, aufmerksam, ruhig, wertschätzend und anteilnehmend, das sind Attribute, die in einem therapeutischen Setting nicht fehlen dürfen. Keinesfalls, meint Wolfgang Gratz, darf jedoch der Appell an den Klienten fehlen, es zu unterlassen, andere zu schädigen, sondern sich normorientiert zu verhalten, also mündig zu werden und seine berechtigten Interessen aktiv wahrzunehmen.

Das ist ident mit der stoischen Ansicht, dass der Mensch nur selbst zu seinem Glück beitragen kann. Wie passen aber Glück und Haft oder Unterbringung zusammen? Nicht besonders gut, aber in jedem Fall zählen TäterInnen, die im Maßnahmenvollzug untergebracht waren und Therapie erhielten, zu den „Glücklicheren" und zu jenen, die ihr Leben besser in den Griff bekommen können.

Abnorm geheilt – normal entlassen

Daten zur Legalbewährung nach der bedingten Entlassung aus dem Maßnahmenvollzug zeigen, dass es nach fünf Jahren bei 12 Prozent der PatientInnen zu einer Wiederverurteilung kam, während von den Häftlingen, die aus dem Regelvollzug entlassen wurden, nach fünf Jahren 59 Prozent wegen neuerlicher Vergehen wieder verurteilt wurden. Im Regelvollzug werden die TäterInnen gewöhnlich nicht therapeutisch behandelt.

Legalbewährung ist gegeben, wenn nach Verbüßung einer Strafe keine neuen Straftaten in der freien Sozialgemeinschaft begangen wurden.

Die Rückführung in die Freiheit erfolgt bei Menschen, die im Maßnahmenvollzug waren, stufenweise. Die vorbeugende Maßnahme (also die Unterbringung in einer Einrichtung für geistig abnorme RechtsbrecherInnen) nach § 21/1 StGB wird auf unbestimmte Zeit angeordnet. Also anders als bei TäterInnen im Regelvollzug, die ja bekanntlich nur die Anzahl der ihnen „aufgebrummten" Jahre „absitzen" müssen.

Die Notwendigkeit der Fortsetzung dieser Maßnahme wird einmal jährlich vom Vollzugsgericht überprüft. Aus einer Anstalt für geistig abnorme RechtsbrecherInnen werden die eingewiesenen Personen stets nur unter Bestimmung einer Probezeit, welche meist fünf oder zehn Jahre umfasst, bedingt entlassen. Das Gericht kann für diese Zeit Weisungen erteilen, denen die auf Probe Entlassenen nachkommen müssen. Im Falle eines Weisungsbruchs kann das Gericht die bedingte Entlassung widerrufen, was bedeutet, dass der Betroffene wieder zurück in den Maßnahmenvollzug muss.

Gerichtliche Weisungen können beispielsweise lauten, dass die Psychotherapie und die psychiatrische Behandlung mit Psychopharmaka fortgesetzt werden müssen. Ebenso kann die Weisung zum Inhalt haben, dass sich eine auf Probe entlassene Person regelmäßigen Kontrollen betreffend die Alkohol- oder Drogenabstinenz zu unterziehen hat. Die Weisung steht immer im unmittelbaren Zusammenhang mit den Risikofaktoren, die die psychische Erkrankung der jeweiligen Person in sich birgt.

Zu Beginn der Freiheit auf Probe stehen begleitete Ausgänge. Verlaufen diese ohne Zwischenfälle und ist erkennbar, dass die Person ausreichend soziale Kompetenz aufweist, wird ein sozialer „Empfangsraum" gesucht.

Ein sozialer Empfangsraum bedeutet Wohnung, Arbeit, familiäre Anbindung und soziale Beziehungen. Das ist nun entweder der vor der Einweisung bewohnte oder ein weithin unbekannter neuer Lebensraum. Vorrangig ist es eine betreute Wohnmöglichkeit, in der es möglich ist, die Compliance (Bereitschaft mitzuarbeiten) der Person und die Weiterführung der Behandlung offiziell zu kontrollieren. Die finanzielle Versorgung der auf Bewährung entlassenen Person muss ebenso gewährleistet sein, damit nicht aus einer Mangelsituation heraus die Bereitschaft, ein Delikt zu begehen, erhöht wird.

Erst wenn jemand unter diesen Settingbedingungen über einen längeren Zeitraum „rückfallsfrei" gelebt hat, weist es sich, ob eine Stabilität der Krankheitseinsicht, der Compliance, der Impulskontrolle und der Neuorientierung der Werte gegeben ist. Das sind die zentralen Kriterien für eine Reintegration in die Gesellschaft.

Würde ich nächtens auf einer einsamen Straße unerwartet mit einer mir zwielichtig erscheinenden Person zusammentreffen, so wäre mein Wunsch, dass es sich dabei um einen aus dem Maßnahmenvollzug entlassenen Menschen und nicht um einen ehemaligen Häftling des Regelvollzugs handle.

Das liegt nicht nur daran, dass ehemalige Häftlinge aus dem Regelvollzug häufiger wieder rückfällig werden, sondern auch daran, dass unter den „normalen" RechtsbrecherInnen die Zahl der dissozialen Menschen hoch ist. Nicht nur, dass Psychopathie äußerst therapieresistent ist, so weisen Menschen mit dieser Persönlichkeitsstruktur auch keine Einsicht in ihr Problemverhalten auf.

In „normalen" Strafvollzugsanstalten scheint, wenn man Insiderberichten glauben darf, die Skepsis gegenüber „Psychos und Co" recht groß zu sein. Das Forscherteam von Dr. Klaus Posch führte Interviews mit Häftlingen in der Strafvollzugsanstalt Graz Karlau durch und traf hier auf Skepsis, Zynismus, Verbitterung und Resignation. Ein befragter Häftling meint, dass sich die Psychologen auf die Seite der Justizwachebeamten stellen müssen, sonst wären sie ihre Arbeit los. Die Überwacher und Helfer seien „eine Brut". Er wolle nicht schlecht reden, aber es sei die Wahrheit, dass Psychologen und die Ärzte sowie Psychiater nur dazu da seien, damit die Gesellschaft außerhalb der Gefängnismauern beruhigt ist.

Menschen mit solcher Einstellung ins psychotherapeutische Boot zu holen, wird eher zu einer Farce, aber nicht zu einer erfolgreichen Therapie führen. Andererseits kann es sich dabei aber auch um die erwähnten Abwehrmechanismen und um Widerstand handeln. Das kommt dann auf die Persönlichkeit und Lebensgeschichte des jeweiligen Menschen an, dessen Innerstes es für PsychologInnen oder PsychotherapeutInnen zu entdecken gilt.

Geheilt zurück ins Leben entlassen
Menschen, die Opfer eines Verbrechens wurden, wünschen sich wohl nichts sehnlicher, als alles Fürchterliche, das geschehen ist, ungeschehen zu machen und ihr Leben dort wieder aufzunehmen, wo die Welt noch einigermaßen in Ordnung war. Aber das geht nicht.

Würde man hier den medizinischen Begriff von Heilung verwenden, so kann es ausschließlich zu einer Defektheilung kommen. Als Psychotherapeutin graut mir jedoch davor, einen solchen Begriff auf seelische Prozesse anzuwenden, und daher versuche ich es anders zu benennen, nämlich „Läsionsheilung". Eine Läsion kann klein bis riesig sein. Es kann sich dabei um einen Stich, eine Abschürfung, einen Kratzer, eine Quetschung, einen Schnitt, eine Schramme, einen Bruch oder eine Verbrennung handeln. All das, umgesetzt auf die Psyche, können bleibende Läsionen nach einem traumatisierenden Erlebnis sein.

Psychotherapie und Psychopharmakabehandlungen können durchaus effektiv sein und trotzdem wird die Erinnerung an das Trauma nie ausgelöscht werden. Keine chemische Verbindung ist so stabil wie die menschliche Erinnerung. Bedrohungen von Seele, Leib und Leben brennen sich in unser Gedächtnis so tief ein, dass ihre Furchen nie wieder zu glätten sind. Das menschliche Hirn legt ein Art Filmarchiv, Fotoalbum oder Tagebuch des Grauens an. Bis Fotos oder Schriften verblassen, kann es sehr, sehr lange dauern.

Erstaunlicherweise bedeutet das aber nicht, dass Betroffene nie wieder Glück, Freude und Zufriedenheit verspüren. Ganz deutlich kann man dieses Phänomen bei vielen Überlebenden des Holocaust beobachten. Hier blickt man bei diversen Interviews oft in ruhige und zufriedene Gesichter, hört weise Worte und spürt Lebensfreude. Um sich nach einem Trauma eine derartige Lebensqualität und Lebenszufriedenheit erarbeiten zu können, dazu tragen die persönlichen Ressourcen, die Einstellung, das Wertesystem, das Umfeld und der Persönlichkeitsstil eines Menschen bei.

Bringt ein Mensch solch wertvolle „Rohstoffe" in eine Psychotherapie mit, dann wird ihm diese in jedem Fall von großem Nutzen sein.

Erlebt ein Mensch etwas Schlimmes oder Unerträgliches, so hat das Gehirn verschiedene Möglichkeiten, damit umzugehen. Es kann beispielsweise das Erlebte in Windeseile in einen Tresor sperren, dann kommt es zu einer vorübergehenden Amnesie. Das ist ein Gedächtnisverlust, der sich auf einen meist kurzen Zeitraum vor dem bestimmten Ereignis und auf Sequenzen des Ereignisses erstreckt. Durch solche Erinnerungslücken sind Betroffene aber manchmal sehr stark verunsichert. Diese Lücken können sich jedoch auch wieder füllen. Psychologische Unterstützung ist hierbei sehr hilfreich. Nicht nur, um mit feinfühliger Kompetenz das Erlebte wieder abrufbar zu machen, sondern auch, um der Seele Stütze zu geben, wenn das Erinnerte schmerzlich und schrecklich für die Betroffenen ist.

Es ist traumatischen Erlebnissen gemein, dass, auch wenn sie sehr klar erinnert werden, es den Betroffenen in der ersten Zeit nicht möglich ist, darüber zu sprechen oder sich damit in Gedanken auseinanderzusetzen. Für eine Bewältigung des Traumas ist jedoch gerade dieser Vorgang nötig. Es ist wichtig, im Fotoalbum des Grauens zu blättern. Sobald man das kann, kann man auch die schrecklichen Erinnerungen besser kontrollieren. Vermeidet es eine Person, sich mit dem Trauma auseinanderzusetzen, so passiert es leider trotzdem in unerwarteten und unkontrollierten Augenblicken. Gedanken, Gefühle und Bilder flashen plötzlich völlig unkontrolliert durch das Gehirn. Betroffene fühlen sich in die traumatische Situation zurückversetzt und können manchmal sogar Realität und Trugbild nicht mehr auseinanderhalten. Sinnesreize, wie Gerüche, Geräusche oder Anblicke, können solche plötzlichen Trugbilder hervorrufen.

Berichten zufolge wurden solche Flashbacks bei Vietnamveteranen beobachtet, die sich wieder zurück in der Heimat, beim Dröhnen von Hubschrauberrotoren plötzlich auf einer belebten Straße zu Boden warfen und Deckung suchten, weil ihre Wahrnehmung ihnen vorgaukelte, sei seien im Kriegseinsatz.

Man kennt diese sich plötzlich aufdrängenden Erinnerungen auch bei Frauen, die vergewaltigt oder über Jahre sexuell misshandelt wurden.

Sogar bei weniger gewaltsamen Ereignissen wie Autounfällen kann es zu Flashbacks kommen. Ein Wiedererleben von Situationen, die eine Bedrohung für Seele, Leib und Leben darstellten, geschieht fast bei jedem Menschen, dem Schreckliches widerfahren ist, auch sehr häufig im Traum. Träumen sind wir alle ausgeliefert, nur sehr wenige Menschen können Träume willentlich steuern. Auch wenn Schlafstörungen medikamentös behandelt werden, träumen Menschen trotzdem. Gegen Albträume ist bislang noch kein Kräutlein gewachsen.

Wenn der Alltag zum Albtraum wird

Im Zuge einer Krisenintervention lernte ich Herrn Peter Tau (Name geändert) kennen, der ein Erlebnis hatte, das sein Weltbild erschütterte.

Herr Tau hatte erst kürzlich seine Pension angetreten und war ein aktiver, sportlicher, lebenszufriedener, sozialer, hilfsbereiter und freundlicher Mensch. Im Berufsleben war er ein Vorgesetzter gewesen, den seine MitarbeiterInnen ob seiner Kompetenz, Ruhe, Klugheit und seiner wertschätzenden Art sehr gemocht hatten. Sein Leitsatz lautete, wenn man miteinander vernünftig und ruhig redet, kann man jeden Konflikt aus dem Weg räumen.

Trotz des schrecklichen Vorkommnisses wirkte er in den Gesprächen ruhig und gefasst, in seiner Seele schien jedoch ein Sturm seine Gedanken aufzuwühlen, wie es denn möglich sei, dass Menschen so etwas tun! Was diese Menschen taten, lasse ich Herrn Tau selbst erzählen. Herr Tau fasste das Geschehnis zu folgender Geschichte zusammen.

Ein Tag wie nicht jeder andere (von Peter Tau)

Ich ging eines Abends mit dem Hund meiner Tochter in der Guido-Lammer-Gasse in Wien-Donaustadt spazieren.

Da sah ich, dass mir eine ältere Frau und ein jüngerer Mann, beide fuhren in einem elektrisch betriebenen Rollstuhl, mit insgesamt fünf Hunden entgegenkamen.

Sie hatten ihre Hunde nicht angeleint und diese tummelten sich gute zehn Meter von ihren Besitzern entfernt herum, bis sie mich entdeckten. Da stürmten die Hunde plötzlich auf mich und meinen Hund zu.

Ich stellte mich blitzartig vor meinen Hund, sodass dieser dann im Schutz meiner Person und eines Zaunes stand.

Die ältere Frau fuhr mit ihrem Elektroscooter-Rollstuhl auf mich zu und brüllte mich dabei an, dass ich ihre Hunde nicht tre-

ten solle. Ich war völlig perplex, wie sie überhaupt auf so etwas kam, da ich lediglich schützend und wie gelähmt vor meinem Hund stand und nicht einmal ansatzweise auf ihre Hunde getreten hatte.

Sie bremste ihren Rollstuhl nicht ab und fuhr mir mit voller Wucht gegen meine linke Hüfte. Sie hätte mich normalerweise frontal erwischt, ich konnte mich jedoch vor dem Zusammenstoß noch etwas zur Seite drehen.

Unmittelbar darauf kam auch der Mann mit seinem Rollstuhl angefahren und versetzte mir mit seinem Fuß einen Tritt. Er hob einfach seinen Fuß und fuhr mit voller Geschwindigkeit auf mich zu. Er traf mich mit voller Wucht in meinen Bauch. Das Ganze ging so schnell, dass ich nicht einmal ausweichen konnte.

Nach der Attacke sagte er zu mir noch „Sorry", stand dann plötzlich aus seinem Rollstuhl auf und schoss auf mich.

Ich hatte zuvor gar nicht gesehen, dass er einen, beziehungsweise welchen, Gegenstand er in der Hand hielt, sondern hatte nur einen Kracher gehört und einen Blitz gesehen. Es folgten noch mehrere Schüsse und ich ging aus diesem Grund auch zu Boden. Mein Gesicht brannte und ich konnte auch nichts mehr sehen. Ich war total orientierungslos.

Als ich am Boden lag, versuchte ich noch mein Gesicht zu schützen. Ich konnte jedoch verschwommen seine Umrisse erkennen. Er zielte noch immer, in einer Entfernung von etwa einem Meter, auf mein Gesicht und schoss dann noch ein paar weitere Male auf mich.

In weiterer Folge fiel mir auf, dass mein Hund davongelaufen war, und ich stand taumelnd auf. Zu diesem Zeitpunkt konnte ich den Mann nicht mehr wahrnehmen. Ich ging etwa fünf Meter, konnte aber beinahe nichts sehen. Plötzlich stand der Mann wieder vor mir und schoss mir weitere Male ins Gesicht. Später realisierte ich, dass es sich um eine Gaspistole gehandelt hatte.

Was die ältere Frau während der ganzen Zeit machte, kann ich nicht angeben. Beide entfernten sich dann anschließend einige Meter und es kam zu keinem weiteren Angriff mehr. Ich ging, so gut ich es infolge der Verletzungen konnte, in die andere Richtung, um den größtmöglichen Abstand zu den beiden zu erlangen.

Ich ging dann weiter nach Hause und rief dort mittels Kurzwahl am Telefon meinen Sohn und schilderte ihm kurz den Sachverhalt, woraufhin er die Polizei und Rettung alarmierte.

Ich wurde von der Rettung in das nächstgelegene Krankenhaus gebracht. Beim Eintreffen im Spital verspürte ich stechende Schmerzen in der linken Brust, die immer intensiver wurden. Die Rettungssanitäter fuhren mit mir auf der Liege in rasender Eile zur Erstversorgung.

Zuerst wurden meine Augen versorgt und anschließend wurde ich von einer Internistin untersucht. Ein EKG und eine Blutabnahme wurden gemacht. Es bestand der Verdacht auf einen Herzinfarkt. Das Blutbild war auffällig infolge des Schocks und deshalb wurde mir mehrmalig Blut abgenommen.

Wegen der Schmerzen in der linken Hüfte wurde ich auch einem Unfallchirurgen vorgestellt und ins Röntgen geführt. Es wurde eine Prellung der linken Hüfte diagnostiziert. Diese stammte von der Kollision mit dem Rollstuhl der älteren Frau.

Ich wurde infolge des Verdachtes auf Herzinfarkt eine Nacht auf der Internen Abteilung zur Beobachtung aufgenommen.

Am nächsten Tag wurde ich auf die HNO-Station transferiert. Es wurden ein Hörsturz und Tinnitus, ausgelöst durch das Lärmtrauma der Schüsse aus der Gaspistole, diagnostiziert. Knapp eine Woche wurde ich stationär behandelt. Ich bekam Infusionen. Weitere Blutabnahmen folgten wegen meines noch immer bestehenden Drucks in der Brust, der Verdacht auf einen Herzinfarkt war noch immer aufrecht. Untersuchungen und Behandlungen füllten meinen Krankenhausalltag, so erfolgte auch ein Ultraschall des Bauches, die Kontrolle meiner Augen und ich wurde psychologisch betreut.

Ich möchte mich noch bei allen, die mir in dieser schwierigen Situation geholfen, mir beigestanden und mich behandelt haben, herzlichst danken.

Da Herr Tau seinen Angreifer erkannt hatte, konnte er der Polizei genaue Hinweise geben und der Täter wurde gefasst. Dieser Mann war im gleichen Alter wie eines der Kinder von Herrn Tau, war mit diesem vor Jahren in dieselbe Volksschule gegangen und hatte sich auch in der Jugendzeit oft in der Wohnsiedlung aufgehalten. Dieser Mann war ein Monster von nebenan und Herr Tau hatte diesen Menschen nicht gut genug gekannt, denn einen solchen Akt grundloser Aggression und Gewalt hätte er ihm nicht zugetraut!

Herr Tau hat mir auch noch erzählt, dass sein erster Gedanke, nachdem er seinen Angreifern entkommen war, dem Hund seiner Tochter galt, der sich im Zuge der Schüsse losgerissen hatte und weggelaufen war. Er sorgte sich, dass ihm etwas zugestoßen sei und er ihn nicht mehr finden würde. Dem war zum Glück nicht so, denn ein aufmerksamer und tierlieber Mitmensch nahm sich des Hundes an, gab der Polizei Bescheid und so kehrte der Hund wohlbehalten zu Herrn Tau zurück.

Herr Tau wurde unmittelbar nach dem Trauma von nächtlichen Albträumen geplagt, die das Schreckensszenarium zum Inhalt hatten. Er kämpfte darin mit einer Pistole, die auf ihn gerichtet war, und versuchte diese in Todesangst und unter größtem Kraftaufwand von sich wegzudrehen. Dieser Traum wiederholte sich, Herr Tau wachte jedes Mal schweißgebadet auf und sein Schlaf war über einige Zeit stark beeinträchtigt.

Daran erkennt man, dass es fast unmöglich ist, Szenarien der Todesangst, des Schreckens oder tiefen Schmerzes aus dem Gedächtnis zu radieren, denn im Traum haben sie immer die Möglichkeit wiederzukehren. Im Traum ist die willentliche Kontrolle der Gedanken ausgeschaltet und das Gehirn tut, was es will. Ratio und Logik hingegen schlummern tief und fest, denn diese haben in unseren Träumen keinen Auftrag. Wir sind den finstern Mächten im Traum wehrlos ausgeliefert, nur das Aufwachen bringt Hilfe und sogar dann jagt die Angst noch weiter unsere Seele durch die Nacht. Es liegt somit nahe, dass Schlafstörungen ein klassisches Symptom einer Traumatisierung sind.

Ich bat Herrn Tau, sein traumatisches Erlebnis schriftlich festzuhalten und es mir für dieses Buch zur Verfügung zu stellen. Herr Tau willigte sofort ein. Mein Vorgehen hatte verschiedene Gründe. Der wichtigste Grund ist ein therapeutischer, um den Heilungsvorgang der Seele zu fördern. Gedanken und Ereignisse, die eine Belastung darstellen, aufzuschreiben bringt Entlastung für Betroffene. Durch das Niederschreiben schafft sich die Psyche etwas mehr Distanz zu dem Erlebten oder den quälenden Gedanken. So arbeitet man auch Elemente eines Traumas auf. Voraussetzung dafür ist natürlich die Freiwilligkeit und dass die Person selbst auch das Bedürfnis dazu verspürt, das Erlebte aufzuschreiben.

Auch was man nicht kennt, kann einen treffen!

Ein weiterer Grund, Herrn Tau zu bitten über seinen Überfall in diesem Buch zu berichten, war der, dass ich der Ansicht bin, dass das, was Herrn Tau widerfahren ist, jedem Menschen passieren kann. Besonders bei Menschen, die ein sehr soziales Weltbild haben, wird ein solches Geschehen vermutlich ebenso wie bei Herrn Tau Fassungslosigkeit und Hilflosigkeit hervorrufen. Herrn Taus Bericht soll dazu beitragen, dass Menschen, die ihre Mitmenschen oft durch eine rosa Brille betrachten, diese ablegen und sich wenigstens für kurze Zeit das Grau der Realität zu Gemüte führen.

Anders ausgedrückt: Manchmal ist es nötig, nicht ans Gute im Menschen zu glauben, sondern die bittere Realität wahrzuhaben, dass zahlreiche Monster unter uns weilen. Monster, die jeden von uns eines Tages aus dem Nichts heraus anspringen können. Das Wissen, dass so etwas passieren kann, dient der Prävention, da man sich Strategien überlegen kann, wie man bei einem Überfall agieren könnte. Oder es könnte eine Person dazu bewegen, eine Verteidigungstechnik zu erlernen. Ich will damit nicht Angst machen, sondern dazu anregen, sich mit der eigenen Stärke und Wehrhaftigkeit auseinanderzusetzen.

Herr Tau verfügte über sehr gute psychische Ressourcen und verarbeitete diesen Akt der sinnlosen Gewalt den Umständen entsprechend gut. Ich hörte von ihm, dass er bald wieder auf jenem Weg, wo alles passiert war, mit dem Hund spazieren ging.

Auch dieser Vorgang ist ein Element der Traumabearbeitung. Vermeidet man den Ort des Schreckens, so kann die Angst davor, also die Erwartungsangst, zu monsterhafter Größe anschwellen und das Leben von Betroffenen stark beeinträchtigen. Der Zeitpunkt, an dem der Ort des Schreckens aufgesucht werden soll, ist individuell verschieden. Den günstigsten Zeitpunkt zu finden und das „Wie" zu ergründen, dabei unterstützt eine Psychotherapie.

Dass Psychotherapie wirkt, belegen zahlreiche Studien, aber von psychotherapeutischer Heilung würde ich niemals sprechen, da es weder ein Seelenröntgen noch einen unveränderbaren Ist-Zustand der Psyche gibt, der über Jahre hinweg gleich bleibt.

Bei schweren Erkrankungen der Psyche, wie zum Beispiel bestimmten Formen der Schizophrenie oder affektiven Störungen, ist über Jahrzehnte hinweg eine psychiatrische Behandlung mit Psychopharmka nötig. Hier nützt eine Psychotherapie als begleitende Intervention neben der psychiatrischen Behandlung.

Oft fehlt jedoch gerade bei diesen Betroffenen die Krankheitseinsicht oder sie geht verloren, sobald es ihnen stimmungsmäßig etwas besser geht. Das wäre nicht weiter schlimm, würden sie dann nicht aufhören die Medikamente zu nehmen und so in einen neuerlichen Krankheitsschub schlittern.

Psychisch schwer kranke Menschen müssen immer psychiatrisch untersucht und je nach Diagnose mit Psychopharmaka behandelt werden. Aber es kann auch bei Menschen mit (nicht krankhaften) seelischen Problemen, die eine Psychotherapie machen, eine psychiatrische Konsultation und Behandlung eine sehr wertvolle Ergänzung darstellen. Parallel zur psychiatrischen Behandlung ist der Einsatz von Psychotherapie sehr wichtig. Nicht um zu heilen, sondern um Lebensqualität und Lebenszufriedenheit zu erlangen.

Für welche Möglichkeiten der Seelenbehandlung sich ein Mensch nun entscheidet oder dies für ihn entschieden wird, ist zu einem Teil von der psychischen Problematik oder psychischen Krankheit abhängig. Aber das alleine reicht nicht aus, denn es muss auch die „Chemie" stimmen. Fühlt sich ein Klient nicht wohl bei seinen BehandlerInnen, so kann die weltbeste Heilungsmethode (die es übrigens nicht gibt) zum Scheitern verurteilt sein.

Aber auch wenn alles hervorragend zwischen Therapeut und Klient passt, so ist es trotzdem so – und jetzt möchte ich Adrian Monk, den zwangserkrankten Fernsehdetektiv, zitieren, der in der Praxis seines Therapeuten zu seiner Assistentin sagt: „Ja, das ist der Ort ..., wo große Wunder ... niemals passieren."

23. Möglichkeiten der Behandlung

„Wie nehmen mir ihm denn?", fragt Hans Moser im Film „Der Dienstmann", als er mit seinem Kollegen versucht einen tonnenschweren Koffer über Stiegen hinaufzuschleppen. Ob der Koffer vorne oder hinten leichter sei, stellt sich dann die Frage. Hinten sei der Koffer leichter, so die Annahme vom Dienstmann Moser. Worauf sein Kollege den Vorschlag macht, den Koffer gemeinsam „hinten" anzupacken und hinaufzutragen.

Die Redewendung „Wie nehmen mir ihm denn?", die längst in den österreichischen Sprachgebrauch übergegangen ist, kann man in der etwas abgewandelten Form „Welche nehmen wir denn?" für die Frage nach der psychologischen Behandlungswahl nutzen. Die Frage, wo denn der Koffer leichter sei, lässt sich als Metapher dafür verwenden, welche Behandlungsform wohl die beste oder bessere sei.

Im Dienstmann-Sketch erfolgt eine skurrile Antwort mit einem ebensolchen Handlungsvorschlag. Die generelle Frage nach der besten Möglichkeit einer therapeutischen Behandlung, die Psyche eines Menschen betreffend, ernsthaft beantworten zu wollen, wäre eine Plattitüde.

Jeder Mensch, auch ein krimineller, ist ein einzigartiges Individuum, mit speziellen Problemen und/oder Störungsbildern, der mit bestimmten genetischen Vorgaben zur Welt kam, unter individuellen Lebensbedingungen aufwuchs und nun in einem bestimmten sozialen Umfeld lebt und von Umgebungsfaktoren beeinflusst wird. Aus der Zusammenschau aller Faktoren sollten sich nun die Optionen für die optimalen Möglichkeiten einer Behandlung ableiten lassen. Das tut es aber nicht. Schon alleine deshalb, weil viele Behandlungsbedürftige nicht über alle Möglichkeiten Bescheid wissen sowie auch nicht immer alle Möglichkeiten verfügbar sind.

Nicht immer steht die Individualität der KlientInnen bei einer Behandlung im Vordergrund, denn es gibt bei bestimmten psychischen Störungsbildern und Problemkonstellationen Empfehlungen für spezielle Behandlungsmethoden. Diese Empfehlungen basieren auf gut fundierten Ergebnissen der Psychotherapieforschung und interdisziplinären Studien.

So wurden auch detaillierte Behandlungskonzepte für psychisch kranke StraftäterInnen entwickelt, die im Maßnahmenvollzug eingesetzt werden.

Dazu zählt natürlich auch eine Psychopharmakotherapie, die in der Forensischen Psychiatrie nach dem State-of-the-Art-Vorgehen der allgemeinen Psychiatrie gehandhabt wird. Jedoch gibt es bei diesen KlientInnen andere Schwerpunktsetzungen, da forensische PatientInnen zumeist eine ausgeprägte Komorbidität aufweisen – wie die Anwesenheit von mehr als einer (psychischen) Störung in einer

Person in einem bestimmten zeitlichen Rahmen bezeichnet wird. Häufig handelt es sich dabei um Persönlichkeitsstörungen und um Missbrauch verschiedener verbotener Substanzen.

Psychisch kranke RechtsbrecherInnen sind in der Regel bereits im Vorfeld des Delikts kaum krankheitseinsichtig und somit auch nicht dazu bereit, Medikamente zu nehmen.

Im Maßnahmenvollzug muss daher intensive psychoedukative Arbeit geleistet werden, um schrittweise die Krankheitseinsicht sowie Compliance die Medikamenteneinnahme betreffend aufzubauen. Innerhalb einer Anstalt ist es aber um ein Vielfaches leichter, die Medikation mit Psychopharmaka zu steuern und zu kontrollieren.

Die Therapie ohne chemische Zusätze besteht auch bei RechtsbrecherInnen in einer psychologischen Behandlung und Psychotherapie, welche jedoch ergänzt wird durch die Kriminaltherapie.

Kriminaltherapie

Bei der Kriminaltherapie geht es nicht zwingend um Heilung, wohl aber um den Aufbau einer besseren Beherrschung und Steuerung problematischer Verhaltensmuster nach dem Motto „No cure, but control". Der Schwerpunkt liegt auf der Rückfallverhütung, welche auf den Grundannahmen erfolgt, dass Rückfälle nicht vom Himmel fallen, sondern dass jedem Rückfall ein bestimmtes Verhalten vorausgeht, und je früher man dieses Verhalten unterbrechen kann, desto mehr Verhaltensalternativen stehen zur Verfügung und desto geringer ist die Wahrscheinlichkeit eines Rückfalls.

Die Bearbeitung des Deliktzyklus am Modell des Indexdeliktes nimmt daher einen breiten Raum ein. Ziel dabei ist es, künftige Gefährdungssituationen frühzeitig zu erkennen und so zu vermeiden.

Ein Indexdelikt ist jenes Delikt, weshalb der Rechtsbrecher verurteilt worden ist. Der Deliktzyklus wird auch als Deliktszenario oder „Delikt-Entscheidungs-Kette" bezeichnet. Alle Schritte, die zum Delikt führten, wie zum Beispiel Gedanken, Gefühle, Wahrnehmungen, situative Bedingungen, Verhaltensweisen oder Handlungen, und scheinen sie noch so belanglos, werden in ihre Einzelteile zerlegt und bearbeitet. Auf dieser Basis werden gemeinsam mit dem Klienten seine Risikofaktoren und potenzielle Schutzfaktoren herausgefiltert sowie ein Rückfallpräventionsplan erstellt.

Häufig sind verschiedene Deliktzyklen zu ergründen und aufzuarbeiten, da viele StraftäterInnen mit einer längeren Vorgeschichte delinquenter Handlungen in den Maßnahmenvollzug kommen. Diese sind nicht immer nach ein und demselben Schema abgelaufen und es liegen ihnen auch unterschiedliche kriminogene Risikofaktoren zugrunde.

Das mag sich nach einer einfachen Bedienungsanleitung anhören, ist aber in der Realität oft sehr langwierig und schwierig. Widerstand und psychische Abwehrmechanismen tragen das ihre dazu bei, dass es so manchem Straftäter erst gar nicht gelingt, sein Deliktszenario wieder zu durchleben. Es handelt sich hierbei nicht um eiskalte PsychopathInnen, die sich beim Begehen ihres Verbrechens völlig im Recht fühlen, sondern um Menschen, deren Krankheit dazu beigetragen hat, eine fürchterliche Tat zu begehen.

Das wäre vergleichsweise so, als würde ein unbescholtener Mensch heimlich eine Droge in ein Getränk gemischt bekommen und infolge der Wirkung plötzlich bedrohliche Stimmen hören, die ihm Befehle geben, jemanden zu ermorden, weil er sonst selbst sterben würde. Der Mensch, den er töten soll, könnte einer sein, den er sehr liebt. Wäre er bei Besinnung, würde er das nie und nimmer tun. Unter Umständen nicht einmal unter Androhung des eigenen Todes.

Stellen Sie sich vor, Sie würden in eine solche Situation kommen und der Wirkung dieser fiktiven Droge unmöglich Widerstand leisten können, wodurch sie in eine höllische Wahnwelt katapultiert würden. Sie meinen einen Albtraum zu durchlaufen und wünschen sich nichts sehnlicher als wieder aufzuwachen. Aufzuwachen und sich in der Normalität zu befinden, erleichtert durchzuatmen und sich zu sagen, dass alles nur ein böser Traum war.

Ja, Sie erwachen, aber der böse Traum ist plötzlich Realität, denn Sie finden sich neben dem für Sie wichtigsten und liebsten Wesen auf der Welt wieder. Er liegt neben Ihnen. Tot! Alles ist blutverschmiert. Das Tatwerkzeug befindet sich noch in Ihrer eigenen Hand.

Niemand will und kann sich das wirklich vorstellen. Es ruft ein so schreckliches Gefühl hervor, dass das Gehirn laut „Stopp" schreit und sich weigert, seinen Besitzer weiteren Seelenqualen auszusetzen.

So ergeht es oft auch geistig abnormen RechtsbrecherInnen. Durch die Behandlung mit Psychopharmaka werden Wahnvorstellungen und andere Symptome hintangehalten und so sind PatientInnen dann auch in der Lage, Reales von Irrealem zu unterscheiden. Der Blick zurück in die Welt des Wahnsinns ihrer Tat und die Tatsache, dass sie einem Menschen, der ihnen womöglich sogar nahestand, das Leben genommen haben, ist kaum auszuhalten.

Ebenso wie man traumatisierte Opfer nur schrittweise und vorsichtig an das Trauma heranführt, sollte man das auch mit psychisch schwer kranken TäterInnen machen.

Auch wenn eine Tat nicht im Wahn, sondern im Zustand eines Affektdurchbruchs erfolgte, kann beim Täter Widerstand wach werden, sich mit seiner Tat zu konfrontieren. So gibt es doch auch zahlreiche unbescholtene und „normale" Menschen, die nicht einmal in der Lage sind, winzige Fehlerchen, die sie begangen haben, einzugestehen. Wie groß muss dann erst ein solches Unvermögen sein, wenn es sich um tödliches Fehlverhalten handelt?!

Ein weiterer Schritt, der um nichts weniger quälend ist, ist der, dass RechtsbrecherInnen im Zuge der Therapie auch angehalten werden, die Sicht des Opfers einzunehmen.

In die Rolle eines Opfers schlüpfen

TäterInnen werden dazu animiert, sich in ihre Opfer hineinzuversetzen, sie sollen die Welt einmal aus diesem Blickwinkel betrachten. Damit sollen das Einfühlungsvermögen, die Beziehungsfähigkeit und die Bindungsfähigkeit gefördert werden. Es soll gelernt und erfahren werden, dass ein „zwischenmenschliches Miteinander" unerlässlich für ein „gesundes" Leben ist.

RechtsbrecherInnen sollen so auch erkennen, dass es selbstzerstörerisch ist, sich kriminell zu verhalten. Kurzfristig mag ein solches Verhalten der raschen Bedürfnisbefriedigung zuträglich sein, mittel- und langfristig hingegen führt es dazu, aus der Gesellschaft ausgeschlossen und geächtet zu werden. Ziel dabei ist, an der Akzeptanz des jeweils gültigen Gesellschaftsystems, mit all seinen Werten und Aufgaben, zu arbeiten. TäterInnen sollen solche Werte entwickeln, allgemeingültige Regeln einhalten lernen, wie auch dann in Folge internalisieren. Die Stufe der Moral, bei der hier angesetzt werden muss, ist oft eine sehr niedere. Eine Stufe, die kleinen Kindern oft schon bewusst ist und von diesen auch meist eingehalten wird. Es geht dabei um simple Erfahrungen und Einsichten, wie beispielsweise um den Prozess des „Geben und nehmen"-Lernens.

Personen, die im Maßnahmenvollzug untergebracht sind, soll im Zuge der interdisziplinären Behandlungen die Möglichkeit geboten werden zu lernen sich mit sich selbst zu beschäftigen, Sinnhaftigkeit in ihrem Dasein zu finden und ein gesundes Ichgefühl zu entwickeln. Dazu zählt für viele auch, sich eine Tagesstruktur zu schaffen oder sinnstiftende Freizeitaktivitäten in ihren Alltag einzubauen. Das alles dient auch dem Oberziel, bis zu einer möglichen Entlassung einen realistischen Lebensplan entwickelt zu haben, der ein deliktfreies Leben außerhalb des „Mikrokosmos Forensik" gewährleisten kann.

Therapieprogramme

Um all diese Ziele zu erreichen, werden nun im Maßnahmenvollzug, wie auch im Regelvollzug, Module von Therapieprogrammen eingesetzt. Therapieprogramme kommen jedoch nicht nur im forensischen Umfeld zum Einsatz, sondern auch im Setting mit unbescholtenen Menschen, die beschließen, eine Psychotherapie zu machen. Diverse Elemente der Programme unterscheiden sich auch nicht, egal ob damit nun RechtsbrecherInnen oder redliche Menschen behandelt werden.

Sehr wohl jedoch werden in der Strafvollzug- wie Maßnahmenvollzugspraxis Therapieprogramme eingesetzt, die gezielt forensische Risikobereiche erfassen. Dabei kann es sich nun um spezifische und komplette StraftäterInnen-Behandlungsprogramme handeln, um einzelne Bausteine, Modifikationen aus diesen Programmen oder klinisch erprobte Alternativen.

Kognitiv-verhaltenstherapeutische Programme werden in der TäterInnenarbeit sehr oft eingesetzt, da es als empirisch erwiesen gilt, dass gerade diese bei straffällig gewordenen Menschen wünschenswerte Effekte erzielen. Das liegt wohl auch daran, dass die Verhaltenstherapie grundsätzlich mit Techniken arbeitet, die auf störungsspezifische Faktoren ausgerichtet sind, und sich daher auch zahlreiche störungsspezifische Therapieprogramme in Form von Therapiemanualen auf dem Markt befinden.

Experte für eigene Probleme

Die kognitive Verhaltenstherapie ist eine Form von Psychotherapie, mittels derer KlientInnen mit verschiedensten psychischen Problemen und Störungen behandelt werden. KlientInnen sollen durch eine verhaltenstherapeutische Behandlung langfristig zu eigenen ExpertInnen für ihr Problem werden. Im therapeutischen Prozess gilt es zu erforschen, woher es kommt, welche Faktoren es aufrechterhalten, wie damit umgegangen werden kann und was man dagegen tun kann.

Die Verhaltenstherapie versteht sich als eine Art „Hilfe zur Selbsthilfe", auch als geleitetes Entdecken zu beschreiben. Sie ist transparent – das heißt, PatientInnen oder KlientInnen werden über die jeweiligen Vorgehensweisen aufgeklärt. Sie ist strukturiert, das bedeutet, dass zwar alles Platz in der Therapie hat, das dem Klienten wichtig ist, aber es darf nicht wie ein voller Müllbeutel in einen Müllcontainer ausgeleert werden, sondern es erfolgt sozusagen eine Mülltrennung mit anschließender Entsorgung durch den Klienten. Der Therapeut bietet dabei kompetente Hilfestellung, indem er konkretisiert, präzisiert und spezifiziert. Zusammenfassen von Inhalten, Rückmeldung geben, positiv verstärken und konkretes Lob aussprechen sind „Musts" in der Verhaltenstherapie.

TherapeutInnen interpretieren oder deuten nicht die Aussagen von KlientInnen, sondern fragen nach und machen Vorschläge. Im Zentrum der therapeutischen Arbeit steht ein gemeinsam erarbeitetes Therapieziel. Das therapeutische Verhalten ist für KlientInnen vorhersagbar, denn VerhaltenstherapeutInnen müssen in ihrem therapeutischen Wirken immer schlüssig und konsequent agieren.

Das Erkennen und Benennen von Problemen und deren Bedingungen ist eine notwendige Voraussetzung für den Therapieprozess – aber erst dann, wenn KlientInnen dazu in der Lage sind, gewünschte Änderungen auch in ihren alltäglichen Handlungen umzusetzen und ihre Einstellungen dahingehend zu adaptieren, ist das Ziel wirklich erreicht. Verhaltenstherapie wird in Einzel-, Paar- oder Gruppensitzungen durchgeführt. Die Dauer der Behandlung ist keineswegs festgelegt und variiert je nach Problemstellung von wenigen Sitzungen bis zu einer kleineren Anzahl von Jahren.

Kognitive Ansätze als relevante Bestandteile einer Therapie fördern und fordern die Selbstreflexion des Patienten. Gefühle, Gedanken und Einstellungen, vergangene und aktuelle Ereignisse sind ebenso Inhalt wie offenes, beobachtbares Verhalten.

Der Mensch wird als reflexives und planendes Individuum wahrgenommen, mit dem Wunsch nach selbstständiger und positiver Gestaltung seines Lebens. Es wird davon ausgegangen, dass jeder Mensch mit der Fähigkeit ausgestattet ist, Ziele zu entwerfen und diese zu verwirklichen. Jedem Menschen wohnt auch der Wunsch nach sozialen Beziehungen und einer befriedigenden Teilnahme an gesellschaftlichen Prozessen inne. Das ist das Menschenbild der kognitiven Verhaltenstherapie und entsprechend diesem erfolgen auch alle Interventionen.

Ackern und Pflügen von Problemfeldern

Die Risikofaktoren sind in der Forensik natürlich andere als bei redlichen Personen, die an einer psychischen Erkrankung leiden. Hingegen unterscheiden sich die jeweiligen Therapieziele von TäterInnen und Unbescholtenen nicht sonderlich. Schwerwiegende Problembereiche, die häufig bei RechtsbrecherInnen auftreten, sind antisoziales Denken, abweichendes Sexualverhalten, Störungen in der Steuerung des Verhaltens und fehlende soziale Kompetenz.

Ein Mangel an sozialer Kompetenz ist ein häufiges Defizit in unserer Gesellschaft, auch in der ehrenwerten. Ebenso sind Verhaltensauffälligkeiten oder Störungen der Impulskontrolle zu finden. Abweichendes Sexualverhalten, welches sich zwar meist noch im Bereich der Legalität bewegt, ist desgleichen nicht gar so wenigen Mitmenschen eigen und Betroffene suchen deswegen therapeutische Hilfe.

Durchaus sehr häufig gibt es auch Personen, die ausgeprägte antisoziale Persönlichkeitszüge aufweisen, jedoch (noch) nicht straffällig wurden. Die Therapieziele bei dieser Personengruppe wären die gleichen, wie sie es bei normalen GefängnisinsassInnen oder geistig abnormen RechtsbrecherInnen sind. Jedoch kommen in Freiheit lebende Dissoziale sehr selten, und wenn, dann wegen anderer Probleme in Therapie.

Einige dieser Ziele lauten: soziale Perspektiven einnehmen lernen, selbstreflexives Nachdenken zu üben, eigenes Fehlverhalten zu erkennen und dieses auch eingestehen zu können, Moralempfinden und entsprechende Werte zu entwickeln und diese auch zu verinnerlichen. Zusammenfassend über alle Problem- und Störungsbilder hinweg kann man als Inhalte und Ziele einer Psychotherapie mit RechtsbrecherInnen folgende nennen: KlientInnen sollen lernen, die Verantwortung für das eigene delinquente Verhalten zu übernehmen. Verleugnungsstrategien sollen abgelegt und unrechte Handlungen nicht bagatellisiert werden. Eine Auseinandersetzung mit dem Deliktzyklus und das Erlangen von Klarheit über Tatablauf und Tatdynamik sind unerlässlich. Mitgefühl für Opfer und Mitmenschen soll entwickelt und Wissen über die selbstzerstörerischen Aspekte von kriminellem Verhalten erworben werden. Die Fähigkeit zur Impulskontrolle soll trainiert werden sowie spezielle Techniken hierzu erlernt werden können. Eigene Bedürfnisse und Wünsche sollen erkannt werden, um diese durch Training der sozialen Fertigkeiten dann angemessen äußern und durchsetzen zu können. Betroffene sollen persönliche Risikosituationen einschätzen lernen und lernen mit diesen konstruktiv umzugehen, wozu im Therapieverlauf die Vermittlung und der Aufbau von rückfallhemmenden Fertigkeiten zählt. Angemessene Konfliktbewältigungsstrategien wie Rückfallvermeidungsstrategien werden entwickelt. Wissen über die psychische Störung des KlientInnen wird diesem durch TherapeutInnen vermittelt. KlientInnen lernen und trainieren auch entsprechende Bewältigungsstrategien ihre psychische Krankheit betreffend. Es erfolgt im Laufe einer Therapie die Bearbeitung der individuellen Lebensgeschichte des Klienten.

Der „Deus ex Machina" in einer Behandlung

Nimmt man aus der Aufzählung der Inhalte und Ziele der Behandlung die kriminellen und delinquenten Passagen heraus oder ersetzt sie durch problemspezifische, so lassen sich diese Anforderungen auch an die Psychotherapie mit unbescholtenen Menschen stellen. Diese haben jedoch die Freiheit, sich ihre Therapeutin oder ihren Therapeuten selbst auszusuchen. Sie können auch einen Vertreter der von ihnen bevorzugten Therapierichtung wählen. Sie können eine Therapie ohne Angabe von Gründen abbrechen oder verweigern. All das können Menschen, die psychisch krank oder belastet, aber nicht straffällig geworden sind. Profitieren NormalbürgerInnen deshalb mehr von einer Psychotherapie, weil sie die freie Wahl von ExpertInnen und Methoden haben? Sind die Wirkfaktoren andere?

In einer Studie wurden vier Klassen gemeinsamer Wirkfaktoren sowie deren jeweilige Gewichtung in einer Psychotherapie identifiziert. Demnach wären die therapeutischen Strategien und der Einsatz spezieller Programme im Maßnahmenvollzug zum Scheitern verdammt, denn die Wirksamkeit der Methoden und Konzeptfaktoren trägt nur in einem armseligen Ausmaß zum Erfolg bei. Magere 15 Prozent wirkt die Therapiemethode am Erfolg mit. Ebenso hoch ist der Wirksamkeitsanteil der Erwartungshaltung von KlientInnen, auch als Placeboeffekt bekannt. 30 Prozent hingegen macht die Macht der therapeutischen Beziehung aus und sagenhafte 40 Prozent tragen der Klient und außerhalb der Therapie stattfindende Veränderungen zur Wirksamkeit bei.

Wozu ist dann überhaupt eine schulengebundene Psychotherapie gut? Sie ist gut und das ist belegbar, denn die Weisheiten des psychotherapeutischen Vorgehens holt sich eine allgemeine Psychotherapie aus dem schulengebundenen Fundus. Es werden die sogenannten „Zuckerln" herausgepickt, mit denen die verschiedenen Therapierichtungen ihre Erfahrungen gemacht haben, dass sie wirksam sind. Das ist auch durchaus legitim. Aber es ist nicht legitim, etwas zu „stehlen" und zu nutzen, aber gleichzeitig die „SchöpferInnen" des Diebsgutes abzuwerten und schlecht zu machen oder als „unnötig" zu erklären.

Ein weiterer Punkt, der für Psychotherapieschulen spricht, ist jener, dass die Theorie und die Vorgehensweise von Therapieschulen oder Therapierichtungen Sicherheit im therapeutischen Handeln vermitteln und identitätsstiftend wirken. Unterschiedliche PatientInnen und KlientInnen können in jedem Fall von unterschiedlichen Therapierichtungen profitieren.

Die 40 Prozent, die KlientInnen selbst zum Therapieerfolg beitragen können, mache ich mir als Verhaltenstherapeutin immer zunutze. So gilt es in dieser Therapieschule doch, KlientInnen zu ExpertInnen für ihre Probleme auszubilden. Aufgabenstellungen, Experimente, Übungen – also harte Arbeit – kommen auf Personen zu, die sich dazu entschließen, eine Verhaltenstherapie zu beginnen. Arbeit ist nicht nur in den Therapiesitzungen zu leisten, sondern auch im Alltag, zwischen den einzelnen Therapieterminen.

KlientInnen werden dazu aufgefordert, ihr neu erworbenes Wissen und ihre Erkenntnisse nun in der Praxis umzusetzen. Es muss keinesfalls alles sofort gelingen, aber die Motivation zur Umsetzung ist Voraussetzung.

Der Placeboeffekt einer Psychotherapie ist meines Erachtens keiner, denn wenn keine Erwartung auf Verbesserung des Leides bestehen würde, wäre das Resignation. Jemand, der resigniert hat, wird aus eigenem Antrieb keine Psychotherapie in Anspruch nehmen. Und wenn er damit zwangsbeglückt wird, so ist Resignation ein Hemmschuh in der Wirksamkeit. Habe ich hingegen Vertrauen, dass es mir in einiger Zeit besser gehen könnte, wenn ich etwas mache, dann glaube ich ja auch an mich selbst, dass ich es schaffen kann, meine Probleme zu bewältigen.

So weiß man, dass sich in der Zeit zwischen einer telefonischen Terminvereinbarung und dem Erstgespräch in der therapeutischen Praxis bereits erste Verbesserungen einstellen, von denen KlientInnen berichten. Ist das nun ein Placeboeffekt oder das Gefühl von Selbstwirksamkeit? Ich bestehe auf Zweiteres. Die Hürde genommen zu haben, einen wildfremden Menschen anzurufen und diesem zu sagen, dass man ein seelisches Problem hat und an diesem arbeiten möchte, das kann ein großartiges Gefühl vermitteln. Gefolgt von dem Wissen, in naher Zukunft konstruktive Veränderungen setzen zu können, vermittelt es Handlungsfähigkeit und gebietet so der Hilflosigkeit Einhalt. Es ist bereits ein erster großer wirksamer Schritt.

Die therapeutische Beziehung

Dass die therapeutische Beziehung ein sehr wichtiger und wirksamer Faktor ist, zeigt sich darin, dass Menschen sogar beim Aufsuchen einer Fachkompetenz, die in weit weniger persönliche und intime Bereiche Einsicht erhält, als PsychotherapeutInnen das tun, auf Sympathie Wert legen. FriseurInnen, ZahnärztInnen, DermatologInnen, KosmetikerInnen beispielsweise werden nicht nur infolge ihrer Kompetenz gewählt, es muss auch die „Chemie", also die Beziehungsebene, stimmen.

Ich trauere im Übrigen immer noch der Firma und dem Werkstättenleiter nach, zu dem ich mein voriges Auto markenbedingt immer zum Service brachte. Zwar funktionierte meine Ratio so gut, dass ich davon nicht den Kauf meines neuen Autos abhängig machte, aber bei jedem Service überfällt mich Wehmut. Wehmut darüber, dass die Firmenkultur und die Angestellten nun anders sind. Nicht unsympathisch und auch durchaus kompetent, aber die Beziehungsebene ist eine andere.

Dabei geht es hier nur um das Service für ein simples Auto und nicht um Probleme, die in den Tiefen meiner Seele schlummern, und nicht um Momente, in denen ich mein Innerstes nach außen kehre.

Die Therapeut-Patient-Beziehung ist vermutlich die wichtigste und auch die am besten untersuchte unspezifische Wirkvariable in der Psychotherapie. So werden auch therapeutische Beziehungen und therapeutische Techniken heutzutage nicht mehr als getrennte Einflussgrößen, also als ein Entweder-oder, betrachtet, sondern in ihrem Zusammenwirken erfasst.

Faktoren, die einer guten therapeutischen Beziehung zuträglich sind, sind Empathie, eine respektvolle Haltung gegenüber der Autonomie des Klienten seine Entscheidungen betreffend, Flexibilität, emotionale Stabilität und geringe Abwehrhaltung. Nicht belegt ist, dass die therapeutische Erfahrung eine Rolle spielt.

Aber trotzdem gibt es weder eine ideale Therapierichtung noch eine ideale therapeutische Beziehung. Die Beziehungsgestaltung erfolgt individuell und ist vom Problemfeld oder Störungsbild des Klienten abhängig, wie auch von seiner Persönlichkeit und seinen Verhaltensweisen. Zudem bringt jeder Klient seine individuelle Beziehungserfahrung ins therapeutische Setting ein. Die Beziehungsgestaltung weist somit je nach biografischen und persönlichen Bedingungen eine unendliche Vielfalt auf.

Die therapeutische Beziehung unterliegt einer fortlaufenden Veränderung, da jede Therapie ein Prozess und kein starres Konstrukt ist. Es braucht seine Zeit, eine therapeutische Beziehung aufzubauen, Vertrauen zu fassen, sich einzulassen. Diese Zeit muss man jedem Klienten geben. Variablen wie beispielsweise die Settingbedingungen, die Motivation, der Leidensdruck oder therapeutische Vorerfahrungen von KlientInnen tragen zur Beziehungsgestaltung bei.

Eine Beziehung, die keine alltägliche ist

Jede therapeutische Beziehung und Interaktion unterscheidet sich grundlegend von einer Alltagsbeziehung oder einer Interaktion im Alltag.

In einer Psychotherapie sind soziale „Anstandsregeln" und Umgangsformen nur bedingt anwendbar. Als Beispiel: Eine bestimmte Distanz und Zurückhaltung sind nicht Unhöflichkeit des Therapeuten, sondern Usus. Unzulänglichkeiten, Ängste oder quälende Gedanken als Klient zu verschweigen, ist nicht sittsam, sondern unsinnig und einem Therapiefortschritt hinderlich.

Eine therapeutische Beziehung ist immer professioneller Art, die Kommunikation hat klar und aufgabenbezogen zu sein. Es ist immer eine Arbeitsbeziehung, die nie in eine Freizeitbeziehung übergehen darf.

Damit KlientInnen Therapieinhalte sowie frisch gewonnene Erkenntnisse und Informationen aktiv und gezielt verarbeiten und abspeichern können, nutzen TherapeutInnen einen speziellen Sprachstil.

Die von TherapeutInnen getätigten Aussagen sollen immer wohl überlegt und zweckorientiert sein und der Fokus soll auf die Wirkung, das Therapieziel und die therapeutische Interaktion gerichtet sein.

Fragen eines Therapeuten sind nie ein Ausfragen und dienen auch nicht der Befriedigung der Neugier, sondern unterstützen KlientInnen dabei, Erkenntnisse über sich selbst, über Probleme oder ihr Umfeld zu gewinnen und Struktur zu geben.

Es gibt in einer Therapie auch keine richtigen oder falschen Antworten auf Fragen, sondern ausschließlich individuelle persönliche Antworten.

Die Trüffel in jeder Behandlung

Aufbauend auf einer guten TherapeutInnen-KlientInnen-Beziehung konnten bestimmte Faktoren eruiert werden, die bei allen psychologischen und psychotherapeutischen Verfahren ihre Wirksamkeit bewiesen haben. Ob es sich dabei um die Therapie von RechtsbrecherInnen oder von unbescholtenen Menschen handelt, macht keinen Unterschied.

Dazu zählt die Ressourcenaktivierung, deren Wirksamkeit in vielen Studien belegt wurde. Die Ressourcen von KlientInnen zu aktivieren bedeutet alle Rohstoffe eines Menschen in der Behandlung zu nutzen. Das sind seine Fähigkeiten, Fertigkeiten, Eigenheiten, Persönlichkeitseigenschaften, die geistige Haltung oder auch seine Motivation und sein Engagement. Durch eine Ressourcenaktivierung erkennt eine Person, über welchen „Goldschatz" sie verfügt, welche Fähigkeiten und Fertigkeiten sie besitzt und welch einzigartiges Wesen sie eigentlich ist.

Für zahlreiche Menschen sind die eigenen Begabungen, Fähigkeiten, Fertigkeiten und positiven Wesenszüge nichts Besonderes, sondern selbstverständlich oder sie wissen gar nicht darum. Sie nehmen ihren „Goldschatz" nicht als solchen wahr. Manchmal sind die Minen auch erst tief unter Tag zu finden, weil Betroffene sich weigern ihr Gold freizulegen und stattdessen beharrlich nur auf Kohle bestehen. Es ist auch Aufgabe einer Therapie, dass Menschen, die nie die Möglichkeit hatten zu lernen, wie man mit positiver Verstärkung, also mit Lob, umgeht, sich das im Zuge der Behandlung aneignen und trainieren können.

Die motivationale Klärung ist ein weiterer belegter Wirkfaktor der Psychotherapie. Eine solche erfolgt, indem KlientInnen dabei geholfen wird, sich über die Bedeutung ihres eigenen Denkens, Fühlens, Erlebens und Verhaltens, im Zusammenhang mit ihren bewussten und unterbewussten Zielen und Wertvorstellungen klarer zu werden. So kann eine Person Einblick in die Ursprünge, Hintergründe und aufrechterhaltenden Faktoren ihres problematischen Denkens, Fühlen, Erlebens und Verhaltens gewinnen. Das dient beispielsweise dazu, um zu erkennen, dass hinter der Ansicht, „man werde von niemandem gemocht" oder „man könne sowieso nie etwas zu einer Unterhaltung beitragen", eine verinnerlichte Erwartungshaltung steht, entsprechend dieser man sich auch verhält und sich damit oft selbst viel verbaut. Nach dem Psychologen und Psychotherapeuten Rainer Sachse wird dies als „Explikation impliziter Bedeutungen" bezeichnet.

Und nachdem die meisten Menschen infolge einer bestimmten Problematik in eine Psychotherapie kommen, muss dieser Problemzustand nun auch genau unter die Lupe genommen werden. Daher ist der nächste Wirkfaktor die Problemaktualisierung. Was im Therapieprozess verändert werden soll, muss zuerst einmal ans Tageslicht befördert werden.

Auch wenn es heißt, „gefährlich ist's, den Leu zu wecken", so ist es notwendig, dass KlientInnen auf ihre dösenden oder tief schlafenden „Problemlöwen" zugehen müssen, sich mit Ängsten, Gedanken oder Ereignissen konfrontieren müssen.

Wie bereits gesagt, sind die Strategie und der Zeitpunkt sehr unterschiedlich. Man stößt als TherapeutIn auch niemanden in den „Löwenkäfig" und lässt ihn dort alleine den Kampf ausfechten, sondern begleitet ihn in der Rolle als „ProblemdompteurIn". Womit wir auch schon bei dem letzten Wirkfaktor der Problembewältigung angelangt sind.

In der psychotherapeutischen Behandlung machen KlientInnen die Erfahrung, dass sie Probleme bewältigen und Einfluss auf diese nehmen können. Sie lernen mit den jeweiligen Problemen umzugehen und werden so zu ExpertInnen für ihre Problemkonstellation. Das heißt jedoch keineswegs, dass Probleme heruntergespielt werden und erst wenn sie klein sind, leichter zu bewältigen sind. Jedes Problem, das einen Klienten beschäftigt, wird ernst genommen und egal wie groß es erscheint, man kann Wege finden, damit konstruktiv umzugehen.

Dieser Faktor wirkt auch über die Grenzen der ursprünglichen Probleme hinaus. Dadurch, dass KlientInnen die Erfahrung machen, dass sie „HerrIn" über jene Probleme sind, derentwegen sie eine Therapie machen, fühlen sie sich auch bei anderen oder neuen Problemen handlungsfähiger. Problembewältigung wirkt demnach immer auch präventiv.

Betrachtet man mögliche Synonyme für den Begriff „Problem", implizieren viele davon, dass Probleme wahrhaftig in den meisten Fällen „Lösungen in Arbeitshosen" sind: So sind beispielsweise „Komplikationen" meist temporär, ein „Bollwerk" bietet Schutz vor Gefahren, eine „Schranke" ist flexibel und lässt sich öffnen, bei einer „Belastung" besteht die Möglichkeit, sich aktiv zu entlasten, „Barrikaden" stellt die Polizei auf und DemonstrantInnen neigen dazu, diese zu überwinden oder „auf ihnen zu gehen", einen „Hemmklotz" kann man mit einer guten Hebeltechnik entfernen, „Fesseln" kann man durchschneiden oder aufknüpfen, „Grenzen" werden zunehmend geöffnet oder man kann sie überschreiten, „Blockaden" können sich sogar von alleine lösen, sind aber in jedem Fall aktiv aufhebbar, „Bremsen" können hilfreich sein und man kann sie dosiert nutzen.

In jeder psychologischen und psychotherapeutischen Behandlung gibt es Wirkfaktoren, aber weiß man nicht, dass dort, wo Wirkung Gutes tut, auch Nebenwirkungen auftreten können?! Birgt auch eine psychologische oder psychotherapeutische Behandlung Nebenwirkungen in sich?

Über unerwünschte Nebenwirkungen informieren Sie ...

Sagen wir es mal so, ein „Beipacktext" ist jeder Seelenbehandlung beizulegen oder noch besser sollte man diesen Beipacktext gleich im Erstkontakt mit KlientInnen durcharbeiten. Im Zusammenhang mit einer Psychotherapie oder einer psychologischen Behandlung nennt man diesen Beipacktext jedoch „Informationsblatt". Auch wenn ein solches nicht schriftlich ausgegeben wird, ist es unerlässlich, die sogenannten „Settingbedingungen" mit KlientInnen zu Beginn einer Behandlung zu besprechen.

Die Therapiemethode bzw. auf welchen wissenschaftlichen Grundlagen die Behandlung aufbaut, muss zu Beginn einer Behandlung KlientInnen vermittelt werden. Die Häufigkeit der Sitzungen, die Modalitäten der Terminvereinbarung ebenso wie der Terminabsage sind zu besprechen.

Zu Beginn einer Behandlung kann es dazu kommen, dass es KlientInnen kurzfristig etwas schlechter geht, da Dinge, die in den Tiefen der Seele geschlummert haben oder dorthin verdrängt wurden, nun wieder ins Bewusstsein aufsteigen. KlientInnen müssen darüber informiert werden, dass dies auftreten kann, aber nicht muss. Dass diese zu Beginn aufflammenden „Altlasten" den KlientInnen nicht den Boden unter den Füßen wegziehen, dafür sorgt ein professioneller und kompetenter Therapeut. Hinschauen darf nie gefährlich werden, sondern soll im Rahmen der Gefühlspalette des Begriffs „unangenehm" bleiben.

Die Möglichkeiten einer Behandlung der Psyche sind vielfältig, jedoch sollten in jeder Behandlung alle bisher aufgezählten Faktoren, die einen Behandlungserfolg begünstigen, Einzug finden – sowohl in der Behandlung von Opfern wie von TäterInnen und natürlich auch in jener von Menschen, die in keine der beiden Gruppen fallen.

Die Ortung von Behandlungsmöglichkeiten

Menschen, die Opfer eines Verbrechens wurden, stehen vielerorts verschiedenen Institutionen zu Verfügung, die interdisziplinäre und multiprofessionelle Betreuung anbieten.

Der Weiße Ring ist eine in mehreren Ländern Europas tätige, jeweils eigenständige Hilfseinrichtung für Kriminalitätsopfer und ihre Familien. Auch in Österreich bietet der Weiße Ring Kriminalitätsopferhilfe an. Dabei handelt es sich um eine gemeinnützige Gesellschaft zur Unterstützung von Kriminalitätsopfern und Verhütung von Straftaten. Der Weiße Ring ist die größte und österreichweit flächendeckend tätige Opferhilfeorganisation. Es ist auch die einzige, die allen Opfern strafbarer Handlungen offensteht. Hier werden rasch, unbürokratisch und kostenlos professionelle Beratung und Betreuung, psychosoziale und anwaltliche Prozessbegleitung sowie substanzielle materielle Hilfe zur Bewältigung der Opfersituation angeboten.

Institutionen, die ihre Schwerpunkte auf spezifische Problemfelder, wie Gewalterfahrungen von weiblichen Personen, Männerberatung, sexuelle Misshandlungen, Arbeit mit TäterInnen, Kinderschutz oder die allgemeine Krisenintervention, setzen, sind in Österreich wie auch europaweit zu finden.

Um jedoch den jüngsten Mitgliedern unserer Gesellschaft ausreichend Schutz wie Prävention angedeihen lassen zu können, sind in Österreichs Spitälern Kinderschutzbeauftragte dafür zuständig, jedem Verdacht auf körperliche wie emotionale Vernachlässigung, physische wie psychische Gewaltanwendung oder sexuelle Misshandlung nachzugehen und Meldung bei der für den Kinder- und Jugendschutz zuständigen Behörde zu machen.

Ebenso wird bei erwachsenen Menschen, die mit Verletzungen durch Fremdverschulden ein Spital aufsuchen, von der behandelnden Abteilung eine Verletzungsanzeige gemacht und von der Direktion an die Polizei weitergeleitet. Auch dann, wenn beispielsweise PatientInnen zwar angeben, dass Ehe- oder LebenspartnerInnen ihnen Gewalt antaten, aber die Opfer keine Anzeige erstatten möchten.

Es kommt auch nicht so selten zu Verletzungen, die von PatientInnen als Unfall dargestellt werden, bei denen von ÄrztInnen aber anhand der Art der Verletzung eindeutig erkannt wird, dass PatientInnen die Angaben über den „Unfallhergang" verfälscht haben. Wie zum Beispiel, dass ein blutunterlaufenes, blaues Auge nicht von einem Türstock, an welchen man angeblich gerannt ist, herrühren kann. Auch dann wird diese Verletzung mit dem Verdacht auf Fremdverschulden zur Anzeige gebracht.

Selbst wenn solche Meldungen und Anzeigen nur einzelne Sandkörner in der Wüste sind, so können sie trotzdem dazu beitragen, dass doch jemand etwas merkt und gegen sonst im Alltag unauffällige jedoch innerfamiliär auffällig gewalttätige Menschen etwas unternommen wird, bevor es Tote gibt.

Noch besser wäre es, dass durch solche Interventionen den Opfern eine Möglichkeit zu einer Behandlung ihrer Seele geboten wird, noch bevor unwiderruflicher Seelenschaden angerichtet wurde. Auch TäterInnen, die (noch) nicht strafrechtlich verurteilt werden, könnten so einer entsprechenden interdisziplinären Behandlung zugeführt werden. Oder es kann zumindest dazu beitragen, dass sie dann aktenkundig als „potenzielle Monster" bekannt sind und nicht mehr so einfach „ihr Unwesen treiben" oder „ihr Unwesen" fortsetzen können.

VI. Epilog

Am Ende wird alles gut.
Leider befinden wir uns erst am Anfang vom Ende.

ERNST FERSTL

In der Zeit, in der dieses Buch Kapitel für Kapitel „geboren" wurde, ließ ich mich von Schlagzeilen über diverse Schreckensmeldungen regelrecht erschlagen. Ich gierte förmlich danach, denn jede einzelne brachte neuen Input für das Buch. Auf der anderen Seite widerten sie mich an, diese Schlagzeilen, denn sie schrien menschliches Leid vulgär in die Welt hinaus. Bald schon sehnte ich mich danach, Schlagzeilen einfach mit einer Fliegenklatsche erschlagen zu dürfen, mich nicht mehr mit diesem geifernden und sabbernden Schleim aus Sensationsgier, Leid, Missgunst und Quoten auseinandersetzen zu müssen.

Schreckensmeldungen hören aber nicht auf zu existieren, solange es Menschen gibt, und schon gar nicht nur deshalb, weil ich denke, am Ende dieses Buches angelangt zu sein.

Eine solche, die unzählige Menschen und so auch mich am 22. Juli 2011 wie ein Keulenschlag traf und von der ich mir nichts mehr wünsche, als sie ungeschehen machen zu können – einfach auf „Delete" zu drücken – ist jene vom Terroranschlag in Norwegen. Hier geschah etwas so unermesslich Grauenvolles, das in seinem Ausmaß an Leid und Qual nie zu beschreiben sein wird: Nicht nur ein Stadtteil von Oslo wurde durch einen Bombenanschlag in ein Feld von Blut und Trümmern verwandelt, fast gleichzeitig brach im Naturparadies auf der norwegischen Ferieninsel Utøya binnen Minuten die blutige Hölle aus. Ein Mann namens Anders Behring Breivik ließ sein subversives rechtsextremistisches Gedankengut durch einen Akt unsagbarer Gewalt, welche gegen völlig unschuldige, unbedarfte Menschen gerichtet war, zur mörderischen Wirklichkeit werden.

Dieser (Un-)Mensch erschoss gezielt und eiskalt 76 Menschen und verletzte weitere hundert schwer. 68 der Opfer waren Kinder und Jugendliche, die auf der Insel in einem Feriencamp eine wunderschöne Zeit verbringen wollten, er erschoss sie völlig skrupellos, ruhig und gelassen im Exekutionsstil. Er genoss die panischen, hilflosen Fluchtversuche seiner menschlichen Beute, der er je nach Gutdünken ein tödliches Ende setzte, die er nur anschoss, oder „großzügig" davonkommen ließ. Nach jedem Treffer soll er zynisch aufgelacht haben. Er kostete seine Macht über Leben und Tod aus, er weidete sich an der Angst und dem Leid seiner Opfer.

Neun Jahre soll Anders Behring Breivik dieses Massaker vorbereitet und akribisch geplant haben. Sein Alltag, sein Denken und Handeln waren nur darauf ausgerichtet, seinem abscheulichen Weltbild endlich blutigen Ausdruck verleihen zu können. Als Massenmörder verließ er dann auch die Stätte des Grauens, zwar in Handschellen, aber mit einem Lächeln auf den Lippen und in wohliger Zufriedenheit, sein Ziel erreicht zu haben.

Mir wird speiübel, während ich diese Zeilen hier verfasse. Wie erst muss es jenen Menschen gehen, die ihre Lieben durch die Hand dieses mordenden Psychopathen verloren haben? Wiederum ist etwas derart Schreckliches auf dieser Welt geschehen, dass unser Gehirn „Stopp" brüllt. Es will das Schreckliche nicht an unser Fühlen lassen, weil es schier unaushaltbar ist. Wir, die nicht dabei sein mussten und denen nicht das Liebste auf der Welt entrissen wurde, können auf das „Stopp" vielleicht reagieren – was ist aber mit all den hinterbliebenen Eltern, Verwandten, FreundInnen und Bekannten der Opfer und mit den Überlebenden? Ich habe keine Antwort darauf. Ich finde auch keine Worte mehr, um dem, was ich hierbei fühle, Ausdruck zu verleihen. Es tut mir unsäglich leid, dass Menschen so etwas sinnlos Grausames erleben müssen. In „Jenseits von Gut und Böse" warnt Friedrich Nietzsche: „Wer mit Ungeheuern kämpft, mag zusehn, dass er nicht dabei zum Ungeheuer wird. Und wenn du lange in einen Abgrund blickst, blickt der Abgrund auch in dich hinein."

Ob Nietzsche damit recht hat, frage ich mich nun, denn am Ende dieses Buches angelangt hätte ich keiner Schlagzeile mehr Aufmerksamkeit widmen müssen, trotzdem tat ich es weiterhin. Es hatte sich verselbständigt. Mein Hörsinn filterte aus den Wortfetzen der Radio- und Fernsehnachrichten ohne mein willentliches Zutun blitzartig Worte heraus wie „erstochen", „erschossen", „Familienstreit", „Festnahme", „Betrug" und ähnliche Begriffe. Meine Wahrnehmung schien fokussiert auf Szenen des Leides, der Gefahr, des Grauens. So las ich auch statt „Börse von innen" fälschlich „Böse von innen". Was war aus mir geworden? Ein sensationslüsternes Monster?

Nein, das ist nicht passiert, es braucht nur einige Zeit, bis das Gehirn diesen Automatismus wieder ablegt. Leider geht damit jedoch nicht einher, dass, nur weil man es nicht mehr wahrnimmt, auch das Leid auf der Welt weniger wird. Es sei denn, man ist Befürworter der Vogel-Strauß-Politik. Aber auch hier lauern Gefahren, denn steckt man den Kopf in den Sand, bleibt immer noch das Hinterteil sichtbar und in dieses kann man einen Tritt bekommen.

In meinem Bekanntenkreis wurde ich von GegnerInnen der Vogel-Strauß-Politik sarkastisch gefragt, wie viele Bände dieses Buch denn haben werde. Man muss somit nicht lange in den Abgrund blicken, damit der Abgrund „zurückblickt", sondern Abgründe zählen zu unserem normalen Alltag.

Hätte ich mehr als einen Bruchteil von allen grauenhaften, seelenvernichtenden und erschütternden Ereignissen, die während der Zeit geschehen sind, in der dieses Buch entstanden ist, einfließen lassen, wären daraus mehrere Bände entstanden, als die märchenhaften „Erzählungen aus den Tausendundein Nächten" solche umfassen. Und die schaffen es in der vollständigen deutschen Ausgabe immerhin auf sechs Bände und fast 5.000 Seiten.

Leider handelt es sich bei „Monster von nebenan" um keine Märchen. Nichts davon ist fantastisch oder mystisch, nur klirrend kalte Wirklichkeit spiegelt sich in den Zeilen wider. Mein Anspruch an mich war, diese Realität weder populistisch noch reißerisch aufzuarbeiten. Es war eine Gratwanderung, aber ich gab mein Bestes, um in diesem Sachbuch Respekt und Wertschätzung all jenen Menschen gegenüber zu wahren, denen durch andere oder von anderen Menschen Leid zugefügt wurde.

Wenn mir das gelungen ist, dann sehe ich dieses Buch als meinen persönlichen „Bestseller".

VII. Dankesworte und fromme Wünsche

Im Grunde genommen müsste ich hier den Monstern auf dieser Welt für ihre grauenhaften Taten danken. Ich müsste auch im selben Atemzug allen Menschen danken, denen andere Leid zugefügt haben. Es erscheint mir grotesk und abartig, solcherlei Dank auszusprechen.

So widme ich dieses Buch allen Menschen, denen durch andere oder von anderen Menschen Leid zugefügt wurde.

Allen Unmenschen, die sich wie grässliche Monster verhalten und auf diese Weise Menschen schädigen oder töten, wünsche ich eine Wiedergeburt. Eine Wiedergeburt mit dem Leben ihrer Opfer. Sie sollen sehen müssen, was diese gesehen haben, sie sollen fühlen, was diese gefühlt haben, und sie sollen Tag für Tag und Nacht für Nacht von quälenden, nie enden wollenden Gedanken und Seelenschmerz geplagt werden. Und ich wünsche ihnen in diesem Leben nach der Wiedergeburt die Unsterblichkeit.

Nun zu den echten Dankesworten.

Frau Verena Minoggio-Weixlbaumer danke ich für die Idee des Buches und die Kapitel- wie die Titelfindung.

Meiner Lektorin Frau Bruns möchte ich auch bei diesem Buch wieder meinen allergrößten Dank aussprechen. Sie hat es mir wiederum möglich gemacht, kriminell fahrlässig mit Beistrichsetzung, neuer Rechtschreibung und Schachtelsätzen umgehen zu dürfen. Bei der Korrektorin dieses Buches, Frau Birgit Groß, bedanke ich mich ebenfalls ganz herzlich. Auch möchte ich noch anführen, dass aufgrund ihrer monstermäßigen (hier ist das Wort positiv verwendet) orthografischen Fähigkeiten und ihres sträflich scharfen Blickes, mit dem sie Fehler unbarmherzig zur Strecke bringt, meine größte Bewunderung zuteil wird.

Beim Goldegg Verlagsteam bedanke ich mich herzlich für alle Taten, die zur Entstehung dieses Buches beitrugen.

Meinem Partner danke ich für sein unheimlich großes Verständnis, dass ich in der Zeit des Schreibens Böses, Kriminelles und Abstoßendes seiner Gesellschaft vorzog. Ich danke ihm mittlerweile nun schon zum vierten Mal für seine unermüdliche Bereitschaft und die wahnsinnig große Ausdauer beim „Probelesen" der einzelnen Kapitel. Ich möchte beim Schreiben weder seinen bereichernden Input noch seine kritischen Worte missen. Ich danke ihm auch für seine motivierenden und heiteren Statements, mit denen er jedes Kapitel nach dem Durchlesen handschriftlich versehen hat.

Und ich danke unseren beiden Katzentieren Schizo und Bandit, die sich bereit erklärten, während meiner Schreibtätigkeiten in unmittelbarer Nähe des Computers zu schlafen, sich hin und wieder genüsslich zu dehnen oder um meine Beine zu streichen, und mich so immer wieder zurück in eine angenehme Welt holten.

Auch sorgten die beiden dafür, besonders als es schon auf das Schlusskapitel zuging, dass ich ausreichend Pausen einlegte. Denn kaum hatte ich mein Hinterteil auch nur eine „Katzenbreite" vom Schreibtischsessel gehoben, flätze sich Schizo oder Bandit sofort auf den Sessel und dort schlummerten sie dann seelenruhig mindestens für die nächste Stunde. Danke an euch beide, ihr habt für meine Psychohygiene gesorgt.

Das taten im Übrigen auch meine Nachbarn völlig unfreiwillig, indem sie noch vor dem Schlusskapitel ausgezogen sind. Sie lernten diese Familie im Kapitel „Gibt es das Böse?" bereits kennen. Ich bin sehr dankbar dafür, dass ich diese Menschen, auf die der Buchtitel in einem gewissen Ausmaß zutraf, nicht mehr neben mir wohnen habe.

Mittlerweile sind neue Nachbarn eingezogen. Wie gut ich sie kenne? Noch gar nicht! Aber eine „Welcome-Türmatte" in Apfelgrün und mit einem freundlichen Schaf lässt mich Gutes hoffen.

Vorab danke ich den neuen Nachbarn, dass sie sich für diese Türmatte entschieden haben, die mir einen erquicklichen Schlusssatz ermöglicht hat.

VIII. Anhang

Was bedeutet geistig abnorm?

Die Grafik am Ende des Kapitels zeigt die Kriterien für die Einweisung in eine Anstalt für zurechnungsunfähige (§ 21 Abs. 1 StGB) und für zurechnungsfähige (§ 21 Abs. 2 StGB) geistig abnorme Rechtsbrecher.

§ 21/1 StGB

Begeht jemand eine Tat, die mit einer ein Jahr übersteigenden Freiheitsstrafe bedroht ist, und kann nur deshalb nicht bestraft werden, weil er sie unter dem Einfluss eines die Zurechnungsfähigkeit ausschließenden Zustandes (§ 11) begangen hat, der auf einer geistigen oder seelischen Abartigkeit von höherem Grad beruht, so hat ihn das Gericht in eine Anstalt für geistig abnorme Rechtsbrecher einzuweisen, wenn nach seiner Person, nach seinem Zustand und nach der Art der Tat zu befürchten ist, dass er sonst unter dem Einfluss seiner geistigen oder seelischen Abartigkeit eine mit Strafe bedrohte Handlung mit schweren Folgen begehen werde.

Erläuterungen zum § 21 StGB (Foregger-Serini, Manz, 1984)

Die Prognose ist ungünstig: Es ist mit großer Wahrscheinlichkeit zu erwarten, dass der Rechtsbrecher unter dem Einfluss seiner Abartigkeit zumindest eine gerichtlich strafbare Handlung mit schweren Folgen begehen werde. ... Handlungen ohne schwere Folgen ... ermöglichen die Unterbringung auch dann nicht, wenn die Zusammenrechnung der Folgen ein erhebliches Gewicht ergibt. Die Anstalt für geistig abnorme Rechtsbrecher ist für wirklich gefährliche Delinquenten gedacht, bei denen andere strafrechtliche Maßnahmen nicht in Betracht kommen (Abs. 1) oder nicht genügen (Abs. 2). Starke Rückfallsneigung, ja Unverbesserlichkeit und Behandlungsbedürftigkeit genügen für sich allein nicht. ... Neue Taten mit schweren Folgen müssen zu befürchten sein; es genügt nicht, dass sie nicht auszuschließen, nicht möglich, nicht unwahrscheinlich o. ä. sind.

§ 21/2 StGB

Liegt eine solche Befürchtung vor, so ist in eine Anstalt für geistig abnorme Rechtsbrecher einzuweisen, wer, ohne zurechnungsunfähig zu sein, unter dem Einfluss seiner geistigen oder seelischen Abartigkeit von höherem Grad eine Tat begeht, die mit einer ein Jahr übersteigenden Freiheitsstrafe bedroht ist. In einem solchen Fall ist die Unterbringung zugleich mit dem Ausspruch über die Strafe anzuordnen.

§ 164 StVG

Die Unterbringung in einer Anstalt für geistig abnorme Rechtsbrecher soll die Rechtsbrecher davon abhalten, unter dem Einfluss ihrer geistigen oder seelischen Abartigkeit mit Strafe bedrohte Handlungen zu begehen.

Die Unterbringung soll den Zustand der Untergebrachten soweit bessern, dass von ihnen die Begehung mit Strafe bedrohter Handlungen nicht mehr zu erwarten ist, und den Untergebrachten zu einer rechtschaffenen und den Erfordernissen des Gemeinschaftslebens angepassten Lebenseinstellung verhelfen.

§ 165/1 StVG

Die Untergebrachten sind unter Berücksichtigung ihres Zustandes zur Erreichung der Vollzugszwecke (§ 164) und zur Aufrechterhaltung der Sicherheit und Ordnung in den Anstalten so zu behandeln, wie es den Grundsätzen und anerkannten Methoden der Psychiatrie, Psychologie und Pädagogik entspricht. ... Die Rechte ... sowie die Menschenwürde der Untergebrachten dürfen nicht beeinträchtigt werden.

Quelle: Prof. Dr. Hans Schanda
Die Behandlung zurechnungsunfähiger geistig abnormer Rechtsbrecher. Vorlesung am Institut für Strafrecht und Kriminologie der Universität Wien / (030011) WS 10/11
www.univie.ac.at/strafrecht-neu/downloads/Grafl/Gemeinsame%20Dokumente/5.1-VORLESUNG.Behandlung%2021.1%20Krim.Homepage%20WS%202010-11.pdf

Kriterien für die Einweisung geistig abnormer Rechtsbrecher

Mit einer Strafe > 1 Jahr bedrohte Tat

Zurechnungsfähigkeit (§ 11 StGB)?

Ja — **Nein**

Ja-Zweig: *Krankheitsbedingte Gefährlichkeitsprognose?*
- **Schlecht**: § 21 (1) StGB* Vorbeugende Maßnahmen
- **Gut**: Verfahrenseinstellung Entlassung

Nein-Zweig: *Geistige, psychische Abartigkeit höheren Grades?*
- **Nein** → *Krankheitsbedingte Gefährlichkeitsprognose?* → **Gut**: Haftstrafe
- **Ja** → *Krankheitsbedingte Gefährlichkeitsprognose?* → **Schlecht**: § 21 (2)* StGB (Haftstrafe plus vorbeugende Maßnahme)

* *Seit 2002 bedingte Einweisung gemäß § 45 Abs. 1 StGB möglich.*

Über die Autorin

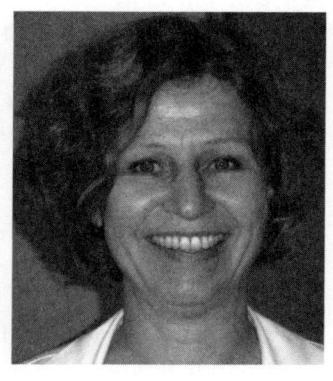

Mag. Beate Handler ist Klinische Psychologin, Gesundheitspsychologin, Arbeitspsychologin und Psychotherapeutin (Verhaltenstherapie). Sie hat langjährige klinisch-psychologische und psychotherapeutische Erfahrung.

Sie verfügt über fundiertes Wissen über die unterschiedlichen Arten, wie Menschen sich verhalten und wie sie denken, fühlen und handeln. Durch die weit über dreitausend diagnostischen Erstgespräche, die sie über die Jahre hinweg im Zuge ihrer psychologischen Tätigkeit geführt hat, ist sie gut in der Lage, ein „Persönlichkeitsstil-Profiling" durchzuführen.

Dort, wo Sonne ist, findet man auch Schatten und so setzt sie sich in ihrer psychologischen und psychotherapeutischen Tätigkeit neben den psychischen Ressourcen der Menschen auch mit den dunklen Seiten des menschlichen Denkens und Handelns auseinander. Zwar trägt kaum jemand seine dunklen Geheimnisse selbst nach außen, aber dort, wo es TäterInnen gibt, gibt es auch jene Menschen, denen diese Leid zugefügt haben. Diese Menschen sprechen über die Grausamkeiten, die ihnen widerfahren sind, und so werden auch menschliche Monster geoutet und deren Motivationen und Intentionen können analysiert werden. Das Coming-out von menschlichen Monstern ist kein freiwilliges und es beruht nie auf Selbsterkenntnis.

Fiktive Verbrechen sind eine Leidenschaft der Autorin. Sie ist ein großer Fan des Crime-Genres und von Psychothrillern. Sie ist der Ansicht, dass man neben spannender Entspannung auch die Möglichkeit bekommt, als unbescholtener Mensch unbeschadet in das entartete Denken von GewalttäterInnen, SadistInnen, MörderInnen und anderen Monstern in Menschengestalt Einblick nehmen zu können.

Bescheid zu wissen, welche Monstergestalt „das Böse" im realen Alltag annehmen kann, ist wichtig, meint sie, weil es prosoziale Menschen zu ihrem Schutz nutzen können. Um dieses Wissen den LeserInnen weiterzuvermitteln, verfasste sie das Buch.

In ihrer psychologischen und psychotherapeutischen Praxis arbeitet sie mit Erwachsenen, Kindern und Jugendlichen, die von unterschiedlichen psychischen Störungsbildern betroffen sind. Wissenschaftliches Arbeiten, Vorträge, Workshops, Coaching und Supervision zählen zu ihren weiteren Tätigkeitsfeldern.

Sie ist Autorin der Bücher „Mit allen Sinnen leben. Tägliches Genusstraining" (2010, zweite Auflage), „Meine magische Persönlichkeit. Persönlichkeitsanalyse mit der Erdgeistchen-Methode" (2009) und „Wie der Mensch denkt. Die Milliarden im Kopf" (2010). Alle Bücher sind im Goldegg Verlag erschienen.

www.psychotherapie-verhaltenstherapie.com
beate.handler@goldegg-verlag.at
+43 (0) 676-4077108

Literatur

Apfl, S., Klenk, F. & Tóth, B. (2008). Ganz weit unten. Die Zeit online, aus dem Falter. www.zeit.de/online/2008/18/inzest reportage

Beck, A. T., Freeman, A. u.a. (1993). Kognitive Therapie der Persönlichkeitsstörungen. Weinheim: Beltz.

Behary, W. (2009). Der Feind an Ihrer Seite. Wie Sie im Umgang mit Egozentrikern überleben und wachsen können. Paderborn: Junfermann Verlag.

Böhm, T. & Kaplan, S. (2009). Rache. Zur Psychodynamik einer unheimlicheN Lust und ihrer Zähmung. Gießen: Psychosozial-Verlag.

Brenner, G. (2007). Bedrohliches Verfolgen. Öffentliche Sicherheit, 5-6/07, S. 19–23.

Brown, N. W. (2010). Kinder egozentrischer Eltern. Eine Kindheit mit narzisstischen Eltern bewältigen. Zu einem neuen Selbstverständnis finden. Paderborn: Junfermann Verlag.

Clemes, H. & Bean, R. (1992). Selbstbewusste Kinder. Reinbek: Rowohlt.

Douglas, J. & Olshaker, M. (1998). Die Seele des Mörders. 25 Jahre in der FBI-Spezialeinheit für Serienverbrechen. München: Goldmann Verlag.

Douglas, J. & Olshaker, M. (2001). Anatomie des Mörders. Der Top-Agent des FBI enhüllt die Motive von Gewaltverbrechen. München: Goldmann.

Dreßing, H., Bindeballe, N., Gallas, C. & Gass, P.(2008). Stalking: Klinische und forensische Bedeutung. Journal für Neurologie, Neurochirurgie und Psychiatrie. 2008; 9 (4), 20–27.

Fiedler, P. (2001). Persönlichkeitsstörungen (5., vollständig überarbeitete und erweiterte Auflage). Weinheim: Beltz.

Fritsch, S. (2010). Die dunkle Macht bleibt immer konstant. Reinhard Haller im Gespräch. Psychologie Heute, 7.

Gratz, W. (2006). Therapie und Strafvollzug – eine unmögliche Beziehung? Vortrag gehalten am 17. 5. 2006 im Rahmen der Tagung „Über den aktuellen Umgang mit psychischen kranken Rechtsbrechern" in Wien. www.fbz-strafvollzug.at/aktuell/Therapie%20und%20Strafvollzug.pdf

Gruen, A. (2009). Der Wahnsinn der Normalität. Realismus als Krankheit: eine Theorie der menschlichen Destruktivität. (16. Auflage). München: dtv.

Handler, B. (2010). Wie der Mensch denkt. Die Milliarden im Kopf. Wien: Goldegg Verlag.

Harbort, S. (2003). Das Hannibal-Syndrom. Phänomen Serienmord. München. Piper.

Harbort, S. (2010). Das Serienmörder-Prinzip. Was zwingt Menschen zum Bösen? (3. Auflage). München. Piper.

Harbort, S. (2010). Wenn Frauen morden. Spektakuläre Kriminalfälle. München. Piper.

Hoffmann, J. (2006). Stalking. Heidelberg: Springer. In: Lorei, C. (Hrsg.): Polizei & Wissenschaft. Themenheft Stalking.

Itten, T. (2007). Jähzorn. Wien: Springer.

Jüttner, J. (2008). Fall Josef Fritzl. „Ich hab' es eigentlich gut gemeint." www.spiegel.de/panorama/justiz/0,1518,550937,00.html

Kernberg, O. F. & Hartmann, H.-P. (Hrsg.). (2006) Narzissmus. Grundlagen – Störungsbilder – Therapie. Stuttgart: Schattauer.

Kunz, A. & Sorg, E. (2008). Pragmatik des Bösen. www.weltwoche.ch/.../artikel-2008-19-pragmatik-des-boesen.html

Lelord, F. & André, C. (1998). Der ganz normale Wahnsinn. Vom Umgang mit schwierigen Menschen. Leipzig: Kiepenheuer.

Müller, T. (2004). Bestie Mensch. Tarnung. Lüge. Strategie. Salzburg: Ecowin.

Niemann, C. (2002). Sozialisation des Serienmörders. Ein Serienmörder entsteht nicht aus heiterem Himmel. Seminararbeit. München: Grin.

Nikes, E. (2010). Ich mach dich tot. Wien: Qantor Verlag.

Nuber, U. (2006). Sind wir nicht alle ein bisschen bluna? Psychologie Heute, 2, S. 20.

Sachse, R. (2002). Histrionische und Narzisstische Persönlichkeitsstörungen. Göttingen: Hogrefe.

Sachse, R. (2004). Persönlichkeitsstörungen. Leitfaden für die Psychologische Psychotherapie. Göttingen: Hogrefe.

Schnabel, U. (2009). Das Böse lebt in der Tat. Die Zeit (Online), 44. www.zeit.de/2009/44/Interview-Das-Boese

Schulte von Drach, M. (2009). Solln und Sühne. www.sueddeutsche.de/wissen/gehirnforschung-solln-und-suehne-1.41108

Sheridan, L., Blaauw, E. (2002): Stalker typologies and intervention strategies.
Steinhausen, H.-Ch. & von Aster, M. (Hrsg.) (2000). Verhaltenstherapie und Verhaltensmedizin bei Kindern und Jugendlichen (2. Auflage). Weinheim: Beltz.
Stompe, T. & Schanda, H. (2010). Der österreichische Maßnahmenvollzug nach § 21 Abs. 1 StGB. Journal für Neurologie, Neurochirurgie und Psychiatrie. 2010; 11 (2), 30–36.
Stout, M. (2006). Der Soziopath von nebenan. Die Skrupellosen: ihre Lügen, Taktiken und Tricks. Wien: Springer.
Voß, H.-G. W. (2009). Zur Struktur von Häuslicher Gewalt und Stalking. Vortrag auf dem 20. Mainzer Opferforum 2009. www.stalkingforschung.de/download/voss-vortrag-struktur-haeusliche-gewalt-stalking-2.pdf

Beate Handler

Meine magische Persönlichkeit
Persönlichkeitsanalyse mit der Erdgeistchen-Methode

Wie bin ich – und warum? Sind wir uns nicht oft selbst ein Rätsel? Seit jeher sind Menschen auf der Suche nach ihrer Identität.

Dieses Buch bietet Ihnen etwas Besonderes: Es kombiniert fundiertes psychologisches Wissen mit einer fabelhaften magischen Welt.

Es führt Sie auf eine spannende Reise zu sich selbst, auf der Suche nach dem Geheimnis Ihrer Persönlichkeit.

Kehren Sie zurück in die magische Phase Ihrer Kindheit, geben Sie Fantasie und Kreativität Platz in Ihrem Leben und erfahren Sie auf unterhaltsame Weise mehr über Ihre Schwächen und Stärken und nehmen Sie Kontakt zu Ihrem „persönlichen" Erdgeistchen auf.

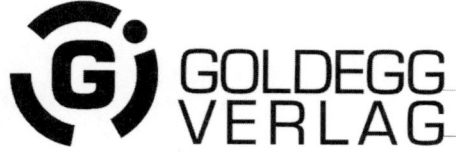

br, 224 Seiten, bunt illustriert
Format 16,5 x 23,5 cm
ISBN: 978-3-901880-91-9

Preis: 19,80 €

Bestellen Sie unter +43 (0) 1 505 43 76-30 oder per Fax: +43 (0) 1 505 43 76-20 oder unter verlag@goldegg-verlag.com

Beate Handler

Wie der Mensch denkt
Die Milliarden im Kopf

Das Gehirn des Menschen verfügt bereits bei der Geburt über 100 Milliarden Nervenzellen, in denen das Kernwissen gespeichert ist. Unser Gehirn ist ein wahrer Mikrokosmos – in vielen Bereichen unerforscht und geheimnisvoll. Kein Computer dieser Welt funktioniert besser, reibungsloser oder wartungsfreier und ist noch dazu so liebenswert wie ein Mensch.

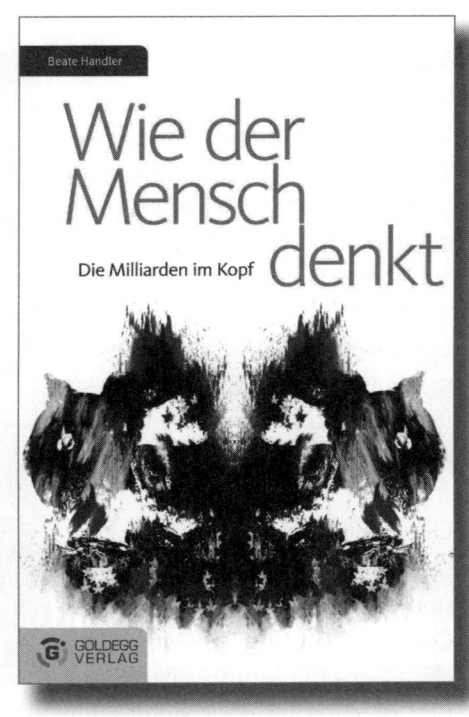

Die Autorin geht der Frage nach, wie unser Denken entsteht und funktioniert, wie wir Entscheidungen treffen, welche Streiche uns unser Gehirn spielt und wie Gedanken unsere Gefühle und unser Handeln beeinflussen. Wie entstehen Vorurteile, gibt es „gute" und „böse" Gedanken? Wie funktioniert unser „Bauchgefühl" und welche Auswirkungen haben seelische Verletzungen auf unser Denken und Handeln?

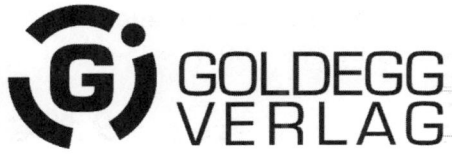

Hardcover ca 248 Seiten
Format 13,5x21,5 cm
ISBN: 978-3-902729-17-0

Preis: 19,⁸⁰ €

Bestellen Sie unter +43 (0) 1 505 43 76-30 oder per Fax: +43 (0) 1 505 43 76-20 oder unter verlag@goldegg-verlag.com

Beate Handler

Mit allen Sinnen leben
Tägliches Genusstraining

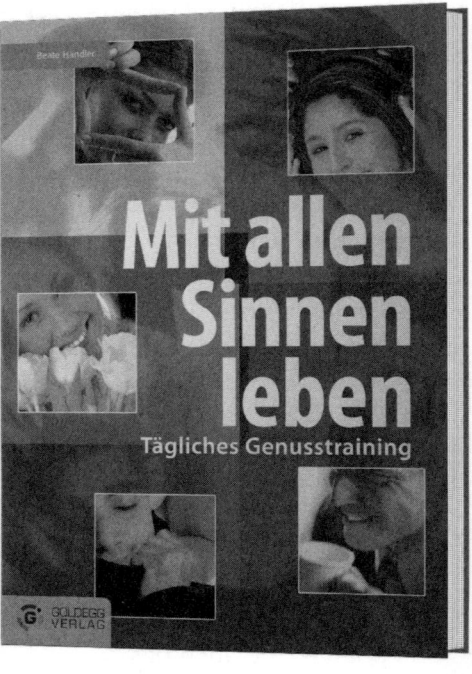

Mit allen Sinnen zu leben setzt, in einer Zeit in der sehr viel an Leistung gefordert wird, verschiedene Zutaten voraus: Zu ihnen zählen das Wissen um die eigenen Bedürfnisse sowie ein achtsamer Umgang mit Alltäglichkeiten. Statt auf seltene, große Genusserlebnisse zu warten, ist es leichter, sich tägliche Genussmomente zu schaffen oder solche plötzlich zu entdecken.

Diese Alltagsgenüsse tragen zu unserer Lebenszufriedenheit und unserem Wohlbefinden bei. Durch ein Genusstraining wird die Sensibilisierung aller Sinne und damit das Genussempfinden gefördert.

Dieses Buch bietet wertvolle Anregungen und zeigt, wie es ganz einfach ist, genussvolle Momente in den Alltag zu integrieren und so Stress- und Burnout-Symptomen vorzubeugen.

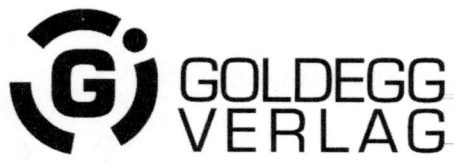

Br., 242 Seiten, 17 x 24cm
jetzt in der 2. Auflage
ISBN: 978-3-902729-15-6

Preis: 19,80 €

Bestellen Sie unter +43 (0) 1 505 43 76-30 oder per Fax: +43 (0) 1 505 43 76-20 oder unter verlag@goldegg-verlag.com

Dagmar Wortham

Die ungeliebten Kinder
Endstation Heim?

Gewalt, Aggression, Angst, tiefe Hoffnungslosigkeit, Machtspiele, traumatisierte und massiv verhaltensauffällige Kinder – auf all das stieß die Autorin, *Dagmar Wortham*, eine erfahrene staatlich anerkannte Erzieherin, bei ihrer Arbeit mit schwer erziehbaren Kindern und Jugendlichen im Heim.

Sie schildert unglaubliche Zustände, ergreifende Schicksale und lässt die LeserInnen miterleben, warum manche Kinder von Anfang an keine Chance im Leben haben.

Dabei prangert sie auch das System an, mit dem diese Kinder zu kämpfen haben und in dem oft Interesselosigkeit und Lieblosigkeit herrschen. Berührend erzählt sie davon, warum viele Kinder nicht mehr weinen können, sich für dumm und wertlos halten und resigniert haben.

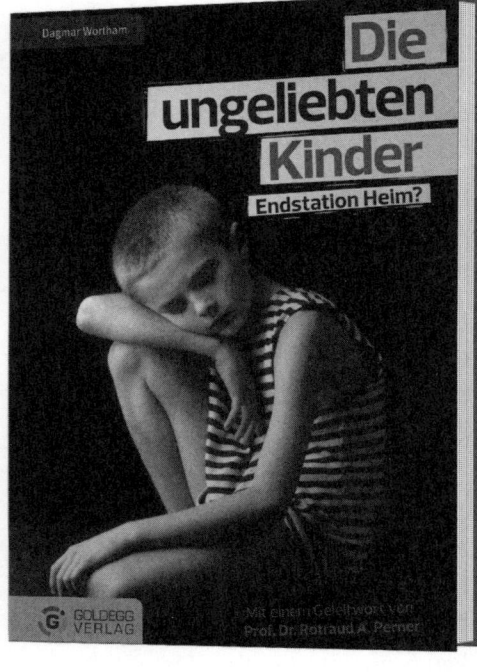

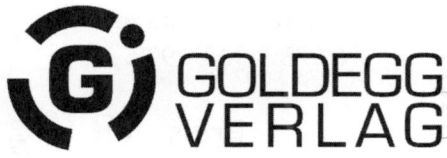

Hardcover 272 Seiten
Format 13,5x21,5 cm
ISBN: 978-3-902729-03-3

Preis: 19,80 €

Bestellen Sie unter +43 (0) 1 505 43 76-30 oder per Fax: +43 (0) 1 505 43 76-20 oder unter verlag@goldegg-verlag.com

Birgit Bergfeld

Willkommen auf der Intensivstation
Was Sie nie erleben möchten

Die Realität ist dramatischer als jede Fernseh-Serie!

Blut, schreiende Patienten, verzweifelte Angehörige, Superärzte – so kennt man die Intensivstation aus dem TV.

Die Autorin, eine erfahrene Krankenschwester schildert den brutalen Alltag zwischen Leben und Tod im sensibelsten Spitalsbereich. Mit bitterbösen satirischen Seitenhieben zeigt sie eine Welt, in der das Personal an die Grenzen der emotionalen und körperlichen Belastbarkeit gerät.

Das Buch erzählt hautnah von den oft kaum zu ertragenden Details der medizinischen Versorgung. Sie beschreibt das schreckliche Erwachen im Spital, die Hilflosigkeit, schwerste Verletzungen und wie es dazu kam und führt einen Alltag vor Augen, der ohne tiefen schwarzen Humor nicht zu überwinden ist.

Vergessen Sie TV-Serien, die Wirklichkeit ist viel härter!

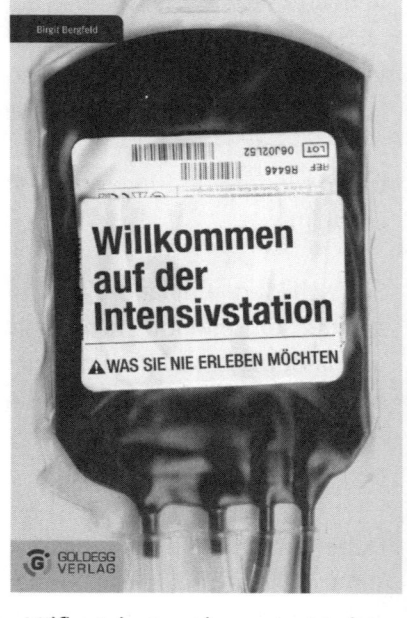

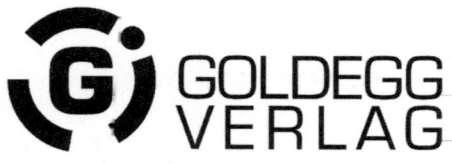

Hardcover ca 350 Seiten
Format 13,5x21,5 cm
ISBN: 978-3-902729-43-9

Preis: 22,⁰⁰ €

Bestellen Sie unter +43 (0) 1 505 43 76-30 oder per Fax: +43 (0) 1 505 43 76-20 oder unter verlag@goldegg-verlag.com